4桁の原子量表 (^{12}C の相対原子質量＝12)

原子番号	元素名	元素記号	原子量	原子番号	元素名	元素記号	原子量
1	水素	H	1.008	60	ネオジム	Nd	144.2
2	ヘリウム	He	4.003	61	プロメチウム	Pm	(145)
3	リチウム	Li	6.94†	62	サマリウム	Sm	150.4
4	ベリリウム	Be	9.012	63	ユウロピウム	Eu	152.0
5	ホウ素	B	10.81	64	ガドリニウム	Gd	157.3
6	炭素	C	12.01	65	テルビウム	Tb	158.9
7	窒素	N	14.01	66	ジスプロシウム	Dy	162.5
8	酸素	O	16.00	67	ホルミウム	Ho	164.9
9	フッ素	F	19.00	68	エルビウム	Er	167.3
10	ネオン	Ne	20.18	69	ツリウム	Tm	168.9
11	ナトリウム	Na	22.99	70	イッテルビウム	Yb	173.1
12	マグネシウム	Mg	24.31	71	ルテチウム	Lu	175.0
13	アルミニウム	Al	26.98	72	ハフニウム	Hf	178.5
14	ケイ素	Si	28.09	73	タンタル	Ta	180.9
15	リン	P	30.97	74	タングステン	W	183.8
16	硫黄	S	32.07	75	レニウム	Re	186.2
17	塩素	Cl	35.45	76	オスミウム	Os	190.2
18	アルゴン	Ar	39.95	77	イリジウム	Ir	192.2
19	カリウム	K	39.10	78	白金	Pt	195.1
20	カルシウム	Ca	40.08	79	金	Au	197.0
21	スカンジウム	Sc	44.96	80	水銀	Hg	200.6
22	チタン	Ti	47.87	81	タリウム	Tl	204.4
23	バナジウム	V	50.94	82	鉛	Pb	207.2
24	クロム	Cr	52.00	83	ビスマス	Bi	209.0
25	マンガン	Mn	54.94	84	ポロニウム	Po	(210)
26	鉄	Fe	55.85	85	アスタチン	At	(210)
27	コバルト	Co	58.93	86	ラドン	Rn	(222)
28	ニッケル	Ni	58.69	87	フランシウム	Fr	(223)
29	銅	Cu	63.55	88	ラジウム	Ra	(226)
30	亜鉛	Zn	65.38*	89	アクチニウム	Ac	(227)
31	ガリウム	Ga	69.72	90	トリウム	Th	232.0
32	ゲルマニウム	Ge	72.63	91	プロトアクチニウム	Pa	231.0
33	ヒ素	As	74.92	92	ウラン	U	238.0
34	セレン	Se	78.97	93	ネプツニウム	Np	(237)
35	臭素	Br	79.90	94	プルトニウム	Pu	(239)
36	クリプトン	Kr	83.80	95	アメリシウム	Am	(243)
37	ルビジウム	Rb	85.47	96	キュリウム	Cm	(247)
38	ストロンチウム	Sr	87.62	97	バークリウム	Bk	(247)
39	イットリウム	Y	88.91	98	カリホルニウム	Cf	(252)
40	ジルコニウム	Zr	91.22	99	アインスタイニウム	Es	(252)
41	ニオブ	Nb	92.91	100	フェルミウム	Fm	(257)
42	モリブデン	Mo	95.95	101	メンデレビウム	Md	(258)
43	テクネチウム	Tc	(99)	102	ノーベリウム	No	(259)
44	ルテニウム	Ru	101.1	103	ローレンシウム	Lr	(262)
45	ロジウム	Rh	102.9	104	ラザホージウム	Rf	(267)
46	パラジウム	Pd	106.4	105	ドブニウム	Db	(268)
47	銀	Ag	107.9	106	シーボーギウム	Sg	(271)
48	カドミウム	Cd	112.4	107	ボーリウム	Bh	(272)
49	インジウム	In	114.8	108	ハッ		
50	スズ	Sn	118.7	109	マイ		
51	アンチモン	Sb	121.8	110	ダーム		
52	テルル	Te	127.6	111	レント		
53	ヨウ素	I	126.9	112	コペル		
54	キセノン	Xe	131.3	113	ニホ		
55	セシウム	Cs	132.9	114	フレ		
56	バリウム	Ba	137.3	115	モスコ		
57	ランタン	La	138.9	116	リバモリウム	Lv	(293)
58	セリウム	Ce	140.1	117	テネシン	Ts	(293)
59	プラセオジム	Pr	140.9	118	オガネソン	Og	(294)

† 人為的に ^{6}Li が抽出され，リチウム同位体比が大きく変動した物質が存在するために，リチウムの原子量は大きな変動幅をもつ．したがって，この表では例外的に 3 桁の値が与えられている．なお，天然の多くの物質中でのリチウムの原子量は 6.94 に近い．

＊ 亜鉛に関しては原子量の信頼性は有効数字 4 桁目で ±2 である．

©2022 日本化学会 原子量専門委員会

【電子版教科書のご利用案内】

◆ 電子版教科書とは・・・
- このサービスは紙版の教科書購入者のみに電子版教科書を閲覧できるようにするための特典です．
- 化学同人の発行する紙版の教科書で「チケットコード」が記載されている書籍は，該当書籍の電子版教科書を閲覧できるようになります．
- PC（Windows 版／Mac 版）／スマートフォン・タブレット（iOS 版／Android 版）に対応しています．
- テキストメモなどの追加も可能です．

◆ ご利用方法

以下の手順で，電子版教科書の閲覧をお申し込みください．
(1) チケット認証フォームの URL にアクセスしてください．下記二次元コードからフォームに入れます．
(2) 「チケットコード」と「メールアドレス」（アプリの ID として登録されます），「氏名」「学校名」を入力してください．
(3) 入力後に「化学同人プライバシーポリシーを確認しました」にチェックを入れ，確認ボタンを押すと，入力したメールアドレスの WEB 書庫に電子版教科書が配信されます．
(4) 電子版教科書の閲覧には bookend アプリのインストールが必要です．
アプリのインストール方法は，「電子版教科書配信申込フォーム」からリンクしている「bookend ユーザーガイド」をご覧ください．
(5) アプリを起動して「WEB 書庫」ボタンを押すと，メールアドレスの入力欄が表示されます．
　※(2) で入力したメールアドレスを入力します．メールアドレスの大文字，小文字も識別しますのでご注意ください．
(6) 入力したメールアドレス宛に数字 5 桁の PIN コードが送付されますので，(5) の画面に PIN コードを入力してください．
(7) 認証が完了すると，ご利用いただける電子版教科書が WEB 書庫画面に表示されます．ダウンロードして閲覧してください．

　　　　　　チケットコード　　1ASLRI

◆ ご注意ください
- 1 つのチケットコードに対して，1 ユーザー・2 端末での閲覧が可能です．
- チケットコードのみを他人に販売・譲渡したり，購入・譲り受けたりすることはできません．
- このサービスは紙版の教科書購入者のみを対象にしており，図書館などで複数の人が利用することは想定していません．あくまでも個人向けのサービスであるとご理解ください．
- 一度登録されたチケットコードを再度登録することはできません．
- チケットコードは書籍ごとに個別に発行され，該当する電子版教科書のみを閲覧できます．
- チケット認証フォームへのアクセス，電子版教科書のダウンロードなどにともなう通信費は利用者がご負担ください．
- このサービスは，利用者に事前に通知することなく全部，または一部を変更・中断・中止することがあります．

◆ お問い合わせ
- 化学同人 HP からお問い合わせください（下記サイトの右上に「お問い合わせ」があります）
https://www.kagakudojin.co.jp

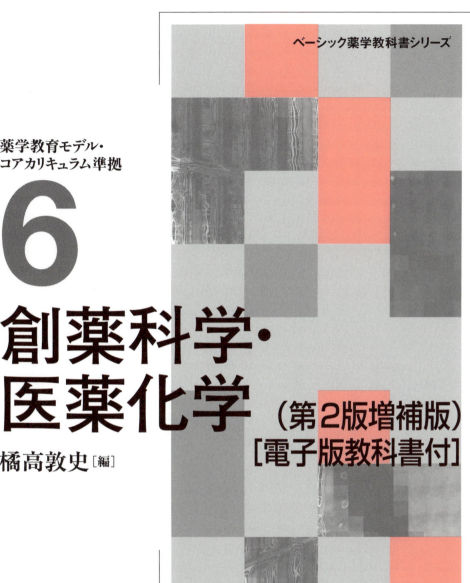

ベーシック薬学教科書シリーズ

薬学教育モデル・
コアカリキュラム準拠

6

創薬科学・
医薬化学

（第2版増補版）
[電子版教科書付]

橘高敦史［編］

化学同人

ベーシック薬学教科書シリーズ　刊行にあたって

　平成18年4月から，薬剤師養成を目的とする薬学教育課程を6年制とする新制度がスタートしました．6年制の薬学教育の誕生とともに，大学においては薬学教育モデル・コアカリキュラムに準拠した独自のカリキュラムに基づいた講義が始められています．この薬学コアカリキュラムに沿った教科書もすでに刊行されていますが，ベーシック薬学教科書シリーズは，それとは若干趣を異にした，今後の薬学教育に一石を投じる新しいかたちの教科書であります．薬学教育モデル・コアカリキュラムの内容を十分視野に入れながらも，各科目についてのこれまでの学問としての体系を踏まえたうえで，各大学で共通して学ぶ「基礎科目」や「専門科目」に対応しています．また，ほとんどの大学で採用されているセメスター制に対応するべく，春学期・秋学期各13～15回の講義で教えられるように配慮されています．

　本ベーシック薬学教科書シリーズは，薬学としての基礎をとくに重要視しています．したがって，薬学部学生向けの「基本的な教科書」であることを念頭に入れ，すべての薬学生が身につけておかなければならない基本的な知識や主要な問題を理解できるように，内容を十分に吟味・厳選しています．

　高度化・多様化した医療の世界で活躍するために，薬学生は非常に多くのことを学ばねばなりません．一つ一つのテーマが互いに関連し合っていることが理解できるよう，また薬学生が論理的な思考力を身につけられるように，科学的な論理に基づいた記述に徹して執筆されています．薬学生および薬剤師として相応しい基礎知識が習得できるよう，また薬学生の勉学意欲を高め，自学自習にも努められるように工夫された教科書です．さらに，実務実習に必要な薬学生の基本的な能力を評価する薬学共用試験(CBT・OSCE)への対応にも有用です．

　このベーシック薬学教科書シリーズが，医療の担い手として活躍が期待される薬剤師や問題解決能力をもった科学的に質の高い薬剤師の養成，さらに薬剤師の新しい職能の開花・発展に少しでも寄与できることを願っています．

2007年9月

ベーシック薬学教科書シリーズ
編集委員一同

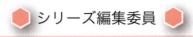

杉浦　幸雄（京都大学名誉教授）
野村　靖幸（久留米大学医学部 客員教授）
夏苅　英昭（新潟薬科大学薬学部 客員教授，
　　　　　　東京大学薬学部研究員）
井出　利憲（広島大学名誉教授）
平井　みどり（神戸大学名誉教授）

まえがき

　本書の初版でも述べたように,『創薬科学・医薬化学』がめざすのは,いかなる疾病に対しても,予防や治療,および快復への手当てをし,その疾病が人類にとっての大きな社会問題とならないよう,できるだけ速やかに解決することである.初版発行から15年が経過し,そのあいだに伝統的な低分子医薬品や,近年多用されるようになった抗体医薬のみならず,抗体薬物複合体や標的タンパク質分解誘導薬,あるいは分子量が数千レベルの中分子化合物の医薬品化が注目され,創薬モダリティ(創薬の基盤となる手段・方法の選択肢)の多様化という概念も一般化されてきた.何よりもCOVID-19では,mRNAワクチンが研究から早々に実用化され,新しいモダリティの一つとして人びとの健康に多大な貢献をしている.人類にとって未知なる脅威がまったく予期しないところで突然出現する困難さを認識したが,今後も『創薬科学・医薬化学』は人びとの幸福を守る使命を負い,知恵を絞って病因の真理を追求するべく努力と精進を続け,医療技術の進歩や栄養力の強化とともに素晴らしい成果をあげて,健康を維持増進し,平均寿命を高めていくことであろう.

　本書は人類の最高の知的財産といえる『創薬科学・医薬化学』について,「医薬品研究開発の実際」,「創薬研究の基礎知識」,「代表的な医薬品」という類書を見ない構成でわかりやすく学べるように工夫されている.幸い,執筆者の先生方の賛同をいただき,本書の特徴をふまえて第2版へとブラッシュアップすることがかなった.第2版は新しい薬学教育モデル・コアカリキュラムに対応し,PartⅠでは医薬品創製の歴史から医薬品モダリティにおける多様化のなかでの創薬研究,特許取得や医薬品認可を受け,市場にでるまで,また上市されたあとに守るべき規範や医薬品に関する倫理面や薬害についても理解を深められるように構成されている.PartⅡでは医薬品が標的とする生体組織と生命活動を維持する重要な生体成分について学び,かつそれらを認識して相互作用する医薬品の三次元的骨格について学ぶ.PartⅢでは日本薬局方収載品から新薬まで「代表的な医薬品」の化学構造を中心に,創薬の経緯などを含めて系統的に学ぶ.

　第十八改正日本薬局方は2021年6月に施行され,本書を改訂するうえでもよいタイミングであった.有機化学を基盤とし,学際的および総合的な研究領域の結晶である『創薬科学・医薬化学』を理解することは,社会で一目おかれる力のある薬剤師となるために,とても重要である.また,4年制薬学部生や,理学部,工学部,理工学部,生命科学系学部,そして医学部など「これからの創薬科学・医薬化学」分野に興味をもつ学生諸君にも,初版以上に適切な水先案内人として本書がお役に立てることと確信している.

　最後に微力な編者に多大なお力添えをいただいた本書共著者の皆様と,化学同人編集部の栫井文子氏に深く感謝申し上げる次第である.

2022年9月

編者　橘高　敦史

● 執筆者

伊賀 勝美	(旧同志社女子大学薬学部 教授, 東和薬品株式会社非常勤顧問)	5章
石川 稔	(東北大学大学院生命科学研究科 教授)	12, 13章
遠藤 泰之	(東北医科薬科大学名誉教授)	8, 9, 10章
岡田 弘晃	(東京薬科大学名誉教授, 株式会社岡田DDS研究所 所長)	4章
忍足 鉄太	(帝京大学薬学部 教授)	15章
◎ 橘高 敦史	(帝京大学名誉教授)	14, 15, 16, 17章
喜里山 暁子	(同志社女子大学薬学部 准教授)	5章
杉山 亨	(帝京大学薬学部 准教授)	16章
玉村 啓和	(東京医科歯科大学 生体材料工学研究所 教授)	4章
出水 庸介	(国立医薬品食品衛生研究所 有機化学部 部長)	1, 2, 3章
中川 秀彦	(名古屋市立大学大学院薬学研究科 教授)	7章
長瀬 博	(筑波大学名誉教授)	1, 2, 3章
橋本 祐一	(東京大学名誉教授)	6章
平野 智也	(大阪医科薬科大学薬学部 教授)	8, 11章
本澤 忍	(新潟薬科大学薬学部 教授)	14章
宮田 直樹	(名古屋市立大学名誉教授)	7章
宮地 弘幸	(東京大学大学院薬学系研究科附属創薬機構 特任教授)	11, 12, 13章
谷内出 友美	(東京大学 定量生命科学研究所 准教授)	6章

(五十音順, ◎は編者)

★本書の図(構造式)中の下線は日本薬局方収載品を, (　　)内は塩としての名称を意味する.

CONTENTS

Part I 医薬品研究開発の実際 — 1

1章 医薬品創製の歴史 — 2

1.1 古代の医薬品 …………………… 2
1.2 近代科学の発展と医薬創製 …… 2
1.3 メディシナルケミストリーのさらなる発展 … 6

COLUMN アスピリンの発見 4 ／ペニシリン物語 5

2章 創薬の現状 — 7

2.1 研究開発費用の高騰 …………… 7
2.2 創薬研究の新しい流れ ……… 10

COLUMN ドラッグライク 8

3章 創薬の流れ — 12

3.1 テーマの設定 ………………… 13
3.2 リード化合物の創製 ………… 14
3.3 リード化合物の最適化から非臨床試験まで … 15
 3.3.1 非臨床試験 16
 3.3.2 特許性 19
3.4 臨床試験 ……………………… 21
3.5 ブリッジング試験 …………… 22
3.6 承認申請・承認・販売 ……… 23
3.7 市販後調査 …………………… 24
 3.7.1 副作用報告制度 24
 3.7.2 再審査制度 24
 3.7.3 再評価制度 24

COLUMN お国柄の違い 20

4章 最近の創薬研究 — 25

4.1 ゲノム創薬 …………………… 25
 4.1.1 ゲノム情報の創薬への利用 25
 4.1.2 疾患関連遺伝子 31
4.2 バイオ医薬品――組換え医薬品，遺伝子治療，再生医療 ……………… 38
 4.2.1 組換え医薬品 38
 4.2.2 遺伝子治療 44
 4.2.3 ペプチド創薬 51
 4.2.4 抗体-薬物複合体(ADC) 51
 4.2.5 ケミカルノックダウン 52
 4.2.6 細胞を利用した治療 53
4.3 自動薬効評価系：ハイスループットスクリーニング ………………………… 55
4.4 コンピュータの活用 ………… 58
 4.4.1 ドラッグデザイン 58
 4.4.2 構造生物学 62
章末問題 ………………………… 64

COLUMN バイオ創薬の最前線 50

Advanced 動物工場と植物工場 39 ／siRNA薬 47 ／必要なときに，必要な場所で 48

5章　医薬品開発の基礎

- 5.1　医薬品の名称　　65
  - 5.1.1　医薬品の定義　65
  - 5.1.2　画期的新薬とそれに対する後続品と後発品　66
  - 5.1.3　医薬品の名称　67
- 5.2　特許とは　　69
  - 5.2.1　発明と特許　69
  - 5.2.2　特許出願　69
  - 5.2.3　特許出願後の流れ　70
  - 5.2.4　特許の優先日　70
  - 5.2.5　新薬開発における特許戦略　72
- 5.3　ジェネリック医薬品　　72
  - 5.3.1　ジェネリック医薬品とは　72
  - 5.3.2　後発品の国内外の状況　73
  - 5.3.3　後発品の開発　73
- 5.4　薬　害　　76
  - 5.4.1　薬害の原因　76
  - 5.4.2　サリドマイドによるフォコメリア　76
  - 5.4.3　サリドマイド薬害の教訓　76
  - 5.4.4　サリドマイドの光学異性体　77
  - 5.4.5　キノホルムによるスモン　77
  - 5.4.6　クロロキンによる網膜症　78
  - 5.4.7　ソリブジンによる薬害　78
  - 5.4.8　非加熱血液製剤によるHIV感染　79
- 5.5　新薬の研究開発にかかわるいろいろな規範　　79
  - 5.5.1　新薬の研究開発プロセスと市販後における実施基準　79
  - 5.5.2　GLP　80
  - 5.5.3　GMP　80
  - 5.5.4　GCP　81
  - 5.5.5　GPSP　81
  - 5.5.6　GVP　81
  - 5.5.7　GQP　82
- 5.6　創薬における生物統計の実際　　83
  - 5.6.1　医薬品開発と生物統計学　83
  - 5.6.2　バイアスとその回避策　83
  - 5.6.3　実験的研究のデザイン　84
  - 5.6.4　観察的研究のデザイン　84
- 章末問題　　85

Advanced　類似名医薬品の取り違え問題　69／先発品メーカーにおける新薬のライフサイクルマネジメント（LCM）　74／オーソライズドジェネリック（AG）　74／医師（および薬剤師）による治療薬の選択　75／見直されている医薬品としてのサリドマイド　77／薬事法改定（2006年）のインパクト　82／新薬の再審査と再評価　82

Part II　創薬研究の基礎知識

6章　標的となる生体分子

- 6.1　疾病と薬物　　88
- 6.2　細胞の構造　　90
- 6.3　細胞内および細胞間の情報伝達　　93
- 6.4　核酸，タンパク質，糖，脂質　　98
  - 6.4.1　核　酸――DNAとRNA　98
  - 6.4.2　タンパク質　106
  - 6.4.3　糖　108
  - 6.4.4　脂　質　110
- 6.5　酵素，受容体，トランスポーター，イオンチャネル　　112
  - 6.5.1　低分子の医薬品の標的分子　112
  - 6.5.2　酵　素　112
  - 6.5.3　受容体　116
  - 6.5.4　トランスポーターとイオンチャネル　122
- 章末問題　　123

COLUMN　化学発がん実験　105

Advanced　生物の定義　93／遺伝子の定義と数　100／エピジェネティクス　102／RNAサイレンシングと小分子RNA　104／再生医療とmRNA医薬　104／ゲノム編集　105／抗体触媒　116

7章　医薬品の構造　124

- 7.1　ファーマコフォア　124
  - 7.1.1　ファーマコフォアの概念　124
  - 7.1.2　ファーマコフォアの具体例　125
- 7.2　医薬品の立体化学　128
  - 7.2.1　標的となる生体分子との相互作用　128
  - 7.2.2　ラセミックスイッチ（キラルスイッチ）　130
- 7.3　生物学的等価体　132
  - 7.3.1　化学的等価体　133
  - 7.3.2　生物学的等価性をきめる三つの要素　134
  - 7.3.3　官能基の等価置換例　134
- 7.4　構造活性相関　142
  - 7.4.1　薬理活性に影響を及ぼす物理化学的パラメータ　142
  - 7.4.2　Hansch-Fujita の式　144
  - 7.4.3　効率のよいリード化合物の最適化　149
  - 7.4.4　Lipinski 則　150
- 章末問題　151

Part III　代表的な医薬品　153

8章　中枢神経系薬　154

- 8.1　抗精神病薬（統合失調症治療薬）　154
  - 8.1.1　フェノチアジン誘導体　154
  - 8.1.2　ブチロフェノン誘導体　155
  - 8.1.3　ベンズアミド誘導体　157
  - 8.1.4　イミノベンジル誘導体　157
  - 8.1.5　セロトニン-ドーパミンアンタゴニスト，多元受容体作用抗精神病薬　158
  - 8.1.6　ドーパミン受容体部分アゴニスト活性をもつ抗精神病薬　158
- 8.2　抗うつ薬　159
  - 8.2.1　三環系抗うつ薬　159
  - 8.2.2　四環系抗うつ薬　159
  - 8.2.3　選択的セロトニン再取込み阻害薬，セロトニン-ノルアドレナリン再取込み阻害薬　161
  - 8.2.4　ノルアドレナリン作用性・特異的セロトニン作用性抗うつ薬，セロトニン再取込み／セロトニン受容体モジュレーター　161
- 8.3　パーキンソン病治療薬　162
  - 8.3.1　ドーパミン作用薬　162
  - 8.3.2　ドーパミン受容体アゴニスト　163
  - 8.3.3　中枢性抗コリン作用薬　164
  - 8.3.4　アデノシン A_{2A} 受容体拮抗薬　165
- 8.4　抗痙攣薬（抗てんかん薬）　165
  - 8.4.1　環状アミド系抗痙攣薬　165
  - 8.4.2　複素環系抗痙攣薬　166
  - 8.4.3　そのほかの抗痙攣薬　167
- 8.5　認知症改善薬および脳循環・代謝改善薬　168
  - 8.5.1　アルツハイマー型認知症改善薬　168
  - 8.5.2　脳循環・代謝改善薬　169
- 8.6　催眠薬　170
  - 8.6.1　バルビツール酸系催眠薬　170
  - 8.6.2　ベンゾジアゼピン系催眠薬　171
  - 8.6.3　そのほかの催眠薬　172
- 8.7　抗不安薬　173
  - 8.7.1　ベンゾジアゼピン系抗不安薬　174
  - 8.7.2　そのほかの抗不安薬　174
- 8.8　全身麻酔薬　175
  - 8.8.1　吸入麻酔薬　175
  - 8.8.2　全身麻酔導入・維持薬　175
- 8.9　そのほかの中枢神経薬　176
- 章末問題　176

9章　循環器系薬　　177

- 9.1　心臓作用薬 …………………… 177
  - 9.1.1　強心薬　177
  - 9.1.2　抗不整脈薬　180
  - 9.1.3　冠血管拡張薬　182
- 9.2　高血圧症治療薬 ……………… 184
  - 9.2.1　利尿薬　185
  - 9.2.2　交感神経遮断薬　186
  - 9.2.3　カルシウム拮抗薬　188
  - 9.2.4　アンギオテンシン変換酵素阻害薬　188
  - 9.2.5　アンギオテンシンⅡ受容体拮抗薬　190
- 9.3　高脂血症治療薬 ……………… 192
  - 9.3.1　HMG-CoA 還元酵素阻害薬　193
  - 9.3.2　フィブラート系高脂血症治療薬　194
  - 9.3.3　ニコチン酸系高脂血症治療薬　195
  - 9.3.4　小腸コレステロールトランスポーター阻害薬　195
- 章末問題 ………………………… 196

COLUMN　降圧薬 ARB の開発　192
Advanced　テトラゾールの酸性　195

10章　免疫抑制薬および鎮痛・抗炎症薬　　197

- 10.1　免疫抑制薬 …………………… 197
  - 10.1.1　臓器移植と免疫抑制薬　197
  - 10.1.2　自己免疫疾患と免疫抑制薬　198
  - 10.1.3　抗アレルギー薬　201
- 10.2　抗炎症薬 ……………………… 202
  - 10.2.1　非ステロイド系抗炎症薬　203
  - 10.2.2　ステロイド系抗炎症薬　206
  - 10.2.3　解熱鎮痛薬　208
  - 10.2.4　そのほかの鎮痛薬　208
- 10.3　麻薬性鎮痛薬 ………………… 209
- 章末問題 ………………………… 211

COLUMN　医薬品とコマーシャル　203

11章　気管支喘息治療薬　　212

- 11.1　気管支喘息とその治療薬 …… 212
- 11.2　長期管理薬 …………………… 213
  - 11.2.1　ケミカルメディエーター遊離抑制薬　213
  - 11.2.2　新規ヒスタミン H_1 受容体拮抗薬　214
  - 11.2.3　トロンボキサン A_2 受容体拮抗薬およびトロンボキサン A_2 合成酵素阻害薬　215
  - 11.2.4　ロイコトリエン受容体拮抗薬　219
  - 11.2.5　Th2 サイトカイン阻害薬　221
- 11.3　抗体医薬品 …………………… 224
- 章末問題 ………………………… 224

COLUMN　テルフェナジン　214

12章　消化性潰瘍薬　　225

- 12.1　消化性潰瘍とその治療薬 …… 225
- 12.2　攻撃因子抑制薬 ……………… 227
  - 12.2.1　ヒスタミン H_2 受容体拮抗薬　227
  - 12.2.2　プロトンポンプ阻害薬　231
  - 12.2.3　カリウムイオン競合型アシッドブロッカー（P-CAB）　234
- 12.3　防御因子増強薬 ……………… 236
  - 12.3.1　プロスタグランジン誘導体　236
  - 12.3.2　レバミピド　236
- 章末問題 ………………………… 236

Advanced　胃酸分泌プロトンポンプ　235

13章　糖尿病治療薬

- 13.1　糖尿病とその治療薬 ……………… 237
- 13.2　抗糖尿病薬 ……………………………… 238
  - 13.2.1　インスリン製剤　238
  - 13.2.2　GLP-1 受容体作動薬　238
  - 13.2.3　DPP-4 阻害薬　240
  - 13.2.4　スルホニル尿素薬　242
  - 13.2.5　ビグアナイド薬　244
  - 13.2.6　グリミン系　244
  - 13.2.7　SGLT2 阻害薬　244
  - 13.2.8　α-グルコシダーゼ阻害薬　246
  - 13.2.9　グリニド系速効型インスリン分泌刺激薬　247
  - 13.2.10　インスリン抵抗性改善薬　248
- Advanced　ペルオキシソーム増殖剤活性化受容体　248
- 章末問題 ……………………………………… 250

14章　抗菌薬と抗真菌薬

- 14.1　抗菌薬 …………………………………… 251
  - 14.1.1　細菌感染症と抗菌薬　251
- 14.2　β-ラクタム系抗生物質 ……………… 252
  - 14.2.1　ペニシリン　254
  - 14.2.2　セファロスポリン　257
  - 14.2.3　カルバペネム　260
  - 14.2.4　ペネム　260
  - 14.2.5　オキサセフェム　261
  - 14.2.6　モノバクタム　261
  - 14.2.7　β-ラクタマーゼ阻害薬　262
- 14.3　合成抗菌薬 …………………………… 262
  - 14.3.1　スルホンアミド系抗菌薬　262
  - 14.3.2　キノロンカルボン酸系　263
- 14.4　マクロライド系抗生物質 …………… 265
- COLUMN　予想外に困難だったβ-ラクタム環の形成　264
- 14.5　クロラムフェニコール ……………… 266
- 14.6　アミノグリコシド系抗生物質 ……… 266
- 14.7　グリコペプチド系抗生物質 ………… 267
- 14.8　オキサゾリジノン系合成抗菌薬 …… 268
- 14.9　抗真菌薬 ……………………………… 269
  - 14.9.1　抗真菌薬の概要　269
  - 14.9.2　ポリエン系抗真菌薬　270
  - 14.9.3　アゾール系合成抗真菌薬　270
  - 14.9.4　キャンディン系抗真菌薬　272
  - 14.9.5　アリルアミン系およびベンジルアミン系合成抗真菌薬　273
  - 14.9.6　モルホリン系合成抗真菌薬　274
  - 14.9.7　フルオロピリミジン系合成抗真菌薬　274
- 章末問題 ……………………………………… 275

15章　がん治療薬

- 15.1　がんと化学療法 ……………………… 276
- 15.2　アルキル化薬 ………………………… 278
- 15.3　白金錯体 ……………………………… 279
- 15.4　インターカレーター ………………… 281
- 15.5　DNA 切断分子 ……………………… 281
- 15.6　代謝拮抗薬 …………………………… 283
- 15.7　トポイソメラーゼ阻害薬 …………… 285
- 15.8　微小管重合阻害薬 …………………… 285
- 15.9　微小管重合促進・脱重合阻害薬（タキサン系抗がん薬） ………………… 286
- 15.10　ホルモン療法薬 ……………………… 287
- 15.11　がん分子標的薬 ……………………… 289
- 15.12　抗体医薬 ……………………………… 295
- 15.13　核酸医薬 ……………………………… 300
- 15.14　臓器別のがん治療薬 ………………… 301
  - 15.14.1　胃がん治療薬　301

15.14.2　大腸がん治療薬　*301*
15.14.3　肺がん治療薬　*302*
15.14.4　乳がん治療薬　*302*
15.14.5　子宮がん・卵巣がん治療薬　*303*
15.14.6　前立腺がん治療薬　*303*
章末問題 ……………………………………… *303*

COLUMN　問題：ブレオマイシンはβ-ラクタム環を有するか？　283／ステロイド系？　それとも非ステロイド系？　ホルモン療法薬あれこれ　290／フルオロウラシルの作用機序：共有結合を形成する医薬品である理由　296／がん分子標的薬とマイケル反応：再び，医薬品と共有結合について　299

16章　抗ウイルス薬　304

16.1　抗エイズ薬 ……………………… *304*
　16.1.1　エイズと抗エイズ薬　*304*
　16.1.2　逆転写酵素阻害薬　*305*
　16.1.3　HIV プロテアーゼ阻害薬　*308*
　16.1.4　HIV インテグラーゼ阻害薬　*309*
16.2　B 型肝炎治療薬 ………………… *310*
16.3　C 型肝炎治療薬 ………………… *311*
16.4　抗ヘルペスウイルス薬 ………… *313*
16.5　抗インフルエンザウイルス薬 … *316*
16.6　抗新型コロナウイルス感染症薬 ……… *317*
章末問題 ……………………………………… *319*

COLUMN　AZT の生い立ち　306／プロチド法　313

17章　超高齢社会と骨粗鬆症治療薬　320

17.1　骨粗鬆症とその治療薬 ………… *320*
17.2　エストロゲン製剤 ……………… *322*
17.3　選択的エストロゲン受容体モジュレーター … *323*
17.4　カルシトニン製剤 ……………… *323*
17.5　活性型ビタミン D_3 製剤 ……… *324*
17.6　カルシウム補給剤 ……………… *325*
17.7　ビスホスホネート製剤 ………… *326*
17.8　イソフラボン製剤 ……………… *328*
17.9　ビタミン K 製剤 ………………… *328*
17.10　副甲状腺ホルモン製剤 ………… *328*
17.11　抗 RANKL モノクローナル抗体製剤 … *329*
17.12　抗スクレロスチンモノクローナル抗体製剤 ……………………………… *329*
章末問題 ……………………………………… *330*

COLUMN　活性型ビタミン D_3 の生合成と二つの関連タンパク質 DBP と VDR　326

索　引　*331*

★本書の章末問題の解答については，化学同人 HP からダウンロードできます．
→ https://www.kagakudojin.co.jp/book/b611326.html

PART I
医薬品研究開発の実際

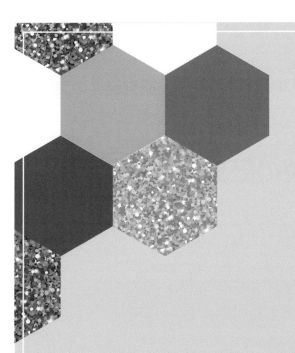
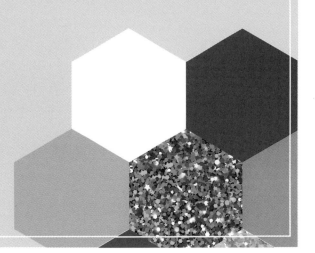

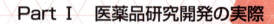

1章 医薬品創製の歴史

Part I　医薬品研究開発の実際

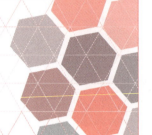

❖ 本章の目標 ❖
- 古代の植物由来のくすり，近代の科学の進歩による合成技術の発展に起因するアスピリンの創出，受容体の概念の提唱，生化学の発展などを学ぶ．
- メディシナルケミストリーの進歩に焦点をあてた医薬品の歴史を学ぶ．

1.1　古代の医薬品

　　　　　　　　古代の医薬品はおもに植物成分を使用していた．たとえば，紀元前 2100 年頃のシュメール人による粘土版に書かれたくさび形文字には，シソ科のジャコウソウから採取したガム樹脂をビールに溶かしたものや白洋ナシの木の根を処方すると書かれている．また，「医学の父」とよばれたヒポクラテスはオイルや薬草の飲み物，アヘンなどを処方していた．

　中世になると東洋医学，おもにアラビア医学を背景に，完成されたギリシャ・ローマの方法によって薬草が選別された．

　ルネサンス時代には，薬草畑がヨーロッパ全域に広がった．さらに，アメリカとインドへの海上ルートが発見され，アステカ文明やマヤ文明で繁栄していた中南米地域から多くの薬草がもち込まれた．とくに，この時期には下痢止めとなるトコンやキナ皮がもたらされた．1635 年にルイ 8 世は主治医の依頼を受け，実処方を通して理論的な裏づけが確立されるように，パリに薬草研究のための王立植物園を設立した．そして，最初の薬局はハーブ茶やシロップ，香油などを調合する場所であった．

　このように，ルネサンス時代までは薬草がおもな医薬品で，化学の知識不足から分離精製の技術が発達しておらず，純粋な薬物を処方できなかった．

質量保存の法則
化学反応の前後で全体の質量と関与している元素の種類は変わらないこと．

1.2　近代科学の発展と医薬創製

　　　　　　　　18 世紀になると，近代化学が急速に進歩してきた．すなわち，ラボアジェ

近代科学の発展と医薬創製 | 1.2 | 3

による質量保存の法則，プルーストによる定比例の法則である．19世紀には，ドルトンの原子説，ゲイ・リュサックの気体反応の法則，アボガドロの分子説などの発見によって，原子や分子，気体などの性質が明確にされ，有機化学の発展に大きく貢献した．

さらに，その後の有機化学の進歩をもたらした大きな発見があった．すなわち，ドイツのウェーラーによる尿素(urea)の偶然の合成である．これは無機物から有機化合物を合成した最初の出来事であり，彼はこの発見により，"生命体のみが特別な存在ではない．そして，ヒトの腎臓も，イヌの腎臓も使用せず，われわれは尿素を合成できた"という有名な言葉を残した．

それ以後，溶媒を含む多くの有機化合物が発見，合成され，19世紀における多くの**アルカロイド**の発見および単離につながっていった．すなわち，モルヒネ，エメチン，ストリキニーネ，キニーネ，ブルシン，カフェイン，コルヒチン，コニイン，コデイン，アトロピン，パパベリンなど，今日知られている代表的なアルカロイドは19世紀に単離された(図1.1，表1.1)．

これらの発見と有機化学の進歩が相乗的に作用し，19世紀の終わりには製薬産業が勃興することになった．そして，薬局も近代化し，さらに，染色産業の副産物から医薬品が製造されはじめると，ドイツとスイスが有機化学

定比例の法則

プルーストが発見した「化合物を構成する成分元素の質量比はつねに一定である」という法則．

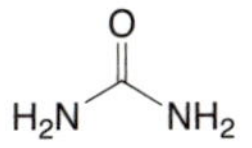

尿素

ドルトンの原子説

ⅰ) すべての物質は，それ以上分割できない微粒子からなる．この微粒子を原子とよぶ．
ⅱ) 各元素に対応する原子が存在し，同種の原子はみな同じ大きさ，質量，性質をもつ．
ⅲ) 化合物は，2種類以上の原子が一定の割合で結合した複合原子からできている．
ⅳ) 化学変化では，原子と原子の結合の仕方が変わるだけで，原子自体が新しく生成したり，消滅したりすることはない．

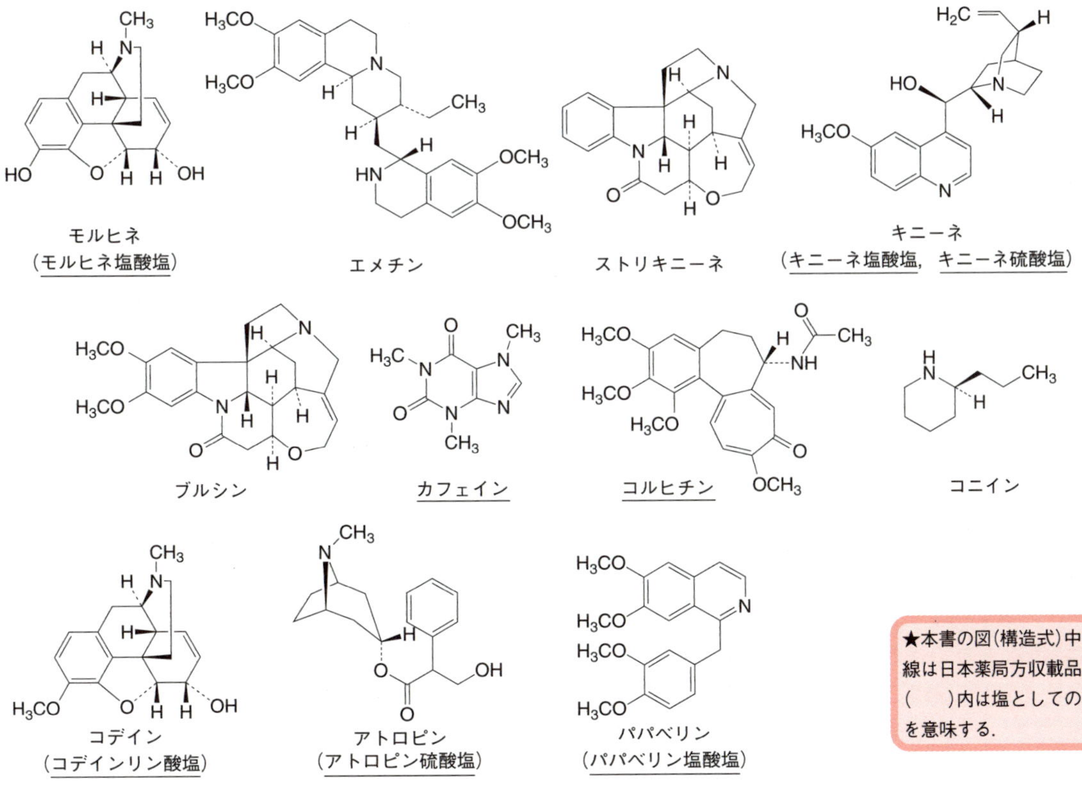

モルヒネ
(モルヒネ塩酸塩)

エメチン

ストリキニーネ

キニーネ
(キニーネ塩酸塩，キニーネ硫酸塩)

ブルシン

カフェイン

コルヒチン

コニイン

コデイン
(コデインリン酸塩)

アトロピン
(アトロピン硫酸塩)

パパベリン
(パパベリン塩酸塩)

★本書の図(構造式)中の下線は日本薬局方収載品を，(　)内は塩としての名称を意味する．

図1.1 19世紀に単離されたアルカロイド

気体反応の法則
気体どうしの反応では，反応に関係する気体の体積の間には，同温，同圧のもとでは，簡単な整数比が成り立つ．

アボガドロの分子説
ⅰ）それぞれの気体は，何個かの原子が結合した分子という粒子からできている．
ⅱ）すべての気体は，同温，同圧のとき，同体積中には同数の分子を含む．

アルカロイド
植物中に含まれる窒素含有有機化合物で，顕著な生理作用をもつ塩基性化合物は"アルカリに似た"という意味からアルカロイドとよばれる．

メジャートランキライザー
クロルプロマジンやその他の抗精神病薬のような強力に作用する精神安定薬のこと．

マイナートランキライザー
メプロバメートやベンゾジアゼピン系薬物に代表される穏和な精神安定薬のこと．

表1.1 19世紀に単離されたアルカロイド

1803年	モルヒネ(morphine)…アヘン	1820年	コルヒチン(colchicine)…イヌサフラン
1816年	エメチン(emetine)…トコン	1827年	コニイン(coniine)…ドクニンジン
1818年	ストリキニーネ(strychnine)…マチン	1831年	アトロピン(atropine)…ベラドンナ
1819年	ブルシン(brucine)…マチン		
1820年	キニーネ(quinine)…キナ	1832年	コデイン(codeine)…アヘン
1820年	カフェイン(caffeine)…コーヒー	1848年	パパベリン(papaverine)…アヘン

と合成医薬品の最先端に躍りでた．代表的な例として，アニリン染料から**アセトアニリド**(acetanilide)が誘導されたことがあげられる．

そして，20世紀までに純粋な合成医薬品がいくつか利用できるようになった．そのなかには，**サリチル酸**(salicylic acid)や**アセチルサリチル酸**(acetyl salicylic acid)，アセトアニリドなどの鎮痛薬，クロロホルムやエーテルなどの麻酔薬，血管拡張薬としての亜硝酸アミルがあった．1899年には，代表的な鎮痛薬である**アスピリン**(aspirin)が市販された．

アセトアニリド　　サリチル酸　　アセチルサリチル酸　アスピリン

一方，20世紀初頭にイギリスのJ. Langley（ラングレイ）によって薬物の生体における受け皿としての受容体の概念が提唱された．同様な概念は19世紀末にP. Ehrlich（エールリッヒ）によっても提案され，彼はのちに有名になった"**結合なきところに作用なし**"という言葉を述べた．さらに，A. J. Clark（クラーク）は受容体への結合が質量作用の法則に従うことを見いだした．このように，薬理学の進歩と化学の進歩が融合して**メディシナルケミストリー**(medicinal chemistry)の研究が発

COLUMN　アスピリンの発見

初期のくすりには研究者らが自分の勘，すなわち印象により発見したものがある．アスピリンの発見を例に見てみよう．

ⅰ）ヤナギはつねに水の近くに生えており，枝は水面にたれていて，根は湿った土壌を選ぶ．ⅱ）ヤナギの下は快適であり，その葉は雨よけとして役立つ．とりわけ，そのまわりに住んでいる人は，湿地帯や洪水に見舞われた土地に発生する熱病からつねに守られているように見える．ⅲ）水のなかに足（根）をつけて成長するヤナギは，足を濡れたままにすることで疾病に対して有効そうに見える．

このように，ヤナギには熱を下げ，病気を治癒できる印象があることから，人びとはヤナギを研究し，その成分のサリチル酸を見いだした．そして，サリチル酸の副作用を分離したアセチルサリチル酸，すなわちアスピリンに到達したのである．

展することになった．1940年代には，スルホンアミドに始まり，ペニシリンやテトラサイクリンといった有用な抗生物質が発見され，近代創薬の歴史が始まって，世界的な製薬産業の勃興期となった(14章参照)．

1950年代は向精神病薬の時代といわれ，メジャートランキライザーのクロルプロマジン(chlorpromazine)，マイナートランキライザーのメプロバメートが，1960年にはもう一つのマイナートランキライザーであるクロルジアゼポキシド(chlordiazepoxide，ベンゾジアゼピン系薬物)が発見された(図1.2)．さらに，その頃には二つの抗うつ薬，モノアミン酸化酵素阻害薬と三環系抗うつ薬(imipramine，イミプラミン)もでてきた．また，同時期にメチルドパ(methyldopa)が発見され，1970年代初期までにβ受容体遮断薬(βブロッカー，β-blocker)，カルシウム拮抗薬，抗圧薬なども実用化された．ところが，この頃までの創薬は偶然の発見に頼ることが多く，ほとんどが細菌由来の抗生物質であった．その後，内因性の化合物をもとに創薬する時代が続き，合理的な創薬はまだ先のことであった．しかし，このような薬物の研究を通して徐々にメディシナルケミストリーの知識が蓄積され，創薬における役割がしだいに大きくなっていった．

クロルプロマジン
(クロルプロマジン塩酸塩)

クロルジアゼポキシド

イミプラミン
(イミプラミン塩酸塩)

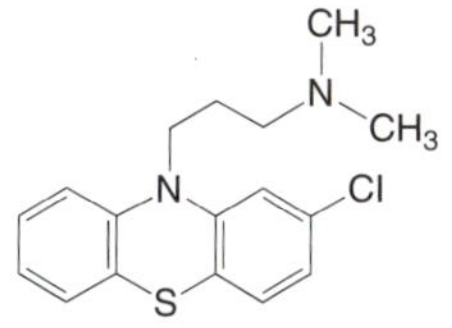

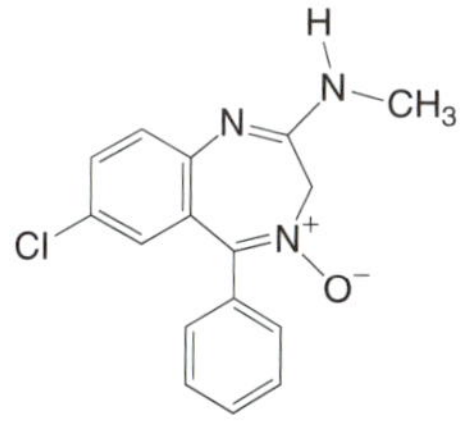

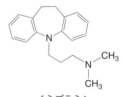

図1.2 向精神病薬

COLUMN ペニシリン物語

A. Fleming(フレミング)は培養液の入ったシャーレを用いて微生物のコロニーの成長を観察していた．通常，観察を終えたシャーレはすぐに滅菌して洗浄するが，彼は使用済みのシャーレを水切り板の上に放置しておいた．すると，そのシャーレにカビが生えて，細菌のコロニー形成を阻害した．なかには消滅しているコロニーも存在していた．Flemingがこの現象を見逃さず，再現性を確認したところに彼の偉大さがあり，通常この話は「めでたし，めでたし」とこれで終わる．しかし，創薬という意味では「めでたし」ではない．この研究成果は長い間放置されたままになっていたのである．

第二次世界大戦に日本が負けたのは，イギリスのチャーチル首相が結核になったが，ペニシリン(penicillin)で治癒したためであるといわれている．元気になった彼はイギリス軍の指揮をとり，ドイツ，イタリアとの戦いに勝利し，一方，アメリカは極東に軍隊を集中的に投入できたため，日本が敗れたというものである．ペニシリンを実用化したのはH. Florey(フローリー)とE. Chain(チェイン)がFlemingの論文を再発見し，生産可能な製造法にまでこぎつけたからである．この話は創薬という過程をうまく例示している．すなわち，Flemingの発見は純粋な意味での医学的発見であり，それだけでは創薬は完成しない．その後の製造プロセスの完成と薬理作用と副作用，毒性の分離が十分であるという確認，およびヒトでの効果の確認が必要となる．それらのすべてをFloreyとChainが行い，実用化したのである．この話は創薬の流れを歴史に学ぶうえで非常に参考になるだろう．すなわち，種をまく人だけでは不十分で，種を成長させ，収穫にまでもっていく人が必要である．このような点を3章の創薬の流れで確認してほしい．

1.3 メディシナルケミストリーのさらなる発展

　一方で，生化学も並行して研究されるようになり，1953年のJ. Watson（ワトソン）とF. Crick（クリック）によるDNAの二重らせん構造の発表以来，急速な進歩をとげた．1955年のポリヌクレオチドホスホリラーゼ（RNA分解酵素）の発見，1960年のオペロン説の発表による遺伝子制御モデル，遺伝子プロモーターといった継続的研究がなされた．

　1970年には遺伝子組換え技術が誕生した．それ以後，遺伝子操作が創薬における重要な役割を果たすようになってきた．すなわち，組換え型DNAにより多くの受容体のクローニングが実用化され，**創薬ターゲット**として重要な役割を担っている．また，遺伝子操作の技術はスクリーニングにも大きな影響を与え，**ハイスループットスクリーニング**（high-throughput screening）の技術がヒット化合物の創出に大きく貢献した．このハイスループットスクリーニングとは，ロボット工学の進展および in vitro 試験法の小型化により二つの方法を組み合わせ，生理活性物質を発見するために数千もの化合物を一気にスクリーニングする方法のことである．このように大量の化合物の評価が一気にできるようになると，今度は評価試料の大量合成が必要になる．R. B. Merrifield（メリフィールド）により**固相合成**（solid-phase synthesis）技術が発表され，**コンビナトリアルケミストリー**（combinatorial chemistry）という，いろいろなビルディングブロックを組み合わせて，数多くの化合物を一度に合成する技術がさらに進歩し，多種類の試料が一気に合成できるようになった．

　以上のような進歩と並行して，メディシナルケミストリーも着実に進歩していった．まず有機合成技術が進歩するにつれ，望みの構造をもつ薬物を容易に合成できるようになり，複雑な分子でも入手が可能になった．この基盤技術に基づいて，実際に合成可能な化合物を頭に描きながら薬物が設計されるようになり，空想だけのものではなくなった．そして，酵素や受容体などの薬物標的の概念が明確になり，その結合部位の構造と結合因子（**ファーマコフォア**，pharmacophore，7章参照）を考慮して薬物設計されるようになった．

　さらに，長年における創薬の経験から，薬物設計の基本技術も進歩してきた．すなわち，メチレン基のみが異なる分子を意味する同族体（同族系列の分子）の概念や等価置換，環構造の変換などによる効率的な構造活性相関の方法などである．また，立体配座や光学異性体の立体構造の違いに基づく活性の違いなども考慮にいれ，毒性および副作用の分離を合理的にする試みもなされるようになった．

　低分子医薬品を中心とする「創薬の現状」と「創薬の流れ」については2章と3章で解説し，バイオ医薬品や中分子創薬の試みについては「最近の創薬研究」として4章で説明する．

創薬ターゲット
ここでは薬の標的（結合する）となる生体内高分子化合物をいう．

等価置換
I. Langmuir（ラングミュア）は等価性の概念を次のように定義し，等価置換の考え方を確立した．すなわち，「電子の数とその配置が同じであれば，二つの分子は等価であると考える．それゆえ，等価体である二つの分子は同数の原子をもつと考えられ，等価体間の本質的な相違は構成原子の核の電荷に限られる」という考えである．

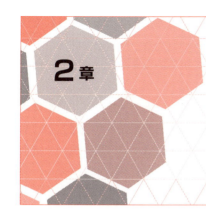
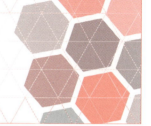

2章 創薬の現状

Part I　医薬品研究開発の実際

❖ 本章の目標 ❖
- メディシナルケミストリーの能力の重要性を学ぶ．

2.1　研究開発費用の高騰

　1960年のサリドマイド事件以来，医薬品に対して規制が厳しくなり，それに伴い新薬の開発費が上昇してきている．図2.1に日米欧での年間研究開発費の総額と，図2.2に1986年から2020年までに世界各国で上市された新薬の数を示した．図2.2の新薬とは上市薬の適応拡大は含んでいない．また，研究開発費には開発段階で中断された品目の費用も含まれている．

　1987年には，医薬品市場に独創的新薬を投入する費用は140億円と見積もられていた．しかしその後，標的タンパク質の枯渇や安全性についての基準が厳しくなったことで創薬の難易度が非常に高くなっており，また開発時の試験に必要な期間も延びてきているため，研究開発費用が増大している．近年では，低分子医薬品の成功確率は25,000分の1以下，探索開始から上市までの期間が10年から15年，開発費は約1,000億円が必要であるといわ

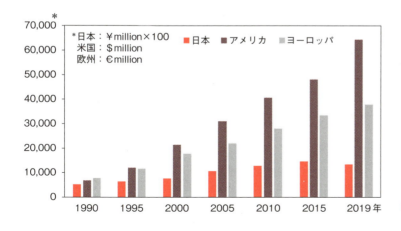

図2.1　1990〜2019年の研究開発費

れている．そのため，研究に成功し，医薬品として上市されても残された特許存続期間が短くなり，また，研究開発費の回収が遅れるという問題が生じている．したがって，新薬を開発するための実質的な費用を節約するには，研究期間の短縮化を計る必要が生じてきている．

このような要請に応えるように，ハイスループットスクリーニングやコンビナトリアルケミストリーといった新しい創薬手段が開発され，研究の効率化が達成できる期待がもたれた．しかし，実際には費用の高騰を招いた結果になっており，新薬の創出を向上させるのにそれほど貢献できていない．

2003年にはヒトゲノムが解読され遺伝子を網羅的に調べることができるようになった．また，疾患に関連する遺伝子やそのタンパク質が同定できるようになったため，創薬ターゲットの候補が多くでてきた．そして，前述の

COLUMN　　ドラッグライク

ドラッグライクな分子とは，本文で述べたように医薬品になりやすい構造をしている分子である．具体的には化学反応（共有結合）をしやすい官能基のない構造が第一にあげられる．共有結合をしやすい反応性に富んだ官能基が存在すると，生体内高分子と共有結合を形成し，発がん性や蓄積性につながる可能性が高い．しかも，どこにでも選択性なく結合する可能性が高いので，創薬ターゲット（酵素，受容体）以外にも容易に結合し，見かけ上活性があると勘違いする恐れもある．したがって，そのような構造をもつ化合物は化合物ライブラリーから除いておけばスクリーニングの効

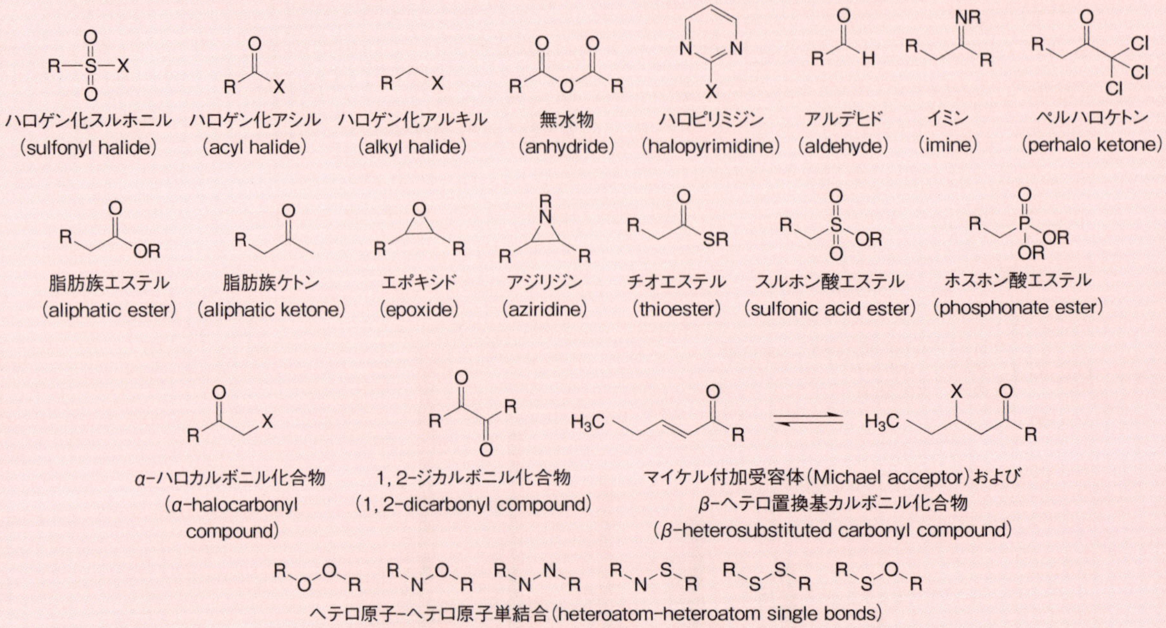

ハロゲン化スルホニル (sulfonyl halide)／ハロゲン化アシル (acyl halide)／ハロゲン化アルキル (alkyl halide)／無水物 (anhydride)／ハロピリミジン (halopyrimidine)／アルデヒド (aldehyde)／イミン (imine)／ペルハロケトン (perhalo ketone)

脂肪族エステル (aliphatic ester)／脂肪族ケトン (aliphatic ketone)／エポキシド (epoxide)／アジリジン (aziridine)／チオエステル (thioester)／スルホン酸エステル (sulfonic acid ester)／ホスホン酸エステル (phosphonate ester)

α-ハロカルボニル化合物 (α-halocarbonyl compound)／1,2-ジカルボニル化合物 (1,2-dicarbonyl compound)／マイケル付加受容体 (Michael acceptor) および β-ヘテロ置換基カルボニル化合物 (β-heterosubstituted carbonyl compound)

ヘテロ原子–ヘテロ原子単結合 (heteroatom–heteroatom single bonds)

図① 擬陽性（共有結合）が生じやすい官能基

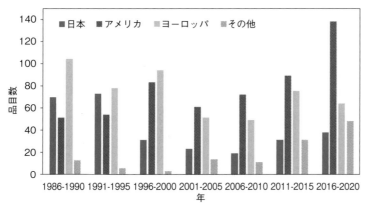

図2.2 上市した新薬の数（1986〜2020年）

率が高くなる．一方，ヒットした化合物には反応性に富んだ官能基が存在しないので，リード化合物や開発化合物に変換しやすい．そこでこのような共有結合しやすい官能基を図①に，共有結合しやすい官能基で構成された分子を"地獄からきた分子"という名前で図②にあげた．地獄からきた分子を投与するとどこにでも共有結合し，必ず発がんすると思われる．そこで地獄へ導く分子という意味で，このように名づけた．この分子に存在する官能基はできるだけ薬物に導入しないでおくと，リード化合物になりやすいという目安になる．

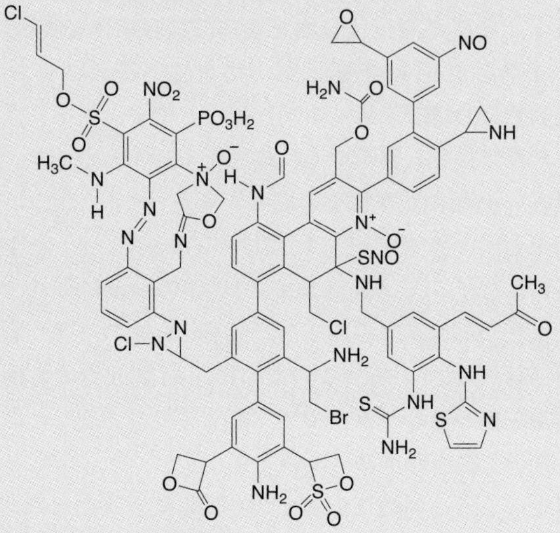

図② 地獄からきた分子

ハイスループットスクリーニングやコンビナトリアルケミストリーにより，数百万個の化合物が一気にこの創薬ターゲットのスクリーニングにかけられるようになった．しかし，このような遺伝子由来のターゲットからの創薬は数えるくらいしかでてきていない．かえって，非常に多くの研究費用が必要となり，研究に膨大な費用がかけられる企業に脱皮するためのM&A(merger and acquisition, 企業の吸収合併)の引き金ともなっている．

2.2　創薬研究の新しい流れ

擬陽性

創薬ターゲットに結合するが，実際のファーマコフォア結合ではなく，一つの共有結合などで結合し，あたかもその創薬ターゲットに有用な結合と思われるような結合性を示す場合をいう．このような擬陽性を示す化合物をリードにして構造活性相関を調べても，有用な開発化合物は得られない場合が多い．

ドラッグライクな化合物

薬物の構造に近く，経口活性，代謝的性質に優れている，薬理活性を示す化合物．そのまま，くすりとしての性質をもつことを意味する．

ADME

吸収(A)，分布(D)，代謝(M)，排泄(E)を意味し，薬物が体内に入ったのち，体外に排泄されるまでを追跡する研究．

　数百万個のライブラリーのなかには発がん性の高いものや，**擬陽性**がでやすく，**リード化合物**(lead compound, p.11参照)へ変換するのが困難なもの(化学反応性が高いため，生体内物質と化学結合しやすい化合物)が多く含まれているため，かえってスクリーニング効率が悪くなる傾向がある．また，莫大な投資のわりに成果に結びつかない原因になっていることもわかってきた．そこで，やみくもに多くの化合物をスクリーニングするよりも，**ドラッグライク**(drug-like)な化合物のみでライブラリーを構成すれば，投資効率や成功確率も高くなることがいわれだしている．

　もう一つの傾向は探索初期に代謝や溶解性，毒性の初期評価を実施することである．このような因子のために開発後期になってから中止になる化合物が多くでてきている現実をふまえて，それほど投資をしていない時期に重要な項目をチェックし，条件が満たされない場合はすぐに最初の設計をやり直すことを目的としている．しかし，この傾向が強すぎて今度は開発化合物がでてこないというジレンマに陥っている．

　近年，新薬の候補化合物を効率的に探索する創薬手法として，人工知能(AI)を活用する「**AI創薬**」が注目されている．AIを活用することで，有効性，体内動態(**ADME**)，毒性・副作用などの安全性を満たす化合物を探索し，予測された候補化合物を中心に最適化することができ，標的探索，リード化合物探索の過程の効率化を達成できる．とくに2015年以降，深層学習の性能が向上し，ビッグデータを活用することで，AIの性能が大きく向上した．今後は，分子シミュレーションとAIの融合によりさらなるスクリーニングの効率化が期待される．また，候補化合物の最適な合成ルートを提案できるAIも開発されている．このように，AIに化合物の構造や合成ルートの最適化作業を担わせることにより，医薬品の成功確率の向上，各プロセスの効率化，開発コストの削減も期待できる．

　以上のような問題点をふまえて医薬品の研究を考えると，必ずしも大企業による創薬が成功するとはかぎらず，かえって中小の製薬企業にも新薬創出の機会がまだ残されているといっても過言ではない．やはり，メディシナル

ケミストリーの知識を十分吸収し，今後の医薬品市場の動向を加味し，どのような新薬が十年後に価値があるかを判断して，創薬ターゲットを見いだすことが重要と思われる．そして，いったん標的を見いだしたら，その標的に結合する薬物の設計や合成，薬理評価を着実に行い，薬物の ADME，物性，副作用を見越した研究開発ができるメディシナルケミストが存在する製薬会社に，成功の女神は微笑むと思われる(図 2.3)．

　研究開発の難易度が向上していく一方で開発スピードは速くなっている状況において，今後も革新的な新薬を生みだし続けるためには，行政，大学，研究機関，企業，金融機関などの専門家が協働し「**創薬エコシステム**」を構築することが重要である．すなわち，さまざまなプレーヤーが参画して相互に関与することで，基礎研究や橋渡し研究，事業化準備，事業化までをスムーズに循環させることが，効率的な医薬品開発につながる．

リード化合物，ヒット化合物

しばしば混乱して使用されているが，基本的には活性がまだ低く，*in vitro* でマイクロモルオーダーで結合するものをヒット化合物あるいはシード化合物といい，さらに活性を向上しナノモルオーダーで結合するものをリード化合物とみなす．さらに，吸収，代謝，副作用の分離も向上していれば，より有効なリード化合物となる．

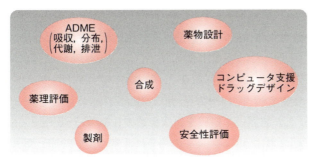

図 2.3　創薬に必要な技術

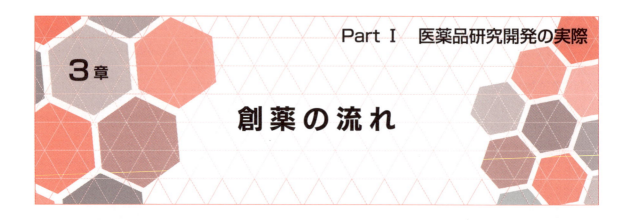

Part I 医薬品研究開発の実際

3章 創薬の流れ

❖ 本章の目標 ❖

- 医薬品における探索初期から開発化合物決定(非臨床試験),臨床試験,承認申請,承認,販売,そして市販後調査までの流れを詳細に学ぶ.

学修事項 B-4-1
(1) 医薬品開発の過程

非臨床試験
以前は前臨床試験とよばれた.臨床試験に入るために実施すべきすべての試験をいう.

医薬品の研究開発は探索研究(創薬ターゲットの探索,ヒット,リード化合物の創出),開発研究(開発化合物の選出,非臨床試験),臨床試験,申請・承認を経て発売される(図 3.1).しかし,その後一定期間は企業の責任で医薬品の有効性と使用成績,副作用の発現状況などを調査し,再審査を受けなければならない.この発売後の過程を市販後調査(post marketing surveillance;PMS)という.このように,医薬品の開発は非常に長い時間と膨大な費用を必要とするが,いったん新薬が発売されると莫大な利益が得られるため,製薬企業は何とか短期間で新薬を開発するための激烈な競争を繰り返すわけであ

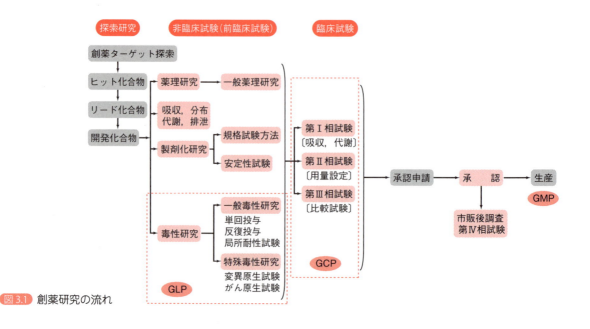

図 3.1 創薬研究の流れ

る．この章では，医薬品開発の流れの各段階について概説する．

3.1 テーマの設定

医薬品の研究はどのような薬物標的(受容体，酵素，イオンチャネル，トランスポーターなど)を選択するかが第一歩である．研究開発が成功するかどうかはどの標的を選ぶかによって決まるので，次のような多くの因子を考慮して慎重に選択しなければならない．すなわち，ⅰ）医療ニーズ(患者数，既存薬の有無，医療現場の要請)，ⅱ）他社状況(特許状況，競合品の有無)，ⅲ）自社の競争力(研究開発力，資本，販売力，得意分野すなわち薬理評価系，化合物ライブラリーの有無)，ⅳ）疾患情報(作用機序の解明度，診断法)などの多くの因子を解析し，決定する．

また，疾患に有効な薬物として，受容体に対して**作動薬**(agonist)がいいのか，あるいは**拮抗薬**(antagonist)がいいのか，また，**酵素**(enzyme)であれば**阻害薬**(inhibitor)がいいのかといったことも検討する必要がある．さらに，医薬品の研究は10年以上の長い年月を要するので，発売予定時期の疾患の状況や社会状況も考慮する必要がある(図3.2)．このテーマ設定を誤ると，その後の長い期間の莫大な研究投資が無駄になる．したがって，このテーマの選択は非常に重要であり，テーマ選定の段階で成功の確率の50％以上が決まるといっても過言ではない．このテーマ選定は研究者自身が調査，企画する場合もあれば，企業によっては企画調査部門が研究所に提案することもある．

独創的新薬のテーマは，従来は医学・薬学の進歩や偶然の発見を利用して見いだされてきた．現在ではヒトゲノムが解析され，ゲノム情報から疾患遺伝子を見いだし，その遺伝子から疾患の標的分子を見いだすことも行われている．しかし，2章で述べたように，この方法から新薬が生まれた例はそれ

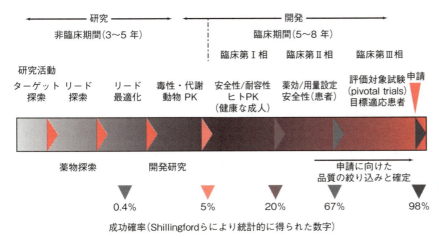

図3.2 医薬品開発の主要ステージと成功確率
ファーマコキネティクス(PK；pharmacokinetics)

3章 創薬の流れ

ほど多くない．そこで，独創的新薬ばかりでなく，既存の医薬品(先発のものを含む)の欠点を改良する方法も多く行われている．とくに，ブロックバスターとよばれる年間の売り上げが1000億円を超すような大型新薬の改良品が，再びブロックバスターとなる例は非常に多いため，大手製薬企業でもこの戦略をとることが多くなっている(2章参照)．

ブロックバスター
年間売り上げが1000億円以上の医薬品をいう．

3.2 リード化合物の創製

学修事項 B-4-1
(3) 新薬の開発における化合物やモダリティ(創薬技術や治療手段)の探索及び有効利用等

薬物標的が決まると，この標的に結合し，薬理作用を発現する化合物，いわゆるシード化合物(ヒット化合物ともいう，2.2節用語解説参照)を見いだす段階になる．

まず，薬物標的を用いる評価系を確立する必要がある．これには *in vitro*(試験管内)と *in vivo*(生体内)での試験系があり，この評価系が薬物標的の評価に適していることが重要である．*in vitro* 試験では培養細胞や摘出臓器，受容体，酵素などが用いられる．

最近，ハイスループットスクリーニングという，一度に非常に多くの化合物を評価する方法の進歩と，コンビナトリアルケミストリーという一気に多くの化合物を合成できる技術の進歩により，数万という化合物を一度に評価できるようになった．このため，大きな製薬企業ではかなりこの手法を用いてゲノム情報から得られた薬物標的を一気に評価し，効率よくリード化合物を見いだす試みをしている．

バーチャルスクリーニング
実際にスクリーニング実験をしないでコンピュータにより，ふるいにかけること．ターゲット物質のタンパク質情報やリガンドの情報を利用していろいろな化合物データベースのなかから活性中心などに結合する可能性のある化合物をスクリーニングし，候補化合物を入手または合成して，実際の薬理活性を測定する．

このようなスクリーニングは一見，効率よく見える．しかし，非常に多くの化合物をハイスループットスクリーニングするには膨大な費用がかかるし，化合物ライブラリーのなかには明らかに発がん性をもっていたり，リード化合物に変換できない構造の化合物がたくさん含まれている場合が多い．したがって，それらの化合物を実際に薬理評価をする前に除くため，コンピュータによるバーチャルスクリーニングを行い(図3.3)，ドラッグライクな化合物のみを薬理評価にかけることも実施されている(2章および4章参照)．*in vivo* 試験では疾患に相当する症状を示すモデル動物に対して，薬物を投与することでその症状が軽減されるかどうかを評価する．実験動物はマウスやラットといった小動物が中心となる．とくに，最近では自然発症高血圧ラット，自然発症高脂血ラット，糖尿病性肥満ラット，老化促進マウスなどの病体動物，あるいは遺伝子を改変されたトランスジェニックマウスなどのトランスジェニック動物，ノックアウト動物も利用されている(4章 p.30参照)．

トランスジェニックマウス
形質転換マウスともいう．外来遺伝子を受精卵または初期胚の時期に導入して得たマウス．

ノックアウト動物
ある特定の遺伝子を取り除くことにより，スクリーニングに適応するよう作製した動物．

初期スクリーニングでは多くの化合物を一気に評価するため，*in vitro* 試験が中心となるが，試験だけでは化合物の評価は終わらない．*in vitro* 試験

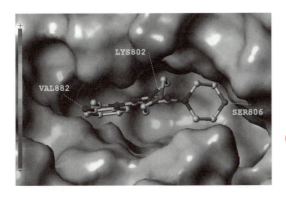

図3.3 PI3-キナーゼとその阻害薬 ZSTK474（全薬工業株式会社の新規抗がん薬の候補化合物）の結合予想図
（北里大学薬学部広野修一教授のご厚意による）

では標的に到達した薬物を評価しているだけであり，到達するまでには吸収や代謝などの体内動態をクリアーしなければならない．その体内動態を含めて評価できるのが *in vivo* 試験である．したがって，*in vitro* 試験では非常に活性が高いのに *in vivo* ではほとんど作用が見られないということがありうる．とくに代謝の評価は非常に重要で，最近では探索初期からヒトの肝ミクロソームを用いて代謝を検討することが要求されてきている．

　これらの方法により見いだされた化合物をヒット化合物あるいはシード化合物という．これらの化合物をさらに構造変換することにより，選択性や活性を向上させた化合物（リード化合物）に変換していく必要がある．

　このようにヒット化合物からリード化合物へ変換していくのが，メディシナルケミスト（創薬化学者，医薬品化学研究者）の中心的な仕事である．ヒット化合物の活性発現に必要な部分構造（ファーマコフォア）を想定し，薬物標的との相互作用をより強固なものにしていく（7章 p.124 を参照）．この段階で薬物標的の構造情報（タンパク質の高次構造）がある程度わかっていれば，コンピュータを用いた分子化学計算や構造活性相関の手法も用いることができる．しかし，独創的新薬を研究する場合はそのような構造情報がほとんど得られないので，現在までに蓄積されたメディシナルケミストリーの手法（等配電子配置に基づく等価体の概念，僅少修飾法，環構造変換，立体配座規制など[†]）を用いてリード化合物に変換していく．この段階が各製薬企業のメディシナルケミストの実力の見せどころとなる．

肝ミクロソーム
肝臓の組織をすりつぶしてクリーム状にすると小胞体が破壊され，ミクロソームとよばれる小さな膜構造の小胞を形成する．そのなかに代謝をつかさどるシトクロム P450 モノオキシゲナーゼが存在する．これを代謝の研究に使用する．

[†] C. G. Wermuth 編，長瀬博監訳，『最新創薬化学（改訂第2版）』，テクノミック (2004) 参照．

3.3　リード化合物の最適化から非臨床試験まで

　これまで述べてきたようなスクリーニングで見いだされたリード化合物の最適化を経て**臨床試験**（clinical trial）に移行できるような薬物にすることがこの段階での仕事になる．この段階では主作用と副作用，毒性の評価，薬物動態のよりいっそうの最適化，製剤化のための溶解度の向上，結晶多形の克服，製剤化の検討などを行う．また，主作用以外の薬理作用の検討（一般薬

理試験)も行う．さらに，この段階までに特許申請も必要になる．上に示した内容を非臨床試験とよぶが，次にその詳細について解説する．

3.3.1 非臨床試験

非臨床試験の目的は，臨床試験に入る前にその薬物の毒性の本質や重大性を決定すること，治療効果の作用機序(薬力学)やヒトでの薬効を推定するために，動物での薬物動態や代謝様式をつかむことである．すなわち，開発前の段階で見いだされなかった薬効の優位性を保証すること(薬効薬理試験)，また，臨床での投与条件の推定をより確かにすることである．この目的に沿って，**薬事規制文書**〔**GMP**(good manufacturing practice)，**GLP**(good laboratory practice)などの通知，ガイドライン〕には非臨床試験を実施するにあたっての必要事項が定められている(5 章 p.82 参照)．したがって，非臨床試験では薬物毒性学や薬力学，薬物動態学を扱うことになる．

非臨床試験は，信頼性を確保するために医薬品の承認申請のための「医薬品の安全性試験の実施に関する基準(GLP)」に基づいて実施される．動物実験は計画書に基づき，あらかじめ作成された標準作業手順書に沿って行う必要がある．そして，それぞれの過程のデータがすべて記録されるとともに，信頼性保証部門の審査を受けて承認されてはじめて新医薬品の承認申請に用いることができる．

(a) 薬理試験

非臨床試験における薬理試験には，薬効薬理試験と一般薬理試験がある．薬効薬理試験では対象疾患の治療効果が検討される．

薬理試験にはマウスやラット，モルモットなどの小動物以外に，ウサギやイヌ，ネコ，サルなどの動物も用いられる．このとき，性別や年齢，系統なども考慮される．また，非臨床試験以前に行われた病体モデル動物を用いた薬理作用についても詳細に検討する(作用機序の検討も含む)．これらの薬理研究を通して，投与方法や投与量が検討される．

この試験でよく遭遇するのが種差による作用の違いである．このような差がでた場合，どの動物の効果を信頼したらよいかという判断がヒトで臨床試験を行ったときの効果の有無につながってくる．

この薬効薬理試験のような目的の効果をみる試験以外に，一般薬理試験とよばれる試験がある．この試験では呼吸器系，心血管系，中枢神経系など，いろいろな器官への効果が調べられる．副作用を予測し，その主作用との分離が十分あることはこの試験で確認しておく必要がある．

(b) 薬物動態試験

薬物動態試験とは，薬物を投与したのち，体内における行方をみるものである．薬物が吸収されたあと，生体内に分布し，代謝され，排泄されるまで

結晶多形
多くの塩は異なる結晶形で結晶化する．固体についてもある結晶形から別の結晶形に変化することを結晶多形という．結晶の異なる形態では，溶解度や溶解性といったすべてのパラメータが異なるので，薬物の固体や半固体の剤型を製造するにはこの変化が非常に重要となる．

ＧＭＰ
医薬品の製造に関する基準．再現性のある製造法，再現性のある品質を保証するためにもうけられた．このほかに，医薬品の安全性試験の実施に対する基準として，GLP，臨床試験に対する基準としてGCP などがある．

を解析する．実際には，薬物を動物に投与し，その血中濃度や体内分布，標的臓器への到達量，代謝物の構造，蓄積の有無，酵素誘導の可能性などを検討する．また，放射性同位元素で標識した薬物を用いて，体内動態を調べる試験もする．このような研究により，ヒトにおける体内動態を予測して投与方法を決定する．このとき，とくに経口剤の場合には**生物学的利用率**（バイオアベイラビリティー，bioavailability；BA）すなわち，投与した薬物が生体内で有効に利用される量を測定する．経口で投与された薬物は胃腸管から吸収され，門脈を通って肝臓に行き，そこでおもに代謝される（図3.4）．この過程で有効成分が消失してしまうと，薬物が標的臓器へ到達できず，期待される薬理作用も発現しないことになる．また，生物学的利用率が非常に低い場合は大量に薬物を投与しなければならず，このときに肝臓の代謝酵素が欠損しているヒトは健常なヒトよりも大量の薬物に曝露されることになり，重篤な副作用につながる．このため，生物学的利用率はできれば50%以上，少なくとも30%以上あることが望まれる．この数値が極端に低い薬物は安全のため注射剤などの非経口剤にすることが多い．

（c）安全性試験（薬物毒性学）

安全性試験の目的は過剰投与に付随する毒性効果やヒトで起こりうる投与量に相関しない副作用を解明することであり，毒性，変異原性，発がん性の試験が含まれる．毒性試験は単回投与，反復投与，局所耐性試験に分けられる．単回投与毒性試験では，毒性現象の性質や強度，発現までの時間が評価される．この試験から急性毒性の兆候を検知したり，致死量も見積もることができる．この試験では少なくとも2種類の哺乳動物が用いられる．

一方，反復投与毒性試験は，投与時の危険度を見積もるのに役立つ．投与期間はその薬物がヒトに投与される期間によって定められている．げっ歯類では，臨床で2週間まで投与する場合は1か月，1か月まで投与する場合は3か月，3か月まで投与する場合は6か月，それ以上の場合は6か月の反復

生物学的利用率
薬物がどの程度，どのくらいの速さで全身循環に到達するかを表すために使用する用語．生物学的利用率は，ⅰ）投与量に対する全身循環へ到達した薬物量の割合，ⅱ）全身循環に到達する速度，を意味する．

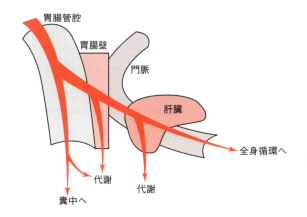

図3.4 **薬物吸収の様子**
薬物を経口投与すると，胃腸管から胃腸壁を介して肝臓に入り，全身循環に入る．薬物の代謝はおもに肝臓で起こるが，胃腸管や胃腸壁から吸収されるときにも起こる．

投与毒性試験の結果が必要である．この試験も少なくとも2種類の動物，そのうち1種類はげっ歯類以外で行う必要がある．試験には三つの用量，すなわち毒性を引き起こす高用量，低容量ではあるが薬理効果を引き起こすのに十分な用量(薬効用量)，その中間の用量が設定される．

局所投与毒性試験の目的は薬物に曝露された部位に対して，その薬物の物理化学的，機械的，生物学的効果を明らかにすることである．

生殖機能における効果に対する試験も必要で，生殖のすべての局面にわたり薬物の影響が評価される．すなわち，交配行動，受精能力の変容，胎児や乳児への影響(催奇形性)，分娩への影響，哺乳や産児の発育への影響，遺伝に伴う二次的な問題についても取り扱う．局所毒性試験には1種類の哺乳動物が用いられ，生殖毒性には2種類，できればヒトとその薬物の代謝が類似しているものが用いられることが好ましい．この場合も3用量で試験される．

> **催奇形性**
> 胎児の異常発達を意味する．

変異原性試験では遺伝に関して薬物の影響で生体物質に変異を生じさせる可能性を評価する．この目的のために，以下の四つの項目，すなわち，バクテリアの遺伝的変異，哺乳類の細胞での染色体異常，真核細胞系での遺伝的変異，生体における遺伝的損傷を測定する．

がん原性試験は，ヒトに6か月以上投与する薬物，その化学構造から発がん性が疑われる薬物，組織へ蓄積する可能性のある薬物，または変異原性で陽性と判断された薬物について行われる．この試験はヒトに類似した代謝様式をもつ2種類の動物を用いて，3用量で行われる．

(d) 製剤検討

製剤化をするにあたって必要となるのは，薬物の水や各種溶媒に対する溶解性である．溶解度が低いと必要な濃度の溶液が確保できず，注射薬はもちろん経口剤にもできない．とくに経口剤の場合，各錠剤に薬物が均一に含まれなければならず，そのため完全に水に溶解し，賦形剤などに均等に分散させる必要がある．さらに製剤化にあたり，その薬物の温度や湿度，光に対する安定性を測定し，原薬，製剤の保存条件を決定する必要もある．

また，原薬中の不純物の測定法や不純物の毒性試験も必要になる．

剤形の種類には経口，注射，粘膜，外用などがある．経口の場合，散剤や顆粒剤，カプセル剤，錠剤などあり，薬の性質(安定性，含量，治療目的)に合った剤形が選択される(図3.5)．また，単純な速放剤では全身に曝露されるため，副作用が発現しやすい場合には血中濃度を調節する徐放性製剤や標的臓器に到達してからその臓器のみに曝露するような標的指向性製剤を含む**薬物送達システム**(drug delivery system；**DDS**)などの手法が開発される場合もある．さらに原薬が不安定な場合や，溶解性に問題があるときなどは，生体内で原薬が出現するように原薬を化学修飾した形(**プロドラッグ**，prodrug)で投与する方法もある．

> **プロドラッグ**
> 体内で真の活性物質に変化するように化学修飾した形の薬物．

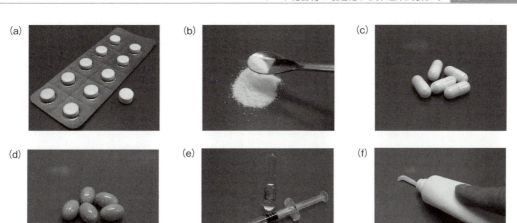

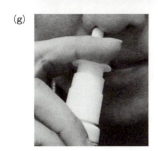

図 3.5 剤形の種類
(a)錠剤PTP包装，(b)散剤・細粒剤，(c)硬カプセル，(d)軟カプセル，(e)注射用アンプル・プレフィルドシリンジ，(f)軟膏剤，(g)点鼻デバイス．

（e）製造法検討

　非常に有効な薬物が発見されても，その製造が経済的，再現性，安全性，操作性に裏づけられた方法で実施されなければ，企業の利益につながらない．探索段階では，どのような手段を用いてでも合成し，その薬理作用を評価することが優先される．そのため，探索段階で用いた合成法がそのまま大量生産の方法にはならない場合が多い．探索段階の合成法と生産段階の製造プロセスをつなぐ役割をするのがプロセスケミストである．その役割は，複雑で多段階の合成ルートを改良し，短工程で再現性がよく，収率が向上した合成法を目指すことである．また，環境に対する配慮から，使用できない溶媒（塩化メチレン，エーテルなど），試薬（発がん性，環境汚染など），極低温反応をさけ，いつ，誰が製造しても一定の品質（性状，純度）を確保できる製造ルートを確立することもプロセスケミストの重要な役割である．

　非臨床試験以後に用いる薬物はGMP（医薬品の製造管理及び品質管理に関する規制）に基づいて製造されなければならない．

3.3.2　特 許 性

　非臨床試験に入るまでに，特許申請を行う必要がある．特許とは発明者に

対し，発明を開示するのと引き換えに，法的保護のもとで独占的排他権を認め，経済的な利益を得られるようにする制度である．医薬品は膨大な開発費用と非常に長い開発期間を必要とし，その投資に見合う利益を獲得することで製薬企業は成り立っている．その利益獲得のために，特許を取得し，他社を牽制しなければならない．

医薬品の特許としては，物質特許，製造特許，製剤，および用途特許などがある．特許用件として，産業上の利益，新規性，進歩性が必要である．特許を出願する前に発表（口頭，論文）してしまうと，公知の事実とみなされるため，新規性が消失し，特許性がなくなるので注意が必要である．

特許は，リード化合物を発見し，最適化，開発候補化合物を見いだすまで

COLUMN　お国柄の違い

GMP，GLP，GCPはアメリカで生まれた，医薬品の製造，動物実験，臨床試験を実施する際の規則である．アメリカには，いろんな能力の人が集まっている．そして，集中力，責任感の少ない人も多いといわれている．そのような人が規則や指針のない製造，実験，臨床試験に関与した場合，統一性がなく，再現性もない結果につながる恐れがある．そのため，誰が実施しても同じ製品，同じ実験結果，臨床試験結果がでるように，詳細に書かれた標準作業手順書を与えて作業し，手順書どおりに作業をする必要がある．自分で工夫をしてはいけないのである．

また，一人で仕事をせず，複数の人が協力して互いにチェックし合う方式をとる．たとえば，天秤で重さを計るときは二人でダブルチェックし合い，原材料が間違って計られていないか，重さは間違いないかを確認し合う．また，天秤に表示された値は正しい値かどうかをどのようにして確認するか（実際には標準の重りを原材料の測定の前に天秤に乗せ，標準の重りが正しい重さを示しているかを確認する）．さらに天秤はある期間ごとに狂っていないかを専門家にチェックしてもらい，その記録を残す必要がある．さらに反応容器に原材料を入れるときは必ず二人で互いに確認して入れる．

なぜこのようなことをするのかと質問したところ，アメリカのGMPの専門家は次のように答えた．「あなたが家をでるとき奥さんとけんかをして，そのことを反応器に入れるときまで引きずっていることを想像する．すると，入れるものをうわの空で取りだして，重さの確認もできずに入れる可能性はどうして否定できるか」．または，「あなたが突然発狂して正常な行動ができないで測定したものを反応器に入れる可能性だってある．これらをあなたは絶対にないとどうして断言できるか？　この場合でも二人で確認し合っていれば，どちらかが正常でなくなっていてももう一人により対応ができる」といわれた．

この方式が日本で根付くのは非常に困難であった．日本は匠の国で，職人芸で仕事をするお国柄である．したがって，他人を信用せず，ダブルチェックをするとか，二人でなければ信用できないなどといえば，「私を信用していないのか，私は長年この仕事をしてきて1回も失敗はしていない」と答えて仕事をしなくなることも経験してきた．しかし，GMP，GLP，GCPはアメリカから発達し，全世界の医薬品開発に共通の概念になりつつある．日本だけ異なる方法をとれば，欧米での臨床開発ができなくなる．そのため，日本でもこの様式に従わざるをえないだろう．

に出願する．出願する時期は非常に重要で，早すぎると他社に構造情報を与えることになる．一方，遅いと，同じテーマを研究している競合他社に先に出願されて権利化が不可能になる．また，請求範囲もきわめて大切で，範囲が広すぎても特許として認められないし，狭すぎると，その範囲以外の化合物で他社が特許を取得できてしまう可能性がある．基本的にはできるだけ早く，他社牽制力の高い特許を出願することが重要である．

医薬品のように多くの競合他社がひしめいて研究している場合には，同一内容が競合して出願される場合がある．このとき発明者の認定にあたり，先に出願した者を発明者として認める場合(先願主義)と出願の時期に関係なく発明した時期により発明者を決める場合(先発明主義)の二つの制度がある．2013年まで長らく先発明主義を認めていたのはアメリカのみで，現在ではすべて先願主義である(5.2.4項参照)．

先発明主義
2011年に先願主義への移行，2013年に特許改革法が成立施行された．

日本では，特許の権利保有期間は出願から20年である．医薬品の場合は特許成立から承認まで非常に長い期間を必要とするので，5年を限度に延長が認められている．

3.4 臨床試験

臨床試験とはヒトを対象にする試験であり，医薬の市販後，その薬の薬効と安全性を保証するために不可欠なものである．それと同時に，薬の投与条件(投与経路，投与量など)や用法(使用上の注意)を決定するためのものでもある．

学修事項 B-4-1
(4) 医薬品に係る臨床研究，治験の意義と仕組み

臨床試験は通常3段階に分けられる．**第Ⅰ相試験**(phase Ⅰ)はヒトに薬物が最初に投与される試験であり，健康な成人のボランティアを対象に実施される．おもに新薬の安全性を試験するもので，動物で得られた薬理作用や薬物動態学的パラメータがヒトに外挿しうるものかどうかを判定する．そのため，副作用の兆候が現れるまで，段階的にだんだん増量していく必要がある．第Ⅰ相試験は不測の事態に備えて集中治療設備をもつ特定の施設で行われる．この試験で安全性が確認された用量までしか第Ⅱ相試験では増量できない．

第Ⅱ相試験(phase Ⅱ)は開発化合物を患者に投与し，その効果を確認するものである．同時に，最大効果の得られる投与条件，すなわち，用量設定や投与間隔も決定される．可能であれば，用量-反応曲線を描き，投与薬物の効果を検証するのに使われる．さらに，治療目的の薬物投与に伴う危険性(副作用の種類，発現頻度)が容認可能な範囲であるかどうかの判定をするため，副作用をよく観察しておくことも重要である．

この第Ⅱ相試験が医薬品開発の鍵を握っている．すなわち，開発化合物の

薬理評価は動物試験(ほとんどはラット,マウスで実施)において確認しているが,ヒトでの効果を確認できるのはこの第Ⅱ相試験である.したがって,動物には効いてもヒトで効果がないことが非常に多い.動物試験はあくまで病体モデルであるため,真の病気の状態を反映していないことが原因の一つである.とくに独創的新薬では動物モデルがもともと存在しないので,どのような効果を見いだせば病気の治癒につながるかがわからない場合が多い.もう一つは,動物,とりわけげっ歯類とヒトとは,ADME,とくに代謝が異なるため,標的部位における薬物濃度が十分であるかどうかがわからない場合が多い.このような理由で,第Ⅰ相試験は通過できてもこの第Ⅱ相試験は通過できないこともある.

第Ⅲ相試験(phase Ⅲ)も患者を対象に実施される.投与条件は実際に治療に用いられる条件に合わせて行われる.第Ⅲ相試験は対照薬と比較して優位な効果が発現しているかどうかを判定する.対照薬としてはプラセボ(偽薬)を用いる場合と同じ効果をもつ既存薬が用いられる場合とがある.実際には患者を2群に分け,1群を新薬,他群を対照薬として投与する方法をとる.2群への群分けは,治療効果に影響しそうな既知または未知の要素に対して同等性をもたせるために,無作為に行われる.

比較試験をするときには,盲験条件,すなわち,医師と患者のうちで患者のみに実際に投与された薬物を知らせない方法(単盲験),または医師と患者双方に知らせない方法(二重盲験)の2種類が行われる.このような方法で対照薬と比較して,実薬が統計的にみて優位であるという結果がでてはじめて有効であると認められる.

3.5 ブリッジング試験

優れた新薬をすみやかに世界中の患者に使用する目的で,1990年に医薬品規制調和国際会議(International Council for Harmonisation of Technical Requirements for Pharmaceuticals for Human Use,以下 **ICH**)が,日本,アメリカ,ヨーロッパの医薬品規制当局と製薬企業団体によって設立された.ICH は,規制当局と業界団体が医薬品規制に関する**ガイドライン**を科学的・技術的な観点から作成する国際会議で,毎年2回の会合を開催している(5章 p.83 参照).ICH では,安全性・有効性および品質の高い医薬品が確実に開発・上市され,患者に早く提供するために,各地域の医薬品承認審査の基準の合理化・標準化を目指し,品質・有効性・安全性の評価に関わる技術的なガイドラインを作成している.ICH ガイドラインは,**Q**(Quality,品質に関わる),**S**(Safety,非臨床に関する),**E**(Efficacy,臨床に関する),**M**(Multidisciplinary,品質・安全性・有効性の複数領域に関わる)に大別され

る．これによって，臨床試験データの国際的な相互受け入れが合意され，国外で実施された臨床試験データを国内の新薬の承認申請資料として利用できるようになった．しかし，有効性や安全性，用法用量は人種や民族などの違いによって異なる可能性があるため，外国で実施した臨床データについては日本人に外挿するために必要な臨床試験を行わなければならない．これを**ブリッジング試験**(bridging study)という．たとえば，外国の第Ⅲ相試験データを日本人に外挿するためには，日本の第Ⅱ相後期の用量‐反応試験データが必要である．

3.6 承認申請・承認・販売

　新薬を販売するためには，医薬品の非臨床試験および臨床試験データの報告書と概要を厚生労働省に提出し，製造承認申請をする必要がある．独立行政法人・医薬品医療機器総合機構(**PMDA**)が中心となって審査し，資料の信頼性やGLPおよびGCP適合性が調査される(5章p.82参照)．そののち，領域別の専門チームにより科学的な面から詳細に調査される．その審査レポートは厚生労働大臣の諮問機関である薬事・食品衛生審議会にかけられ，調査・審議と答申を経て新医薬品としてようやく厚生労働大臣から承認が得られる．一方で，健康被害が甚大である，蔓延の可能性があるなど，緊急の対応が必要な場合は，日本と同じ水準の承認制度をもった国で販売されている日本国内未承認の新薬が，通常よりも簡略化された手続き(承認申請資料のうち臨床試験以外のものを承認後の提出としてもよいなど)で承認され，使用を認められる「特例承認」を受けられる．特例承認を最初に受けた新薬は，2010年の新型インフルエンザの輸入ワクチンであり，2021年には新型コロナワクチンが承認された．

　製造承認を得た医薬品は薬価基準を申請すると，薬価算定組織で審議され，その後厚生労働大臣の告示によって定められる薬価基準に記載され，発売される．この薬価基準とは医療保険を利用する医薬品の範囲と価格を定めたものである．この薬価基準に収載されていない医薬品は医療機関では使用できない．

　新薬の薬価は類似薬効比較方式または原価計算方式により算定される．類似薬効比較方式は既存薬と同量で同等の効果があれば，その既存薬と類似の価格に設定できる．一方，既存薬よりとくに有用性がある場合には，その有用性に応じて加算された薬価も設定できる．

PMDA
Pharmaceuticals and Medical Devices Agency.

3.7 市販後調査

医薬品は承認後一定期間(通常8年間)企業の責任において有効性と使用実績,副作用の発現状況を調査し,再審査を受けなければならない.これを**市販後調査**(post-marketing surveillance;PMS)または**第Ⅳ相試験**という.承認申請時の治験データは数百から数千程度であり,また,使用期間も短いので,新薬の有効性や副作用を調査するには限界がある.この限界を補完するために必要なのが市販後調査である.このPMSの信頼確保のため**GPSP**(good post-marketing study practice,医薬品の市販後調査基準)が定められており,この基準に基づきPMSは実施される.PMSは以下の三つの制度から成り立っている.

3.7.1 副作用報告制度

新薬が市場にでたのち,その副作用に関する情報の収集,解析,伝達のための報告制度が定められている.この制度により,医療機関や薬局,製薬会社から副作用情報がPMDAに報告され,専門的観点から分析,評価され,必要な安全対策を講じるとともに薬事・食品衛生審議会で評価・検討されて,その結果に基づき医薬品の添付文書に書かれている「使用上の注意」の追加や改訂が行われる.とくに副作用被害拡大を防止するため医療機関に緊急に情報を伝達する必要がある場合は「緊急安全性情報」が製薬企業から医療機関に配布され,副作用情報が提供される.副作用の発現が重大なものと思われる医薬品は市場から回収され,販売停止になる.

3.7.2 再審査制度

新薬の承認申請後,一定期間(4〜10年間)市販後の使用成績に関する調査と再審査申請が義務づけられている.再審査制度とは有効性および安全性の再確認を行う制度である.

3.7.3 再評価制度

再審査の5年後,さらに医薬品の妥当性を検討するのが再評価制度である.それ以後も5年ごとにこの評価を繰り返す.このような調査により有効性がないと判断された場合は,承認の取り消しや承認事項の変更も行われる.

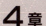

Part I　医薬品研究開発の実際

4章　最近の創薬研究

❖ 本章の目標 ❖

- ゲノム創薬，抗体医薬，創薬モダリティや AI 創薬および治療に関する基本的な知識を習得する．
- ヒトゲノムが解読され，疾患関連遺伝子の解明による分子標的の探索や IT，ビッグデータ解析，ロボティクスなどの創薬への応用について，基本的な知識を習得する．ゲノム編集やケミカルノックダウン（SNIPER/PROTAC）などの新しい手法を理解する．
- バイオ医薬品や遺伝子治療，細胞治療を適正に利用するために，それらを用いる治療に関する基本的な知識を習得し，倫理的態度を身につける．

4.1　ゲノム創薬

4.1.1　ゲノム情報の創薬への利用

（a）ヒトゲノムの構造と多様性

ゲノム（genome）とは，**遺伝子**（gene，用語解説は p.26）と**染色体**（chromosome）が合成された言葉で，それぞれの細胞の一つの細胞核に含まれる DNA 全体のことであり，その生物がもつ遺伝情報すべてを含んでいる．ヒトでは生殖細胞（精子と卵子）のそれぞれ 23 本の染色体が受精によって合体し，受精卵が細胞分裂を繰り返して身体をつくっている．したがって，体細胞では母親由来の染色体 23 本と父親由来の染色体 23 本が合わさった対となり 2 倍体（22 対の常染色体と 1 対の性染色体）となって計 46 本の染色体が存在し，両親の遺伝情報が合理的に子に伝達されている．ヒトの細胞の数は約 60 兆個，細胞 1 個当たりの DNA 塩基対の数は約 30 億個，1 遺伝子を構成する DNA 塩基対の数は 10 万個で，ヒト遺伝子は約 3 万個であると推定されている．塩基 3 個で一つのアミノ酸をコードし，数千から数万の塩基対が一つのタンパク質を発現させている．

2003 年，ヒトゲノムのほぼ全塩基配列が解読された．その後，マウスとチンパンジーのゲノムの全塩基配列も決定され，ヒトの遺伝子配列はチンパンジーの配列と 98.8％ 一致していることがわかった．

染色体
細胞の核のなかに存在し，塩基性色素で濃く染まる糸状または棒状のもので，1 本の DNA の長い糸がヒストンなどのタンパク質に巻きつきながら細かく折りたたまれた構造体である．それぞれの染色体が数百から千数百個の遺伝子を含んでいる．

遺伝子

生物の遺伝情報の最小単位を規定するDNAの塩基配列である．一つの遺伝子は一つのタンパク質をコードし，タンパク質のアミノ酸配列を規定する**構造遺伝子**と，その発現の時期と量を制限する**調節遺伝子**が含まれる．遺伝子の発現とは，**転写**(transcription)と**翻訳**(translation)の過程を経て遺伝情報がタンパク質に変換される過程である．転写とはゲノムDNAがRNAポリメラーゼによって相補的なRNA(メッセンジャーRNA, mRNA)が合成される現象をいう．翻訳とは，mRNAの情報にもとづいてリボソーム内でアミノ酸が重合しタンパク質を合成する反応のことである．

マイクロRNA

細胞に内在する塩基数18〜25個の小さなヘアピン状一本鎖RNAで，核内でプロセッシングされ，Exportin-5によって核から細胞質に分泌される．1個のmiRNAが約200個のmRNAを標的とし，その翻訳を中断させるか分解して発現を抑制している．現在，ヒトゲノムに2000種類ほどがあると予測されており，いろいろな疾患との関連性が判明して治療標的およびバイオマーカーとして期待されている．

ゲノムの塩基対のうち，RNAへ転写されてタンパク質を産生するDNAは約30％である．およそ3万個のヒト遺伝子によって産生されるタンパク質を，コンピュータを用いて予測した結果，酵素10％，情報伝達12％，DNA結合タンパク質14％，細胞膜タンパク質17％であり，機能未知のタンパク質が42％もあった．

これまでは体を構成するタンパク質の遺伝子情報としてDNAのみが注目されていた．ところが，これらDNAの転写や翻訳を制御する一本鎖のマイクロRNA(miRNA)あるいは二本鎖RNA(dsRNA)，さらにダイサー(dicer)という酵素によって産生され選択的にmRNAを分解する短鎖干渉RNA(siRNA, p.47参照)などのRNAがタンパク質産生を大きく制御していることが最近になって判明した．すなわち，これらの"**RNAワールド**"の発見は，「タンパク質が最終生理活性物質であり，遺伝子とは単にタンパク質をコードするもの」というこれまでの概念を崩すものである．かつて，ジャンクDNA(不要物DNA)や非タンパク質コードRNA(non-coding RNA)とよばれていた領域が，実は機能しており，ゲノムは総体として働いているという基本概念のパラダイムシフトが起こっている．

ヒト遺伝子において，重要な機能をつかさどるタンパク質をコードする**構造遺伝子**(structural genes)はほとんど同じであるが，その一部は異なっており，個人個人のゲノムの塩基配列には個人差が存在する．これを**遺伝子多型**(polymorphism)という．遺伝子多型のなかで最も多いのが**一塩基多型**(single nucleotide polymorphism；**SNP**，スニップ)である．これは個体間において遺伝子の一つの塩基配列が別の塩基に置き換わったものである．だいたい500〜1000塩基対当たり1か所程度の割合で見られ，30億塩基対のなかで300万か所以上のSNPがあるといわれている．

遺伝子診断で遺伝子多型を解析することにより，個人の特定，親子鑑定，薬物感受性，遺伝子に起因する疾患の判定などが可能になった．とくに，SNPを解析することで，特定の疾患にかかる遺伝子の特定，受容体(receptor)や酵素などの有無および薬物感受性の予測などが可能になってきている．また，SNPと副作用発現の頻度が予測できるようになったことで，副作用の原因究明，あるいは個人的な回避が可能になっている．また，代謝酵素やトランスポーターなどの有無を予測することによって，薬物の吸収・体内分布・代謝・排泄(ADME, 2章p.10参照)などの体内動態の個人差を予測できるようになった．これにより，個人の薬物感受性や体内動態予測による，有効な薬剤の選択，副作用の回避，最適な投与スケジュールの設定が可能になり，個人の体質に合った医療"**個別化医療**(個の医療, personalized medicineあるいはindividualized medicine)"ひいては患者に合った最適な医療"**精密医療**(precision medicine)"が実現されようとしている．同じ病気であっても，

患者によって原因となる遺伝子異常が異なることがあるからである．

(b) バイオインフォマティクス

遺伝子情報をもとに，生命の形成，機能およびその機能を制御している DNA や RNA などの核酸，miRNA や siRNA などの遺伝子発現を制御している短鎖の核酸(オリゴヌクレオチド)，あるいは SNP などの変異遺伝子や疾患関連遺伝子，さらに，その産物としてのタンパク質群の情報を，コンピュータを用いて整理・保存し，それらの機能を解析する学問を**バイオインフォマティクス**(生物情報科学，bioinformatics)という．

ヒト遺伝子の核酸配列はすべて解読されたが，その機能についてはまだ不明のものが多い．未知の遺伝子も含めて，その遺伝子による遺伝子間の相互作用やタンパク質産生において，細胞内でどのような機能をもつかを解明し，その情報を利用していく学問を**ファンクショナルゲノミクス**(機能ゲノム科学，functional genomics)という．

遺伝子の機能を解析するには，微量の転写された mRNA を迅速に測定する必要がある．多種類の **cDNA**(相補的 DNA，complementary DNA)やオリゴヌクレオチドを固定した **DNA チップ**(**DNA マイクロアレイ**)を用いれば，微量の mRNA から発現される数万もの遺伝子を1枚のプレートで検出することができる．加えて，この DNA チップからは，新たな遺伝子の検出や遺伝子発現の経時的変化，さらには複数の試料の発現パターンの違いなども一度に調べることができる．細胞のなかのすべての遺伝子の DNA をゲノムというように，それらの DNA から転写されるすべての mRNA を**トランスクリプトーム**(transcriptome)という．

また，同様にこれらの mRNA から翻訳され産生されるすべてのタンパク質を**プロテオーム**(proteome)という．このタンパク質の構造および機能を解明し，その情報を総合的に解析，保存する学問を**プロテオミクス**(proteomics)という．

(c) 遺伝子多型の解析法──DNA チップ

DNA チップ(DNA マイクロアレイ)とは，スライドグラスやプラスチック，あるいはシリコン基板のうえに，数千種類の特異的塩基配列をもつ短い DNA 断片や合成オリゴヌクレオチドを高密度に固定化したものである．これに試料を加え，特異的な**ハイブリッド形成**を利用して，特定の遺伝子発現やゲノム上での存在頻度などを測定する．DNA チップには，mRNA から逆転写酵素で合成した cDNA を固定化した **cDNA チップ**と遺伝子の特異的塩基配列を特定するためにコンピュータでデザインされた 25～70 塩基のオリゴ核酸を固定化した**オリゴ DNA チップ**がある．これらを用いれば，目的の遺伝子の有無や発現レベルを，多数の遺伝子に関して簡単に，そして迅速に検査することができる．

---

cDNA
mRNA を鋳型として逆転写酵素によって合成された一本鎖 DNA のことで，mRNA と相補性がある．

ハイブリッド形成
一本鎖の DNA あるいは RNA 鎖が，その塩基配列にしたがって，きわめて特異的に相補的(complementary)に結合し，二本鎖を形成すること．塩基対としては，A(アデニン)が T(チミン)あるいは U(ウラシル)と，G(グアニン)が C(シトシン)と水素結合する．

血液を材料として使用する場合には抗凝固剤を添加し，さらに遠心分離して白血球を分離し，そのなかの DNA あるいは RNA を抽出して試料とする．**バイオプシー**(生検，biopsy)や手術で切除された組織は，細胞が破壊されると消化酵素の活性が高まり核酸がすみやかに分解されるので，材料の保存および抽出操作には注意が必要である．

（d）ゲノム情報の創薬への利用

学修事項 B-4-1
(1) 医薬品開発の過程

バイオインフォマティクスを利用して，生体内の未知の生理活性物質を探索し，疾患に関連した遺伝子を制御する化合物を探索する新しい創薬の方法を**ゲノム創薬**(genomic drug discovery)という．ヒト遺伝子とその機能が解明され，身体の営みとその複雑な制御機能，さらには疾患の原因および治療法が解明されることによって，より本質的で合理的な治療が可能になる．なお，薬理作用あるいは薬物治療に関連する遺伝子科学を**薬理ゲノミクス**(pharmacogenomics)とよぶ．これまで治療できなかった疾患を治療できるようになることに大きな期待が寄せられている．

図 4.1 に**ゲノム創薬の流れ**をまとめた．まず，ヒトゲノムの塩基配列が解明され，実験動物も含めた生物のゲノム解析，その転写，翻訳の全情報，遺伝子産物としての発現タンパク質の三次元構造とその機能を解明するプロテオミクスが必要である(基礎的遺伝子研究，genomic background)．今後は DNA のみならず RNA においても，これまでジャンクといわれ，その機能が不明であった，遺伝子発現を制御している多くのオリゴ核酸，とくに，miRNA や siRNA の情報が必要である．

さらに，すでに多くの創薬の現場で始まっていて最も重要なのは，その遺伝子の機能を解明する**機能ゲノム科学**(functional genomics)である．これを

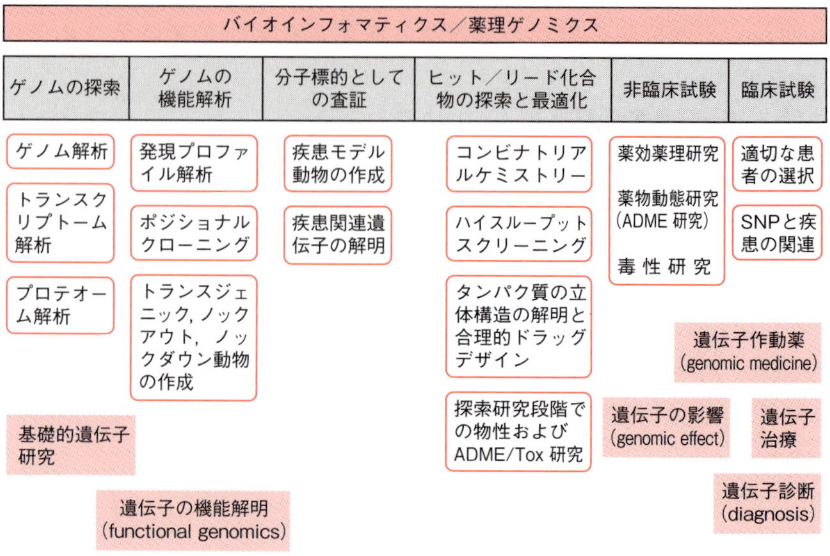

バイオインフォマティクス／薬理ゲノミクス					
ゲノムの探索	ゲノムの機能解析	分子標的としての査証	ヒット／リード化合物の探索と最適化	非臨床試験	臨床試験
ゲノム解析	発現プロファイル解析	疾患モデル動物の作成	コンビナトリアルケミストリー	薬効薬理研究 薬物動態研究(ADME 研究) 毒性研究	適切な患者の選択
トランスクリプトーム解析	ポジショナルクローニング	疾患関連遺伝子の解明	ハイスループットスクリーニング		SNP と疾患の関連
プロテオーム解析	トランスジェニック，ノックアウト，ノックダウン動物の作成		タンパク質の立体構造の解明と合理的ドラッグデザイン		遺伝子作動薬(genomic medicine)
基礎的遺伝子研究			探索研究段階での物性および ADME/Tox 研究	遺伝子の影響(genomic effect)	遺伝子治療
	遺伝子の機能解明(functional genomics)				遺伝子診断(diagnosis)

図 4.1 ゲノム創薬による研究の流れ

実施する場合は，ⅰ）疾患モデルにおける遺伝子情報の変化，ⅱ）特定の遺伝子を導入した疾患モデル動物である**トランスジェニック動物**(transgenic animal)，ⅲ）ある特定の遺伝子を除去した動物の交配によって得られる**ノックアウト動物**(knock-out animal)，ⅳ）抗体，アンチセンス，miRNAやsiRNAなどで特定の遺伝子の発現を抑制した**ノックダウン動物**(knock-down animal, gene silencing animal)，などを用いて，疾患によって変化した遺伝子を解明する**疾患関連遺伝子の解明**が最も創薬の近道であり，重要である．これらの方法によって，疾患の標的となる遺伝子を特定し，その機能を明らかにして創薬の標的とすることを**分子標的・バリデーション**(target validation)という．

たとえば，受容体，酵素，トランスポーター，イオンチャネル，細胞膜抗原，ホルモン，サイトカイン，その他の生理活性物質，生体膜構成タンパク質，接着因子などの，特定された標的遺伝子の産生タンパク質を解明することによって，それに作用するリガンド，阻害剤，抗体，あるいは制御遺伝子，制御タンパク質などを探索し，結果として治療薬物が探索できる．この際，合理的な自動合成技術である**コンビナトリアルケミストリー**と，それらの大量の化合物の生理活性を迅速に評価する自動評価技術である**ハイスループットスクリーニング**(p.55参照)がよく利用されている．細胞やタンパク質を用いた in vitro の評価系で活性を示した化合物(**ヒット化合物**あるいは**シード化合物**)のなかから，目的の生理活性を示すような特徴ある構造をもつ特定の化合物(**リード化合物**)を選択し，さらに，化学構造をコンビナトリアルケミストリーなどで改変し，最適な医薬品の候補化合物を選定する．

また，この化合物の最適化に際して，標的タンパク質の三次元構造をコンピュータで再現し，これにリード化合物やバーチャル化合物を重ね合わせ，コンピュータで活性を推測して化合物の構造をデザインする方法を**SBDD**(structure-based drug design, p.62参照)あるいは**CADD**(computer assisted drug design)という．まったく新しいリード化合物をこれによって創製することは困難であるが，合成する化合物数を減らし，最適化するには有力な方法である．

さらにこの際，創薬のスピードアップと成功確率の向上にきわめて重要なことは，研究初期の探索段階において化合物の"**薬物としての素養**(drug-likeness, **医薬品らしさ**)"を評価するシステムを設定することである．すなわち，候補化合物の最適化の段階で，できるだけ早く，化合物の安定性，溶解性，細胞膜透過性，薬物相互作用それに吸収，分布，代謝，排泄や毒性(ADME/Tox)などを検討し，薬物として必要な素養をもっているかどうかを見きわめることである．

さらに臨床試験では，**遺伝子多型**，とくにSNPの遺伝子診断(DNA

**コンビナトリアル
ケミストリー**

コンビナトリアルケミストリー(combinatorial chemistry；CC)とは，"組合せの化学"という意味で，考えられる組合せの化合物を合成することをいう．この合成には，多数の化合物を迅速に合成するためのロボットを用いた自動合成装置が開発されている．

diagnosis）による解明によって，受容体や酵素など薬物の作用標的の有無による薬理効果の得やすい患者（**レスポンダー**），および得にくい患者（**ノンレスポンダー**）を区別したり，代謝酵素やトランスポーターの多少によるADMEの違いを把握したうえで，レスポンダーを選択し，その体質をあらかじめ特定して合理的な臨床試験を実施することができるようになった．また，DNAやRNA，さらにそれを制御するオリゴ核酸を，直接，治療薬として利用する**遺伝子治療薬**（gene medicine，p.44 参照）の開発も，根本的な治療および難治性疾患治療の可能性を示唆している．現在，そのなかでもとくに遺伝子導入ではなく，遺伝子発現や発現タンパク質を選択的に抑制する**siRNA**（p.47 参照）や**アプタマー**（aptamer）に大きな期待がかかっている．

ゲノム創薬にはいくつかの方法がある．実際には，次の二つの方法が積極的に進められている．

（1）オーファン受容体の探索

われわれが現在使用しているおもな医薬品は，抗体などの生体高分子（高分子薬）と化学合成された小分子化合物（低分子薬）に大別される．高分子薬の作用点（標的分子）は，12％が**Gタンパク質共役型受容体**（G protein-coupled receptors；**GPCR**）で，19％がイオンチャネル，10％がリン酸化酵素，3％が核内受容体，およびその他56％である．一方で低分子薬の作用点（標的分子）は，33％がGPCRで，18％がイオンチャネル，3％がリン酸化酵素，16％が核内受容体，およびその他30％である（2017年）．また現在，医薬品売上トップ50品目のうち約14％が標的としている受容体は，GPCRである．これはGタンパク質を介して細胞内に情報を伝えるもので，7回細胞膜を貫通する立体構造をもつ．この受容体はヒトで800個以上あるが，約160個は内因性リガンド不明の受容体で，オーファン（孤児）受容体（orphan receptor）とよばれている．遺伝子のゲノム情報からコンピュータ上で，7回膜貫通型の塩基配列（7個の疎水性アミノ酸群を発現する塩基配列）を探し，この遺伝子を細胞表面で発現させ，細胞内の**効果器**（effector）で特異的に誘導される一連の生化学反応（シグナル）を測定してそのリガンドを探索する（図4.2）．

この方法によって，すでに多くの新しい受容体と生体内活性物質が発見されている．これらのタンパク質の体内での役割と疾患との関係を解明して新しい薬物が探索されている．

（2）疾患関連遺伝子からの探索

動物に疾患を誘発し，その際に発現が変化する遺伝子を**トランスクリプトーム解析**（transcriptome analysis）によって解明し，創薬ターゲットを見つけだすものである．したがって，この変化する遺伝子の発現タンパク質は，明らかに疾患と関連しており，このタンパク質の発現を抑制したり促進する

アプタマー
抗体のように標的のタンパク質に特異的に結合し，その生理作用を選択的に抑制する一本鎖のRNAやDNAのオリゴ核酸のこと．細胞外で反応し，「核酸抗体」ともよばれる．

学修事項 B-4-1
（3）新薬の開発における化合物やモダリティ（創薬技術や治療手段）の探索及び有効利用等

効果器
受容体が刺激され細胞内にその情報が伝達されて生じる一連の生化学反応を起こす器官をいう．これによって，特定の細胞応答が発現し，機能組織あるいは臓器における生理的応答につながっていく．

トランスクリプトーム解析
RNA合成酵素によってゲノム情報（DNA）から写し取られた転写物集団（RNA）をトランスクリプトームといい，メッセンジャーRNA（mRNA）とnon-cording RNAを含む．その構造や機能を解析することをトランスクリプトーム解析というが，どのステージで，どの組織に発現しているか，動的な情報が必要である．

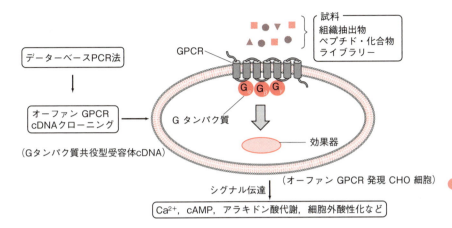

図4.2 特異的シグナル誘導の解析によるオーファンGPCRの発見

化合物を発見すれば，薬の種となるシード化合物の探索に合理的にたどりつくことができる．

図4.3に気道過敏性モデルマウスの例を示す．マウスの気道にアレルギー因子やタバコの煙，あるいは微生物などを吸入させると，気管支上皮細胞に過敏症の症状が起こるとともに，Gob-5/CaCC1遺伝子の発現が亢進する．さらに，細胞膜上にイオンチャネルが誘導されMuc-5などの遺伝子の発現が誘導される．これによって，過敏症の症状である粘液の過剰分泌，**杯細胞**(goblet cells)の変質形成，好酸球の浸潤の促進が誘発される．したがって，これらの遺伝子の発現に至るどこかを抑制すれば症状の軽減は可能であり，創薬ターゲットの発見につながる．

杯細胞

小腸，大腸，気管支，鼻腔などの粘膜上皮に散在し，粘液産生を担っている単腺細胞である．常時粘液を分泌させて粘膜を湿潤させるとともに，乾燥や異物の侵入などの強い外部刺激に対して数の増加と積極的な粘液分泌亢進によって異物を排出し，粘膜保護の重要な役割を担っている．

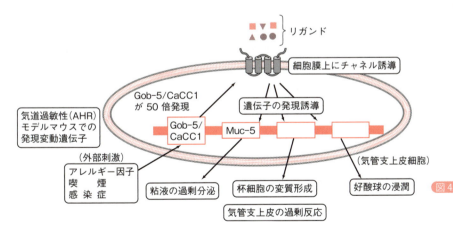

図4.3 トランスクリプトーム解析による創薬ターゲットの発見

4.1.2 疾患関連遺伝子

ある遺伝子の量的な変化，あるいは質的な変化によって疾患が発症する場合，その遺伝子を**疾患関連遺伝子**(disease-related genes)という．

われわれの細胞にあるすべての遺伝子は，その分化の過程あるいは細胞の

学修事項 C-6-2
(2) 遺伝情報の伝達と発現

プロモーター
遺伝子の転写がはじまる部位を決定し，またその頻度を直接的に調節するDNA上の領域．ここにRNAポリメラーゼまたは転写因子が結合することによって機能する．

エキソン
遺伝子DNA中で発現タンパク質の情報が分断されている場合が多い．情報をもっている部分をエキソンといい，構造配列ともいう．情報のない部分を**イントロン**という．DNAからRNAに転写されるときには両方ともコピーされ，この核内の一次転写産物がRNAスプライシングによってイントロンが除去される．エキソン部分だけがつなぎ合わされて1本のmRNAになり，細胞質に移動して翻訳される．

環境，外部刺激によって，いつ，どこで，どの程度発現するかを決定する**制御因子**が存在する．そして，**プロモーター**(promoter)部位に結合する転写因子の細胞内量でmRNAの転写量が決まり，タンパク質の発現量が変化する．また，**エキソン**(exon)の非翻訳領域にmRNAの安定性や翻訳効率を決定する配列が存在する場合もある．それぞれの遺伝子は，これらの制御因子によって厳密に制御されており，健康な場合，それぞれの部位で正常な機能を維持している．しかし，外部刺激など何らかの原因でこれらの制御が質的に，あるいは量的に変化したり，あるいはゲノムの翻訳領域に突然変異が起こって異常なタンパク質が発現し構造や活性が変化したりすれば，疾患を発症する．

われわれの身体では何らかの刺激でつねに突然変異が起こっている．しかし，短期間にわずかの突然変異が起こっても，それがジャンク部分であることもあるし，翻訳領域であっても転写や翻訳のときに，いろいろな自己修復機能によって修復される場合もある．このため，突然変異が起こっても必ずしもすぐに疾患につながるとはかぎらない．また，異常なタンパク質が産生されても，自己修復の力によって恒常性(ホメオスタシス)を維持するシステムがそなわっているので，通常は代謝や免疫系によって排除される．したがって，いたずらに心配する必要はない．

また，特定の疾患にかかりやすいSNPをもつ家系の場合でも，単独で疾患にかかる確率はきわめて低い．頻度の高いありふれた疾患(common disease)の場合は，とくに複数の遺伝子が関与している多遺伝子性疾患である．これらが外部刺激，たとえば，食事や化学物質，喫煙，環境因子によって異常が修復できないまでに亢進した場合，疾患を発症することになる．

一方，いわゆる**単一遺伝子疾患**とよばれる疾患は，単一の遺伝子が先天的に欠損して起こり，この遺伝子を**原因遺伝子**とよぶ．9000種類を超える単一遺伝子疾患が登録されているが，原因遺伝子としては，アデノシンデアミナーゼ遺伝子(重症複合免疫不全)，血液凝固第VIII因子遺伝子(A型血友病)，血液凝固第IX因子遺伝子(B型血友病)，ジストロフィン遺伝子(筋ジストロフィー)，LDL受容体遺伝子(家族性高コレステロール血症)，フェニルアラニン4-モノオキシゲナーゼ遺伝子(フェニルケトン尿症)，分枝鎖α-ケト酸脱水素酵素遺伝子(メープルシロップ尿症)，シスタチオニンβ合成酵素遺伝子(ホモシスチン尿症)，ハンチンチンタンパク質遺伝子(ハンチントン病)などがある〔(　　)内は疾患名〕．これらの疾患には，原因遺伝子を体内に導入して治療する遺伝子治療薬(p.44参照)が有効である．

(a) 代表的な疾患関連遺伝子
(1) がん
がんは細胞増殖やアポトーシスにかかわる正常な遺伝子群の異常，あるい

は化学物質やがんウイルスの感染などによって引き起こされる遺伝子疾患である．がんに関連する遺伝子には，がん細胞の増殖に関与する**がん遺伝子**（発がん遺伝子）と，細胞のがん化を抑制する**がん抑制遺伝子**とがある（表4.1）．

がんは遺伝子の変異によって起こる遺伝子疾患である．関連する遺伝子群は多種類あり，そのいくつかの変異が長い時間かけて集積することによって正常細胞ががん化していくとされている（**多段階発がん説**）．たとえば，大腸がんでは，がん抑制遺伝子の APC に突然変異や欠失が起こって上皮細胞の増殖が亢進し過形成が起こる．さらに，がん遺伝子 K-ras やがん抑制遺伝子 DCC の変化が腺腫で起こる．次いで p53 に変異が起こると病理学的にがんとよばれるものになる．これにテロメラーゼなどの別の遺伝子の変異が起こり，浸潤性と転移性を獲得して悪性度の高いがんとなる．

① がん遺伝子

増殖因子遺伝子や**増殖因子受容体遺伝子**の変異によって絶えず増殖シグナルが送り続けられ，がん細胞の増殖が起こる．また，がん化した細胞では **G タンパク質遺伝子**の変異によるがん遺伝子（ras-ファミリー）により，増殖シグナルが増幅されて細胞内に伝わり，異常増殖が起こる．**核内タンパク質遺伝子**のがん遺伝子（myc, fos, jun）は DNA の**エンハンサー**（enhancer）領域に結合して増殖に関与する遺伝子の転写を活性化させ，がん化させる．そのほか，チロシンキナーゼ遺伝子（src-ファミリー），セリントレオニンキナーゼ遺伝子（raf-ファミリー），アポトーシス抑制遺伝子（bcl-2）などもがん遺

エンハンサー

ゲノムの上流に位置する DNA 塩基配列で，近くに存在するプロモーターからの転写を著しく促進する部位．発生段階や分化・増殖シグナルに応じた遺伝子発現を担う領域である．

表4.1 おもながん遺伝子とがん抑制遺伝子

がん遺伝子

増殖因子遺伝子	がん化増殖因子（TGF）遺伝子 血小板由来増殖因子（PDGF）遺伝子（v-sis）
増殖因子受容体遺伝子	上皮増殖因子（EGF）受容体遺伝子（v-erbB） コロニー刺激因子（CSF-1）受容体遺伝子（v-fms）
G タンパク質遺伝子	がん遺伝子 ras（K-ras, H-ras, N-ras）
核内タンパク質遺伝子	がん遺伝子（myc, fos, jun）（エンハンサーに結合して転写を活性化）
	非受容体型チロシンキナーゼ遺伝子（src-ファミリー） セリントレオニンキナーゼ遺伝子（raf-ファミリー） アポトーシス抑制遺伝子（bcl-2）

がん抑制遺伝子

高発がん性家系	RB（家族性網膜芽細胞腫），p53（リー・フラウメニ症候群），APC（家族性大腸腺腫症），WT1（ウィルムス腫瘍，腎がん），BRCA1, 2（家族性乳がん）
	p53（脳腫瘍，肺がん，大腸がん），APC（大腸がん），RB（肺がんや骨肉腫）

伝子である．

② がん抑制遺伝子

たとえば，家族性大腸腺腫症や家族性乳がんなどといった高発がん性家系では，RB，p53，APC，WT1，BRCA1 と 2 などの遺伝子に異常が起こっている．これらの遺伝子に変異が起こるとがん化する．このような遺伝子を**がん抑制遺伝子**という．家族性でないがんでもがん抑制遺伝子の不活化が多く観察されている．たとえば，p53 は脳腫瘍，肺がん，大腸がんで，APC は大腸がん，RB は肺がんや骨肉腫などのがんで不活化されている．また，化学発がん物質や放射線はこれらのがん抑制遺伝子に障害を与え発がんすると考えられている．ヒトパピローマウイルスは産生するがんタンパク質 E6 や E7 が，それぞれ RB や p53 と会合してがん抑制機能を抑制し，子宮頸がんを発症することが示唆されている．

（2）糖尿病

糖尿病にはインスリン依存性糖尿病（1 型糖尿病）とインスリン非依存型糖尿病（2 型糖尿病）がある．1 型糖尿病は，通常すい臓の β 細胞からインスリンが分泌されないため起こり，2 型糖尿病は，遺伝的にインスリンが分泌されにくく，さらに生活習慣の悪化に伴いインスリン感受性が低下することがおもな原因である．糖尿病の 95% を占める 2 型糖尿病は，代表的な生活習慣病である．

1 型糖尿病は，β 細胞のインスリン分泌不全が原因の単一遺伝子病であり，14 種類以上の原因遺伝子が同定されている．一方，中年期以降に発症する糖尿病の場合，複数の遺伝子や生活習慣などの環境因子が関与する多因子病で，いくつかの原因遺伝子がわかっている．たとえば，3 番染色体にあるアディポネクチン遺伝子は，その変異によって血中アディポネクチンを低下させ，インスリン感受性を低下させて糖尿病発症のリスクを上昇させる．さらに，2 番染色体の calpain-10 の遺伝子が変異すると，2 型糖尿病の発症リスクが増加する．calpain-10 はシステインプロテアーゼでインスリンを介した糖代謝の効率低下に関与していることがわかっている．

（3）アトピー疾患

喘息，皮膚炎，鼻炎，結膜炎などの症状を呈するアトピー疾患の疾患関連遺伝子として，マスト細胞，好酸球に発現し IgE 抗体と結合してアトピー症状を引き起こす高親和性 IgE 受容体や FcεR1β 受容体の遺伝子と，B 細胞から IgE 抗体産生を促すサイトカイン IL-4 受容体の遺伝子がある．

FcεR1β 受容体遺伝子にはマイクロサテライトに多型があり，これがアトピー素因と関連することが判明した．さらに，イギリス人ではこの遺伝子の変異と血中 IgE 値が相関し，アトピー疾患と関連していることが示唆された．ところが，日本人ではこの変異はないため，疾患関連遺伝子の SNP に人種

生活習慣病
生活習慣（食習慣，運動，睡眠，喫煙，飲酒，ストレスなど）の長年の偏りが原因で生じる疾患で，糖尿病，高脂血症，高血圧，がん，高尿酸血症，肥満などがある．とくに，これらの疾患が進行して生じる合併症（糖尿病性網膜症・腎症・神経障害・末梢血管閉塞症，脳卒中，心筋梗塞，狭心症，動脈硬化）を発症すると，死に至る病気となることがあり，予防が重要である．

マイクロサテライト
ゲノム上にある，2〜7 残基ほどの短い単位配列が 2〜数十回繰り返された配列をいう．繰返し回数の多いものは突然変異を蓄積しやすく，繰返し回数の異常が疾患の原因となる場合がある．また，ゲノム中のコード領域，非コード領域に広く散在していることから，SNP と同様に多型マーカーとして利用されている．

差があることがわかった．また，IL-4 レセプター α 鎖の遺伝子中の SNP が 50 番目のアミノ酸を Val から Ile に変異させること，そしてこの変異が B 細胞上にある場合，B 細胞の IgE 産生量が増加することが証明されている．

（b）疾患関連遺伝子情報の薬物療法への応用

これらの遺伝子情報を創薬に利用する場合，次の課題がある．

① 通常，多くの疾患は多因子疾患であり，多段階発がん説のように発症に関与している遺伝子は複数で，一薬剤ですべての標的に作用することは困難である．
② 疾患症状の緩和には，標的ターゲットが疾患関連遺伝子のみではない．
③ 非臨床試験は動物によって実施するが，その薬物標的分子が種差を超えて有効であるか（機能比較ゲノミクス）．
④ 薬物標的分子を介した重大な臨床上の副作用がないこと．

疾患関連遺伝子情報の薬物療法への応用については，その遺伝子が解明され治療標的としてバリデーション（査証）されて創薬に至った成功例をまだあげることはできないが，創薬の過程で遺伝子情報によって作用の合理性を説明できた分子標的薬の例を表 4.2 に示す．多くはモノクローナル抗体（MoAb）であるが，三つの例を紹介する．

（1）トラスツズマブ

トラスツズマブ（Trastuzumab，商品名：国内ハーセプチン®，アメリカ Herceptin®）は，がんを誘発する特定の遺伝子によって産生されるヒト上皮増殖因子受容体 2（human epidermal growth factor receptor 2；HER2）という膜結合受容体の細胞外領域を認識するヒト化モノクローナル抗体（p.42 参照）である．トラスツズマブは HER2 に結合することによって，HER2 シグナル伝達を抑制し，HER2 高発現がん細胞の増殖を抑える（6 章 p.121 参照）．つまり，トラスツズマブは「HER2 過剰発現が確認された転移性乳がん」に効果があるとして発売されている．HER2 の過剰発現は，予後がきわめて不良で，転移性乳がんの標準治療薬として広く使われている．

また，この薬を使用するには，生検あるいは遺伝子診断で HER2 陽性と判断される必要があり，有効性が期待される患者（レスポンダー）のみが治療を受けられる，"個の医療" による合理的な薬物治療法の代表例である．

（2）イマチニブ

慢性骨髄性白血病（chronic myeloid leukemia；CML）の原因は，**染色体相互転座**（chromosome reciprocal translocation）によって生じた**フィラデルフィア染色体上**にあるキメラ遺伝子産物 Bcr-Abl チロシンキナーゼによる造血幹細胞の異常増殖である．イマチニブ（Imatinib，商品名：国内グリベック®，アメリカ Glivec®）は，このチロシンキナーゼの ATP 結合部位に競合的に結合して特異的に制がん効果を示す分子標的治療薬である（図 4.4）．こ

学修事項 B-4-1
（3）新薬の開発における化合物やモダリティ（創薬技術や治療手段）の探索及び有効利用等

学修事項 D-2-18
（1）遺伝子治療，移植医療

染色体相互転座
二つの異なる染色体間で部分的に DNA の入替えが起こること．たとえば，フィラデルフィア染色体は，ヒトの 22 番染色体と 9 番染色体の一部が相互に入れ替わったものである．一般に病気の原因となることが多い．

表4.2 おもな分子標的治療薬

国内商品名 (一般名/米国商品名)	開発企業 (国内開発企業)	適応症	標的・作用機序	備考
ハーセプチン®注射用 (Trastuzumab/Herceptin®)	Genentech社 (中外製薬)	HER2過剰発現が確認された乳がんなど	HER2(human epidermal growth factor receptor 2)	ヒト化モノクローナル抗体
リツキサン®点滴静注 (Rituximab/Rituxan®)	IDEC社 (全薬工業，中外製薬)	CD20陽性のB細胞性非ホジキンリンパ腫	CD20抗原 アポトーシスの誘導	キメラモノクローナル抗体
グリベック® (Imatinib/Glivec®)	Novartis社 (ノバルティスファーマ)	慢性骨髄性白血病(chronic myelogenous leukemia；CML)など	BCR-ABLチロシンキナーゼ(フィラデルフィア染色体のBCR-ABL融合遺伝子産生タンパク質)	88%患者の白血病細胞消失
イレッサ®錠 (Gefitinib/Iressa®)	AstraZeneca社 (アストラゼネカ)	非小細胞肺がん治療薬	EGFRチロシンキナーゼ ATP結合部位(EGFR-TK)	
レミケード®点滴静注用 (Infliximab/Remicade®)	Janssen Biotech社 (田辺三菱製薬)	クローン病， 関節リウマチなど	TNF-αの阻害	キメラモノクローナル抗体
エンブレル®皮下注用 (Etanercept/Enbrel®)	Immunex社 (武田薬品工業，ファイザー)	既存治療で効果不十分な関節リウマチ	TNF-αの阻害	TNF受容体のリガンド結合部分とヒトIgG1のFcとのキメラ
ヒュミラ®皮下注シリンジ／ペン (Adalimumab/Humira®)	AbbVie社* (アッヴィ合同会社，エーザイ)	関節リウマチなど	TNF-αの阻害	世界初の完全ヒト型モノクローナル抗体
セレコックス®錠 (Celecoxib/Celebrex®)	Pfizer社 (ヴィアトリス製薬)	関節リウマチ，手術後，外傷後並びに抜歯後の消炎・鎮痛など	COX-2の選択的阻害	COX(シクロオキシゲナーゼ)
キイトルーダ®点滴静注 (Pembrolizumab/Keytruda®)	Merck社 (MSD)	悪性黒色腫など	PD-1 免疫チェックポイント阻害薬	ヒト化モノクローナル抗体
アイリーア®硝子体内注射用キット (Aflibercept/Eylea®)	Regeneron Pharmaceuticals社，Bayer社(バイエル薬品)	中心窩下脈絡膜新生血管を伴う加齢黄斑変性など	ヒト血管内皮増殖因子(VEGF)	VEGF受容体(VEGFR)1の第2免疫グロブリン(Ig)様C2ドメイン，VEGFR2の第3Ig様C2ドメインおよびIgG1のFcドメインからなる融合タンパク質 ザルトラップ®点滴静注として治癒切除不能な進行・再発の結腸・直腸がんにも適用される。
イムブルビカ®カプセル (Ibrutinib/Imbruvica®)	Pharmacyclics (AbbVie) and Janssen (Johnson & Johnson) (ヤンセンファーマ)	慢性リンパ性白血病など	ブルトン型チロシンキナーゼ(BTK)	不可逆的酵素阻害薬
オプジーボ®点滴静注 (Nivolumab/Opdivo®)	Bristol Myers Squibb社 (小野薬品工業)	悪性黒色腫など	PD-1 免疫チェックポイント阻害薬	ヒトIgG4モノクローナル抗体
イブランス®錠 (Palbociclib/Ibrance®)	Pfizer社 (ファイザー)	ホルモン受容体陽性かつHER2陰性の手術不能または再発乳がん	サイクリン依存性キナーゼ(CDK)4/6	
アバスチン®点滴静注用 (Bevacizumab/Avastin®)	Roche社 (中外製薬)	治癒切除不能な進行・再発の結腸・直腸がんなど	VEGF	ヒト化モノクローナル抗体
ダラザレックス®点滴静注 (Daratumumab/Darzalex®)	Janssen (Johnson & Johnson)社 (ヤンセンファーマ)	多発性骨髄腫	CD38	ヒトIgG1モノクローナル抗体
パージェタ®点滴静注 (Pertuzumab/Perjeta®)	Roche社 (中外製薬)	HER2陽性の乳がん	HER2 HER2の細胞外領域のドメインIIに結合し，リガンド刺激によるHER2/HER3のダイマー形成を阻害	ヒト化モノクローナル抗体
テセントリク®点滴静注 (Atezolizumab/Tecentriq®)	Roche社 (中外製薬)	切除不能な進行・再発の非小細胞肺がんなど	PD-L1 免疫チェックポイント阻害薬	ヒト化モノクローナル抗体

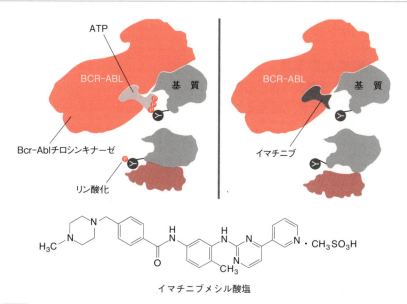

図4.4 イマチニブの化学構造とBcr-AblチロシンキナーゼでのATPとの競合阻害

のイマチニブの臨床試験では，88％の患者の白血病細胞が消失する著効が得られている．

（3）セレコキシブ

シクロオキシゲナーゼ2(COX-2)とは炎症時に誘導される，アラキドン酸からプロスタグランジンを合成する酵素である．この**COX-2選択的阻害薬**セレコキシブ(Celecoxib，商品名：国内セレコックス®，アメリカ Celeblex®)は，消化器潰瘍などの胃腸障害の副作用が少ない抗炎症鎮痛薬，とくに抗リウマチ薬として広く使用されている．ただし，同コキシブ系薬剤で心筋梗塞などの心血管系合併症の発生リスクの上昇が指摘されており，本薬剤の今後の検討課題である．また，家族性腺腫ポリープの予防効果が認められ，世界初のがん予防薬としても許可されている．ヒト大腸がんでは，がんが大きいほどCOX-2の発現量が増加する傾向にある．遺伝的に大腸のポリープを自然発生する*Apc*遺伝子欠損マウスの腸管ポリープでは間質の細胞にCOX-2が発現しており，ポリープ形成に関与していることが報告された．また，COX-2遺伝子欠損マウス(*Ptgs2*マウス)と*Apc*遺伝子欠損マウスを交配し，複合変異マウスをつくりだすと，腸管に発生するポリープ数が約86％減少した．さらに，この*Apc*遺伝子欠損マウスにCOX-2選択的阻害薬を投与すると，用量依存的なポリープの減少が観察され，COX-2選択的阻害薬が家族性ポリープの増殖抑制に十分有効であることが証明された．

4.2 バイオ医薬品——組換え医薬品，遺伝子治療，再生医療

学修事項 D-2-18
(2) 遺伝子組換え医薬品

4.2.1 組換え医薬品
（a）組換え医薬品の特色と有用性

組換え医薬品とは，**組換え DNA 技術**（recombinant DNA technology）を用いて製造されるペプチドまたはタンパク質を有効成分とする医薬品のことである．

おもな生産プロセスとしては，ⅰ）目的のタンパク質の遺伝子のクローニング，発現ベクターへの組込み，ⅱ）細胞への遺伝子導入，タンパク質生産用細胞株の樹立，ⅲ）適切な培養法の確立，ⅳ）クロマトグラフィーなどによる目的タンパク質の分離・精製，ⅴ）目的タンパク質の安定化と製剤化，である．

（1）組換え医薬品の製造法

組換え DNA 技術
目的の DNA を大腸菌や酵母，動物細胞や植物細胞の遺伝子のなかに組み込み，それらの細胞をいわゆるバイオリアクターとして培養して増殖させ，遺伝子発現させて得られた産物を，分離・精製させて大量に目的のタンパク質を産生させる技術．

　大腸菌：大腸菌は増殖速度が速く培養コストが低いため，組換えタンパク質の生産に広く利用されている．しかし，大腸菌では糖鎖付加などの**翻訳後修飾**ができないため，分子量が比較的小さく，糖鎖が必要でない場合に適用できる．

翻訳後修飾
mRNA から翻訳されたタンパク質に，糖鎖や脂質などの付加，あるいは特異的なプロテアーゼによる切断などの修飾をいう．

　酵母：酵母は単細胞真核生物であり，生育特性がよく，正しい高次構造をもつタンパク質を比較的容易に生産できる点で優れている．糖鎖がなく，高次構造をもつタンパク質に適している．

　細胞：動物由来の株化細胞としては，チャイニーズハムスター卵巣（CHO）細胞，アフリカミドリザル腎細胞（COS-1，COS-7），ベビーハムスター腎細胞（BHK-21）などが，また，ヒト株化細胞としてはヒト白血球，リンパ芽球様細胞，胎児腎細胞（HEK293），G-CSF 産生甲状腺がん細胞（T3M-5），肝がん細胞（HepG2）などが利用されている．これらの細胞は，タンパク質へ糖鎖を付加させたり，正しい高次構造の糖タンパク質を生産するのに適している．これらの細胞を用いて，ウロキナーゼ，t-PA，モノクローナル抗体，IFN-α，IFN-β，IFN-γ，IL-2，B 型肝炎ワクチン，エリスロポエチン，G-CSF，ヒト絨毛性性腺刺激ホルモン（hCG）など，実に多くのタンパク質医薬品が生産されている．

　無細胞 in vitro タンパク質発現：これは生体分子翻訳機構を利用して細胞溶解液中で組換えタンパク質を生産する方法のことである．この in vitro タンパク質発現法では，遺伝子トランスフェクション，細胞培養または大規模なタンパク質の分離精製を必要としないため，大腸菌や培養細胞を利用する上記の方法と比べて，迅速にタンパク質が発現できる特徴をもつ．

　動物：組換え DNA 技術を用いてゲノムを変化させた動物を**トランスジェニック動物**（transgenic animal）とよぶ．マウスの場合，操作してつくった変

異遺伝子を培養胚幹細胞（ES 細胞）に導入すると，ごく少数の ES 細胞が DNA の**相同組換え**（homologous recombination）によって正常な遺伝子とこの変異遺伝子とを置換する．この子孫細胞で一対の遺伝子の一方が変異遺伝子に置き換わっている少数の細胞を同定して培養する．受精して単離されたマウスの初期胚に，この ES 細胞を注入してその一部とし，これを偽妊娠マウスの生殖器道（卵管または子宮）に移植すると，ES 細胞由来の体細胞をもつ子マウスが生まれる．また，生殖系列細胞が ES 細胞に由来する変異遺伝子をもつマウスどうしを交配すれば，子孫のなかには体中の細胞にある目的の遺伝子が両方とも変異したものが生まれる．この変異遺伝子として目的の医薬品を産生する遺伝子を導入すれば，ヒト型の多くのタンパク質医薬品を産生することができる．また，変異が遺伝子機能を完全に不活性化する場合，このマウスをとくに"**ノックアウトマウス**（knockout mouse）"とよび，特定の遺伝子の機能を解析する際に広く利用されている．

DNA 相同組換え
生物で普遍的に起こる遺伝現象で，ほぼ同じ塩基配列をもつ DNA 部分を交換または置きかえる現象．これによって，父母由来の遺伝子が混ぜ合わされ遺伝的多様性の獲得（配偶子の形成）や，よく似た遺伝子の部分的交換による新遺伝子の生成（進化や抗体の産生），あるいは DNA の二重鎖切断などの傷害の修復（遺伝子治療）などが可能になる．

> **Advanced　動物工場と植物工場**
>
> 　マウスやヤギ，ウシにおいて，遺伝子の発現が乳腺に非常に高い組織特異性を示し，かつ分泌性である乳性酸性タンパク質（whey acidic protein；WAP）やカゼインタンパク質のプロモーターを用いて目的物質を産生する変異遺伝子をまず作製する．これを ES 細胞に導入して乳汁中にこの物質を分泌するトランスジェニック動物を作製する．これらを用いて乳汁中にヒト型モノクローナル抗体や成長ホルモン，t-PA などのヒトタンパク質を分泌させ生産する方法が開発された．これらは"**動物工場**"とよばれている．
>
> 　また，これ以外に，培養植物細胞，タバコの葉やトウモロコシの実を用いた植物での組換え技術（"**植物工場**"）や，昆虫細胞（Sf-9），カイコなどを利用したヒトタンパク質の大量生産も実施されている．

（b）代表的な組換え医薬品

（1）酵　素

　組換え技術を利用して作製される酵素としては，**組織プラスミノーゲンアクチベーター**（tissue plasminogen activator；**t-PA**）と第二世代 t-PA（いずれも血栓溶解薬）がある．血栓は血管内でのフィブリンの凝固によってもたらされるが，この凝固したフィブリンに血漿タンパク質のプラスミノーゲンが結合し，t-PA によって限定分解され，活性化されてプラスミンになる．このプラスミンがフィブリンを溶解することにより，血栓が溶解される．t-PA は遺伝子組換え法によって目的のタンパク質を産生する遺伝子が導入されたチャイニーズハムスターの卵巣（CHO）細胞で産生され，アミノ酸 527 個からなる糖タンパク質である（図4.5）．五つのドメインで構成されており，フィブロネクチンフィンガー（F）と第 2 クリングルドメインがフィブリンと特異的に親和性をもっており，血栓部位へ選択的に送達される．EGF ドメ

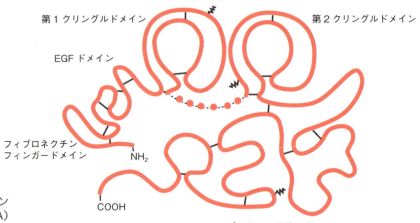

図 4.5 組織プラスミノーゲンアクチベーター(t-PA)の構造式

インと第一クリングルドメインが肝細胞取込みの受容体認識部位であり，血液からの消失速度を決めている．また，プロテアーゼドメインはプラスミノーゲンを活性化する．多くの組換え医薬品はこのように，いくつかのドメイン（部分的ペプチド鎖フラグメントや糖鎖）が，それぞれ異なる役割りを果たしており，これを解析し，改変することによってより有効で副作用の少ない薬物とすることができる．t-PA は点滴静脈内投与で血栓溶解作用があり，急性心筋梗塞での冠動脈血栓の溶解（発症後 6 時間以内）に用いられる．一方，適応基準（脳梗塞発症 3 時間以内，CT で早期虚血所見がないかまたは軽微など）を十分に満たす場合は，脳梗塞急性期の治療法としても有効であると期待されている．

第二世代 t-PA であるモンテプラーゼは t-PA の N 末端から 84 番目の Cys 残基を Ser 残基に置換した組み換え医薬品である．この改変により，第一世代 t-PA の半減期(6.3 分)が 23.6 分に延長されているのが特長である．

他に，グリコセレブロシダーゼとその改変型であるイミグルセラーゼ（ゴーシュ病治療薬）などがある．

(2) ホルモン

インスリン（糖尿病），成長ホルモン（下垂体性小人症），グルカゴン（低血糖時の救急処置），ソマトメジン（下垂体性巨人症），心房性ナトリウム利尿ペプチド（急性心不全）など多くのホルモンがある〔(　　)内は疾患名〕．

インスリンは糖尿病の治療に使用される，最初に開発された組換え医薬品である．また，組換え DNA 技術を用いてインスリンの一部のアミノ酸を変換した超速効型インスリンとして，B 鎖の 28 位のプロリンをリシンに，29 位のリシンをプロリンに組換えた**インスリン　リスプロ**と，B 鎖 28 位のプロリンをアスパラギン酸に組換えた**インスリン　アスパルト**がある．これらは，皮下注射時インスリンが単量体のままであるため吸収が速く，食事直前

(15分以内)に注射すればすみやかに効果が発現し，持続時間が短いため低血糖の副作用が低減している．**インスリン　グラルギン**は，A鎖21位のアスパラギンをグリシンに置換し，B鎖C末端に2個のアルギニンが追加されたインスリンである．これは注射後体内のpH変化(pH 4からpH 7.4に)によって沈殿し，ゆっくりと溶解して血中に移行するため，5時間後から24時間以上一定の血中濃度を維持できる．

(3) 血液凝固因子

血液凝固因子の**第Ⅷ因子**(血友病A)および**第Ⅸ因子**(血友病B)は，先天性血液凝固因子欠乏症の治療に用いられる．遺伝子組換え第Ⅷ因子製剤(シモクトコグ　アルファ)は，ヒト胎児由来腎細胞株HEK293Fにより製造される糖タンパク質で，ヒト血中からの消失半減期は約17時間と長い．ヒト血液から精製された血液凝固因子は，つねにHIVやB型肝炎ウイルス(hepatitis B virus；HBV)といったウイルス感染症の危惧があるが，組換え医薬品の場合は基本的にはその危険性はない．

(4) サイトカイン

エリスロポエチン(erythropoietin；EPO，透析中の腎性貧血)，G-CSF(がん化学療法時の好中球減少症)，IL-2(腎臓がん)，IFN-α(肝炎，腎臓がん)，遺伝子改変型IFN-γ(腎臓がん)などがある．**第二世代EPO**であるダルベポエチン　アルファ(darbepoetin alfa)は組換えヒトEPOの改変型で，本来の3本の糖鎖に加え，8個のシアル酸をもつ糖鎖2本が付加され，22個のシアル酸をもっている．これによって肝・腎排泄が遅延し，血中半減期が8.5時間から25.3時間にまで延長された．天然型は週2〜3回投与しなければならなかったが，改変型は2週間に1回投与すれば同等の効果が得られるようになった．さらに**第三世代のEPO製剤**として開発されたエポエチン　ベータ　ペゴルは，分子量約30000の直鎖メトキシポリエチレングリコール修飾された遺伝子組換えエポエチン　ベータである．これにより3.3〜5.2時間であったエポエチン　ベータの半減期が168〜217時間まで延長され，4週間に1回の投与が可能となった．

なお，上述の血液凝固因子第Ⅷ因子でもそうであるが，これら組換え医薬品は一部を化学反応で修飾することによっても，その有用性を大きく改良することができる．たとえば，G-CSFやIFN-αに1本の長鎖ポリエチレングリコール(polyethylene glycol；PEG)を化学修飾(PEGylation)すると，排泄を遅らせ薬理効果を増強することができる．

(5) ワクチン

組換え医薬品としては，酵母由来の組換え沈降B型肝炎ワクチンがある．抗HBsヒト免疫グロブリンを併用して，このワクチンを3回接種したHBVキャリアの母親から生まれた98.6%の小児でキャリア化予防効果が確認さ

れた．生ワクチンや不活化ワクチンのように，ウイルスから製造したワクチンを接種する場合と比較して，野生型のウイルスの混入や，復帰変異などによる感染の危険性がなく安全である．

また，子宮頸がん予防ワクチンも有名である．子宮頸がんのほとんどは，ヒトパピローマウイルス(HPV)の感染が原因により発症する(p.34 参照)．酵母などにより製造した組換え HPV タンパク質粒子を予防接種に用いる．日本では 2013 年に定期接種に追加されたが，その後，副作用の報告が相次ぎ，中止となった．2021 年に，HPV ワクチン接種にあたってその効果と安全性について十分に理解した上での積極的な勧奨が再開されている．

(6) モノクローナル抗体

現在市販されているおもなモノクローナル抗体薬は，CHO 細胞など動物細胞を用いた組換え技術によって生産されている．サイトカインなどと異なり，抗体医薬品の臨床投与量は一般に数 mg から数百 mg と多く，高産生のための産生株の樹立および培養技術が必要である．

一般的な調製方法は，マウスに抗原を接種して抗体産生能を獲得した脾細胞を分取し，これとマウス骨髄細胞を融合させて抗体産生細胞を得る．そのなかで，抗原と特異的に反応する抗体を産生する細胞を分離し，これを培養して大量に抗体を製造する．開発初期の治療では，抗原認識性の高いマウス抗体をそのまま薬物として使用したが，異種動物のタンパク質であるため頻回投与されるとその抗体に対する抗体が産生され，中和反応が起こり効果が低減したり，アレルギー反応を示したりすることがあった．そこで，抗原性を少なくするために，マウス抗体にヒト抗体を融合したキメラ抗体(30％がマウス抗体)やヒト化抗体(10％がマウス抗体)，さらに，**完全ヒト型抗体**(100％ヒト抗体)の産生技術が開発された(図 4.6)．

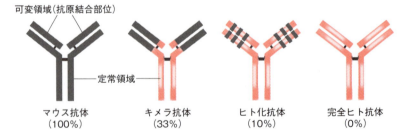

図 4.6　マウス抗体からヒト抗体までの種々のモノクローナル抗体
(　)内の％は，マウス抗体の割合．

救急用として使用される ReoPro®(アブシキシマブ，Abciximab)はキメラ抗体である．ついでヒト化技術が Genentech 社によって確立され，現在ではほとんどがヒト化抗体である．トラスツズマブもヒト化モノクローナル抗体の代表的な例である(p.35 参照)．さらに，トランスジェニック技術や大腸菌ファージを用いたヒト・コンビナトリアル抗体ライブラリー技術の開発によって完全ヒト抗体が産生されるようになり，2004 年，世界ではじめて

完全ヒト型モノクローナル抗体の抗リウマチ薬(ヒト抗 TNF-α MoAb) HUMIRA®(Adalimumab, 2 週間に 1 回投与)が発売された(表 4.2).

(7) モノボディ

免疫グロブリン(Ig)とは違う抗体ミメティックとして人工抗体**モノボディ**(monobody)がある.モノボディは約 100 アミノ酸からなり,ヒト fibronectin III 型ドメイン由来のタンパク質で,Ig ドメインと構造が似ている.モノボディを活用した治療薬の開発は,がん治療において進んでいるが,2019 年から流行し始めた新型コロナウイルス感染症(COVID-19)の原因ウイルスである SARS-CoV-2 のスパイクタンパク質に結合して,ウイルス粒子を捕捉するものも見つかっている.

(8) 免疫チェックポイント阻害薬

体内に備わっている免疫細胞である活性化 T 細胞上に発現している PD-1 が,がん細胞や抗原提示細胞に発現した PD-L1 や PD-L2 と結合すると,この T 細胞の活性化は抑制され,がん細胞が免疫逃避を引き起こす.本庶らにより発見された抗 PD-1 抗体であるオプジーボ®(ニボルマブ,Nivolumab)は,T 細胞上の PD-1 に結合することにより PD-1 と PD-L1/PD-L2 との結合を阻害することにより,活性化 T 細胞の状態を維持し,抗腫瘍効果を発揮できる.抗 PD-1 抗体が**免疫チェックポイント阻害薬**である.

(c) 組換え医薬品の有用性と安全性

これまで,生体内の生理活性物質を医薬品とする場合,血液,臓器や尿などから抽出したものを使用していたが,供給量に制限があり,不純物や HIV,C 型肝炎ウイルス(hepatitis C virus;HCV)の混入も危惧されることがあった.組換え DNA 技術の開発によって,ヒト生体内の物質とほぼ同じ品質のものを常時,大量に生産できるようになり,品質の高い医薬品として供給できるようになった.

さらに,この組換え DNA の技術では,アミノ酸の一次構造を自由に改変したり,DNA の融合によって複数の活性化合物を融合させたり,活性部位および細胞膜透過性や ADME を左右するアミノ酸部分や糖鎖の部分を除去したり,他の因子の一部分とを遺伝子上でつなぎ合わせたキメラタンパク質を生産することもできるようになった.これによって,さらに第二世代のインスリンやエリスロポエチン(p.41 参照)のような,より合理的で優れた医薬品が産生されている.

しかし組換え医薬品は,その製造において微生物,細胞,動物や血清などの生物あるいは生体由来成分を使用している.また,それ自体が変化しやすい分子量の大きなタンパク質や多糖類から構成されているため,これまでの低分子化学医薬品とは異なる観点からの安全性への注意が必要である.

① 高分子のタンパク質であるため,構造の多様性や不均一性,重合や物

理的凝集あるいは分解による活性の低下やアレルギーの有無，抗体産生，局所作用，発熱，体内動態の変化などが問題になることがある．したがって，品質評価には物理的および化学的性質と生物学的性質の両面から検証する必要がある．そして，その医薬品の分解や変性を防ぎ，活性や安全性を維持するための適切な製剤設計が重要である．

② つねに同じものが産生されるように，たとえば，微生物や細胞を用いる場合，これらの生産細胞は「セルバンクシステム」によって厳密に管理され維持されている必要がある．

③ 製造時に発生する安全上の問題として，使用する細胞に由来するタンパク質，核酸などの不純物の混入，使用する微生物や細胞由来のウイルス，細菌，真菌などの外来性感染性微生物，プリオンなどの感染性タンパク質，発熱性物質の混入がある．これらの組換え医薬品の品質保証については，最終製品を確立された方法で試験することも重要であるが，その製造工程において，使用する原材料，生産設備，生産条件，生産操作，さらには環境を含めてよくバリデーション（査証）された生産体制を確立することの両面から対応する必要がある．

④ トランスジェニック動植物を用いた組換え医薬品の生産については，とくに，環境汚染や，社会的・倫理的観点からの十分な配慮が求められる．

4.2.2 遺伝子治療
(a) 遺伝子治療の原理

遺伝子治療（gene therapy）には，遺伝子を発現させて治療する方法と，遺伝子の発現を抑制して治療する二つの方法とがある．前者には，遺伝子を目的の細胞に導入して，生理活性タンパク質を産生させて疾患を治療する方法と，抗原を産生して抗体を産生させワクチンとする方法などがある．後者には，疾患の原因となる遺伝子の mRNA に相補的な配列をもち，その発現を選択的に阻害する**アンチセンス**，**デコイオリゴ核酸**（decoy oligonucleotides），さらに選択的に切断する**リボザイム**や**siRNA**（short interfering RNA）などを利用する方法がある（図4.7）．これらの核酸医薬は，新しい**創薬モダリティ**として注目されている．

これらの遺伝子治療に用いる長鎖および短鎖の DNA や RNA の核酸薬，すなわち**遺伝子治療薬**（gene medicine）を安定にして細胞内に導入しやすく設計したものを**遺伝子製剤**という．いずれの遺伝子薬も負電荷をもつポリアニオンで細胞膜透過性に乏しく，生体内で核酸分解酵素（nuclease）によって分解されやすい．このため，たとえば正電荷をもつ高分子キャリアーやカチオン性リポソームとの複合体とするか，あるいはウイルス内に組み込んで，

学修事項 D-2-18
(1) 遺伝子治療，移植医療

デコイオリゴ核酸
おとり型オリゴ核酸のことで，遺伝子のオン・オフを制御している転写因子の結合部位を含む二本鎖の合成オリゴ核酸．細胞内で転写因子がこのデコイに特異的に結合し，競合的に転写因子を阻害して遺伝子の発現を抑制する．

創薬モダリティ
創薬モダリティとは，創薬技術の手法，手段のことを指す．これまでの医薬品のおもなモダリティは低分子化合物と抗体医薬であった．新たな創薬モダリティとして，核酸医薬や遺伝子治療薬およびペプチド医薬（中分子化合物）が注目されている．

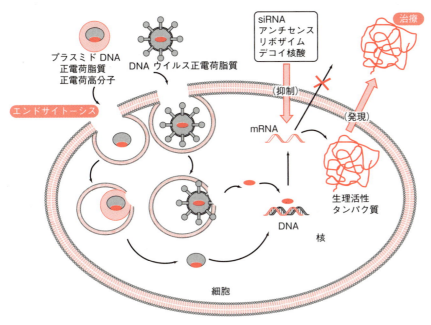

図4.7 遺伝子治療の原理

標的細胞内へ取り込ませ，さらに核へ送達させたりできる遺伝子製剤にする必要がある．このような遺伝子を標的に送達する担体を**ベクター**（vector）とよぶ．導入効率が高く，細胞毒性の少ない安全なベクターの探索が遺伝子治療を実用化する鍵である．

遺伝子治療薬としては，すでにサイトメガロウイルス（cytomegalovirus；CMV）のMIE遺伝子（major immediate-early gene）のホスホロチオエート型アンチセンス薬（Vitravene®）が実用化されており，CMV網膜炎の治療を目的として眼球内の水晶体に注射される．

最近，とくに注目されている核酸薬として，目的のmRNAを選択的に切断する**RNA干渉**（RNA interfering）現象を起こす20〜30塩基対の二重鎖オリゴ核酸からなる**siRNA**（short interfering RNA）がある．生体内で通常起こっているRNA干渉では，まず二本鎖RNA（dsRNA）がRNase IIIファミリーに属するダイサー（dicer）によって，3′末端側に2塩基のオーバーハング（ひさし様構造）をもつ21塩基対程度のsiRNAにプロセッシング（加工処理）される．次いでRISC（RNA-induced silencing complex）とよばれるsiRNA-タンパク質複合体を形成して，配列特異的にmRNAを分解し，タンパク質の発現を制御している（図4.8）．

siRNAは特異的にmRNAを分解できるため，体内の特定の遺伝子産物の産生を抑制することで遺伝子機能の解析や疾患への関与などを解明する有力な手法として重用されている．

ホスホロチオエート型アンチセンス

ホスホジエステル結合をもつオリゴヌクレオチドのリン酸基の酸素原子を硫黄原子で置換したもの．アンチセンスで最も広く用いられている化合物の修飾方法である．核酸分解酵素に対して耐性を示す．下図は，リボ核酸（RNA）分子のヌクレオチド残基のホスホジエステル結合（左図）とホスホロチオエート結合（右図）を示す．Bは核酸塩基で，DNAではリボースの2′のOHがHである．

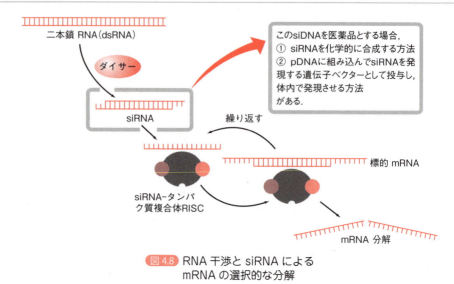

図 4.8 RNA 干渉と siRNA による mRNA の選択的な分解

　標的遺伝子に特異的な siRNA を得るには，いろいろと開発されているコンピュータを用いた高度なアルゴリズム（プロトコール）によって，siRNA の配列を合理的に設計する必要がある．目的以外の非特異的な mRNA の抑制は **off-target** 効果とよばれる．siRNA を医薬品とする場合，生体内でより安定で，目的の遺伝子により選択性をもつ siRNA を設計することがまず必須である．

　miRNA は同様に真核生物で遺伝子の発現を制御する機能をもつ 21-25 塩基長の一本鎖 RNA である．2022 年現在では承認例はないが，この miRNA 医薬の開発は進んでおり，今後の展開が期待される．

　また同様の核酸薬として，アプタマー（p.30 参照）が加齢性黄斑変性症治療薬 **PEG 化抗 VEGF アプタマー**〔Pegaptanib（Macugen®）〕としてすでにアメリカで市販されている．これも PEG 化することによって安定化され，6 週間ごとに 1 回，硝子体内に投与される．このアプタマーも，ゲノム創薬による新しい分野の薬物として大きな可能性を有しており，今後の展開がおおいに期待されている．

　また，**mRNA 医薬**もワクチンや疾患治療用に開発が進められている．これは，合成した mRNA を外部から生体に投与してタンパク質を発現させるものである．もともと，各種がん抗原タンパク質の抗体を誘導する**がん治療用 mRNA ワクチン**の開発研究が進んでいたが，COVID-19 のワクチンの承認をきっかけとして，**感染症予防用 mRNA ワクチン**の臨床開発が注目されている．また，疾患治療用 mRNA 医薬は，効果が期待される十分量の mRNA をターゲット部位に送達することが要求されるので，mRNA ワクチンよりも臨床開発のハードルが高い．

Advanced　siRNA 薬

　siRNA を医薬品とする場合，pDNA のなかに組み込んで siRNA を細胞内で発現させる方法と，安定な siRNA 誘導体を合成して細胞導入剤とともに投与して作用させる方法がある．また，siRNA-タンパク質複合体（RISC）は一種の酵素で，1分子で繰り返しその遺伝子の発現を選択的に抑制（サイレンシング）できるので，きわめて少量で効果が持続し，つねに一定量が必要なアンチセンスとは異なる．

　RNase に安定で IFN-α を産生しない誘導体として，アンチセンス鎖の核酸を一部 DNA 核酸で置換したもの，センス鎖にコレステロールなどのアルキル鎖を結合したもの，骨格のリン酸の酸素を硫黄に変換したホスホロチオエート型，リボースのヒドロキシ基にメチル基を導入したりこれをフッ素に置換したりしたもの，核酸にメチル基やハロゲン基を導入した化学修飾体があり，臨床試験されている．

(b) 遺伝子治療の方法とベクター

　遺伝子治療には，遺伝子薬を患部あるいは粘膜や血管内に直接投与する方法(***in vivo* 法**)と，患者から特定の細胞を取りだし，培養して増殖させた細胞に遺伝子薬を導入し，その発現を確認して患者に投与する方法(***ex vivo* 法**)がある．*in vivo* 法の場合，患部や粘膜への直接投与以外は，遺伝子薬を安定に効率よく標的部位の細胞内に送達することが課題である．また，*ex vivo* 法の場合は，標的細胞の分離，培養に専門のクリニック施設が必要であり，さらに，その工程での細胞の変異や感染などの安全性の観点からの注意が必要である．

　遺伝子を細胞内に導入するには，通常，ベクターとともに，皮下，筋肉内，静脈内あるいは肺粘膜などに投与する．しかし，筋肉内投与の場合，筋肉の筋原細胞が裸の DNA を取り込むことができるので，ベクターを併用しなくても多少の遺伝子を発現でき，DNA ワクチンとして筋肉内注射による臨床試験が実施されている．

(1) ウイルスベクター

　最もよく使用されているウイルスベクターは，抗原性が低く，分裂細胞の染色体への効率よい組込みが可能で長期発現が期待できるレトロウイルスである．非分裂細胞へ導入するのが困難なため，*ex vivo* 法で使用されている．レトロウイルスやレンチウイルスでは宿主細胞の染色体へランダムに挿入されるため，がん遺伝子が活性化して発がんする可能性があり，安全性が危惧される．アデノウイルスは非分裂細胞への遺伝子導入が可能で，高力価で組換えウイルスが作製できる利点がある．しかし，発現は一過性であり，細胞毒性や抗原性が強いので頻回投与は困難であることが大きな欠点である．アデノ随伴ウイルス（adeno associated virus；AAV）は非分裂細胞にも取り込

ませることができ，19番染色体の特定位置に組み込まれ長期の発現が可能である利点をもつ一方で，大量生産性や挿入遺伝子に大きさの制限（4 kbまで）があるといった課題がある．

（2）非ウイルス性ベクター

非ウイルス性ベクターは正電荷の脂質やポリマーのナノ粒子，リポソームなどを使用し，負電荷をもつ遺伝子薬と複合体を調製したり，なかに取り込ませたりして使用する．一過性の低い遺伝子発現しか得られないが，比較的安全で，調製が簡単な点で優れている．脂質としてはDOTMA，DOTAP，DOPEなどが，カチオン性高分子キャリアーとしては，ポリエチレンイミン（polyethylenimine；PEI），ポリ-L-リシン，キトサンなどが研究されている．

ポリエチレンイミンは分岐型と小分子直鎖型があり，DNAと複合体を形成しエンドサイトーシスによって細胞内にDNAを送達する．小さい複合体のほうが早く取り込まれるが，遺伝子の発現は大きく凝集した複合体のほうがより高い．これらのDNA/脂質（**リポプレックス**）あるいはDNA/ポリマー（**ポリプレックス**）の複合体は，荷電や粒子径によって，粘膜透過性，組織移行性，細胞内取込み，遺伝子発現の効率が異なる．また，血液成分（負電荷の血漿タンパク質）との相互作用による粒子径の増大と排泄の促進（**オプソニン効果**），血管壁の透過，標的細胞への取込み，エンドソームからの脱出，リソソーム・細胞質内核酸分解酵素による分解，細胞骨格タンパク質内の拡散あるいは**核膜孔複合体**（nuclear pore complex；NPC）との相互作用による核への移行など，多くの過程で障壁を越える必要がある．このような詳細な細胞内移行（intracellular trafficking）の研究を通じて，さらに効率のよい発現および発現阻止のできるベクター，すなわち**薬物送達システム**（drug delivery system；**DDS**）を開発していくことが今後の大きな課題である．

DOTMA：*N*-［1-（2,3-dioleyloxy）propyl］-*N,N,N*-trimethylammonium
DOTAP：1,2-dioleoyloxy-3-（trimethylammonio）propane
DOPE：dioleoylphosphatidyl-ethanolamine

> **Advanced　必要なときに，必要な場所で**
>
> われわれの体内では，いろいろな制御因子や活性ペプチド，タンパク質が，概日リズムや外部刺激によって必要なときに，それぞれの場所で産生され，必要な場所（作用点）で作用している．大きく分けて，エンドクリン（endocrine，他の臓器で産生され血液で運ばれて作用点に送達され作用するもの），パラクリン（paracrine，近くの臓器や細胞で産生され，近くの作用点で作用するもの），オートクリン（autocrine，同じ臓器や細胞で産生され，自身の細胞に作用するもの）に分けられる．すなわち，目的の作用を得るためには，産生する場所が大きく影響しているのである．また，作用点のみで，必要なときに遺伝子産生ができれば，当然，ほかの部位には影響を与えないので，副作用を回避できる大きな利点を得ることになる．

（c）遺伝子治療の現状

圧倒的に多くの臨床試験が行われているのはがんの遺伝子治療である．がん細胞の増殖を抑制するサイトカイン(IL-2, GM-CSF, IFN-α, IL-7)遺伝子の導入，がん抑制遺伝子(p53)の導入，がん遺伝子の発現抑制，がんマーカー(PSA)・がん抗原ワクチン，がん殺細胞(TIL)の誘導，前立腺がん選択的殺傷アデノウイルスの投与などがある．これらはベクターに導入した遺伝子を直接体内に投与する in vivo 法と，取りだして不活化したがん細胞に導入して再び体内に戻したり，あるいは自己の線維芽細胞，リンパ球，幹細胞に導入したりして注入する ex vivo 法がある．現在，先天性免疫不全症や血友病などの先天性遺伝子病では確かな有効性が得られている．最近では遺伝子治療ががんだけではなく，効果判定が容易な狭心症，糖尿病性末梢血管閉塞症における血管新生遺伝子の導入(非手術のバイパス術，biobypass)，関節リウマチなどの一般的な疾患に施行され，その有効性が報告されている．

注目の siRNA は，小分子で，投与量が少なくても1週間程度作用が持続することから，遺伝性 ATTR アミロイドーシス(トランスサイレチン(TTR)型家族性アミロイドポリニューロパチー)や急性肝炎ポルフィリン症などで承認されており，また現在も多くの企業で実用化研究が行われている．

（d）遺伝子治療の問題点
（1）安全性に関する問題

2000年頃，アデノウイルスをベクターとして遺伝子治療をしていた患者がウイルスに対するアナフィラキシーショックで死亡したり，レトロウイルスを用いた先天性免疫不全症の臨床試験患者に白血病が発症したりしており，ウイルスベクターの安全性に対する厳しい見直しがなされた．その後，改良型のレトロウイルスベクターやレンチウイルスベクターを用いた遺伝子治療の臨床試験が進められた．アデノウイルスベクターについても，安全性向上に向けていろいろな改良がなされた．2012年，欧州でリポタンパクリパーゼ発現アデノ随伴ウイルスベクター(Glybera®，UniQure 社)が承認され，家族性リポタンパクリパーゼ欠損症の患者に投与されている．これ以降，欧米では数種の遺伝子治療薬が相次いで承認されることになり，遺伝子治療の開発が加速された．

2000年代中頃から，遺伝子治療の新たな技術として**ゲノム編集**が注目されている．ゲノム編集は DNA 切断システムを利用して遺伝子を精度よく改変編集する基盤技術である．1996年に第一世代のジンクフィンガーヌクレアーゼ(ZFN)，2011年に第二世代の transcription activator like effector nuclease(TALEN)が開発された．これらは，標的配列に応じて人工ヌクレアーゼを設計する必要がある．2012年に開発された第三世代の**CRISPR/Cas9 システム**では，ヌクレアーゼである Cas9 タンパク質を標的配列に誘

導するガイドRNAを設計すれば，ともに細胞内に導入することにより，効率的にゲノムが切断される．CRISPR/Cas9システムの発見によりゲノム編集が爆発的に普及した(図4.9)．このゲノム編集技術では，変異遺伝子を正常遺伝子に書き換える遺伝子修正が可能になると期待される．Cas9タンパク質およびガイドRNAの導入法としては，アデノ随伴ウイルスベクターやアデノウイルスベクターなどを用いる方法が考えられている．この場合も，Cas9タンパク質およびガイドRNAの導入および発現効率がゲノム編集効率を左右する大きな決め手になる．

(2) 倫理上の問題

遺伝子は，われわれの身体の構造および機能を完全に制御し，大きく変化させる力をもっていると同時に，他人あるいは環境へ影響を与える可能性も十分考えられる．また，生殖細胞への遺伝子の導入は，倫理的観点から法律で禁止されているが，たとえ，体内の他の部位への投与でも，全循環系を介して生殖細胞に導入されるかどうかの検証は厳しく行わなければならない．ラットの心臓にウイルスを介して注入されたアンギオテンシンⅡ受容体の遺伝子が，孫世代の心臓にも発現したという報告や，アデノウイルスベクター

COLUMN　　　バイオ創薬の最前線

2013年，医薬品世界売上げトップ10のうち7品目はバイオ医薬品である．しかし，がんの抗体薬は高価な薬代にもかかわらず延命効果が数か月で，費用対効果がきわめて悪く，真に有効な抗がん剤が待望されている．

2012年はバイオ創薬において画期的な年であった．また最近，新たな治療効果が期待される細胞治療やDNAワクチン，siRNA，miRNAなどの機能性オリゴ核酸薬に，創薬第三の波として大きな期待がかけられている．2012年，OsirisTherapeutics社のヒト間葉系幹細胞製剤(Prochymal®)が世界で初めてカナダで許可された．T細胞の増殖抑制による移植臓器の拒否反応(Graft Versus Host Disease，移植片対宿主病)を抑制する細胞治療薬である．また同年，オランダのUniQure社によってアデノ随伴ウイルス(AAV)を遺伝子キャリアとして用いたLipoprotein lipase欠損症(家族性高キロミクロン血症)の遺伝子治療薬(Glybera®)が，世界で初めて欧州で許可された．出口の明確な創薬仮説は技術的には必ず解決され，成功する．

一度，2010年にギブアップ宣言をしたバイオ創薬の雄Roche社が，2014年8月4日にデンマークの機能性オリゴ核酸創薬ベンチャーSantaris社(miRNA標的アンチセンスを含めてsiRNA薬6品目を臨床試験中)を買収して，RNA創薬のメガチャレンジに向けて再び大きく舵を切った(Roche Jumps Back into RNA Medicines with Acquisition of Santaris. Gene Silencing News, August 07, 2014)．心躍る瞬間である．siRNA薬は，通常疾患も含めて多くの可能性をもっている．それには，酵素安定性が高く，IFN-αを産生しない(off-target効果を回避した)siRNA誘導体と細胞内導入キャリア(DDS)の開発がカギである．

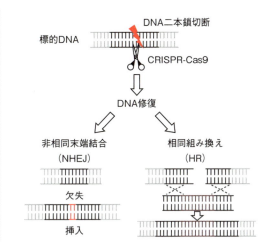

図 4.9 CRISPR-Cas9 システムの概要(左)とゲノム編集に関連する DNA 修復経路(右)

で生殖幹細胞に遺伝子が導入されたという報告がなされた．意図しない生殖細胞への送達は，遺伝子導入によって遺伝病が根治する可能性を示唆するものでもあるが，副作用の疫学的検証の必要性を示すものである．

また，早期の遺伝子診断によって遺伝子の異常や欠損を発見した場合，想定できる疾患の予防のために遺伝子の改変や導入は可能であり，予防医療として今後おおいに期待したい．しかし，優生学的な考え方による遺伝的体質の改変や，身体の構造・機能の安易な改造は好ましくなく，疾患の治療・予防に限定されるべきである．

4.2.3 ペプチド創薬

ペプチドは，2個以上のアミノ酸がペプチド結合を介して連なった分子であり，一般に特異的な生理活性をもつ機能分子である．すなわち，生体内における特定の時空間において，一過性の高い生理活性を発現するという特徴をもっている．このようなペプチドから安全で優れた薬効をもつ医薬品の創出が期待できる．1980年代から，組換え医薬品として最初に開発された糖尿病の治療に使用されるインスリン，心不全の治療に使用される心房性ナトリウム利尿ペプチドなどが開発されてきた．最近，低分子医薬品による分子標的の頭打ちやモノクローナル抗体などの組換え医薬品の価格合理性の課題を解決する一つの手段として，中分子のペプチドが新しい**創薬モダリティ**として注目されている．非天然型のアミノ酸を組み込んだ環状ペプチド誘導体などがいろいろなターゲットで臨床研究されている．

4.2.4 抗体−薬物複合体(ADC)

抗体−薬物複合体(antibody-drug conjugate；ADC)は，モノクローナル抗

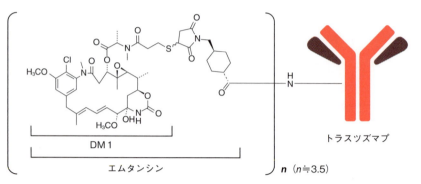

図 4.10 抗体一薬物複合体（ADC）の例：カドサイラ（トラスツズマブ＋エムタンシン）
トラスツズマブ1分子に対して平均約3.5個のエムタンシンが，抗体表面のLys残基側鎖のアミノ基に非特異的に結合している．

体（mAb）と低分子医薬品がリンカーによって共有結合した複合体である．抗体の標的に対する強い結合親和性と低分子医薬品の高い効力により，正常細胞に対して低毒性で優れた治療効果が得られる．この一つとして，前述のトラスツズマブ（p.35 参照）に低分子の抗がん剤であるエムタンシンを共有結合させたものがある（図4.10）．もちろん，このADCはHER2陽性と診断された乳がん患者に投与され，抗体ががん細胞表面のHER2に結合し，細胞内に入ってエムタンシンがチューブリンの重合を阻害する．エムタンシンは乳がん細胞選択的に送達され，正常細胞に対する毒性は軽減される．

4.2.5　ケミカルノックダウン

　ケミカルノックダウンは，タンパク質の分解技術として，分子設計された化合物が標的タンパク質とE3ユビキチンリガーゼを近接させ，生体内でユビキチン化してプロテアソーム系で標的タンパク質の分解を誘導する手法であり，ケミカルプロテインノックダウンとも呼ばれている（図4.11）．このケミカルノックダウンは，従来低分子化合物がアクセスすることが難しかった疾患関連タンパク質（undruggable target；アンドラッガブルターゲット）

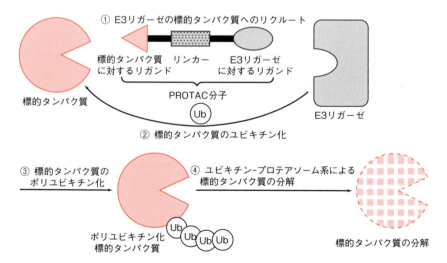

図 4.11 ケミカルノックダウンの概略
Ub：ユビキチン

に対しても適応可能である．具体的には，SNIPER（specific and nongenetic IAP-dependent protein eraser）や PROTAC（Proteolysis Targeting chimeras）という技術があり，これらは標的タンパク質に結合するリガンドとE3リガンドをリンカーでつないだユニット構造をしており，前者のリガンドを置換することにより任意のタンパク質を分解する化合物を設計でき，現在臨床開発を目指した研究が急速に進んでいる．

4.2.6 細胞を利用した治療
（a）細胞治療および再生医療の原理と方法

学修事項 D-2-18
(1) 遺伝子治療，移植医療

われわれの組織は，それぞれの組織を構成する分化した細胞と細胞外マトリックスによって構成され，細胞はいろいろな速度で新陳代謝している．これらの終末分化した細胞は，自ら分裂できないのでそのなかに含まれる**幹細胞**（stem cell）とよばれる前駆細胞が分裂し，環境因子すなわち細胞間の情報伝達，細胞どうしの選択的な接着，それに細胞自身の細胞記憶に制御されて分化し，それぞれの組織を再生している．ヒトの骨は約10年，赤血球は120日，皮膚では表皮が終始剥がれ落ち，下層の細胞は約2か月で，小腸表面の細胞は数日で入れ替わっている．神経細胞は一生つくり変えられることはないとされていたが，最近，神経細胞などの脳細胞にも幹細胞が存在し再生していることがわかり，新たな展開が期待されている．

このように幹細胞が増殖し，かつ分化した細胞をつくることによって，成長や組織の修復および維持ができている．たとえば，造血幹細胞を失った人に他人の造血幹細胞を移植すれば，血液細胞が体内で十分に増え貧血から救われる．白血病患者を骨髄移植により治療できるのはこの原理による．ただし，他人の細胞を使用する場合は，その組織適合性を合わせる必要があり，生体の免疫システムによる強力な拒否反応を防がなければならない．

再生（regeneration）とは，幹細胞を増殖させ，元の自己の細胞に分化して組織を複製することである．この幹細胞を積極的に刺激し，増殖，整形してもとの組織をつくり，補修および再生する医療を**再生医療**（regenerative medicine）という．また，がん患者の免疫担当細胞である**樹状細胞**（dendritic cell）のような特定の情報をもつ細胞を分離増殖させたり，自己の幹細胞を増殖，分化させ，この細胞に遺伝子などで新しい機能を付加し，再び生体に注入して疾患を治療することを**細胞治療**（cell therapy）とよぶ．細胞分離・培養技術の進歩によって，がん患者の樹状細胞の場合，効率よく分離・培養でき，再注入することによって，がん疼痛を治療したり，転移抑制効果があることが認められている．また，細胞治療に用いるシステムあるいは製剤を**細胞治療用製剤**あるいは**細胞製剤**（cell medicine）とよぶ．

以前から，培養皮膚や膝関節の培養軟骨細胞が代替組織として実用化され

ているが，自己組織の修復までの一時的な組織移植であり，上記の自己の幹細胞による本来の再生医療ではない．

またこれまでに，重い病気や事故などで臓器機能が低下し，移植でしか治療できない患者へ他人の肝臓，心臓，膵臓，肺などの臓器移植が行われてきた．肝臓移植の場合，親族からの肝臓の一部を移植する生体肝移植が多く行われているが，ドナーの負担は大きい．また，脳死の患者をドナーとする肝移植や膵臓のβ細胞の注入，流産した胎児の脳の神経細胞をパーキンソン病患者に注入する治療などが実施されているが，ドナー不足やさまざまな倫理的な問題が懸念される．また，免疫抑制剤を使用する必要があるため感染症へ罹患しやすくなるなど問題も多く，自己細胞を用いた真の再生医療の早急な確立が望まれている．

(b) 細胞治療および再生医療の現状

最近，発生生物学および核移植，細胞培養，細胞不死化技術などのバイオテクノロジーの進歩によって，受精後の初期胚の胚盤胞から得られる**胚性幹細胞**(embryonic stem cell, **ES 細胞**)がすべての細胞に分化誘導できることが明らかになった．国内でもヒト ES 細胞が樹立され研究が促進されているが，ヒトでの臨床試験は禁止されている．また，胚性幹細胞だけではなく，われわれ成人の体内にも，胎盤やへその緒の血液(臍帯血)に含まれる**造血幹細胞**，骨髄には造血幹細胞以外にも骨格筋，軟骨，骨，脂肪細胞などの間葉系の細胞への分化能をもつ**間葉系幹細胞**(mesenchymal stem cell)がある．脳には神経細胞やグリア細胞に分化する**神経幹細胞**，肝臓には肝実質細胞や胆管上皮細胞に分化可能な**肝幹細胞**などのいわゆる**体性幹細胞**(somatic stem cell)が存在し，自己の幹細胞を使用すれば免疫系の拒絶反応のない臓器再生医療が可能であり，大きな期待が寄せられている．

2006 年に山中らに発見された**人工多能性幹細胞**(induced pluripotent stem cell；**iPS 細胞**)は，がん遺伝子を導入するなどしてがん細胞と同様に無限増殖性をもつことができるようになった人工細胞であり(図 4.12)，ES 細胞の

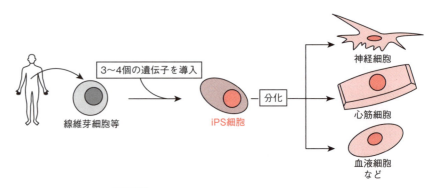

図 4.12　iPS 細胞の作製と再生医療への応用

ように多くの細胞へ分化誘導でき，自己複製能をもつ．それまでは，分化万能性は，胚盤胞期の胚の一部やES細胞およびES細胞との融合細胞，生殖細胞由来の培養細胞のみがもつと考えられていた．しかし，iPS細胞の発見により，体細胞を使用して分化万能細胞を単離培養することが可能となった．現在では，がん遺伝子ではなく代替遺伝子を使用し，遺伝子導入用のベクターに用いていたレトロウイルスを使用せずにiPS細胞を作製しており，がん化などの危険性が減っている．

ES細胞やiPS細胞による再生医療では，これまで不可能とされていた疾患で変性を受けた細胞の再生，腎臓・肝臓・膵臓などの臓器の再生による疾患治療・予防に向けて実用化研究がされている．

（c）倫理的な問題点

これまで紹介した細胞治療の技術は，遺伝子治療と同様に，ⅰ）細胞の処理プロセスでの変異による危険性が危惧されること，ⅱ）優生学的により強い・より賢いなどのヒトの改造を可能にし，ES細胞では特定の体細胞の核を移植し母体に戻せばクローン人間の作製も可能である．これらのことから，担当する科学者は人間として確かな倫理性を遵守すべきであり，再生医療などの安全性確保のため法律により規制されている．

一方，骨髄や臍帯血の利用は，すでに臨床で長年の実績があり比較的容易に実施できるし，自己の体性幹細胞の分離・培養技術がいっそう進歩すれば，倫理的観点からの問題は少なく，いろいろな治療が期待できる．

（d）キメラ抗原受容体発現T細胞（CAR-T）療法

キメラ抗原受容体発現T細胞（CAR-T）療法は，*ex vivo*法を用いて，がん患者自身から採取したT細胞に遺伝子導入によりがん細胞表面の抗原を特異的に認識するキメラ抗原受容体（chimeric antigen receptor；CAR）を発現させた上で，再び患者の体内に戻す治療法である．再発又は難治性の濾胞性リンパ腫や再発又は難治性の多発性骨髄腫などで承認されている．

4.3 自動薬効評価系：ハイスループットスクリーニング

化合物の活性を評価する方法として，従来は動物に投与し，いろいろな方法でその薬理活性をそれぞれ評価していた．しかし，膨大な**化合物ライブラリー**（chemical library）を目的の活性に対して短時間に評価することは難しく，最近では，創薬ターゲットの酵素，受容体，抗体，細胞などを固定した，96～1536穴のマイクロプレートを用いて，プレート上での選択的な吸着や一連の生化学反応を検知して生理活性をもつ化合物（ヒット化合物）を検出できる**ハイスループットスクリーニング**（high-throughput screening；HTS）システムが構築された．これによって多くの化合物に対して迅速にルーチン

化合物ライブラリー
生理活性などのスクリーニングのために収集・登録・保管された化合物の一群をいう．

的に生理活性化合物が選別できるようになってきた．1日に一つのアッセイ系で，数千から数万個の化合物がスクリーニングされている．

ハイスループットスクリーニングを構築するには，ロボットを使った自動化，溶液ライブラリーの作成，アッセイのミニチュア化，高感度検出法の確立やデータ処理ソフトの開発などが必要である．

（a）溶液ライブラリーの作成

ハイスループットスクリーニングでは，通常，化合物ライブラリーからスクリーニングに値する化合物群をまず選択し，化合物をジメチルスルホキシド（dimethyl sulfoxide；DMSO）に溶解して96穴（0.3 mL/ウェル）あるいは384穴（0.1 mL/ウェル）ディープウェルプレートに配置して溶液ライブラリーを作製する．このプレートを**マザープレート**とよぶ．このプレートから適度に希釈分注して**ドータープレート**を作製し，さらにターゲット物質が固定された**アッセイプレート**に化合物を分注してさまざまな方法で生理活性を測定する．一般にヒット化合物を見いだすまでには，ⅰ）**一次試験**，ⅱ）活性の得られた検体を集めて行う**再現性試験**，ⅲ）50%阻害濃度（IC$_{50}$）を求める**濃度依存性試験**の3段階でスクリーニングする．多数の検体から，必要な活性のある化合物をピックアップすることを**チェリーピッキング**（cherry picking）とよぶ．ここで重要なのは，いかにスクリーニングを高速化，効率化させて費用を低減させるかである．まず5～10化合物を混合した検体（**プールプレート**）をスクリーニングして，活性の認められた混合検体を，別べつにアッセイして活性化合物を特定する．これを**プーリング**とよぶが，マザープレートの横または縦1列の検体を一つのウェルに入れる横または縦**プール法**，たとえば10枚のマザープレートを串刺しするように混合する**スタック法**などがある．

（b）アッセイのミニチュア化

864穴や1536穴（10 μL/ウェル）プレートのような高密度プレートを用いる方法で，スクリーニング効率は上昇する．384穴以上の高密度プレートを用いる場合は，高精度分注器（0.5 μL以下）が必要である．また，画像処理型測定器（CCDイメージャー）といった高密度対応型の測定機器が必要になる．

（c）アッセイ系

ハイスループットスクリーニングでは，いかに多くの化合物を短時間でアッセイするかが重要な課題である．よく用いられるアッセイ系は，バインディングアッセイ，酵素アッセイ，細胞アッセイである．アッセイの手順は，**反応**，**処理**，**測定**である．たとえば「反応」とは，受容体とリガンドの結合，酵素と基質の結合，それに細胞と刺激物質との反応を指す．「処理」とは，受容体に結合したリガンドと結合していない遊離リガンドを分離したり，酵素反応を止めて基質と反応物とを分離する操作，細胞アッセイでは測定のため

に色素を添加したり，細胞内の反応物質を抽出したりする操作をいう．これらの処理工程を省略するために，加えた試薬や検体を反応後そのまま測定する方法（**ホモジーニアスアッセイ**）が開発されている．アッセイの高速化，および数μLという低容量で高密度プレートを用いる場合に必須である．「測定」には次の（1）～（3）のような方法がある．

（1）時間分解蛍光法

時間分解蛍光法（homogeneous time-resolved fluorescence；HTRF）法とは，励起光を照射後，発光する蛍光強度の時間推移を分析する方法である．蛍光寿命が数百マイクロ秒以上と長い希土類蛍光プローブを用いて標識し，減衰が非常に速い生体物質や有機物などのバックグラウンドを，励起後数百マイクロ秒以内のシグナルをすてることで無視して目的の蛍光シグナルを感度よく測定する．蛍光標識には，ドナー標識〔希土類キレート；ユウロピウム（Eu）キレート〕とアクセプター標識（アロフィコシアニン，allophycocyanin；APC）を用い，特異的な結合反応により互いに近接するEuキレートの励起されたエネルギーが近距離にあるアクセプターにエネルギー転移するFörster（fluorescence）resonance energy transfer（フェルスター（蛍光）共鳴エネルギー移動；FRET）技術を用いて，アクセプターからの長寿命蛍光をHTRF法に応用したものもある．ドナーとアクセプターが蛍光物質である場合，その距離によってそれぞれの蛍光強度が変化する．この原理を利用することで生体物質間の距離が測定できる．リン酸化酵素アッセイ，核内受容体およびタンパク質の高感度バインディングアッセイなどに広く用いられている．

（2）蛍光偏光法

偏光励起光によって生じた蛍光偏光（fluorescence polarization；FP）は，分子運動が遅い（分子量が大きい）ほど偏光性が保たれる．蛍光偏光法はこの偏光性の度合いを測定することによって結合状態を数値化する方法である．たとえば，蛍光標識したペプチドとタンパク質とのバインディングアッセイでは，両者の結合量が多くなるほど生じた蛍光の偏光性が保たれる．

（3）細胞アッセイ

細胞の反応の測定には，次のようなさまざまな方法がある．

- 細胞の生死・増殖変化：細胞毒性，化合物依存増殖，化合物抵抗性
- 細胞の形態変化：神経突起伸長，血管新生，形態異常，細胞分化
- 細胞の機能変化：物質取込み・分泌，レポーター遺伝子，細胞接着能
- 細胞内成分の変化：発現変動（mRNA），Ca^{2+}流入
- ハイコンテンツ：細胞周期，形態変化，タンパク質核内移行，細胞内局在化など

細胞増殖（毒性）を測定する方法としては，[^{3}H]チミジンの取込みやMTT

MTTアッセイ

淡黄色のMTT〔3-（4,5-ジメチルチアゾール-2-イル）-2,5-ジフェニルテトラゾリウムブロミド〕は，生細胞に取り込まれるとミトコンドリアの還元酵素によって暗青色のホルマザンに開裂されるが，死細胞では開裂しない．この生成ホルマザンの吸光度を測定することによって生細胞数を定量化する．

アッセイなどの従来の方法がある．これに加え，アラマーブルーなどの色素を利用した方法もあり，高密度プレートが使用できるようになった．

レポーター遺伝子アッセイでは，目的のタンパク質の転写調節領域を切りだし，ルシフェラーゼ遺伝子などのレポーター遺伝子とともにトランスフェクション（導入）した発現細胞を作製し，目的のタンパク質が発現しているかを測定する．発現したルシフェラーゼの化学発光は高感度で，高密度プレートを使用したホモジーニアスアッセイとして使用できる．

7回膜貫通型の7TM受容体GPCRの測定には，受容体のセカンドメッセンジャーであるcAMPや細胞内Ca^{2+}濃度を測定する**ファンクショナルアッセイ**がハイスループットスクリーニングで使用されている．

また，一度に多種類のmRNAやサイトカインの量的な変化を検出したり，顕微鏡を用いて多重蛍光染色法による細胞内シグナル伝達やタンパク質の細胞内輸送，細胞の形態変化などをハイスループットスクリーニングで測定したりすることができるようになった．これらのように，一度に多種類の情報を高速に測定できるアッセイシステムを**ハイコンテンツアッセイ**という．

ハイスループットスクリーニングにかける化合物ライブラリー作製の段階では，過去の膨大なアッセイデータの蓄積からヒットする化合物群を予測し絞り込むことが重要である．それには，タンパク質分子のX線構造解析に基づいた低分子化合物との相互作用などのデータを用いて，ターゲット分子に合わせたいろいろな**フォーカストライブラリー**（たとえば7TMライブラリー，キナーゼライブラリーなど）をデザインする必要がある．

（4）iPS細胞を利用したスクリーニング

iPS細胞からいろいろな細胞に効率よく分化させ，これを用いて，開発候補薬の有効性や安全性をスクリーニングすることができる．各種疾患の治療薬開発効率の向上やリスクを低減することにつながると考えられ，幅広く利用されている．

4.4　コンピュータの活用

4.4.1　ドラッグデザイン

ゲノム情報を含む**バイオインフォマティクス**や**ケモインフォマティクス**（cheminformatics）にとって，莫大な情報を保管・解析するためのコンピュータは不可欠である．さらに，無数の情報の塊のなかで，複数の情報どうしが相互作用し合っている生体機能の解析においてもその果たす役割は大きい．化学構造式から三次元構造を発生させるプログラムの開発により，有機化合物の構造計算，とくに分子力学や量子化学計算が容易にできるようになった．また，画面上で分子構造を三次元グラフィックス表示で操作すれば，分子の

回転，移動，置換，拡大，縮小などが自由にできるようになった．一方ではX線結晶解析やNMR解析によって多くの生体高分子やリガンド・受容体複合体の構造が解明された．このようにコンピュータ解析技術と組み合わせることによって，コンピュータ上で相互の反応性を推測し，より有効で毒性の少ない薬物設計（ドラッグデザイン）が試みられている．

図4.13に満屋らによって見いだされたHIV-1プロテアーゼ阻害薬の化学構造と野生型HIV-1プロテアーゼの活性部位に結合した状態の立体構造を示す．既知のプロテアーゼ阻害薬とこの薬剤耐性HIV-1プロテアーゼのX線結晶構造解析をもとにコンピュータでドラッグデザインを行い，きわめて活性の強い薬物を得たことが報告されている．

分子設計におけるコンピュータの利用は，Hansch-Fujita法によって始められた**定量的構造活性相関**（quantitative structure-activity relationship；**QSAR**）で，**薬物分子の脂溶性**（オクタノール/水分配係数，log P）や**分子のかさ高さ**と生物活性（IC_{50}）の関係を解析した線形関係式から指針が与えられた（7章7.4節参照）．さらに，薬物分子の活性発現はその三次元構造とターゲット生体高分子との相互作用によるものであるため，三次元構造が示す分子の特性，分子表面の荷電や疎水性基の空間的分布と活性との相関関係をみる3D-QSARへと進展している．

結晶構造がわからない分子は分子力学などの計算化学の方法で立体構造が推定される．また，タンパク質の立体構造もコンピュータを用いて予測されている．分子力学計算では，経験的パラメータを用いた比較的簡単な計算によって，迅速に分子エネルギーを求めることができる．そのため，分子の最安定コンフォメーションなどを求めるための計算化学の手法として広く用いられている．分子力学では分子を構成する各原子を剛体球とみなし，それらを結ぶ共有結合をバネと考え，分子エネルギーは共有結合性のエネルギー（伸

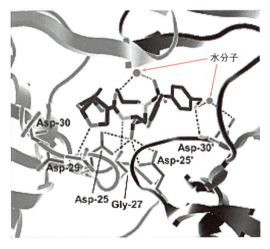

図4.13 野生型HIV-1プロテアーゼに結合したHIV-1プロテアーゼ阻害薬の立体構造
酵素はリボンモデルで，活性部位のアミノ酸との水素結合が点線で示され，阻害薬とタンパク質活性部位との結合に関与する2分子の水が存在する（矢印）．H. Mitsuya et al., *J. Med. Chem.*, **49**, 5252(2006).

縮，変角，ねじれエネルギー）と非共有結合性のエネルギー（**ファンデルワールス相互作用**，静電相互作用エネルギー）の総和として求められる．

分子は結合を軸とした回転などフレキシブルな構造をもつ，局所的に安定な数多くのコンフォメーションの平衡混合物である．したがって，結晶構造は安定した構造の一つではあるが，溶液中やタンパク質と相互作用するときの構造とは異なることが多い．薬物とタンパク質の相互作用を考えるときには局所安定構造ではなく，分子エネルギーの最も小さな最安定構造を求める必要があり，網羅的コンフォメーション解析として**モンテカルロ法**によるシミュレーションが一般的である．

薬物がタンパク質に結合したときのコンフォメーション（**活性コンフォメーション**）が得られると，立体構造の分子表面の静電ポテンシャルやファンデルワールス表面の表示ができ，新しい薬物のデザインに活用できる．タンパク質との結合部位で薬物の官能基が親和性を示す特異的な部位の解析から結合様式を想定してドッキングし，最終的に全体の系のエネルギーを極小化する．また，タンパク質の立体構造はおもにX線結晶構造解析によって明らかにされてきているが，その立体構造モデルの薬物結合部位に薬物をドッキングすることにより活性コンフォメーションを推測できる．

注意すべき点として，タンパク質とリガンドが相互作用するときは，リガンドの結合によって結合部位の構造が変化するものが多く，コンピュータによる動的構造変化のシミュレーションで予測する必要がある．

さらに，**アゴニスト**（agonist）と**アンタゴニスト**（antagonist）は同じ受容体に作用した場合でも，その受容体への結合様式や作用様式がまったく異なることがある．たとえばEPOの受容体のように，リガンドが結合すると細胞外の二量体が形状変化して細胞内での酵素部分（JAK2）の二量体化が促進され，細胞内に情報が伝達される．多くの生理活性物質の受容体である7 MP受容体は，アゴニストによって活性化されると6番目の膜貫通ヘリックスが大きく回転し，この構造変化が細胞内側に存在するGタンパク質を活性化する．一方，アンタゴニストの結合は受容体の構造を変化させない．このようにリガンドによって構造変化が異なるタンパク質があり，推測を困難にしているが，このような構造の変化を理解することがドラッグデザインには必要である．

また，実際の化合物を用いてスクリーニングするのではなく，化合物の構造情報と生物活性の情報をもとにして，化合物の構造式（仮想化合物）だけを用いてコンピュータ上でスクリーニングすることも行われている．これをバーチャルスクリーニングという（3章図3.3参照）．また，このように化合物の構造や薬理作用，代謝などの情報をコンピュータに入力し，コンピュータ上で仮想実験を行い，薬理効果や薬物動態などを予測し，化合物を選別す

ファンデルワールス相互作用
電荷をもたない中性の原子や分子間でおもに作動する凝集力（ファンデルワールス力）による相互作用のこと．励起双極子やロンドン分散力などによる引力と考えられている．そのポテンシャルエネルギーは距離の6乗に反比例し，力の到達距離は短くて非常に弱い．ファンデルワールス結合はこの凝集力によって分子間に形成される結合である．

モンテカルロ法
確率論的問題の処理に，無作為抽出の方法を利用する．このとき，乱数を用いて十分多くの回数，解析を繰り返すことで近似解を求める計算手法をいう．

アゴニスト
受容体に作動して神経伝達物質やホルモンなどと同様の作用を示す作動薬のこと．アゴニストは生体内物質とは受容体への選択性や結合力が異なるため，活性も異なる．一部化学構造を改良し，化学的あるいは酵素的安定性を高めたり，受容体に対する親和性を高めたりした高活性アゴニストが医薬品として応用されている．受容体にサブタイプがある場合，ある特定の受容体にだけ作用するものを選択的アゴニストという．

アンタゴニスト
アゴニストの対義語で，拮抗薬とよばれる．受容体に作動して神経伝達物質やホルモンなどの作用を阻害する化合物をいう．それ自体，作用はないが受容体に可逆的に結合するため，本来のリガンドが濃度依存的に受容体に結合するのを阻害する**競合的拮抗薬**（competitive antagonist）と，受容体の結合定数に影響を及ぼしたり受容体と不可逆的に結合する**非競合的拮抗薬**（non-competitive antagonist）とがある．

る手法を *in silico* スクリーニングという．さらに，最近では情報技術（information technology；IT）の進歩により，上記のような候補化合物に関する情報をデータベース化し，**ビッグデータ**として記録，保管して，必要時に即座に利用できるようにしている．

最近，製薬企業では**ビッグデータ**を基に *in silico* スクリーニングにより創薬研究を行う**AI創薬**を精力的に行っている．AI創薬とは，人工知能（artificial intelligence；AI）を使用した創薬のことで，コンピュータによって大量のデータを学習し，その解析に基づいて，化合物の薬理活性や毒性，代謝安定性，副作用の可能性などを予測して創薬研究を行うことができる．AI創薬は，いろいろな疾患をターゲットとして用いられており，研究にかかる時間や費用を削減し，創薬研究の工程を効率化できる．また，AI創薬で得られた候補化合物群を実際に合成および精製，スクリーニングする作業は機械化，自動化が進んでおり，ロボットを使用している場合も多い．各企業では，各作業工程のロボットのセンサからデータを取得し，AIで処理して作動するという**AI/ロボティクス**が取り入れられている（図4.14）．

データベース化が進むことにより，以前別用途に使用されていた既存薬や開発中あるいは開発中止となった化合物を，その時標的とする疾患の治療薬として開発する**ドラッグリポジショニング**が利用されるようになった．具体

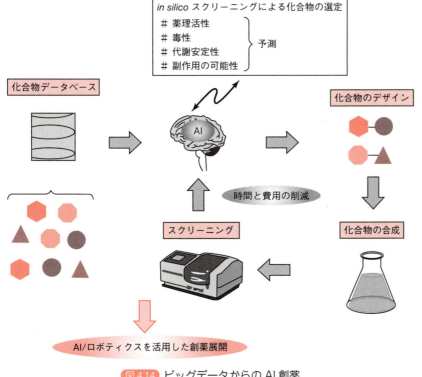

図4.14 ビッグデータからのAI創薬

的には，エボラ出血熱の治療薬に使用されていた RNA 依存性 RNA ポリメラーゼ阻害剤であるベクルリー®(レムデシビル，Remdesivir)が，COVID-19 の治療薬として使用された．既存の医薬品はすでに安全性が確認されていることより，非臨床の安全性試験を行わずに臨床試験へ進むことができ，研究開発期間と費用を削減できるというメリットがある．

4.4.2 構造生物学

構造生物学(structural biology)とは，生体を構成している生体高分子(タンパク質，核酸)の立体構造解析からその機能を解明し，生命現象への役割を理解する学問である．前項のドラッグデザインには必須の情報である．タンパク質の構造解析は，おもに，X 線結晶解析および多次元 NMR によって決定されている．構造決定されたタンパク質の立体構造情報はプロテインデータバンク(Protein Data Bank；PDB)に登録および公開され，他の研究者も利用できる．

(1) タンパク質の X 線結晶構造解析

タンパク質は良質の結晶が得られれば，X 線結晶解析によって理論上構造が決定できる．X 線結晶解析によって得られたタンパク質の立体構造を用い，リガンドの親和性および結合様式を評価して新しいリガンド分子を設計できる．これを **SBDD**(構造に基づく薬物設計，structure-based drug design)という(図 4.13)．

研究室レベルの X 線回折装置や播磨にある SPring-8 などの放射光施設で高輝度 X 線が利用できるようになったことから，タンパク質を構造解析して得られた構造情報が SBDD にルーチン的に応用されている．

X 線結晶構造解析は，まずタンパク質の発現，精製，結晶化，重原子同型置換体などの調製，X 線回折強度の測定，ならびにデータ解析による構造決定からなる．また，標的タンパク質が巨大な分子であっても注目する領域のみ(酵素であればその触媒領域)を発現し，結晶構造解析することが容易になり，SBDD が適用できるタンパク質は飛躍的に増加した．

タンパク質が生体内で機能を発現するときに，複数のタンパク質が複合体を形成することで機能を発現する場合が多い．最近，複合体の構造情報も増加しており，これらのタンパク質も SBDD の対象となっている．ただし，解析された構造情報から複合体形成による複雑な構造変化をどの程度予測できるかが SBDD の成否のポイントとなる．

(2) NMR を用いたスクリーニング

NMR もタンパク質などの生体高分子の立体構造解析法として広く用いられている．本来構造解析に使用されてきた NMR をスクリーニングに用いる試みが最近注目されており，**SAR**(structure-activity relationship) **by NMR**

(NMRによる構造活性相関)とよばれる.

NMRは薬物の結合,構造変化,運動性の変化による分子の微視的な環境変化を敏感に捉えることができる.たとえば,タンパク質にリガンドが結合して複合体が形成されると,それぞれが単独で存在する場合とは異なるスペクトルを与える.このスペクトルの変化をもとに,両者の結合状態を予測するものである.たとえば,大腸菌を用いた大量発現系により均一に^{15}N標識した薬物の受容体を大量に調製し,その^{1}H-^{15}N HSQC(heteronuclear single quantum coherence)スペクトルを測定する.そこに低分子化合物の混合物(10種類程度)を加えて同様に^{1}H-^{15}N HSQCスペクトルを測定する.低分子化合物のなかで受容体に結合するものがあればリガンド結合部位の微視的環境が変化し,受容体由来のシグナルの化学シフト変化として観測され,結合するリガンドをスクリーニングすることができる.

さらに,受容体タンパク質上の近接した別の領域で結合する別のリガンドを同様にして見つけだし,両者を高次構造情報をもとに適切な長さのリンカーで結びつけ,独立したリガンドの活性よりも高い親和性を示すものを探索することにより,いくつかの酵素阻害薬が見いだされている.

NMRによる構造活性相関はタンパク質側のシグナルの化学シフト変化によってリガンドの結合を検出する方法であるが,リガンド側のシグナルを観測することによってアッセイする方法も知られている.この方法は**アフィニティーNMR**あるいは**バイオアフィニティーNMR**とよばれている.

(3)クライオ電子顕微鏡法を用いた構造解析

タンパク質の立体構造解析において,ここ数年は従来のX線結晶解析やNMRに加えて**クライオ電子顕微鏡**(Cryogenic電子顕微鏡;**クライオ電顕**,CryoEM)が注目されている.クライオ電顕は液体ヘリウムや液体窒素冷却下でタンパク質などの生体分子に対して電子線を照射し,観察する透過電子顕微鏡をベースとした装置である.クライオ電顕による単粒子像解析では,X線結晶構造解析に必須な試料の結晶化の必要がない,NMR解析で重要な分子の分子量上限がないというメリットがある.しかし,電子線の照射によって容易に損傷を受ける生体分子の像を高分解能で画像解析し,原子レベルで立体構造解析ができるようにするため,液体ヘリウムや液体窒素で冷却した試料を低温に保持したまま電子線を照射し,電顕像を記録する必要がある.現在,X線結晶構造解析やNMR解析では不得意とされていたタイプのタンパク質の構造解析がクライオ電顕により急速に進んでいる.

(4)フラグメント創薬

標的タンパク質に効率よく結合する分子を見つけるために,分子量300以下の小さなフラグメントを上述のNMRやX線結晶構造解析などの分析法を用い,スクリーニングするのが**フラグメント創薬**(fragment-based drug

---

^{1}H-^{15}N HSQC スペクトル
異種核多次元NMRスペクトルともいう.^{1}H原子およびそれと共有結合している^{15}Nなどの原子との相関を調べるNMRの測定法.タンパク質の場合,横座標にNH基の^{1}Hの共鳴周波数,縦座標にNH基の^{15}Nの共鳴周波数を表わす二次元NMRスペクトルとして得られ,単結合によりつながった^{1}H-^{15}Nペアにより一つのピークが検出される.このため,残基数に近い数のシグナルが観測される.スペクトル上の交差ピークが何番目のアミノ酸残基に由来するのか帰属できれば,タンパク質の立体構造を敏感に反映するので,構造にどのような変化が起こっているのかを原子レベルの分解能で解析することができる.

discovery；**FBDD**) である．標的タンパク質の小さなポケットに結合するフラグメントを探索することができ，低活性のフラグメントからスタートしても活性向上が期待できる．通常は，フラグメント自体に薬理活性がほとんどないことが多く，NMR や X 線結晶構造解析などの分析法を用いる必要がある．

章末問題

1. ヒトゲノムのほぼすべての塩基配列が解明されたが，創薬ターゲットになるにはこれらの遺伝子の何が解明されなければならないか．また，それを解明するにはどのような方法があるか説明せよ．

2. 革新的創薬技術として有力とされている，*in silico* スクリーニング，AI 創薬，AI/ロボティクス，Fragment-based drug discovery について説明せよ．

3. ゲノム創薬の具体的な方法として，オーファン受容体の探索とトランスクリプトーム解析の二つの方法があるが，どのような方法か述べよ．

4. 疾患関連遺伝子とは何か．がんの疾患関連遺伝子についてがん遺伝子とがん抑制遺伝子の種類と代表例について説明せよ．

5. 分子標的治療薬であるイマチニブ，トラスツズマブおよびアダリムマブについて，適応症，標的分子，およびその実態について説明せよ．

6. 組換え医薬品の製造法において，使用する細胞を列挙し，産生物の特徴を説明せよ．また，組換え医薬品の安全性について述べよ．

7. 遺伝子治療のなかで，いま最も期待されているsiRNA の有効性，副作用および倫理上の課題について述べよ．

8. 細胞を用いた治療で，ES 細胞や iPS 細胞を用いた再生医療や CAR-T 療法について説明せよ．また，それらの治療法が確実な医療として確立されるにはどのような課題があるか述べよ．

9. 新たな医薬品のカテゴリー，免疫チェックポイント阻害薬，mRNA ワクチン，ゲノム編集，特殊環状ペプチド，抗体ドラッグコンジュゲート，ケミカルノックダウンとは何か説明せよ．

Part I 医薬品研究開発の実際

5章 医薬品開発の基礎

❖ 本章の目標 ❖
- 医薬品の定義，一般名や商品名などの名称の付け方について学ぶ．
- 医薬品の創製における知的財産権(特許)について学ぶ．
- ジェネリック医薬品(後発品)の役割について学ぶ．
- 日本で起こった代表的な薬害について列挙し，それぞれの薬害から得られた教訓と，同様の薬害を引き起こさないために採られている方策について学ぶ．
- 医薬品の開発にかかわる各種の規範(とくに2005年に施行された新規範)について学ぶ．
- 医薬品の有効性，安全性を調べる各種の試験における生物統計学上の問題点について学ぶ．

5.1 医薬品の名称

5.1.1 医薬品の定義

　一般にクスリといわれているものすべてが医薬品ではない．医薬品は配合されている有効成分の効果・効能が厚生労働省により承認されたもので，病気の治療や予防に使われるものをさす．たいていの医薬品は「指定医薬品」と表記されている．医薬品の価格(薬価)は国によって決められている(公定価格)．公定価格は定期的に見直され，切り下げられている．

　医薬品は医療用薬とOTC医薬品に分けられる．医療用薬は医師の処方箋さらには薬剤師による調剤を経て患者に出されるもので，現在日本においては先発品(新薬)と後発品(ジェネリック医薬品)を合わせて約1万300種類ある．OTC医薬品は医師の処方箋がなくても患者が薬局薬店で購入できるもので，約6千800種類ある．

　さらにOTC医薬品に準ずるものとして医薬部外品がある．医薬部外品は効果・効能が認められた成分が配合されているものの，人体に対する作用が緩和で，病気の治療ではなく，むしろ予防的に用いられるものである．それらのなかには，従来医薬品であったものが，安全上とくに問題はないとしてコンビニやスーパーで販売できるようになったものもある(図5.1)．

医薬品
薬事法によれば，ⅰ)日本薬局方に収められているもの，ⅱ)人または動物の疾病の診断，治療または予防に使用されることが目的とされているものであって器具器械でないもの，ⅲ)人または動物の身体の構造または機能に影響を及ぼすことが目的とされているものであって器具器械でないもの，と定義されている．

OTC
Over the counter の略で薬局のカウンター(counter)越しに医薬品が販売されることに由来する．

医薬部外品
人体への作用が緩やかで，口臭や脱毛，あせもなどの予防目的で使われると薬事法で定義されている．薬剤師の原則常駐など販売制限のある医薬品とは区別される．

コンビニで販売されているくすり
規制緩和の一環として，2004年より，医薬品だった整腸薬やビタミン剤など約370品目が医薬部外品に移行し，コンビニエンスストアやスーパーマーケットで販売されるようになった．

登録販売者
薬剤師(国家資格)に対し，登録販売者は各都道府県が実施する資格試験に合格した者で，一般用医薬品(第2類，第3類)の販売資格をもっている．販売業務にあたっては名札で資格を明示することになっている．

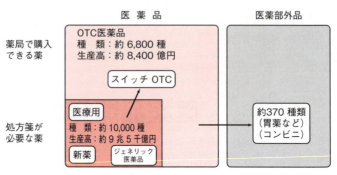

図 5.1 医薬品の種類
スイッチOTCとは従来医療用として使われていたものが一般薬として薬局で購入できるようになったものである(over the counter；OTC)．医療用薬には新薬(先発品)と，その特許が切れたのちに販売されるジェネリック医薬品(後発品)とがある．

OTC医薬品はその分類および条件に応じて，薬剤師あるいは登録販売者により販売される(表5.1)．すなわち，OTC医薬品は使用時のリスクの高低に応じて要指導医薬品と一般用医薬品に，さらに一般用医薬品は第1類から第3類にまで分類され，対応する専門家(薬剤師あるいは登録販売者)，顧客への対応さらにはインターネット販売の可否などの条件が決められている．とくに要指導医薬品や一般用医薬品の第1類については，薬剤師による書面での情報提供が義務づけされている．また，要指導医薬品以外はインターネットを通じて販売できるようになっている．

5.1.2 画期的新薬とそれに対する後続品と後発品

新薬は一般的には医療用薬として開発され，医師や薬剤師の管理下で使われる．いままでにはない新しい作用メカニズムによって病気を治す新薬はピ

表 5.1 OTC医薬品の分類

OTC医薬品の分類		リスクの高低	対応する専門家	顧客への説明	顧客からの相談への対応	インターネット，郵便等での販売
要指導医薬品*		とくに高い	薬剤師	書面での情報提供(義務)	義務	不可(対面販売のみ)
一般用医薬品	第1類	とくに高い(H2ブロッカー等)	薬剤師	書面での情報提供(義務)	義務	可能
	第2類	比較的高い(かぜ薬など)	薬剤師または登録販売者	努力義務	義務	可能
	第3類	比較的低い(消化薬など)	薬剤師または登録販売者	努力義務	義務	可能

＊セルフメディケーションの一環として医療用から一般用にスイッチされた直後のものを指す．一定の期間を経て第1類に移行する．

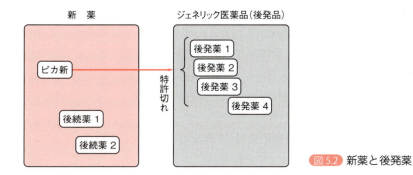

図5.2 新薬と後発薬

カ新(画期的な新薬)といわれ，高い薬価がつけられる．新薬は特許に守られて，特許存続期間中は，開発した企業により独占的に販売される(図5.2)．

化合物の構造は異なるがピカ新と効果がほとんど同じ，いわゆる同種同効薬が，特許を擦り抜けて他のメーカーから，やや遅れて発売されることがある．このような医薬品は後続薬といわれ，薬価はやや低く設定されるが，ピカ新と同様に新薬に分類される．一方，新薬の特許が切れると，同じ成分の医薬品が各メーカーから販売されるようになるが，そのような医薬品は，後発薬(ジェネリック医薬品)とよばれる(5.3節参照)．

5.1.3 医薬品の名称

医薬品には3通りの名称のつけ方がある．すなわち，一般名，化学名および商品名である．医薬品の製造販売承認申請資料や添付文書にはこの3種の名称が記載されている．表5.2には3種類のプロトンポンプ阻害薬(プロトンポンプインヒビター，proton pump inhibitor；PPI，抗潰瘍薬)の構造式と一般名，化学名および商品名を例示した．

表5.2 プロトンポンプ阻害薬の構造式と各種名称

一般名	化学構造	化学名	商品名
オメプラゾール	[構造式]	(RS)-5-Methoxy-2-{[(4-methoxy-3,5-dimethylpyridin-2-yl)methyl]sulfinyl}-1H-benzimidazole	オメプラゾール® 後発品：エンプラール®他多種
ランソプラゾール	[構造式]	(RS)-2-({[3-Methyl-4-(2,2,2-trifluoroethoxy)pyridin-2-yl]methyl}sulfinyl)-1H-benzimidazole	日本：タケプロン® 欧米：プレバシド®
ラベプラゾール	[構造式]	Monosodium (RS)-2-({[4-(3-methoxypropoxy)-3-methylpyridin-2-yl]methyl}sulfinyl)-1H-benzimidazolide	パリエット®

（1）一般名

世界保健機関（World Health Organization；WHO）が定めた国際基準に準拠してつけられ，各国共通の名称のことを一般名（ジェネリックネーム，generic name）という．なお日本における一般名は，音訳した形で用いられる．一般名は化学名をもとに付けられることが多く，たとえば表5.1 に示した3種類の PPI の化学構造式では，ピリジンやベンズイミダゾールが共通しているために，一般名には**共通の語幹**（**ステム**ともいう．この場合，プラゾール）が用いられている＊．これは他の医薬品についてもいえることで，共通の語幹を使うことで，構造式と薬理作用が類似した化合物群を他と区別できる．

＊その他の例としては，アンギオテンシンⅡ受容体拮抗薬であるカンデサルタンヘキセチルやロサルタンでは「サルタン」が共通のステムとして使われている．

（2）化学名

有効成分の化学構造式をもとに体系化された系統的な名称を化学名といい，**IUPAC**（International Union for Pure and Applied Chemistry，国際純正応用化学連合）の規則により命名されたものが製造販売承認申請資料や添付文書に記載されている．

（3）商品名

商品名（ブランドネーム，brand name）は文字どおり医薬品の製品としての名称である．命名上とくに規則は設けられていない．他の一般の商品と同様に，商標として登録され，製造販売会社に限定して使用され，他社は無断で使うことができない．商品名は名称の右肩に商標であることを示すマーク®（registered）あるいは TM（trade mark）がつけられている．後発品に対しては，通常それらは先発品とは異なる商品名がつけられる．

表 5.3　取り違えが問題になっている類似名医薬品の例

アマリール（血糖降下薬）	アルマール（高血圧症・狭心症・不整脈治療薬）
一般名：グリメピリド（局方収載品）	一般名：アロチノロール塩酸塩（局方収載品）
ウテメリン（子宮拡張薬）	メテナリン（子宮収縮薬）
一般名：リトドリン塩酸塩（局方収載品）	一般名：メチルエルゴメトリンマレイン酸塩（局方収載品） 「メテナリン」（商品名）は作用が逆の「ウテメリン」と取り違え事故が発生していることから，2010 年に「メチルエルゴメトリン」へと変更された．
ノルバスク（降圧剤）	ノルバデックス（抗乳がん剤）
一般名：アムロジピンベシル酸塩（局方収載品）	一般名：タモキシフェンクエン酸塩
テオドール（気管支拡張剤）	テグレトール（向精神作用性てんかん治療剤・躁状態治療剤）
一般名：テオフィリン（局方収載品）	一般名：カルバマゼピン（局方収載品）
タキソール注射液（抗がん剤）	タキソテール点滴静注用（抗がん剤）
一般名：パクリタキセル	一般名：ドセタキセル水和物（局方収載品）

> **Advanced　類似名医薬品の取り違え問題**
>
> 　日本医療機能評価機構がまとめた2005年の医療事故情報収集等事業年報によると，1年間に報告されたヒヤリハット事例（危ない場面で，気がついて大事に至らなかったケース）は約18万件に上っている．発生要因別では「確認不十分」が，また発生場面では「処方・与薬」がともに約4分の1を占め，表5.3に示したような類似名医薬品の取り違えが要因の一つとして考えられている．類似名医薬品の取り違えに対する注意喚起の事例は今なお増え続けている（PMDA医療安全情報）．医療事故を避けるためには，医師による処方箋の書き間違いを減らすことや薬剤師による処方箋の厳しいチェックも重要ではあるが，紛らわしい医薬品の命名（とくに商品名）を避けることも重要といえる．

5.2　特許とは

5.2.1　発明と特許

　特許は**知的財産権**（intellectual property）の一つで，**発明**（invention）を保護し，その利用を促進することにより，産業を発展させるために定められた権利で，最大20年間与えられる独占権である．新薬の開発においては必須の事がらである．

　特許は発明に対して与えられるものであるが，発明にはいくつかの条件がつけられている．まずは ⅰ）自然法則を利用している，ⅱ）技術的思想が含まれている，ⅲ）公序良俗に反しない，さらに ⅳ）新規性，進歩性および産業上の利用価値が満たされている，などである．新規性とは，その発明が特許出願前に国内外において，公然とは知られていないことである（非公知）．進歩性とはその分野の当業者が容易に思いつかないことである（非自明性）．また産業上の利用価値とは何らかの製品に結びつき，いろいろな人がそれを使い，結果的には産業の発展に繋がる価値があることを意味する．

5.2.2　特許出願

　特許を取得するには**弁理士**を介して特許庁に出願する必要がある．特許出願には願書，明細書，図面などの書類が必要となる．

　明細書には発明の名称，要約，**特許請求の範囲**〔クレーム（claim）ともいう〕，発明の詳細な説明などが記載される．特許請求の範囲は独占的に使える権利部分を規定したものである．一般には請求項として複数設定される．

　発明の詳細な説明においては，ⅰ）発明に属する技術分野，ⅱ）従来の技術，ⅲ）発明の実施の形態，ⅳ）実施例，ⅴ）図面，が記載される．発明に属する技術分野の規定は，その分野の当業者を規定するうえで重要となる．

知的財産
発明，考案，植物の新品種，意匠，著作物その他の人間の創造的活動により生みだされたもの，商標，商号その他事業活動に有用な技術上または営業上の情報を指す．それぞれの知的財産に対しては，創作者の権利（知的財産権，intellectual property right）が認められている（たとえば，発明に対し特許）．

発見と発明の違い
発見（discovery）は単にものを見つけることで，発明とは区別される．

当業者
その発明の属する技術分野における通常の知識をもつ者を指す．

弁理士
弁理士試験に合格し，かつ弁理士登録を行った者を指し，業として特許，商標などの出願等代理を行う．

また従来の技術と課題を解決させるための手段については，その発明の新規性や進歩性，あるいは産業上の利用価値を示すうえで重要となる．

5.2.3　特許出願後の流れ

日本国内に出願した場合には，18か月後に内容が公報を通じて公開される（特許公開）（図5.3）．その後の流れとして，出願人は出願後36か月以内に特許庁に審査請求をして，特許の実態審査を受ける（図5.4）．審査の結果，特許として認められれば，登録査定を経て特許として登録される．しかし，審査の結果そのまま特許として認められず，拒絶を受けることもある．出願人はそれに対して不服であれば，30日以内に拒絶不服審判請求をして，審理してもらうことは可能である．

特許が登録されると，その旨と特許の内容が公報を通じて公告される．もし他者（競合他社）がその特許は認められないと考えれば，6か月以内にその根拠を示す書類を添えて，特許庁に異議申し立てをすることができる．

日本では特許登録されると，出願日から起算して20年間は特許権が認められる．ただし医薬品と農薬に関しては，開発期間が長いために，特例的に最大5年が延長されることもある．

5.2.4　特許の優先日

一般に特許は国ごとで認められるため，その国において製品を独占的に製造販売するためには，必ずその国において特許を取得しておく必要がある．しかし過去においてはアメリカとそれ以外の国で，特許の優先日（特許が認められる日付）が異なり，出願の仕方によっては特許として認められないことがあった．たとえばアメリカ以外の国では出願日が優先日となるのに対し（先願主義），アメリカにおいては発明した日付が優先日となり，先に発明した者に特許が付与されることになっていた（先発明主義）．しかし2013年にはアメリカにおいても先願主義へ移行している．

日本では，先願主義のほかに，国内優先権制度が採られている．たとえば，ある発明を特許出願してから1年以内に，その発明を土台に新たな発明を特許出願することができる．そのときの優先日は最初の出願の日となる．

世界各国で特許を取得するためには，そのすべての国で特許出願手続きを行う必要があるが，それは時間的に困難なことである．しかし**特許協力条約**（Patent Cooperation Treaty；PCT）のもとでは，第一国に出願すれば，自動的に外国出願ができるようなしくみになっている．

通常，日本で外国出願する場合，まず日本の特許庁に特許出願をする．**パリ条約**における優先権制度（第一国出願から1年以内）を用いて，1年後にPCT出願し，さらに2年半かけて，その製品をどの国で上市するかをゆっ

特許協力条約
PCTとよばれ，世界のほとんどの国が加盟している（加盟国153か国）．

パリ条約
国ごとの特許制度が異なるといろいろな不都合が生じるため，1883年，パリで制定された特許に関する国際的なルールである．2021年の時点で，177か国がこの条約に加盟している．

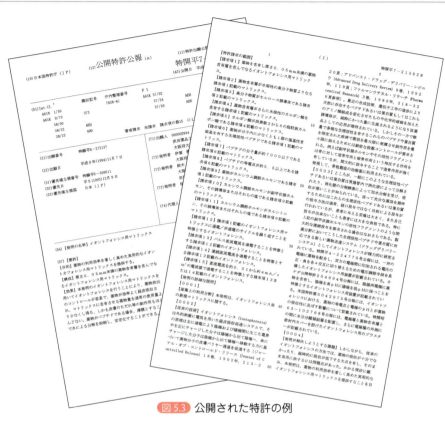

図 5.3 公開された特許の例

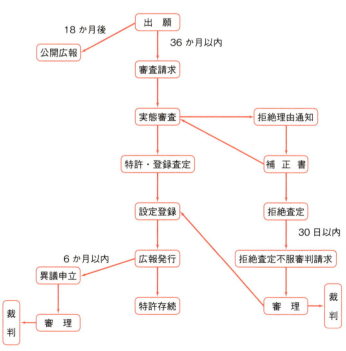

図 5.4 特許出願および審査の流れ図

くり見きわめ，最終的な出願国を決めて，その国に出願する．そうすれば最初に日本で出願したのと同じ扱いとなる．

5.2.5 新薬開発における特許戦略

　新薬の開発では創薬の段階から特許戦略を考えておく必要がある．開発しようとする新薬において特許を取得することができなければ，独占的市場は確保できない．また，他社が先にその特許を取得してしまえば，せっかく開発した新薬も販売できなくなる．もし他社の特許を無視して，その新薬を販売すれば，特許侵害として訴えられ，膨大な賠償金を支払わなければならない羽目になる．

　したがって，有望な新薬候補が見いだされたときには，早めの特許出願が好ましい．しかしあまり早く出願しても，開発に時間がかかる場合には，発売後の特許存続期間が短くなるので戦略上は好ましくない．通常は開発候補化合物が決まって，臨床試験を開始する1年から2年前の非臨床試験の開始時に特許出願をすることが多い．

　特許調査も重要である．通常は臨床試験に入る段階で，現在出願している特許が，他社を抑制するのに十分か否か，また開発しようとしている新薬が他社の特許に抵触していないかどうかを詳細に調査する．とくに他社の特許に抵触する可能性がある場合には，その会社と交渉して，特許料を払う条件でその技術の使用許諾を得ておく検討もなされる．

　経済性調査も重要となる．特許が満了すると後発品が参入し，売上が急速に下落する．したがって特許存続期間中に，それまでに投じた研究開発費が回収でき，なおかつ一定の収益を上げられるか否かが，その新薬の開発を進めるうえでの判断基準の一つになる．それには薬価や市場に関する**薬剤経済学**の手法を駆使した分析調査も重要になる．

> **薬剤経済学**
> ファーマコエコノミクスともいう．効果と費用とのバランスに立って，薬剤の選択や医療サービスの限度を考える学問で，その研究結果は行政や病院経営者，製薬企業の経営者の意思決定の材料として利用される．

5.3　ジェネリック医薬品

5.3.1　ジェネリック医薬品とは

　医薬品には，薬局などで患者が直接購入できるOTC薬と医療機関で使われる医療薬がある（5.1節）．新薬や**ジェネリック医薬品**（generic drug）は医療薬に分類され，医師の処方箋があってはじめて患者は手にできる．新薬は最初に発売される薬であり先発品ともよばれる．一方，ジェネリック医薬品は，新薬の**再審査**が終了し特許期間が満了したあとで発売されるもので，後発品ともよばれる（以後，ここではジェネリック医薬品を後発品と表記する）．有効成分が新薬と同じで，効能・効果も新薬と同等であることが確認されているものである．

> **ジェネリックの呼称**
> 化合物の一般名（ジェネリックネーム）に由来している．海外では医薬品はジェネリックネームでよばれることが多いため，患者もブランド品にこだわらずに，より廉価なジェネリックを選ぶことが多い．

後発品の特徴は，何といっても経済性に優れていることである．使われている成分の有効性や安全性は，新薬の段階ですでに確認済みであるために，後発品メーカーは新薬との同等性と品質を保証するデータを示すだけで製造販売承認が得られる．そのため研究開発に要する費用はわずかで済み，薬価も安く設定できる（後発メーカーが10社以下の場合は先発の50％，11社以上の場合は40％に設定）．

5.3.2 後発品の国内外の状況

欧米では後発品の市場に占める割合は高く（数量ベースでみると欧州で70％以上，アメリカで90％以上），後発品が多用されている．それは高騰する医療費の抑制策によるところが大きい．とくにアメリカでは，医薬分業がより完全な形で取り入れられ，代替調剤が認められている．したがって，患者が先発品か後発品かを自由に選択することができる．また，国民の大多数は民間の医療保険に加入していて，あらかじめ使える薬剤リストには高額な先発品は含まれておらず，リストにない薬を使う場合は，患者の自己負担になるため，後発品が選ばれる頻度が高くなる傾向にある．

一方，日本についてみると，2003年時点では後発品の普及率は低く，金額ベースで，国内処方薬全体のわずか5％ほどであった．その原因として，医療費の大部分が健康保険で支払われていて，廉価な後発品が患者にとってそれほど大きな関心事にはなっていなかったことがあげられる．しかし人口に占める高齢者の割合が増えるに伴い，国民医療費は年々増え続けていて，それを抑制するための施策が採られるようになった．2006年には診療報酬が一部改定され，たとえば処方箋の備考欄に「後発医薬品への変更可」の表記がもうけられるようになり，後発品への切り替えが進むようになった．その後も処方箋の表記は後発品が選ばれる方向に改定がなされ（後発品変更不可の場合には医師はその理由を記載する），2022年の後発品の普及率は75％までに伸びてきている．

5.3.3 後発品の開発

後発品メーカーは，化合物の再審査の終了あるいは特許満了時期を視野に入れて，数年前から化合物の合成や製剤化の検討を開始し，それらの期間が切れるとただちに製造販売ができるよう準備している．

メーカーは有効性や安全性のデータを新たに取得する必要はなく，おもに主薬原料の調達と製剤化検討をすればよい．投与経路や用法用量は新薬と同じなので，製剤の組成（処方）を検討すればよい．ただし，投与後の血中薬物濃度の時間推移が新薬と同等（**生物学的同等性**）となる製剤をつくる必要がある．それは必ずしも容易ではない．生物学的同等性は先発品を比較対照とし

後発品発売の条件
発売までの開発段階や臨床試験で確認できない効果や副作用は市販後の再審査期間（Advanced「新薬の再審査と再評価」を参照）に調べられるが，後発品はそれが終了していないと発売できない．

研究開発期間と費用
創薬を含めた新薬の研究開発に要する期間は平均10～18年，また費用は数百億～数千億円といわれている．一方，後発品の場合，せいぜい期間は3～5年で，開発費も大幅に削減されている．また新薬のように開発に失敗する要素はない．

国民医療費
健康保険連合会の報告（2017）によると，国民医療費は2015年度の42.3兆円から10年後（2025年）には1.4倍の57兆円に増加すると予測されている．

生物学的同等性
bio-equivalence，略してBEともいう．血中薬物濃度推移における最高血中濃度（C_{max}），最高血中濃度に到達するまでの時間（t_{max}），血中濃度下面積（AUC）が対照となる製剤の投与と比べ，統計的に有意差がないことを証明することにより確認される．

溶出試験
先発品と後発品の同等性を確認するため，水とpHの異なる3種類の液に固形製剤を溶かし，主成分の溶けでる時間と割合を測定するという試験である．

日本版オレンジブック
医療用医薬品品質情報集の略称で，医療用医薬品の品質再評価の実施に伴い，製剤の溶出性などにかかる品質情報を提供するため，その結果などをとりまとめた出版物で，品質再評価結果の通知ごとにおよそ年4回発行されている．アメリカのオレンジブックに由来している．

て健常人に投与し，血中薬物濃度を測定することで調べられる．投与後の血中濃度は，全身循環への吸収速度により決まり，とくに経口投与剤の場合には，製剤の溶出速度により左右される．そのため，**溶出試験**による先発品との同等性の確認も重要となる．販売されている後発品の溶出試験のデータは日本版オレンジブックに掲載されている．

品質の保証，すなわち主薬の安定性さらには製剤の溶出性に関し，製造ロットごとで変動しないことや，保存下で変化しないことの保証が重要になる．

Advanced 先発品メーカーにおける新薬のライフサイクルマネジメント（LCM）

新薬の寿命は，発売直後から徐々に売上げが伸び，ピークを迎え，その後は徐々に低下し，特許が切れ，後発品が参入するころには薬価切り下げの影響も受けて，ピーク時の1/10以下に低下する山形のパターン（1サイクル）を描く．

売上げ低下に備え，また次の新薬を創出する（次のサイクル到来）までの繋ぎとして先発品メーカーはさまざまな戦略（方策）を立てる．これを新薬のライフサイクルマネジメント（LCM）とよぶ．いくつかの方策があげられる．① ラセミ体から光学活性体への切り替え（エソメプラゾールの例）（新薬と同等の試験を実施：特許化），② 適用拡大（ランソプラゾールの例：胃潰瘍・十二指腸潰瘍以外に逆流性食道炎など）（追加の臨床試験を実施：特許化），③ 投与経路の変更（ホクナリンテープの例：経口剤に代わる経皮吸収型製剤：特許化）（追加の臨床試験を実施），④ 配合剤（糖尿病治療薬の例：DDP-4阻害剤＋SGLT2阻害剤：特許化）（追加の臨床試験を実施），⑤ 剤形変更［ランソプラゾールの例：カプセル剤から口腔内崩壊錠（OD錠）へ：特許化］（同等性試験を実施）．少なくとも①については新たな特許が切れるまでは後発品の参入は困難となる．

Advanced オーソライズドジェネリック（AG）

オーソライズドジェネリック（AG）は後発品メーカーが先発品メーカーと提携し，先発品メーカーから特許権の許諾を得て，販売するジェネリック医薬品を指す．特許権の許諾を受けているため，特許が切れる前に発売することができる．先発品メーカーにとっては特許切れ後の販売高減少をカバーする意味がある．

AGには製造プロセスの違いにより三つのタイプがある．タイプ1は先発品メーカーの原薬，製法，技術，製造ライン（工場）を用いて製造するもの．タイプ2は先発品メーカーと同じ原薬を用いて後発品メーカーが製造するもの．タイプ3は異なる原薬を用いて同じ製法で後発品メーカーが製造するもの．タイプ1については製造販売承認の取得に必要な試験の一つ（生物学的同等性試験）は不要であるが，タイプ2および3では必要となる．

Advanced 医師（および薬剤師）による治療薬の選択

処方箋記載の薬がどのようにして選ばれているか，2型糖尿病の治療薬を例に考えてみる．医師は2型糖尿病の恐れのある患者に対しては，まず血糖値やヘモグロビンA1cの値を見て，血糖コントロールが不十分と診断した場合には，図に示したような治療指針にしたがい薬剤を選び，治療を進めていくことになる（図5.5）．たとえば肥満傾向にある患者にはインスリン非分泌系薬（4種別あり）あるいは血糖依存性インスリン分泌増強薬（2種別あり）から，適切と判断した薬剤が選ばれる．たとえばビグアナイド類（インスリン非分泌系薬）の場合には，2種類の同効薬剤があり，そこから選択される．その際にそれぞれの先発品に対し複数の後発品があり，たまたま処方箋には先発品ブランドが記載されていても，たいていの場合には既述した国の後発品促進策に従い，後発ブランドが選ばれる（薬剤師の判断）．また，たとえばDPP-4阻害薬（血糖依存性インスリン分泌増強薬）の場合には，9種類の同効薬が上市されているので，それらのなかから選択される．しかし，これらの薬剤についてはいずれも，まだ新薬としての特許が存続しているので，後発品が選ばれる余地はない．

医師が複数ある同効薬のなかから薬剤を選ぶ際の判断は，患者の病状（ほかの疾患併発の有無）に加え，それぞれの薬物特性（効果効能，服薬コンプライアンス，飲み合わせ，安全性など）をもとにしてなされる．医薬分業が導入される以前では薬価差益（薬価から仕入れ値を差し引きして得られる収益；新薬では薬価が高い分，差益も大きい）が病院側の大きな収益となっていて薬剤選択に影響していたとの見方はあるが，現在においてはそのようなことはない．一方，薬剤師が複数あるブランドから一種類の後発品を選ぶ際の判断は，その薬剤の品質や服用のしやすさ（剤形）のほかに，薬剤の仕入れ条件に基づいてなされる．患者が在庫にないブランドを指定することは可能であるが，取り寄せに時間が掛かることもある（患者によるブランド指定はまれと思われる）．

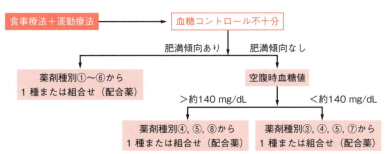

図5.5 医師による2型糖尿病治療薬の選択

5.4 薬害

学修事項 B-4-2
(5) 薬害の例(サリドマイド，スモン，非加熱血液製剤，ソリブジン等)の原因，社会的背景，その後の対応

5.4.1 薬害の原因

医薬品の開発における最も重要な部分は安全性の保証である．しかし過去には安全性の保証が十分になされないまま新薬として上市され，その後重篤な副作用を引き起こしながら，ずるずると使い続けたために大勢の患者や胎児までも巻き込み薬害をもたらした例が多数ある．日本で起こった代表的な薬害を列挙すると，ⅰ) サリドマイドによる**フォコメリア**，ⅱ) キノホルムによる**スモン**，ⅲ) クロロキンによる網膜症，ⅳ) ソリブジンと抗がん剤併用による死亡事故，ⅴ) 非加熱血液製剤による HIV 感染，があげられる．

薬害には科学と倫理が絡み合ったいろいろな難しい要素があるが，過去の事例を振り返り理解することは，同様の過ちを犯さない意味で重要である．

5.4.2 サリドマイドによるフォコメリア

サリドマイド(thalidomide)はドイツで開発された睡眠薬で，1957 年に精神安定剤として発売された．その後この薬は安全性が高いとして，一般薬として取り扱われ発売された．医師の処方箋も必要がなく，悪阻(つわり)にもよく効くとして妊婦にも投与された．その結果，ドイツを中心にして欧州で，またその後それを輸入した日本で，発売後，急速に奇形児出産(フォコメリア)が増えた．

欧州ではドイツの医師がサリドマイドとの関連性を疑い，国と製薬会社に警告を発した．しかし，それに対する製薬会社の対応は遅く，製品が販売中止になったのは発売から 4 年後のことであった．その間薬害は増え続け，奇形児出産は世界で約 6000 例に達した．

一方日本でも，ドイツでの発売後まもなく，睡眠薬として，また妊婦にも安全な悪阻にもよく効く胃腸薬として発売された．ドイツの薬害の情報が届いた後にも販売が継続され，販売が中止されたのは欧州での回収から約 10 か月遅れてのことであった．日本では販売中止後の製品の回収は不十分で，すでに出荷された在庫品はそのまま薬局で売られ，被害者数は 300 人ほどにも達した．

5.4.3 サリドマイド薬害の教訓

精神安定剤あるいは睡眠剤を悪阻にも有効として，適応を拡大し，しかも医師の処方箋もなく容易に使えるようにしたことが，急速な薬害の広がりにつながった．このような安易な適用症の拡大によりもたらされた薬害は，後述のキノホルムやクロロキンによる薬害にも当てはまる．

サリドマイドのような薬害を引き起こさないためには，倫理面だけではな

フォコメリア
アザラシ肢症ともよばれるもので，胎児の四肢がアザラシのように短い形態をとる奇形である．

く，科学の観点でどのようなことがいえるだろうか．現在では，創薬や開発研究の段階で，細胞や動物を使った生殖発生毒性(催奇形性)試験が実施され，危険性の有無がある程度予測できるようになってきている．

5.4.4 サリドマイドの光学異性体

　サリドマイドには，不斉炭素(キラル中心)が1個あり，二つの光学異性体(R体とS体)が存在する．薬害を起こした当時のものはR体とS体の混合物(ラセミ体)で，R体とS体をきれいに分離する技術，あるいは選択的に合成する技術が見いだされ(キラル分離)，それらを用いた研究でわかったことである．催奇形性を示すのはS体のほうであり，R体を開発していれば薬害にはならなかったのではないかという議論がある．しかし，R体を投与し，その体内動態を調べてみると，血中では一部がS体に変化(可逆反応)していることが多く，個々の光学異性体の効果を単純に判断できない．したがって，効果や副作用は個々の異性体において個別に試験をすべきであるという考えもある．現在では，不斉炭素をもった化合物を新薬として開発する場合，代謝物を含めた光学異性体の有効性と安全性を個別に試験する必要がある．このため，膨大な試験となり，光学異性体の含まれる化合物は開発候補から外されることもある．

サリドマイドの光学異性体

サリドマイド(R体)

サリドマイド(S体)

Advanced　見直されている医薬品としてのサリドマイド

　サリドマイドは薬害を引き起こす危険な薬であり，本来開発されるべきではなかったという考えは一見正しいように見える．一般には薬害を起こした薬はすべて危険な特殊な薬であるという認識はある．しかし，どのような薬も使い方を誤れば毒になるという発想に立てば，逆に注意を払って適切に使用すれば(医薬品の適正使用：サリドマイドの場合には妊婦には投与しないという条件)，りっぱな医薬品となりうることもある．
　サリドマイドはハンセン氏病の合併症である皮膚病変の治療やその他の疾患にも有効であることが最近わかってきている．厚生労働省もこの薬を**オーファンドラッグ**(orphan drug)に指定し，現在日本では多発性骨髄腫の治療薬として臨床使用されている．

5.4.5 キノホルムによるスモン

　キノホルム(chinoform)は当初は殺菌剤(塗り薬)として開発されたものである．外用剤として使っているかぎり危険はなかったが，アメーバ赤痢に効くことがわかり，腸内防腐・殺菌剤として適用拡大を図るようになり，そのことが薬害を引き起こす結果となった．
　キノホルムは当初動物に大量に経口投与しても毒性がでにくいという安全性試験の結果から，安全とみなされていた．しかし，実験で使用した動物は

オーファンドラッグ
希少疾病用医薬品のこと．市場が非常に小さいため，営利を目的とする製薬会社では生産が望めない薬剤を国が指定して，製薬会社による開発を援助し促進している．

スモン
SMON は sub-acute myelo-optico-neuropathy の略で，亜急性の脊髄，視神経および末梢神経障害を意味する．

キノホルム

ヒトよりもキノホルムの消化管からの吸収性が低く，経口投与後の全身循環への移行(**曝露**，exposure)が十分ではないために，結果的にはヒトで見られたような神経障害が現れなかったともいえる．そこで，現在では安全性試験で必ず**トキシコキネティクス**(toxicokinetics)**試験**を実施し，曝露量と毒性の関係を把握し，安全性を評価することになっている．

5.4.6 クロロキンによる網膜症

クロロキン(chloroquine)はマラリアの特効薬として開発された．マラリア治療の場合は服用が短期間で済むのでとくに問題はなかったが，慢性胃炎やリウマチやてんかんなどに適用拡大を図った結果，薬害を引き起こしてしまった．

なお現在では，クロロキンは眼の組織成分であるメラニンに対して親和性が高いため，このような網膜症を引き起こす結果に結びついたことがわかってきている．したがって新薬を開発する際には，あらかじめメラニンに対する親和性を調べ，親和性の高い化合物は，まず動物に長期間投与した際の網膜への障害の有無を詳細に調べるようになっている．

5.4.7 ソリブジンによる薬害

抗ウイルス薬であるソリブジン(sorivudine)は国内で開発された薬剤で，ヘルペスウイルスが増殖して起こる帯状疱疹に著効を示す新薬として，1993年に発売された．ところが，発売後40日間で15人の死亡者がでた．その後の調べで治験段階でも3人が死亡していたことが判明した．

この薬害は抗がん剤であるフルオロウラシル(5-FU)が投与されている患者に，ソリブジンを併用投与して生じたもので，原因は薬物間相互作用とされている(図5.6)．ソリブジンは投与後，その大部分が肝臓で代謝されてブロモビニルウラシルとなる．この代謝物が5-FUの代謝酵素であるジヒドロチミジンデヒドロゲナーゼを不可逆的に阻害してしまう．その結果，5-FU

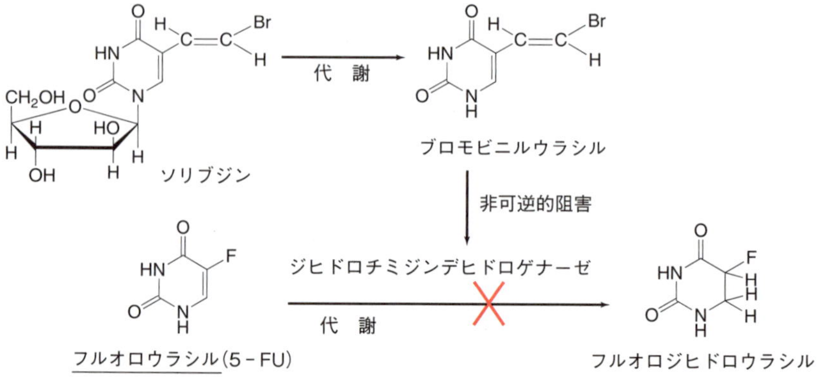

曝露
生体がどの程度に薬物にさらされたかの度合いを指す．通常は薬物の血中濃度-時間曲線下面積(area under the blood concentration-time curve；AUC)がその指標として用いられる．安全性試験においては，極端に高い投与量が用いられるが，一般的には消化管からの吸収率は低下し，AUCは用量比にしたがって増加しないことが予想される．

トキシコキネティクス試験
トキシコキネティクスは毒性学(toxicology)と薬物動態学(pharmacokinetics)を組み合わせた用語である．トキシコキネティクス試験とは安全性試験に用いられるような高い投与量で薬物動態試験を実施し，全身への曝露を評価する試験である．

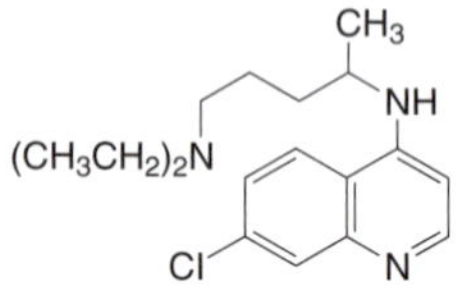

クロロキン

図5.6 ソリブジンの代謝物による5-FUの代謝阻害

の代謝が阻害され，5-FU の血中濃度が極端に上昇し，死亡事故につながったとされている．

この薬害を機会に，臨床試験で相互作用を想定した試験が義務づけられるようになった．

5.4.8 非加熱血液製剤による HIV 感染

1983 年から 1985 年にかけて，HIV（human immunodeficiency virus）に感染した人の血液が一部混じっている血液を原料にしてつくられた血液製剤がアメリカから日本に輸入され，血友病患者に投与されて引き起こされた薬害である．

血液製剤は 1970 年代に血液凝固因子を欠損した血友病患者のためにアメリカで開発された．献血で集めた数千人分の血液を一挙に処理し，投与製剤としたものである．1982 年にアメリカにおいて血友病患者がエイズを発症し，感染経路として血液製剤が疑われた．アメリカでは，翌年 HIV 感染の恐れのある製剤を使わないよう勧告するとともに，同時に肝炎ウイルス対策として開発されていた加熱処理した血液製剤を認可し，いち早く切り替えに成功した．アメリカで加熱処理製剤に切り替わった結果，余った非加熱血液製剤が市場を求めて日本に殺到した．当時の厚生省も HIV 感染の危険を予知しながら，代替処置がないという理由で，1985 年に加熱血液凝固第Ⅷ，第Ⅸ因子製剤が許可されるまで，非加熱血液製剤の使用を許可し続けた．

この薬害は危険を予知しながら，輸入した製薬メーカーと安全であるとして許可した当時の厚生省の倫理上の問題につきる．この類の薬害は製剤の製造条件にかかわるものであるが，今日ではさらに製造販売業者の責任を明確にするために，市販後の品質保証をより強化する基準が制定されている（5.5 節）．

製造販売業者
製造販売業とは従来の"自らの製造所において製造し製品を出荷する"という製造業から"製品を出荷する"という行為を分離した業態をさす．製造を他社へ委託することができるので，製造所（工場）をもつ必要はない．
ただし，医薬品，医療機器等の品質，有効性及び安全性の確保等に関する法律（薬機法）では，製造販売業者に対して，出荷後の安全体制の充実・強化・責任の明確性を求めており，製造販売業として許可される要件として GQP と GVP を満たす必要がある．また，製造に関しても製造業者に GMP の遵守状況の確認を行う義務がある．

5.5 新薬の研究開発にかかわるいろいろな規範

5.5.1 新薬の研究開発プロセスと市販後における実施基準

新薬メーカー（**製造販売業者**）が研究開発してきた新薬（開発化合物とよぶ）が医薬品として認められ，販売ができるようになるためには，その開発化合物の有効性，安全性さらには品質について問題がないことを示すデータを添えて厚生労働省に**製造販売承認申請**を行い，**承認**をもらう必要がある．有効性および安全性については，まずは動物で試験し（非臨床試験），その後ヒトでも試験（臨床試験）が行われる（表 5.4）．また販売後も有効性，安全性さらには品質について問題がないかどうかをつねにチェックし，対応をしなければならない．

学修事項 B-4-1
（2）医薬品開発に関わる法規制・ガイドライン

製造販売承認申請の手続き

製造販売業者が新薬を生みだしたとき，厚生労働省にその有効性，安全性，品質，製法に関する資料と臨床試験の成績をそろえて，製造販売承認申請を行う．その新薬の有効性，安全性および品質は機構により審査される．

承認と許可

承認(approval)と許可(permission)は明確に区別されている．承認は新薬に関して与えられるものである．有効性，安全性および品質に関して審査され，問題がなければ承認される．一方，新薬が発売を許されるためには，まず製造販売業者が国にその新薬の製造販売承認申請を行い，承認されたのち，今度は製造業が製造所ごとに承認された新薬の製造許可をとって製造する必要がある．

GLP 施行の発端

過去において不都合なデータを削除して書き換えたり(改竄)，安全性試験を行わずにデータをでっち上げ(捏造)，それを用いて新薬の承認申請を行うような会社があり，そのようなことはあってはならないということで，基準として定められた．1982年に法制化され，その強化を図るため1997年に省令となった．

表5.4 医薬品の開発プロセスと市販後における各種規範

開発段階および市販後	規範	適用
非臨床試験(前臨床試験)(3～5年)	GLP	医薬品の安全性薬理試験および毒性試験(一般毒性試験，特殊毒性試験)
臨床試験(治験)(5～8年)	GCP	医薬品の臨床試験
	治験薬 GMP	治験薬の製造および品質管理
製造販売後(市販後)(販売期間)	GMP	医薬品の製造および品質管理(医薬部外品および医療機器も対象となる)
	GQP	医薬品の市販後の品質管理(医薬部外品，医療機器および化粧品も対象となる)
	GVP	医薬品の市販後の安全性管理(医薬部外品，医療機器および化粧品も対象となる)
	GPSP	医薬品の市販後の再審査および再評価に向けた調査および試験

なお，このような規範は新薬だけに限定されるものではない．新薬であれ一般薬であれ，すべての医薬品製造販売業者の対応の仕方として，各種の規範すなわち**実施基準**(good practice；GP)が制定されている．

5.5.2 GLP(医薬品の安全性に関する非臨床実験の実施の基準)

非臨床試験で実施される安全性薬理試験と毒性試験は新薬の安全性にかかわる試験で，そのデータの信頼性がとくに問われる．そのため，一定の基準に従って行われる．この基準が **GLP**(good laboratory practice)である．GLP に準拠して行われる試験を GLP 試験とよぶ．なお，薬物動態試験や安全性薬理試験以外の薬理学試験は非 GLP であるが，データの信頼性保証の観点で，最近，新薬の審査当局〔独立行政法人医薬品医療機器総合機構(PMDA)，略して機構とよぶ〕からは，GLP 並みの基準が推奨されている．

5.5.3 GMP(医薬品および医薬部外品の製造管理および品質管理規制)

GMP(good manufacturing practice)は医薬品および医薬部外品の製造および品質管理の基準である．この基準のなかには三つの要件，すなわち，ⅰ)製品が決められた手順によって製造されること，ⅱ)製造中の汚染や品質低下のない適切な施設と設備で製造されること，ⅲ)きちんとした管理体制(品質マネージメントシステム)により製品の品質が保証されること，が盛り込まれている．医薬部外品と一部の医療機器や未承認の新薬の臨床試験における被験薬および**プラセボ**(偽薬)にも適用される．なお，化粧品には適用されない．

5.5.4 GCP（医薬品の臨床試験の実施の基準）

GCP（good clinical practice）は医薬品の臨床試験に関する基準である．最初の GCP は 1990 年に通達としてだされたが，データの信頼性や患者に対する同意の取得に不備があり，1996 年に ICH〔International Council for Harmonization of Technical Requirements for Pharmaceuticals for Human Use（医薬品規制調和国際会議）〕において作成された GCP に関する共通のガイドラインを新 GCP とし，1998 年に施行された．新 GCP では，ⅰ）被験者の**人権の保護**と安全性の確保，ⅱ）治験の質の確保，ⅲ）データの信頼性の確保，ⅳ）責任役割分担の明確化，ⅴ）記録の保存，を中心にした基準が盛り込まれている．

5.5.5 GPSP（医薬品の製造販売後の調査および試験の実施に関する基準）

GPSP（good post-marketing study practice）は，市販後の再審査と再評価に向けた調査および試験に関する基準である．市販後の調査とはいえ，次に説明する GVP で規定される市販直後調査とは異なる．

5.5.6 GVP（製造販売後の安全管理の基準）

GVP（good vigilance practice）は新薬の市販後の安全管理と**市販直後調査**の実施に関する基準で，2005 年に従来の実施基準を廃止して，新たに省令として定められた．医薬品などの適正使用情報の収集，検討，市販後安全措置の実施に関する基準が示されている（図 5.7）．内容は従来のものと変わらないが，責任の所在は製造販売業者にあることが明確にされている．vigilance には"寝ずの番"といった意味がある．

ICH
日米 EU の三極の医薬品規制に関する"調和国際会議"を指す．三極の新薬の承認審査資料関連規制の整合化を図ることにより，ⅰ）データの国際的な相互受入れを実現し，ⅱ）有効性や安全性の確保に妥協することなく，ⅲ）臨床試験や動物実験などの不必要な繰返しを防ぎ，ⅳ）承認審査を迅速化するとともに，ⅴ）新薬の研究開発を促進し，ⅵ）優れた新薬をより早く患者の手元に届けること，がおもな目的となっている．

人権の保護
過去に医学研究で，非人道的な人体実験が繰り返された時代がある．そこで，それを防止する目的で，1964 年のヘルシンキの世界医師会総会で臨床試験のあり方についての宣言がなされ，「ヒトを対象とする生物医学的研究に携わる医師のための勧告」が採択された．これがヘルシンキ宣言である．2002 年の改正では「ヒトを対象とする医学研究の倫理則」とされ，GCP はその精神に基づいている．

市販直後調査
新薬は発売後，急速に多くの患者に投与されることになる．ところが，臨床試験では予測できなかったような副作用が発生することもまれではない．そのため，医薬情報担当者（medical representative；MR）が新薬の販売開始した後の 6 か月間，医療関係者を訪問して，新薬の適正使用を促すとともに，重篤な副作用等の発生を迅速に把握する．このような調査を市販直後調査とよぶ．

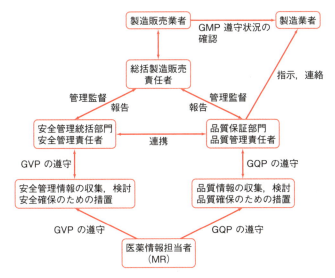

図 5.7 医薬品の安全管理と品質管理に関する製造販売業者の体制

5.5.7 GQP（医薬品等の品質管理の基準）

GQP（good quality practice）は医薬品の製造販売業者が行う品質保証（品質管理）に関する実施基準で，2004年に従来の実施基準を廃止し，新たに省令として定められた．それによれば，新薬メーカーは製造販売業者という位置づけで，医薬品の製造を製造業者に委託し，それを販売することができるようになった（図5.7）．その際，総括製造販売責任者は品質保証責任者を定めその任に当たらせることになっている．この基準はそれにより製造販売業者が医薬品の品質保証や安全管理を疎かにしないよう定められたものである．なおGQPおよび前述のGVPは，GMPとは異なり，化粧品を含めたいわゆる医薬品等が対象となる．

Advanced　薬事法改定（2006年）のインパクト

従来，新薬メーカーは自社で工場を保有し，最終包装など最低1工程だけでも自社で行わないと，その製造承認を取得できなかった．2006年の改正で，新薬メーカーは生産部門を保有する必要がなくなり，その分の経費を新薬の研究開発資金に回すことができるようになった．このような制度は海外ではすでに実施されているもので，ICHで検討されてきたガイドラインに応えるものでもある．それにより，海外で開発された新薬が国内でも比較的容易に医薬品として使えるようになった．

Advanced　新薬の再審査と再評価

新薬はその種類により，発売後4～10年経過後にもう一度審査を受ける（第3章参照）．この審査を再審査とよび，制度のことを再審査制度とよんでいる．すなわち製薬メーカーは市販後の4～10年をかけて使用成績を入念に調査する．また大規模な臨床試験を実施し，本当にその医薬品が疾患の治療に役立っているのかどうか，治療目標（エンドポイント）でみた場合の効果を調べる．高脂血症治療薬の場合には単なる血中脂質濃度の低下具合だけではなく，心臓発作（イベント）が起こる頻度をどれだけ低下させることができたかを示すデータをだす必要がある．これには何千もの症例を集めた臨床試験が必要になり，時間とお金がかかる．その成績を厚生労働省に提出し再審査を受ける．

再審査を受け，とくに副作用などで大きな問題がなければ，その新薬はさらに5年間続けて販売ができる．ただし薬価に見合った効果がでていない場合，薬価は大幅に切り下げられる．

そののち，再審査後の5年を経過した時点で，その薬が本当に有効かどうかの再評価を受け，無効であれば販売はできなくなる．これが再評価制度である．かつて，いくつかの抗痴呆症薬がアルツハイマーの発症を遅らせる効果に乏しいということで，再評価後に販売が中止された医薬品がある．

5.6 創薬における生物統計の実際

5.6.1 医薬品開発と生物統計学

新薬を開発して製造販売をするためには，さまざまな試験を行い，その新薬の有効性と安全性が確かなものであることを証明する必要がある．しかし，試験結果はいろいろな要因で変動するために，統計学的な手法を用いて，適切な実験計画のもとで試験を実施し，データを解析（評価）し，結論に導く必要がある．医学薬学分野で用いられる統計学は，比較的変動要因の多い生物を用いた**試験**の解析が中心となるために，生物統計（バイオスタティスティクス）とよばれる．有効性や安全性に関する試験では**試験計画**（プロトコール）や実施の仕方，解析，結果の解釈などに**バイアス**（偏り，bias）があると，本来，無効なものを有効と判定したり，危険なものも安全であると判定してしまう恐れがある．そこでここでは，臨床試験の実施に際し最も注意しなければならないバイアスの問題と，それを極力回避した形での試験デザインを中心に概説する．

5.6.2 バイアスとその回避策

バイアスには選択バイアス（selection bias）と**交絡**（confounding）の2種類が考えられる．選択バイアスは被験者の選択方法に問題があるために，仮説要因と疾病との真の関連が正しく評価されず歪められてしまう現象である．一方，交絡は仮説要因と疾病との真の関連が，第三の要因の影響によって，歪められてしまう現象で，この第三の要因を交絡要因という．おもな交絡要因としては投与ミス（実薬とプラセボの取り違え），被験者や医師などの投与薬剤に対する先入観，測定ミスあるいは測定条件の途中改変，データの評価法の途中変更などがあげられる．

選択バイアスの回避策としては無作為化（ランダム化）があげられる．無作為化はいくつかある治療法のうち，被験者がいずれかの治療法（対照薬あるいはプラセボを投与する群）に，無作為に割り当てられる過程をいう．無作為化によって，被験者を恣意的に特定の治療群に割りつけるバイアスを減らすことができる．

また，被験者や医師の先入観に基づくバイアスを回避する方策としては盲検化（ブラインド化）があげられる．盲検化は，被験者や治験実施医師が割りつけられた治療を知っているために生じるバイアスを最小にすることを意図したものである．とくに治験ではプラセボ効果が大きくでる場合があり，それを防ぐために投与する薬が被検薬であるかプラセボであるかを被験者も医師も知らされない試験実施方法がある．これを**二重盲検試験**（ダブルブラインドテスト，double blind test）という．

学修事項 B-4-1
(4) 医薬品に係る臨床研究，治験の意義と仕組み

生物を用いた試験
非臨床試験や臨床試験などがある．非臨床試験には動物を用いた有効性および安全性試験，さらには薬物動態試験がある．臨床試験はいわゆる治験に相当し，第Ⅰ相から第Ⅲ相の試験がある．

交　絡
いろいろな要因が交じり合い，直接的な関係性が示せないこと．

5.6.3 実験的研究のデザイン

実験的研究はおもに新薬の開発段階で実施される非臨床試験と臨床試験に相当し，新薬の治療効果や副作用の有無がプラセボとの比較により調べられる(比較試験)．代表的な比較試験には並行群間比較試験と**クロスオーバー***試験があげられる．

＊襷がけのように入れ替えるという意味．

並行群間比較試験は，被験者を2群に分けて，一方に被験薬を，他方にプラセボを投与して，比較する試験である．この試験は個体差により，被験薬の有効性などを厳密に比較できないため，第Ⅰ相試験などの初期の試験(たとえば忍容性や薬物動態を調べる試験など)に限定して用いられる．

一方，クロスオーバー試験は，被験者の個体差の影響をなくすために，計画的にその試験の後に休薬期間をおいて，被験薬とプラセボを入れ替えて投与する試験である．たとえば，1から10までの番号を割りつけた被験者のうち，第1回目の投与では1から5までの被験者に被験薬を，6から10までの被験者にプラセボを投与し，第2回目の投与では投与内容を入れ替える試験がそれである．クロスさせる理由は，仮にこの試験で第1回目に，10人に被験薬を投与し，第2回目にプラセボを投与するような試験を行った場合に，投与順が治療効果の評価に影響を与えるからである．

5.6.4 観察的研究のデザイン

観察的研究はいわゆる**薬剤疫学調査**に相当し，新薬の市販後の有効性と安全性に関する情報の収集を目的とした研究である．研究のスタイルとしては**症例対照研究**(ケースコントロール研究, case-control study)と**コホート*****研究**(cohort study)がある(図5.8)．

薬剤疫学調査
たとえばコレラがある地域で発生したときに，発生経路を突き詰めるための調査があるが，このような調査を疫学調査という．また医薬品が用いられたときに，どのような変化(おもに副作用)が人体に現れるか，またどのようにすればよい治療に結びつくかを調べる調査を薬剤疫学調査という．

＊古代ローマの歩兵隊に由来．

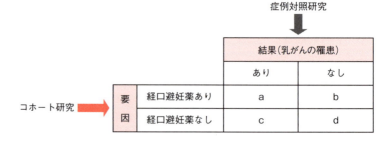

図5.8 疫学調査(経口避妊薬の使用と乳がんの罹患率に関する調査例)
a, b, c, d は例の数を示す．

症例対照研究は後ろ向き調査ともいわれ，患者群と非患者群につき，原因と思われる因子をもっているか否かを調査し，疾患の発生と原因と思われる因子の関係を調べるものである．たとえば，症例群(乳がん患者群)と対照群(非乳がん患者群)において，経口避妊薬の使用の有無を過去にさかのぼって調査する研究である．すでに発生した疾患を症例群として選択できるので，比較的まれな疾患の調査にとりわけ効率はよいが，情報を**過去にさかのぼっ**

て調査するのでいろいろなバイアスが避けられない．**リスク**(risk)は，通常**オッズ比**(odds ratio；OR)で示される．

$$\text{オッズ比(OR)} = \frac{\frac{a}{b}}{\frac{c}{d}} = \frac{ad}{bc}$$

なお，オッズ比の95％信頼区間の下限上限は次式で計算される．

$$\text{下限} = \exp\left\{\ln(\text{OR}) - 1.96 \cdot \sqrt{\frac{1}{a} + \frac{1}{b} + \frac{1}{c} + \frac{1}{d}}\right\}$$

$$\text{上限} = \exp\left\{\ln(\text{OR}) + 1.96 \cdot \sqrt{\frac{1}{a} + \frac{1}{b} + \frac{1}{c} + \frac{1}{d}}\right\}$$

一方，コホート研究は前向き調査ともよばれる．原因と考えられる因子の有無によって構成された二つの群を長期間追跡し，因子ありの群が因子なしの群に比べ，ある疾患に罹る危険性が大きいか否かを観察するものである．たとえば，最初から経口避妊薬を使用している女性群と使用していない女性群で，将来，調査対象である疾患（例：乳がん）に罹患する率がどれくらい異なるかを**前向きに追跡**していく方法である．症例対照研究と異なり結果は直接的に示されるが，非常に多数の患者と長い調査期間を要する．リスクは**相対リスク**(relative risk；RR)で示される．

$$\text{相対リスク(RR)} = \frac{\frac{a}{a+b}}{\frac{c}{c+d}} = \frac{a \cdot (c+d)}{(a+b) \cdot c}$$

リスク
危険率を意味し，本文の例では乳がんに罹患する危険が何倍高いかを示す．

過去にさかのぼった調査と前向きの調査
過去にさかのぼった調査をレトロスペクティブ調査といい，一方，前向きの調査をプロスペクティブ調査という．

オッズ比と相対リスク
オッズ比は症例群の要因なしに対する要因ありの比（オッズ）を対照群の要因なしに対する要因ありの比（オッズ）で除した値．
相対リスクは要因あり群における症例ありの比を要因なし群における症例ありの比で除した値．
本文の例では症例群は乳がんの発生群で，要因は経口避妊薬の使用に相当する．なおオッズ比や相対リスクは，それらの値に加えて括弧書きで95％信頼区間が示される．95％信頼区間はたとえば100回調査を行ったら少なくとも95回はその範囲のなかに入る上下限値に相当する．

章末問題

1．医薬品の一般名のつけ方について述べよ．
2．特許は発明に対して与えられる一種の知的財産権であるが，発明の要件について説明せよ．
3．ジェネリック医薬品開発における要件について述べよ．
4．ソリブジンとフルオロウラシル(5-FU)の併用投与により引き起こされた薬害の経緯について，またそのおもな原因について述べよ．
5．GMPはどのような実施基準で，どのようなものがその対象になっているかを述べよ．
6．治験において，被験者や医師の先入観に基づくバイアスを取り除くために採られている方法について説明せよ．

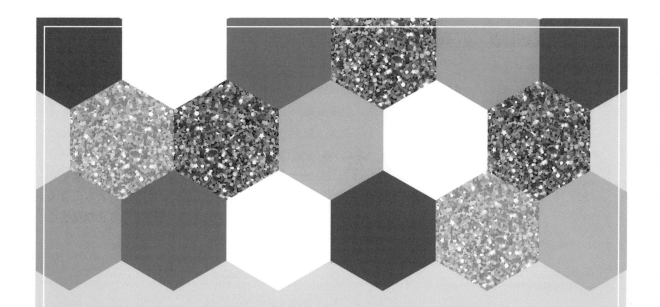

PART II
創薬研究の基礎知識

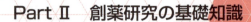

6章 標的となる生体分子

Part II　創薬研究の基礎知識

❖ **本章の目標** ❖
- 生体分子の基本的な構造と機能を学ぶ．
- 疾病や薬物の作用発現にかかわる生体内情報伝達の基礎的な様式を学ぶ．
- 薬物のおもな標的分子の機能と構造上の特徴を学ぶ．
- 薬物と生体分子との相互作用の様式，ならびに薬物の基本的な作用発現の様式を学ぶ．

6.1　疾病と薬物

　われわれが薬物を使用する本来の，そしておもな目的は疾病の治療である．治療を必要とする多くの疾病は，おおまかに感染性疾病と非感染性疾病に分けることができる．代表的な感染性疾病は，結核や肺炎など病原菌の感染が原因となる外因性で，一般的に急性の疾病である．図6.1に，日本での疾病による死亡率の年次推移を示す．1930年代では結核（1位）と肺炎（2位）が疾病死亡率の上位を占めていた．

　一方，非感染性疾病とは，何かしらの外因はあるとしても，それを明確かつ一義的に特定することが難しく，むしろ内因性に分類されがちな，一般的に慢性の疾病である．がんはその代表で，2000年の時点では疾病死亡率の1位になっている．がんに加え，糖尿病やリウマチ，代謝性疾病（高血圧，高脂血症など），動脈硬化などの心血管系の疾病も非感染性疾病であり，総じて生活習慣病ともよばれる．

　感染性疾病は病原菌という明確な原因があるので，基本的にはこれを体内から除去すれば治癒する疾病である．実際，**抗生物質**（antibiotics）とよばれる，病原菌には強力な毒だが人体にはほとんど無毒であるという生物種に対して**選択毒性**（selective toxicity）をもった化合物群の登場と，ワクチンによる感染性疾患の予防法の登場によって，多くの感染性疾病が克服されてきた歴史がある．他方，非感染性疾病はいまだ克服されたとはいい難く，結果として感染性疾病から非感染性疾病へという疾病構造の変革を見るに至ってい

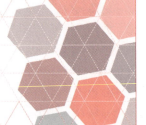

がん
悪性腫瘍全般を指す．広義には，上皮性細胞に由来するがん腫と，非上皮性細胞に由来する肉腫を含めて用いられる．がん腫を「癌」と記述してがんと区別する場合もある．

抗生物質
狭義には，抗微生物活性や抗寄生虫活性をもつ天然物をいう．しかし現在では，同活性をもつ合成化合物や，抗ウイルス活性，抗がん活性，抗腫瘍活性をもつ化合物にも用いられ，拡大解釈されている．

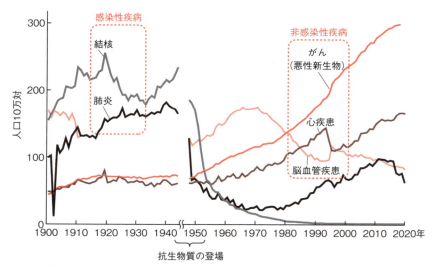

図 6.1 日本における疾病死亡率の年次推移（厚生労働省「人口動態統計」を参考に）

る（図 6.1）．とはいえ，疾病死亡率第 1 位のがんやほかの非感染性疾病に対する治療法・予防法も，日々多様化および進歩，進化し，寛解率や延命率などが改善されてきている．その結果，人口構成の高齢化が進行し，高齢化社会を背景にした誤嚥性肺炎や終末期肺炎の増加の関与もあって，日本における肺炎による死亡率はいったん減少したのち，1980 年以降は増加に転じている．加えて，薬剤耐性菌や新型インフルエンザウイルス，新型コロナウイルスの出現の関与もあり，また，世界的に見ても新興感染症（最近新しく認知され，局地的にあるいは国際的に公衆衛生上の問題となる感染症）の問題も重視され，感染性疾患をすでに克服された過去のものとして軽んじることはできない．

がんや動脈硬化など多くの非感染性疾病は，高次生命体を構築する基本単位ともいえるそれぞれの細胞が，**増殖**（細胞が分裂および成長する）・**分化**（細胞が特定の機能を獲得する）・**アポトーシス**（細胞が遺伝子情報のプログラムによって消滅する）を三大メカニズムとして協調しつつ行う生理的な再生や，あるいは恒常性の維持に失敗した状態，すなわち細胞行動の異常，ととらえることができる．その基本的な内容は，6.3 節で学ぶ．

抗生物質の成功，すなわち選択毒性に基づいた薬物の成功が創薬科学に与えた影響は甚大である．選択毒性は当初は生物種間で選択的に毒性を発揮することを意味したが，その概念は選択性の側面からは細胞種間，さらには分子種間の選択性に広げられている．また，活性的な側面からは毒性にとどまらず調節活性にまで広げられ，本章で学ぶ多くの生体分子を標的とした薬物が開発されている．

6.2 細胞の構造

学修事項 C-6-1
(3) 細胞の基本構造，細胞小器官及び細胞骨格

薬物には外用消毒薬や血中成分に直接作用するものなどもあるが，その多くが作用を発揮するために直接相互作用する単位は**細胞**(一般に外径は 10 〜 30 μm. ただし筋細胞のように長さが 10 cm 以上におよぶものもある)である．生命の定義によるが，現在の生命科学では，われわれの体を構築している生命の最小単位は細胞であるといわざるをえない．とくに非感染性疾病は 6.1 節で述べたように細胞行動の異常による疾病であるから，その細胞行動の正常化を促す薬物が有用となる．

細胞の行動は，基本的には**遺伝子**の発現によって規制される．すべての細胞は同一個体では基本的には同じ遺伝情報(遺伝子型：ジェノタイプ)を **DNA** という分子の形でもっている．この DNA は細胞の核内に存在する(図 6.2)．DNA にコードされている情報は，それぞれの細胞の役割に応じてその一部が適宜制御を受けながら**核**のなかで **RNA** に**転写**され，**細胞質**でその RNA を鋳型としてさまざまな機能をもつ**タンパク質**に**翻訳**される(表現型：フェノタイプ)．翻訳されたタンパク質は，それぞれの役割を果たすために，細胞質にとどまるものもあれば，核内や**細胞膜**に移行するもの，細胞外に分泌されるものがある．タンパク質はそれ自体で機能を果たす場合もあるが，**酵素**による切断やリン酸化などの修飾，あるいはほかの因子との複合体の形成などによって機能が制御されている(演出型：ドラマタイプ)．

DNA は核のなかにあってはじめて遺伝子としての機能を発揮し，核は細胞質のなかにあって機能(転写)し，遺伝子産物タンパク質はそれぞれに適した場所(核，細胞質，細胞膜など)にあってはじめて生理的に機能するという

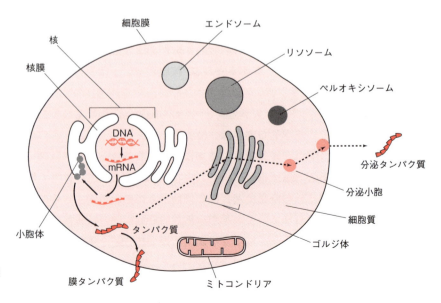

図 6.2 哺乳動物細胞の構造
(単純化した模式図)

階層がある．細胞の行動を薬物によって制御しようとする場合，これらの各階層すべてが，上流・下流の差はあるにしても，標的とする事象になりえる．

一方，薬物の側面から見ると，細胞のレベルで薬物が最初に到達するのは細胞の表面をおおう細胞膜である．細胞膜は厚さ7～8nmで，主成分は**脂質**(lipid)とタンパク質である．脂質のうち約75％は**リン脂質**(phospholipid)で，親水性のリン酸部分を外側に，疎水性の炭化水素部分が互いに向き合って**脂質二重層**(lipid bilayer)を形成している（図6.3）．水や親水性物質は脂質二重層を通過しない．脂質二重層そのものはすべての細胞に共通しており，細胞の外界と内部を隔てる境界装置として，また細胞の三次元システム構造を維持する装置としての意味合いが強いため，薬物の標的にはなりにくい．しかし細胞膜には，栄養素の取込み，代謝物の排泄，細胞外と情報を伝達するためなどの装置としてさまざまなタンパク質（**受容体**，**トランスポーター**，**イオンチャネル**，**酵素**など）が埋め込まれており（図6.3），これらの**膜タンパク質**は細胞膜上をある程度自由に移動できると考えられている．

膜タンパク質は本章で学ぶように，薬物の重要な標的分子の一つである．また，細胞膜には多種多様な**糖**も成分として存在する．それらの糖は脂質やタンパク質と結合しており，それぞれ**糖脂質**，**糖タンパク質**とよばれ，**複合糖質**と総称される．

細胞膜の内側には，核以外にも多くの**細胞内小器官**（オルガネラ）が存在している．核およびそれぞれの小器官は脂質二重層を基本とする膜，すなわち**核膜**および**細胞内膜**で囲まれている．細胞内の膜で仕切られていない残りの部分が細胞質であり，そこには多くのタンパク質（**可溶性タンパク質**）が存在

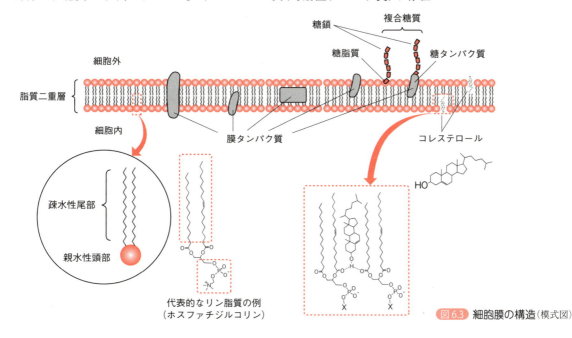

図6.3 細胞膜の構造（模式図）

6章 標的となる生体分子

微小管
α-およびβ-チューブリンのヘテロ二量体から構成される直径200〜270Åのタンパク質フィラメントで，細胞骨格タンパク質．細胞分裂時の染色体分配に重要で，また細胞の形態維持，細胞内輸送などにもかかわる．

チューブリン
二つの球状ポリペプチドで，α-およびβ-チューブリンがある．微小管のサブユニットタンパク質．

する．

また，細胞内には細胞の構造，形態，運動などにかかわる，**アクチン繊維**，**微小管**，**中間径繊維**などの繊維状タンパク質があり，**細胞骨格**とよばれる．細胞骨格は分解（**脱重合**）と再構築（**重合**）を繰り返しながらその機能を発揮する動的な存在である．

アクチン繊維は直径約 7 nm の繊維で，**G-アクチン**の重合体である．アクチン繊維は小腸上皮細胞の微絨毛の運動や筋肉細胞内では**ミオシン繊維**と共同して筋収縮に関与している．

微小管は直径 25 nm 前後の中空の繊維で，**α-チューブリン**および**β-チューブリン**からなる二量体を単位とする重合体である（図 6.4）．13個の二

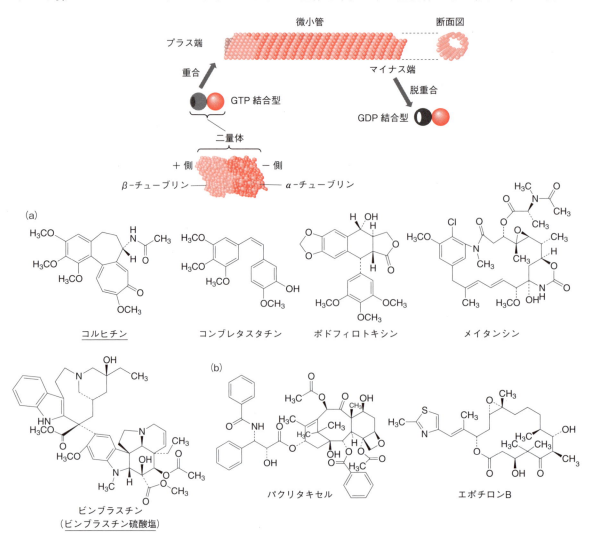

図 6.4 微小管の細胞骨格
(a) 代表的な重合阻害物質，(b) 代表的な脱重合阻害物質．

量体で管の1周が形成されている．微小管は細胞内器官の位置の固定や輸送，細胞分裂するときの染色体の分配など重要な役割を担っており，抗がん剤のおもな標的の一つである．

中間径繊維は直径10 nm前後の繊維で，アクチン繊維や微小管などと連結して複雑な編み目構造を形成している．中間径繊維の構成成分は細胞種によって異なり，間葉系の細胞ではビメンチン，上皮性の細胞ではケラチン，筋細胞ではデスミンが特異的に発現している．

細胞は確かに生命の単位であるが，それらは独立して単独に機能するわけではなく，さまざまな組織や器官を形成して高次生命体を構築する．この構築を可能にするのが細胞どうしの接着や，細胞と**細胞外基質**との接着（**細胞接着**）である．

細胞接着は組織や器官の構築のみならず，細胞接着を介した細胞どうしの認識とコミュニケーションやシグナルの伝達においても重要な役割を果たしている．細胞接着にかかわるおもな分子は，細胞膜に存在する膜貫通性の膜タンパク質である．細胞どうしの接着にはカドヘリンやセレクチン，免疫グロブリンスーパーファミリーが，細胞と細胞外基質との接着にはインテグリンが重要な役割を果たしている．

> **Advanced　生物の定義**
>
> 生物は，一般に次の項目を満たすべきものと定義されている．ⅰ）DNAを遺伝子として自己複製する，ⅱ）外界からの刺激に応答する，ⅲ）脂質二重層からなる膜で囲まれた単位（細胞）からなる，ⅳ）アデノシン三リン酸（ATP）を合成し，そのエネルギーを用いて生活および成長する，の4項目である．
>
> この定義からすると，ウイルスやプリオンは生物とはいえない．ウイルスは一般にDNAまたはRNAを遺伝子とし，これがタンパク質に囲まれた構造体であるため細胞ではない．自己複製するが独立には複製できず，宿主の成分を用いている．プリオンはウシ海綿状脳症の感染性原因として分離された単一のタンパク質である．プリオンをコードする遺伝子はヒトのゲノムに存在し，正常プリオンはわれわれの脳内で発現している．正常プリオンと感染性プリオンのタンパク質の一次構造は同じである．このため，感染性プリオンは，正常プリオンと相互作用してその高次構造を変換し感染性プリオンをつくりだし（増殖），それが引き金になって繊維状の重合体を形成する，という「プリオン仮説」が提唱されている．

6.3　細胞内および細胞間の情報伝達

高次生命体では，生命の基本単位であるそれぞれの細胞が，外界の変化にも適応して，互いに協調して行動することによって個体を保っている．それ

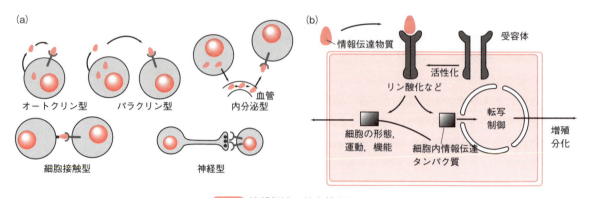

図 6.5 情報伝達の基本的なしくみ
(a) 細胞間, (b) 細胞内.

学修事項 C-6-6
(1) イオンチャネル内蔵型受容体を介する情報伝達
(2) Gタンパク質共役型受容体を介する情報伝達
(3) 酵素内蔵型受容体を介する情報伝達
(4) 核内受容体を介する情報伝達
(5) 細胞間コミュニケーション

を可能にしているのが細胞間の情報伝達によって形成されるネットワークである．細胞間の情報が細胞に到達すると，細胞内の情報伝達が稼働し，それぞれの細胞の行動を制御する．細胞の行動様式は基本的には遺伝子の発現によって規制されており，遺伝子発現の制御が細胞行動の制御の最上流に位置している．細胞の増殖や分化は遺伝子発現のレベルで制御されている．しかし，より下流で制御される細胞行動も多い．たとえば，血中グルコース濃度によるインスリンの分泌調節や，化学誘因物質による白血球細胞の走化性などは，遺伝子発現を介さずに調節されている．図6.5に基本的な情報伝達の概略を示す．

遺伝子発現にかかわる情報伝達機構のなかで，生物進化のうえで最もよく保存され，かつ直接的なものは，**転写因子型受容体**による情報伝達である（図6.6，最下段に示した経路）．代表例としてはステロイドホルモンの情報伝達がある．ステロイドホルモンは脂溶性小分子であるため，細胞膜や核膜を通過して核内に達し，直接その標的分子である**核内受容体**に結合する．ある種の核内受容体は細胞質に存在し，ステロイドホルモンと結合してから核へ移行する．核内受容体についても本章で学ぶ．

細胞の増殖や分化を制御する多くの情報伝達分子は，増殖因子をはじめ水溶性の高分子であることも多い．これら情報伝達分子は細胞膜を通過しないため，細胞表面に存在する**受容体**（receptor）に結合し，その情報が**細胞内情報伝達**によって核まで伝わる．細胞膜にある代表的な受容体には，**酵素型受容体**，**Gタンパク質共役型受容体**，**チャネル型受容体**の3種類がある（図6.6）．細胞内情報伝達では，**タンパク質のリン酸化**，**Gタンパク質**，**セカンドメッセンジャー**（図6.7）がおもな役割を果たす．

細胞内情報伝達の重要なメカニズムの一つがタンパク質中のチロシン，セリン，トレオニンの側鎖のリン酸化である（図6.7a）．リン酸基は生理条件では負電荷を帯び，タンパク質のコンフォメーションを変化させる．リン酸

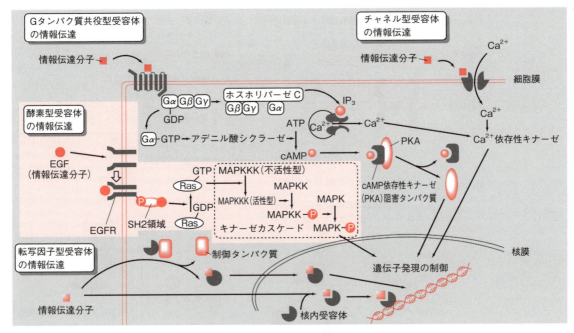

図 6.6 代表的な受容体による細胞内情報伝達

化させる酵素は**キナーゼ**，リン酸基を除去(**脱リン酸化**)する酵素は**ホスファターゼ**とよばれ，たくさんの種類がある．

細胞内では，リン酸化と脱リン酸化がつねにある程度のレベルで同時進行している．一見，無駄な反応をし続けているように見えるため，**浪費サイクル**とよばれる．しかし浪費サイクルは，情報を効率的かつ急速に伝達するのに優れたシステムである．リン酸化による情報伝達は，キナーゼもしくはホスファターゼの活性を制御することによって行われる．

細胞膜の酵素型受容体(図6.6中の色アミの部分，図6.7a)には細胞質側にキナーゼ領域またはホスファターゼ領域があり，増殖因子などのリガンド(情報伝達分子)が細胞の外側で結合すると二量体化する．二量体化することで，互いに相手をリン酸化もしくは脱リン酸化できるようになる．

図6.6中の色アミの部分に示したのは**上皮増殖因子**(epidermal growth factor；EGF)の例である．**上皮増殖因子受容体**(epidermal growth factor receptor；EGFR)では，特定のチロシン側鎖がリン酸化される．リン酸化されると，リン酸化チロシンを認識するSH2ドメインと名づけられた領域をもつタンパク質が結合して，活性化された複合体が形成される．活性型複合体は**Ras**とよばれる**低分子量Gタンパク質**を活性化する．EGFRもRasも，代表的な**がん遺伝子**(それぞれ*erbB*と*ras*)の産物である．活性化されたRasはMAPキナーゼ系とよばれるキナーゼ群の連鎖的なリン酸化反応(**キナーゼカスケード**)を介し，最終的にその情報は遺伝子発現の制御に至る(図6.6，

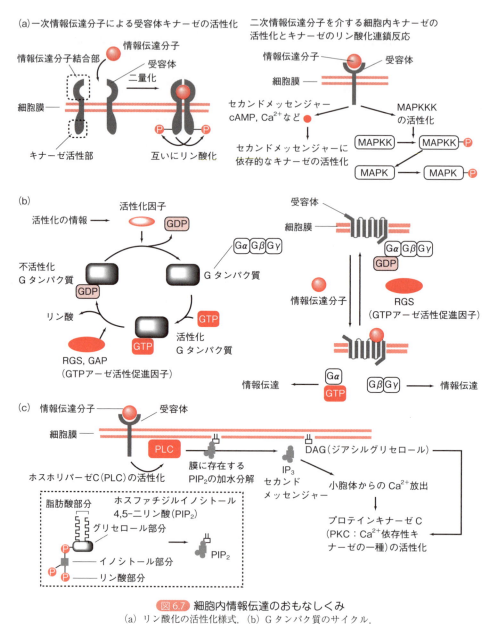

図 6.7 細胞内情報伝達のおもなしくみ
(a) リン酸化の活性化様式, (b) G タンパク質のサイクル,
(c) ホスホリパーゼ C の関与する情報伝達.

6.7a).

　EGF 同様, **血管内皮増殖因子**(vascular endothelial growth factor；**VEGF**)も受容体型チロシンキナーゼに結合して, 血管内皮細胞の増殖を促す. EGF と VEGF は腫瘍組織における血管新生を促進することから, そのシグナルを抑制する化合物は抗がん剤となる. ベバシズマブは VEGF に対する抗体で, VEGF と血管内皮増殖因子受容体(vascular endothelial growth factor receptor；VEGFR)との結合を阻害し，その結果シグナル伝達を抑制することができるため，分子標的抗がん剤といえる．

Gタンパク質とは，**グアノシン二リン酸**(guanosine diphosphate；**GDP**)または**グアノシン三リン酸**(guanosine triphosphate；**GTP**)が結合する細胞内のタンパク質の総称である．Gタンパク質はGDPと結合した不活性型とGTPと結合した活性型の間でサイクルを形成して機能する(図6.7b)．Gタンパク質には分子量2～3万の低分子量Gタンパク質と，$G\alpha$，$G\beta$，$G\gamma$の三つの**サブユニット**からなる**三量体Gタンパク質**がある(図6.7b)．低分子量Gタンパク質は単量体で機能し，細胞内における情報の位置的な移動をつかさどる．三量体Gタンパク質は，細胞膜を7回貫通するGタンパク質共役型受容体(図6.6，図6.7b)に結合している．

Gタンパク質共役型受容体は最も種類の多いタンパク質であり，匂いや光の感知から血圧調節ホルモンなど，さまざまな情報の受容にかかわっている．ヒトのゲノムは約26,000遺伝子とされているが，そのうちの1000個程度はGタンパク質共役型受容体をコードしており，最大のファミリーを形成している．Gタンパク質共役型受容体が情報を感知すると，三量体Gタンパク質を活性化してGTPと結合した$G\alpha$サブユニットが遊離し，**アデニル酸シクラーゼ**に結合してこれを活性化する(図6.6中の左上からの経路)．

アデニル酸シクラーゼは**アデノシン三リン酸**を**サイクリックAMP**(cyclic adenosine monophosphate；**cAMP**)に変換する．cAMPはセカンドメッセンジャーとよばれる情報伝達物質の一つであり，**Aキナーゼ**(**cAMP依存性キナーゼ**，protein kinase A；**PKA**)に結合してこれを活性化して遺伝子の発現を制御する(図6.6)．

また，$G\alpha$サブユニットは，$G\beta$・$G\gamma$複合体とともに**ホスホリパーゼC**(phospholipase C；PLC)という酵素を活性化して**イノシトール1,4,5-三リン酸**(IP_3)の産生を促す．IP_3も代表的なセカンドメッセンジャーの一つであり，小胞体の**カルシウム**(Ca^{2+})**チャネル**を開いて細胞内のカルシウムイオン(Ca^{2+})濃度を上昇させる．Ca^{2+}も代表的なセカンドメッセンジャーの一つであり，**Ca^{2+}依存性キナーゼ**の活性化を介して遺伝子の発現を制御する(図6.6，図6.7c)．

チャネル型受容体は情報伝達分子の結合によって開口し，それによって生じる細胞内のイオン濃度の変化が情報を伝達する(図6.6)．

がん遺伝子の多くは，それが発現して転写・翻訳されると，増殖因子やその受容体，キナーゼ，Gタンパク質，転写因子などの，情報伝達にかかわるタンパク質を産生する(表6.1)．したがって，がん遺伝子の突然変異などによる異常は，異常な増殖因子やその受容体，異常なキナーゼ，Gタンパク質，転写因子を産生することになる．すなわち，情報伝達の異常ががんと密接に

イノシトール1,4,5-三リン酸(IP_3)

がん遺伝子
細胞のがん化を誘導する作用をもつ遺伝子で，本来，正常な細胞がもつ遺伝子(がん原遺伝子とよばれる)に由来し，細胞をがん化させるという意味で優性である．一方，活性が欠損することによって細胞のがん化を誘導する作用をもつ遺伝子は，がん抑制遺伝子とよばれ，細胞をがん化させるという意味では劣性である．

関係しているのである．

表 6.1 代表的ながん遺伝子とそれに関連するがんおよび医薬

増殖因子		
SIS	骨肉腫，乳がん	
HST	胃がん	
受容体型チロシンキナーゼ		
EGFR	肺がん	ゲフィチニブ，オシメルチニブ
HER2(c-erbB2)	乳がん，胃がん	トラスツマブ
MET	胃がん，肺がん，メラノーマ	テポチニブ
RET	多発性内分泌腫瘍	
非受容体型チロシンキナーゼ		
SRC	膵臓がん，乳がん，大腸がん	
ABL	白血病	イマチニブ
セリン／トレオニンキナーゼ		
BRAF	大腸がん，非ホジキンリンパ腫	ダブラフェニブ，ベムラフェニブ
AKT(PKB)	乳がん，卵巣がん	
GTPase		
RAS	大腸がん，肺がん，膵臓がん	ソトラシブ
転写因子		
MYC	リンパ腫，肺がん，乳がん	

6.4 核酸，タンパク質，糖，脂質

学修事項 C-4-2
(1) 生体分子(タンパク質，核酸，糖，脂質，内因性リガンド)

学修事項 C-4-3
(4) モダリティ(低分子，ペプチド，核酸医薬，抗体医薬等)と有機化学の接点

ヌクレオシドとヌクレオチド
核酸塩基などの窒素を含む有機塩基がグリコシド結合によって結合した配糖体をヌクレオシドと総称し，ヌクレオシドの糖部分がリン酸エステルを形成している化合物をヌクレオチドと総称する．

突然変異
DNAの一次構造(核酸塩基配列)の変化による遺伝形質の変化のうち，遺伝子組換えや減数分裂による分離以外の原因によるもの．

6.4.1 核酸──DNAとRNA

細胞の行動を規定する遺伝情報は，DNAのなかに，4種類の**核酸塩基**〔**アデニン**(A)，**グアニン**(G)，**シトシン**(C)，**チミン**(T)〕の一次元的な配列ですべてコードされている(図6.8)．それぞれの核酸塩基とデオキシリボースの結合したものが**デオキシリボヌクレオシド**である．2分子のデオキシリボヌクレオシドのなかにある，二つのデオキシリボース部分のそれぞれ3′位と5′位のヒドロキシ基が**リン酸ジエステル結合**を形成し，この繰返しによって1本の長いDNA分子ができあがる．したがって，DNAの構成単位は核酸塩基，デオキシリボース，リン酸の三つの部分からなる**デオキシリボヌクレオチド**であるといえる(図6.8a)．

DNAの核酸塩基配列は遺伝子情報そのものである．したがって，ある核酸塩基が他の核酸塩基へ変換すると，**突然変異**を引き起こす．たとえば，微生物を亜硝酸で処理すると，突然変異を生じることは古くから知られていた．これは，DNA中のシトシン(C)が亜硝酸によってジアゾ化され，ついで加水分解されて**ウラシル**(U)に変換されることによる(図6.8b)．あとで説明するように，CはGと，U(およびT)はAと相補的に水素結合するので，結果的に突然変異が誘発される．多くの**化学発がん物質**はそのまま，もしくは

核酸，タンパク質，糖，脂質　6.4

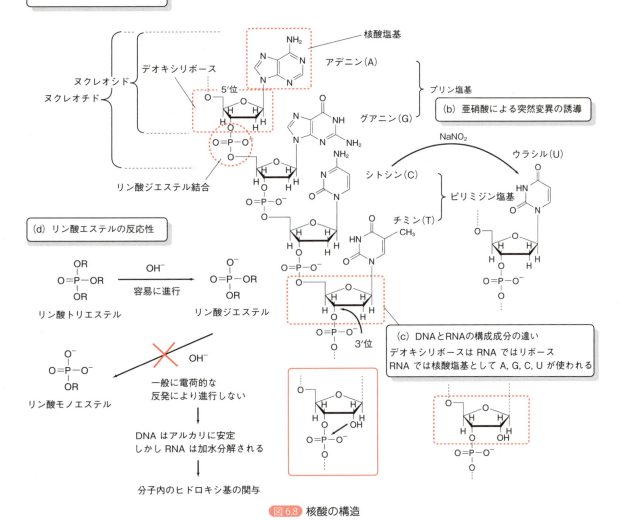

図 6.8　核酸の構造

代謝を受けたあとに DNA 中の核酸塩基に共有結合し，広い意味での突然変異を誘発して細胞のがん化を引き起こすと考えられている．

　1 分子の DNA はワトソン-クリック型の相補的な核酸塩基対（図 6.9），すなわち G は C と三つの水素結合で，A は T と二つの水素結合でさらに結合して，2 分子の DNA が逆平行（互いの 3′ 末端と 5′ 末端が対になる）に相補的に水素結合して右巻きの**二重らせん DNA** を形成している（図 6.10）．この相補的な水素結合を介して二重鎖を形成することを**ハイブリダイゼーション**（またはハイブリッド形成ともいう）という．二重らせん DNA は，外側を水溶性のデオキシリボース-リン酸ジエステル骨格がおおい，内部は複素芳香環である核酸塩基の対が平行な層状に積み重なった疎水的な領域である．

発がん物質

動物に投与したときに，その細胞の一部に DNA の一次構造（核酸塩基配列）のレベルでの変化を引き起こすことで悪性腫瘍を発生させる化合物．

図 6.9 核酸塩基の相補的な水素結合の様子（ワトソン-クリック型）

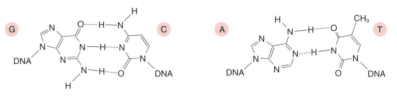

図 6.10 二重らせん DNA の基本的な構造と小分子との結合様式

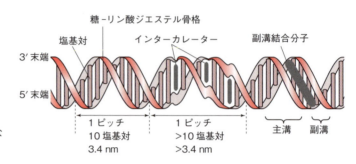

真核生物の DNA はヒストンという塩基性のタンパク質と結合したヌクレオソームとよばれる構造体を形成している．ヌクレオソームはさらに超らせんを形成してクロマチン繊維を形成する．DNA の複製や転写が行われるときには，DNA とヒストンの結合をゆるめてヌクレオソーム構造を解体し，DNA を露出させなければならない．

DNA は細胞が分裂するときに**複製**される必要がある．二重らせん DNA に結合する化合物またはその構造を破壊する化合物は，DNA の複製を阻害することによって細胞の分裂を止め，分裂中の細胞に選択的な毒性を発揮しうる．一般にがん細胞は盛んに分裂するので，二重らせん DNA を標的分子とした抗がん剤が多く開発されている（図 6.11）．

> **Advanced** 遺伝子の定義と数
>
> 一つの遺伝子とは，「高分子 DNA のなかでタンパク質の一次構造あるいはノンコーディング RNA（転写されるがタンパク質には翻訳されない RNA，non-coding RNA）の一次構造を決定する情報をもった領域」と定義される．ヒトは一つの細胞内に 46 本の二重らせん DNA をもち，その総核酸塩基数は約 1.2×10^{10} 個（全長で約 2 m，重量約 6 pg）におよぶ．
>
> 核酸塩基配列は三つの連続したヌクレオチド単位（コドン）で一つのアミノ酸をコードするので，ヒトのもつ DNA は約 10^6 個程度のタンパク質をコードできる計算になる．実際には，ヒトの遺伝子がコードするタンパク質の一次配列自体の数は約 26,000 種類にすぎない（大腸菌の約 6 倍）とされている．しかし，一般に真核生物には一つの遺伝子から複数の異なるタンパク質を生成する機構があり，ヒトの細胞がもつタンパク質の種類は 10 万種程度と考えられている．

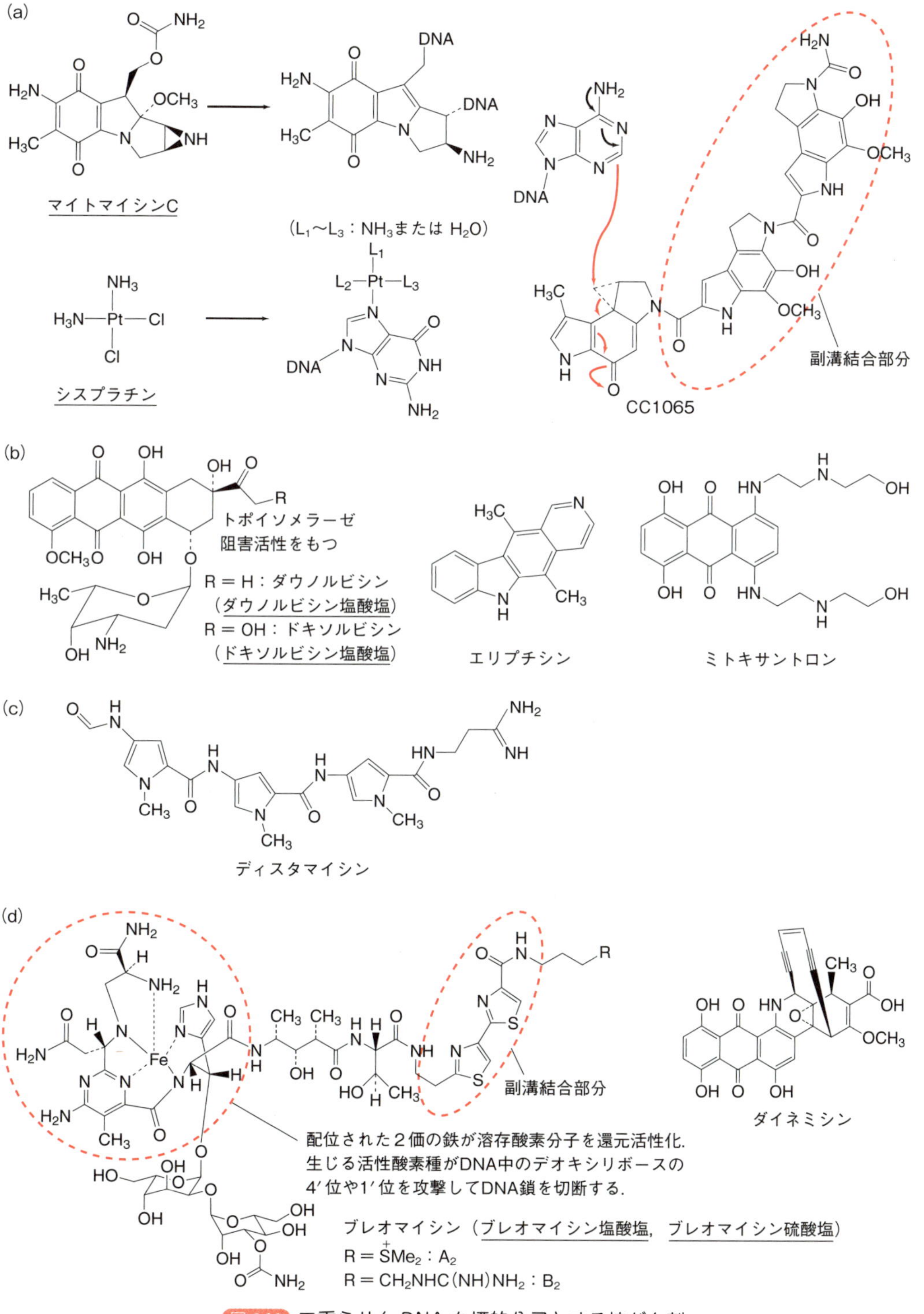

核酸, タンパク質, 糖, 脂質　6.4　101

図6.11　二重らせんDNAを標的分子とする抗がん剤
(a) DNAに共有結合する抗がん剤, (b) DNAにインターカレーションする抗がん剤,
(c) DNAの副溝に結合する抗がん剤, (d) DNAを切断する抗がん剤.

> **Advanced　エピジェネティクス**
>
> 「DNAの塩基配列の変化を伴わず，次世代に継承される遺伝情報の発現制御機構，およびその学問分野」と定義されるエピジェネティクスは，隆盛な研究分野の一つである．受精から老化に至るまでの遺伝子発現を制御しているが，その破綻は，がんや糖尿病，自己免疫およびアレルギー疾患，先天性疾患，心血管疾患，神経疾患，産婦人科領域疾患などの発症と進展に深く関与する．エピジェネティックな現象の背景にある機構や因子として，ヒストンの化学修飾，クロマチンリモデリング，ノンコーディングRNA，ポリコーム群タンパク質などがあげられる．
>
> 　ヒストンのアセチル化修飾は重要なエピジェネティクス調節機構の一つである．ヒストンのアミノ基がアセチル化されると，塩基性が低下するのでDNAとの結合が弱くなる．ヒストンのアセチル化修飾はこの正電荷に関する効果と標識としての役割というおもに二つの機能的意義をもつ．ヒストンアセチル化酵素 (histone acetyl transferase；HAT) に代表される 'writer'，ヒストン脱アセチル化酵素 (histone deacetylase；HDAC) に代表される 'eraser'，ブロモドメイン (BRD) 含有タンパク質に代表される 'reader' の3者によって制御され，転写やクロマチンリモデリングに寄与するとともに，生理的機能の調節においても重要である．HATが働くと，ヒストンがはずれて遺伝子の発現が促進され，同時にその逆反応を触媒するHDACが働くと，ヒストンが強く結合して遺伝子の発現が抑制される．一方，転写調節因子に含まれるBRDは，アセチル化標識されたヒストン上のアセチル化リシンを認識することで，BRD含有タンパク質をクロマチンへリクルートして転写制御に貢献している．
>
> 　ヒストンのメチル化も遺伝子の発現を抑制する機構として知られている．あまり転写されないDNA部分では核酸塩基のシトシン (C) が高度にメチル化されている．メチル化されたCを認識するタンパク質複合体には，ヒストンメチル化酵素 (histone methyl transferase；HMT) が含まれ，ヒストンをメチル化する．HP1とよばれるメチル化ヒストンを認識するタンパク質は別にあり，HP1がヒストンに結合すると，当該部分のクロマチンを強く凝集した状態に保つため，発現が抑制される．

　低分子化合物の二重らせんDNAに特異的かつ代表的な結合様式として，**インターカレーション** (intercalation) と**副溝** (minor groove) **結合**があげられる (図6.10)．インターカレーションは，おもに2〜5個程度の芳香環が縮合した平面性の高い疎水性化合物が二つの核酸塩基対の間に平行に挿入して，安定な複合体を形成する結合様式である．DNAの複製には，デオキシリボヌクレオチド単位の縮合 (リン酸ジエステル結合の形成) を触媒する**DNAポリメラーゼ** (DNA polymerase) や，その反応の進行中に生じる二重らせん構造のひずみを解消 (DNA鎖の切断と再結合) する**トポイソメラーゼ**

など，多くの酵素がかかわっている．インターカレーションするいくつかの抗がん剤は，トポイソメラーゼを阻害する活性ももつ(図6.11)．

DNA は核内で **mRNA(メッセンジャー RNA)** に転写される．DNA と RNA の基本的な構造上の違いは核酸塩基で T の代わりに U が使われ，デオキシリボース部分がリボースに換わっている点である(図6.8c)．化学的な性質の違いとしては，DNA はアルカリに安定であるが，RNA はリボース 2′位 OH 基の隣接基関与によりアルカリで容易に加水分解を受けることがあげられる(図6.8d)．

二重らせん DNA のうち，実際にタンパク質の発現にかかわる遺伝子として機能する(mRNA 合成の鋳型になる DNA 分子)のは片方の DNA 分子だけで，**アンチセンス鎖**とよばれる．もう一方の相補的な DNA 分子は転写される mRNA と同じ塩基配列(ただし，DNA 中の T は RNA 中では U)をもち，**センス鎖**または**コード鎖**とよばれる．mRNA は細胞質に移動して小胞体上の**リボソーム**に結合し，アミノ酸の運搬をつかさどる **tRNA(トランスファーRNA)** と相互作用しながら，タンパク質に翻訳される鋳型となる．リボソームの重要な機能は酵素活性をもった RNA(**リボザイム**)である **rRNA** が担っている．

rRNA と tRNA は代表的な**ノンコーディング RNA**(ncRNA，非翻訳 RNA)で，これ以外にさまざまな ncRNA も知られている．真核生物の DNA 中にある一つの遺伝子は，アミノ酸配列をコードする部分(エキソン)とコードしていない部分(イントロン)が混在しており，はじめ転写は両方を含んだ形で行われる(heterogeneous nuclear RNA；hnRNA)．生じた hnRNA からイントロン部分が切り離されてエキソン部分のみをつなげて mRNA が生成する(スプライシング)．この過程で重要な役割を果たすのが snRNA(small nuclear RNA)で，二つのエキソンの再結合部分を，相補的な塩基配列によって引き寄せる役割を担う．

上述のように DNA のもつ生物の遺伝情報は，RNA を介してタンパク質に伝達され，この概念を分子生物学のセントラルドグマという．ところが，DNA に結合して転写を阻害したり，mRNA に結合して mRNA の分解や翻訳を阻害したりする RNA が存在する．このような RNA による特定の遺伝子の発現制御機構を RNA サイレンシングといい，とくに siRNA(small interfering RNA)によって引き起こされる標的 mRNA の切断現象を **RNA 干渉**(RNA interference；**RNAi**)という．人工的な siRNA を用いると，望みの遺伝子の発現を抑制することができる．動物レベルで特定の遺伝子機能を消失させる手法であるノックアウト法に対比して，ノックダウン手法と名づけられ，実験に広く用いられている．

RNA を標的分子とした医薬が実用化されている．たとえば，ある mRNA

を鋳型として合成されるタンパク質が，ある疾病の原因物質であるような場合，そのmRNAに対して相補的な塩基配列をもった人工的な核酸(アンチセンス分子)を用いてmRNAとハイブリダイズさせ，鋳型としての機能を阻害して翻訳を阻止する手法(アンチセンス法)を用いた核酸医薬がある．このほか，siRNAやmiRNAなどの核酸医薬，rRNAやmRNAを標的としてタンパク質との相互作用を変化させるRNA標的低分子医薬，さらには感染症予防用およびがん治療用のmRNAワクチンや疾患治療用のmRNA医薬は，すでに国内外で承認もしくは臨床試験段階にある．

Advanced　RNAサイレンシングと小分子RNA

　RNAサイレンシングを引き起こす20〜30塩基長ほどの小分子RNAには，siRNA，miRNA(micro RNA)，piRNA(PIWI-interfering RNA)があり，いずれもncRNAである(表6.2)．Argonauteファミリーに属するタンパク質と結合することによってRISC(RNA-induced silencing complex)とよばれるタンパク質を形成し，転写レベルおよび転写後レベルでの遺伝子発現を抑制する．

表6.2　小分子RNA経路の比較

RNAサイレンシング機構	発現	結合パートナー	機能	作用機序
siRNA経路	ユビキタス	AGOタンパク質	mRNAの発現抑制	RNA切断
miRNA経路	ユビキタス	AGOタンパク質	mRNAの発現抑制	mRNAの翻訳阻害，分解
piRNA経路	生殖細胞に高く発現	PIWIタンパク質	トランスポゾンの発現抑制	トランスポゾンの転写抑制，トランスポゾンRNAの切断

Advanced　再生医療とmRNA医薬

　機能障害や機能不全に陥った生体組織および臓器を再生し，失われた人体機能を回復させる医療を再生医療という．造血幹細胞を用いた血液がんの治療がその代表である．人工多能性幹細胞(iPS細胞，induced pluripotent stem cells；iPSC)や胚性幹細胞(ES細胞，embryonic stem cell；ESC)，ユニバーサルドナー細胞(universal donor cell；UDC)などの多能性幹細胞を活用した細胞療法や角膜などそれぞれの組織に分化する細胞を移植する移植療法などといった再生医療の開発研究が進み，網膜疾患やパーキンソン病，難治性重症心不全などに対する臨床試験が始まっている．また，幹細胞などに作用して機能を再生する医薬の研究も進んでいる．mRNA医薬の組織再生医療への応用が期待され，血管内皮増殖因子-A(VEGF-A)をコードするmRNA医薬が心血管疾患治療薬として，また軟骨誘導性転写因子を標的としたmRNA医薬が変形性関節症治療薬として臨床試験段階にある．

Advanced　ゲノム編集

DNA切断酵素(ヌクレアーゼ)によりDNA二本鎖切断(double strand break；DSB)を誘導し，その修復機構を利用して標的遺伝子を改変する技術をゲノム編集という．DNA切断活性部位であるヌクレアーゼドメインを含むキメラタンパク質型人工ヌクレアーゼのZFN(zinc finger nuclease)やTALEN(transcription activator-like effector nuclease)，guide RNA(gRNA)に誘導されるRNA誘導型ヌクレアーゼのCRISPR/Cas9 (clustered regularly interspaced short palindromic repeat/Cas9)は，ゲノム編集技術として遺伝子のノックアウトやノックインに利用されている．ZFNおよびTALENは標的配列を挟むかたちでDNA認識モジュールを設計し，DSBの誘導にはヘテロ二量体の形成が必要である．これと対比して，CRIPSR/Cas9はPAM(proto-spacer adjacent motif)とよばれる特定の短い配列に隣接した標的DNA配列に対してgRNAを設計すればよいため，その設計および構築の簡便さと改変効率の高さから汎用されている．ゲノム編集技術を利用した遺伝コードリプログラミング技術や遺伝子治療を目指したエピゲノム編集といった応用研究が進められている．

COLUMN　化学発がん実験

　がんの科学研究が飛躍的に進歩してきたのは，実験動物に人工的にがんをつくることができるからである．世界ではじめて実験的にがんをつくることに成功したのは，山際勝三郎であった．

　がんの原因については古くから論戦が繰り広げられたが，化学発がん物質はがんの原因の一つとして認知されている．化学物質ががんの原因になりうることを最初に提唱したのは，イギリスの外科医 P. Pott である(1775年)．Pottは当時のイギリスの煙突掃除夫に陰囊がんが多いことから，がんの「すす原因説」を提唱した．この説は後にドイツの病理学者 R. Virchow の「がん刺激説」へと発展するが，Virchow のもとに留学していたのが山際勝三郎である．

　山際は帰国後，実験的に動物にがんをつくることに熱意を燃やした．材料にはウサギの耳とタールを選択した．山際は研究生の市川厚一とともにウサギの耳にタールを塗り続ける実験を実に根気よく続けた．山際も市川も，努力と信念，そして忍耐の人であったといわれる．実験の開始は1913年ごろであったと思われるが，1915年の夏，ついに山際と市川は世界ではじめて人工がんの実験的な作製に成功する．山際と市川の化学発がん実験の成功は，それ以降のがん研究に大革命をもたらした．

　当然，山際はノーベル賞の有力候補に推された．実は1913年に，デンマークのJ. Fibiger がネズミにゴキブリを食べさせて胃がんを発生させたと主張している．1926年のノーベル賞は，賞の選考委員のなかから，東洋人にノーベル賞を授与するのは時期尚早である，という意見がでたこともあって，山際は受賞を逃したとされている．そして賞は Fibiger に与えられた．しかし，Fibiger が胃がんであると主張した病変は，のちの1952年になって，アメリカのC. R. Hitchcock により，胃がんではなくビタミンAの不足による病変が悪化したものであることが明らかにされた．

6.4.2 タンパク質

多くの細胞を構成する物質で最も多いのは水（一般に重量で約 70 〜 80％を占める）であり，タンパク質，そして脂質がそれに次ぐ．タンパク質は基本的には 20 種類の**アミノ酸**（図 6.12）に加え，21 番目のアミノ酸として知られるセレノシステインが**アミド結合**（タンパク質化学では**ペプチド結合**）で連結した構造をとる．生体内では基本的には L-アミノ酸（不斉炭素をもたないグリシンを除く）のみが用いられ，アミド結合は一般にトランス型が安定である（図 6.13）．遊離アミノ基をもつ端を **N 末端**，遊離カルボキシ基をもつ端を **C 末端**とよぶ．とくにアミノ酸単位が 10 個程度のものは**ペプチド**，より多いものを**ポリペプチド**という．

歴史的にはタンパク質とは，細胞の主成分である高分子の含窒素有機化合物の総称であったが，1906 年に E. Fischer が，タンパク質は単鎖または複鎖のポリペプチド鎖からなるという考えを提唱した（ポリペプチド説）．この説に基づけば，タンパク質は必ずしも 1 分子からなるものとは限らない．1 分子であっても 50 個以上のアミノ酸からなるポリペプチドはタンパク質とよばれることが多い．

タンパク質はそれぞれが固有に折りたたまれて三次元構造をとるが，その構造は四つの階層に分けて論じられる．DNA にコードされた情報に従って

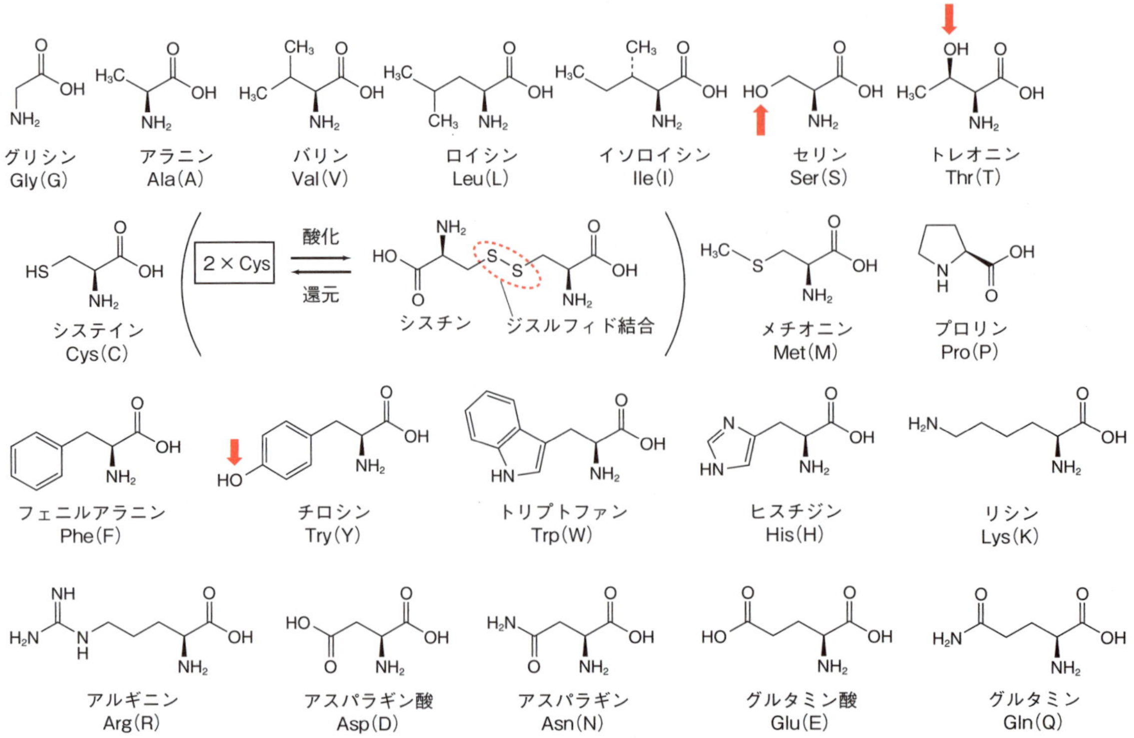

セレノシステイン
(Sec, U)
セリンの酸素原子(O)やシステインの硫黄原子(S)がセレン原子(Se)に置換された構造をもつアミノ酸．酸化還元酵素など，一部の Ser 含有タンパク質の活性中心として機能する．

図 6.12 タンパク質を構成する α-アミノ酸と三文字記号
（ ）内は一文字記号．➡ はキナーゼでリン酸化される部分．

合成される一次元直列的なアミノ酸配列が**タンパク質の一次構造**であり，この構造は共有結合によって決定される．これに対し，トランス型に固定されやすいアミド結合の剛直性や水素結合によって規定される**α-ヘリックス構造**と**β構造**に代表される，規則性のある構造単位が**二次構造**である（図6.13）．β構造はタンパク質中では会合して**βシート構造**をとっていることが多い．さらに，これらの構造単位が折りたたまれたり，コイル化あるいは凝集などをすることによって**三次構造**が形成される．三次構造を安定化する一つの要因として，二つのシステイン残基の間で形成される**ジスルフィド結合**がある（図6.12）．多くのタンパク質は，三次構造までの構築で機能をもつようになるが，同一または異なるいくつかのタンパク質分子が会合してはじめて機能を発揮する場合も多い．このような会合構造を**四次構造**といい，会合体を構成するそれぞれのタンパク質は**サブユニット**とよばれる．

タンパク質は，リボソーム上でmRNAを鋳型にアミノ酸が順次結合してN末端からC末端に向けてペプチド鎖が伸長していく．このとき，N末端側からある程度の領域が生成するごとに，その領域として最も安定な高次構造（とくに三次構造）を領域ごとに形成していく．したがって，最終的にできあがったタンパク質全体の高次構造は，必ずしもそのタンパク質分子全体としての最も安定な構造ではない．このことにより，多くのタンパク質は環境を変えていったん**変性**（**失活**：高次構造の破壊）させると，元の環境に戻しても元どおりの高次構造に戻らず，その機能が回復しない．

なお，タンパク質にはアミノ酸のみを構成成分とする**単純タンパク質**以外に，アミノ酸以外の構成成分をもつ**複合タンパク質**がある．後者には糖タン

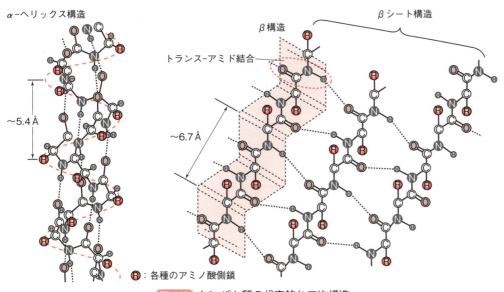

図6.13 タンパク質の代表的な二次構造

パク質，リポタンパク質，リンタンパク質，色素タンパク質，金属タンパク質などが含まれる．

6.4.3 糖

　生体内の多くのポリヒドロキシ化合物は，それらの分子式が $C_n(H_2O)_m$ という一般式で示されるため，古くから**炭水化物**(carbohydrate)とよばれてきた．代表例にはグルコースおよびその重合体であるグリコーゲンやセルロース(図6.14)，ならびにRNAの構成成分であるリボース($C_5H_{10}O_5$)がある．DNAの構成成分であるデオキシリボース($C_5H_{10}O_4$)など，必ずしもその一般式が $C_n(H_2O)_m$ に一致しないものも含めて，広くポリヒドロキシアルデヒド類やポリヒドロキシケトン類を総称して**糖**(sugar)とよぶ．シアル酸や N-アセチルグルコサミン(図6.14)などのように，窒素原子を含んだものも糖に分類される．

　グリコーゲンはグルコースという単位が重合したものと見なせるので，前者を**多糖**(polysaccharide)，後者を**単糖**(monosaccharide)と分類する．一般に多糖は10分子以上の単糖からなるものをいい，2～10分子の単糖からなるものは**オリゴ糖**(oligosaccharide)とよばれる．糖類はいずれもきわめて親水性の高い化合物である．

　単糖は構成炭素数に応じて，トリオース(C_3)，テトロース(C_4)，ペントース(C_5)，ヘキソース(C_6)などに分類される．さらに，それぞれの単糖はアルデヒド基をもつ**アルドース**(aldose)と，ケトン基をもつ**ケトース**(ketose)に分類されている．これらのアルデヒド基やケトン基が分子内のヒドロキシ基との間で環状構造を形成し，六員環状のものを**ピラノース**(pyranose)，五員環状のものを**フラノース**(furanose)という．この環状構造の形成(ヘミアセタールまたはヘミケタール)によって生じる不斉中心が**アノマー炭素**(anomeric carbon)(図6.14)であり，アノマー炭素上の置換基の立体化学のみが互いに異なるジアステレオマーはアノマーとよばれる．

　多くの多糖は，単糖アルドースのアノマー位のヒドロキシ基が別の単糖のヒドロキシ基と**アセタール**(acetal)を形成することによって順次結合した構造をとる．このようなアノマー位炭素を介した結合を**グリコシド結合**(glycosidic linkage)という(図6.14)．糖はタンパク質や脂質とも結合して存在するが，前者が**糖タンパク質**，後者が**糖脂質**である．いずれも，糖がタンパク質や脂質の酸素原子または窒素原子とグリコシド結合でつながった形をしており，前者の結合は O-グリコシド結合，後者の結合は N-グリコシド結合とよばれる(図6.14)．核酸も，核酸塩基が N-グリコシド結合でデオキシリボースやリボースと結合している．

　古くからよく知られている糖の代表的な機能は，グリコーゲンによるエネ

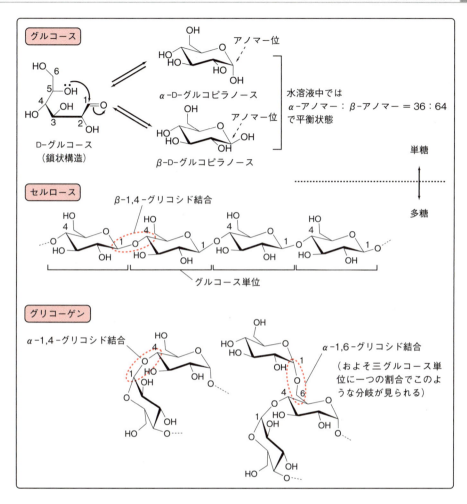

図 6.14 代表的な糖類

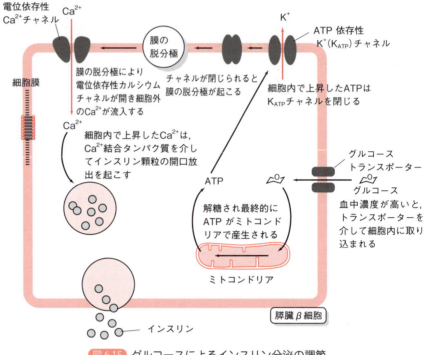

図 6.15 グルコースによるインスリン分泌の調節

ルギーの貯蔵である．その構成単位であるグルコースが血中をめぐり，それぞれの細胞内における ATP 生産の原料となる．このグルコースの利用と貯蔵を制御する主要なホルモンがインスリンである．インスリンは膵臓の β 細胞で，血中グルコース濃度の制御を受けて分泌される（図 6.15）．この情報伝達は遺伝子発現の制御を経ない情報伝達である（6.3 節参照）．

糖はほかにも多くの重要な機能を担っている．とくに，細胞表面に存在する糖タンパク質や糖脂質の糖部分は，構造的な多様性に富み，かつ細胞膜の外に向けて伸びている．これらの糖部分は，細胞間の認識機構や免疫の調節機構に主要な役割を果たすとされている．

6.4.4 脂質

脂質の定義はあいまいであり，ごく一般的には，ⅰ）水に不溶だが低極性有機溶媒に溶ける，ⅱ）加水分解により脂肪酸を遊離する，ⅲ）生物体により利用される，の三点を条件とする．しかしⅱ）の条件を無視してステロイド，カロテノイド，テルペノイドなどを含めることもある．

脂質は 6.2 節で見たように，細胞膜の構成成分として重要である．細胞膜の脂質の大部分は**グリセロリン脂質**（glycerophospholipid）であり，基本骨格にグリセロールをもつ．図 6.16 にグリセロリン脂質の一般式を示したが，R_1 と R_2 は C_{14}〜C_{20} の炭素鎖の脂肪酸いずれかに由来する炭化水素官能基

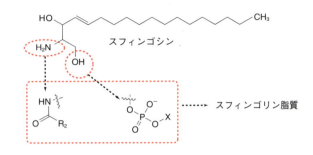

図6.16 代表的な脂質

である。通常は，C_{16}飽和炭化水素（パリミチン酸由来），C_{18}飽和炭化水素（ステアリン酸由来），またはC_{18}不飽和炭化水素（オレイン酸由来）のいずれかである場合が多く，R_1は不飽和脂肪酸由来，R_2は飽和脂肪酸由来であることが多い．基本骨格としてグリセロールの代わりにスフィンゴシンが使われている脂質は**スフィンゴリン脂質**（sphingophospholipid）とよばれる．コレステロールも細胞膜の重要な構成成分である（6.2節，図6.3）．

脂質はタンパク質や糖と複合体を形成し，**リポタンパク質**や**リポ多糖**（lipopolysaccharide；LPS）として広く分布している．リポタンパク質は特別な場合を除いて，タンパク質と脂質との間に共有結合をもたない．リポ多糖は，本来グラム陰性細菌表層のペプチドグリカンを取り囲んで存在する外膜の重要な構成成分で，リピドAとよばれる脂質にさまざまな糖が結合したものである．

脂質は細胞膜だけでなく血中にも存在する．血中の脂質のおもなものは，コレステロール，**トリグリセリド**（トリアシルグリセロール：おもな中性脂肪），リン脂質，遊離脂肪酸である．遊離脂肪酸は血中ではアルブミンというタンパク質に結合しており，それ以外の脂質も通常，リポタンパク質として存在している．

リポタンパク質は脂質としてコレステロールをおもにもつ低密度リポタンパク質（low density lipoprotein；LDL）と，脂質としてトリグリセリドをおもにもつ超低密度リポタンパク質（very low density lipoprotein；VLDL），中間密度リポタンパク質（intermediate density lipoprotein；IDL），高密度リポタンパク質（high density lipoprotein；HDL），そしてカイロミクロンに分類されている．コレステロールやトリグリセリドの血中濃度が異常に高い状態が高脂血症である．

6.5 酵素,受容体,トランスポーター,イオンチャネル

6.5.1 低分子の医薬品の標的分子

学修事項 C-4-3
(4) モダリティ(低分子,ペプチド,核酸医薬,抗体医薬等)と有機化学の接点

　医薬品は,分子量 500 以下の低分子医薬品,核酸医薬やペプチド医薬などといった分子量 500〜7500 程度の中分子医薬品,抗体医薬をはじめとするバイオ医薬品を含む分子量 15 万程度の高分子医薬品に大別される.従来の医薬品は低分子医薬品が中心であり,低分子医薬品の標的分子としてはタンパク質が圧倒的に多い.標的分子となっているタンパク質を機能の面から分類すると,その多くは酵素,G タンパク質共役型受容体,イオンチャネル,トランスポーター,核内受容体が占める.これはヒトの遺伝子がコードするタンパク質の種類の数にもある程度相関している.約 26,000 個とされるヒトの遺伝子を,それらがコードするタンパク質のファミリーで分類すると,G タンパク質共役型受容体が最も多く(約 1000 個),ついで多いのがジンクフィンガータンパク質(約 900 個,6.5.3 項参照)である.後者にあとで学ぶ核内受容体(ヒトでは 48 種とされる)が含まれている.

6.5.2 酵　素

学修事項 C-4-4
(1) 酵素に作用する医薬品

　酵素(enzyme)は生体内の触媒といわれ,基本的にはタンパク質(単純または複合タンパク質)である.古典的には酵素機能はタンパク質に固有のものと見られていたが,RNA を構成成分とする生体内触媒が多く発見され,それらは**リボザイム**(**RNA 酵素**)とよばれるようになった.酵素が触媒する反応は多様であるが,いずれも反応自体としては通常の有機化学反応である.

　反応は,基質どうし,または基質と反応剤の接近および衝突から始まる.この接近および衝突は,反応に都合のよい位置関係で起こらなければならない.通常の溶液反応では,接近および衝突はランダムな方向から起こるが,酵素は自らが形成する三次元空間内に基質どうし,または基質と反応剤を,反応に都合のよい位置関係で取り込む能力をもっている.反応剤に対応する官能基を酵素自体が含んでいる場合もある.酵素はまず第一にこのことによって,効率的な反応の場を提供する.この基質や反応剤の取込みは,酵素のもつ三次元空間の形が,取り込まれる基質や反応剤の形に適合していることが第一条件である.酵素化学ではこのような部位を**基質結合部位**(substrate binding site)といい,そこで反応が起こる場合には**活性部位**(active site)という.基質結合部位の三次元構造はそれぞれの酵素に固有であるから,各酵素にはその形状に従って固有の基質のみが結合する(**基質特異性**).

　基質と酵素の複合体(**基質酵素複合体**,substrate-enzyme complex)は,基質分子と酵素分子の間のさまざまな相互作用によって安定化されている.

おもな相互作用は**静電的相互作用**，**水素結合**(hydrogen bond)，**疎水性相互作用**(hydrophobic interaction)，**ファンデルワールス相互作用**(van der Waals interaction)などである．当然これらの相互作用はタンパク質自体の高次構造の形成でも重要な役割を果たしている．

　タンパク質は分子の構造としては決して剛体ではない．たとえば，酵素の基質結合部位の三次元構造(コンフォメーション)は，基質がないときと基質が結合した状態とでかなり異なる場合がある．基質酵素複合体では，酵素自体が自らの初期のコンフォメーションを変化させて，結果的に複合体として最も安定な構造になる．このような現象は**誘導適合**(induced fit)とよばれる．基質側も，酵素に結合した状態では必ずしもそのコンフォメーションが溶液中で最も安定な構造でない場合も多い．

　通常の溶液中の化学反応では，基質や反応剤に対する**溶媒和**が反応の効率に大きく影響する．溶液中では溶媒和は基質や反応剤の極性官能基すべてにランダムに生じるが，酵素内部の基質結合部位では，酵素内部の特定のアミノ酸側鎖があたかも固定された位置にある溶媒分子のように働き，基質中の特定の極性官能基のみにピンポイントで相互作用できるような場を提供する．

　溶媒和に限らず，酸触媒や塩基触媒，求核触媒についても同様に，基質結合部位の特定のアミノ酸残基が，固定された位置にある触媒として働く．このことによって，基質特異性のみならず，基質分子内での位置選択性および立体選択性のともに高い反応が効率よく進行する．

　さらに酵素は，その基質結合部位において，触媒する反応の遷移状態の構造を認識して安定化する，という特異な性質をもっている．このことによって反応の活性化エネルギーが下がり，この反応を効率的に進行させる．したがって，この反応の遷移状態の構造を模倣した安定な化合物は，しばしばその酵素に高い親和性をもつ良好な阻害剤となる．

　酵素を標的とする薬物には，それを活性化するものと阻害するものがあるが，後者(**酵素阻害薬**)が圧倒的に多い．酵素の阻害機構は現象的に**不可逆的阻害**と**可逆的阻害**に二分される．代表的な抗生物質であるペニシリンなどの**β-ラクタム系抗生物質**(β-lactam antibiotics．14章 p.252参照)は，細菌の**細胞壁**の生合成をつかさどる酵素に対する不可逆的阻害剤の典型的な例である(図6.17)．

　細菌の細胞壁は成分としてD-アミノ酸を含むことを特徴とする．細胞壁の生合成の過程に，D-アラニンからなるオリゴペプチドの，**PBP**(penicillin binding protein，**ペニシリン結合タンパク質**)とよばれる酵素による転移反応がある．ペニシリンをはじめとするβ-ラクタム系抗生物質の立体構造は，D-アラニン二量体部分の立体構造に類似しているため，本来の基質に間違われてβ-ラクタム系抗生物質がPBPに取り込まれる．PBPの活性部位に取

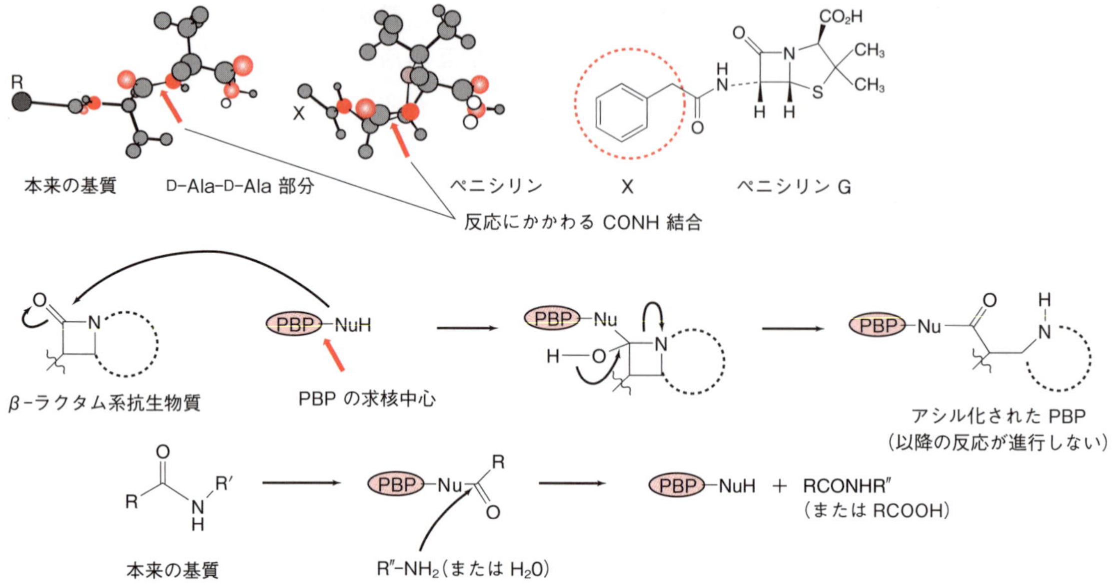

図 6.17 β-ラクタムによる酵素の不可逆的阻害

り込まれたβ-ラクタム系抗生物質は，近くに存在するアミノ酸残基による求核攻撃を受け，PBPをアシル化する（図6.17）．このアシル化反応はPBPの本来の基質との反応（D-アラニン二量体部分の加水分解反応）の中間体形成と形式上同じである．ところが，β-ラクタム系抗生物質によってアシル化された部分の構造が本来の基質によってアシル化されたものと異なるため，当該の酵素は次の段階の反応を触媒する機能を失う．基本的にはβ-ラクタム系抗生物質によってアシル化されたPBPは安定であるので，失われた機能は回復しない．β-ラクタム系抗生物質のように，PBPの本来の基質に類似した構造をもつために酵素に取り込まれ，酵素本来の作用を受けつつ不可逆的に結合して酵素を不活性化する化合物は**自殺基質**（suicide substrate）とよばれる．

　一方，可逆的阻害はいったん酵素を阻害した阻害剤が取り除かれたり，あるいは過剰の基質を存在させることでその酵素機能が回復するものである．可逆的阻害には，**競合的阻害**，**非競合的阻害**，**不競合的阻害**の三つの様式がある．これらの基本的な様式は厳密ではないが，**ラインウィーバー・バークプロット解析**という手法で簡便に区別することができる（図6.18）．

　競合的阻害の最もわかりやすくかつ簡単な例は，阻害剤が基質と同じ部位（酵素の基質結合部位）に互いに競争しながら結合するというものである．阻害剤は基質結合部位に結合することによって，本来の基質が結合できないようにしている．また，阻害剤自体は酵素と反応するわけではないので，阻害剤も酵素もそれぞれ物質としては変化しない．この阻害様式では，基質の濃

ラインウィーバー・バーク式
$$\frac{1}{v} = \frac{K_m}{V_{max}[S]} + \frac{1}{V_{max}}$$

v：反応速度
V_{max}：基質濃度が無限大のときの反応速度
$[S]$：基質濃度
K_m：ミカエリス定数（$v = V_{max}/2$ のときの$[S]$）

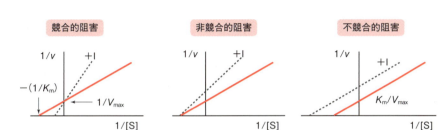

図6.18 ラインウィーバー・バークプロット解析
― ：阻害剤が存在しないとき
‥‥+I：阻害剤が存在するとき

度を上げれば，阻害剤と競合して再び基質が酵素に結合できるようになるから，見かけ上は酵素機能が回復する．この場合，ラインウィーバー・バークプロット解析では，酵素反応の最大速度（基質が阻害剤のすべてを追いだしてしまうとき，すなわち基質濃度が無限大のときの反応速度：V_{max}）は変わらない．しかし，阻害剤存在時では存在しないときの反応速度を達成するのに必要な基質濃度がより高くなるので，反応速度 = $V_{max}/2$ のときの基質濃度（**K_m：ミカエリス定数**）が大きくなる．

　非競合的阻害では，阻害剤が基質結合部位とは異なる位置に結合するため，基本的には酵素と基質との結合自体は阻害しない．この場合には，阻害剤との結合によって酵素自体の機能が障害を受けることになる．したがって，ラインウィーバー・バークプロット解析では V_{max} は減少するが，基質と酵素の結合定数（K_i）や K_m は変化しない．一方，不競合的阻害は，阻害剤が基質酵素複合体のみに結合するものとされ，ラインウィーバー・バークプロット解析では V_{max} は変化するがプロットの勾配は変化しない．

　上述の三つの可逆的阻害のラインウィーバー・バークプロット解析による分類は絶対的なものではない．生体内では，低分子がある酵素の基質結合部位とは異なる部位に結合することによって，酵素の活性を調節する機構が存在することはよく知られている．そのような酵素を**アロステリック酵素**（allosteric enzyme），その酵素の活性を制御する低分子を**アロステリックエフェクター**（allosteric effector），それが結合する部位を**アロステリック部位**（allosteric site）とよぶ．

　アロステリックエフェクターはアロステリック部位に結合してその酵素のコンフォメーションを変化させ，それによって酵素の活性を変化させる．この変化によって活性が低下する場合，その阻害様式は**アロステリック阻害**（allosteric inhibition）とよばれる．アロステリック阻害は，アロステリックエフェクターによって引き起こされる酵素のコンフォメーション変化が，基

質との結合に影響しなければラインウィーバー・バークプロット解析の上からも非競合的阻害様式に分類される．しかし，酵素のコンフォメーション変化は基質結合部位にまで及ぶことも多い．アロステリック阻害が基質結合部位のコンフォメーション変化のみに起因すれば，この阻害様式はラインウィーバー・バークプロット解析では競合的阻害に分類されることになる．

> **Advanced** **抗体触媒**
>
> 　一般に酵素は高い基質特異性，すなわち特定の構造の分子を認識する．抗体も同じように特定の分子(抗原)の構造を認識して，それに対して高い結合能をもっている．L. Pauling(ポーリング)は，酵素と抗体の違い，すなわち前者はある反応を進行させる触媒となるが，後者はそうならないという違いについて，酵素自体の構造の柔軟性を想定した．すなわち，Paulingは酵素はある程度柔軟な構造をもち，基質を認識して結合する一方で，それが触媒する反応の遷移状態の構造をも認識する，ダイナミックに変換しうる構造をもっていると考えた．抗体は剛直な構造ゆえに，反応の触媒にならないと考えた．しかし近年，酵素機能をもたせた抗体が次つぎと創製され，それらは抗体触媒(抗体酵素，アブザイム)とよばれている．多くの抗体触媒は，触媒させようとする反応の遷移状態を模倣した構造体を抗原の構造として抗体をつくっている．

6.5.3　受容体

学修事項 C-4-4
(2) 受容体に作用する医薬品

　6.3節で学んだように，受容体には転写因子型受容体，酵素型受容体，Gタンパク質共役型受容体，およびチャネル型受容体の4群がある．これらのうち，転写因子型受容体だけが核もしくは細胞質に存在する可溶性タンパク質であり，それ以外は細胞膜上に存在する．すべての受容体には，それぞれ特異的な情報伝達分子に結合する部位がある．そこに結合する分子を，情報伝達分子も含めてリガンドとよぶ(表6.3)．

　転写因子型受容体としてよく知られているのは核内受容体であり，それ以外にはアリルハイドロカーボン受容体(AhR)などわずかしか報告がない．核内受容体は，ヒトでは48種類が知られており，いずれもDNAの塩基配列を認識して結合する性質をもっている．この認識には，核内受容体の一次構造のうち，四つのシステインが2価の亜鉛イオン(Zn^{2+})に配位した部分構造がかかわっており，そのような構造を**ジンクフィンガー**(亜鉛指，zinc finger)という．

　ジンクフィンガーはDNAに結合するタンパク質の重要な基本構造(モチーフ)の一つである．ヒトの遺伝子ではGタンパク質共役型受容体についでこのモチーフをもったタンパク質が多くコードされている．多くの核内受容体ははじめから核にあり，そのジンクフィンガーで特定の塩基配列をもっ

たDNAに結合している．一方，一部の核内受容体は，ほかのタンパク質と複合体を形成して細胞質に存在しており，内因性リガンドとの結合によって核内に移行してからそのジンクフィンガーでDNAに結合する．

　DNAに結合している核内受容体は，内因性リガンドが存在しない状態では，コリプレッサーという転写を抑制する因子と結合して存在しており，標的の遺伝子の転写を抑制している(図6.19a)．核内受容体の内因性リガンド

表6.3　代表的な受容体とその内因性リガンド

転写因子型受容体
　核内受容体
	グルココルチコイド受容体(GR)	コルチゾン
	エストロゲン受容体(ERα，ERβ)	エストラジオール
	アンドロゲン受容体(AR)	テストステロン
	プロゲステロン受容体(PR)	プロゲステロン
	ミネラルコルチコイド受容体(MR)	アルドステロン
	レチノイン酸受容体(RARα，RARβ，RARγ)	全トランス-レチノイン酸
	レチノイドX受容体(RXRα，RXRβ，RXRγ)	9-*cis*-レチノイン酸
	チロキシンホルモン受容体(TR)	チロキシン
	ビタミンD受容体(VDR)	活性型ビタミンD_3
	Liver X受容体(LXRα，LXRβ)	オキシステロール
	ファルネソイドX受容体(FXR)	胆汁酸
	ペルオキシソーム増殖剤活性化受容体(PPARα，PPARδ，PPARγ)	脂肪酸

　それ以外　アリルハイドロカーボン受容体(AhR)　　　(外来性芳香族化合物)

酵素型受容体
インスリン受容体	インスリン
インスリン様成長因子受容体(IGFR)	IGF-I，IGF-II
上皮増殖因子受容体(EGFR)	EGF
血小板由来増殖因子受容体(PDGFR)	PDGF

Gタンパク質共役型受容体
ロドプシン	(光)
ムスカリン性アセチルコリン受容体(M_1〜M_5)	アセチルコリン
ドーパミン受容体(D_1〜D_5)	ドーパミン
グルタミン酸受容体(mGlu1〜6)	グルタミン酸
オピオイド受容体(μ，κ，δ)	オピオイド
アドレナリン受容体($\alpha_{1,2}$，$\beta_{1\sim3}$)	ノルアドレナリン
セロトニン受容体(5-$HT_{1A\sim F}$，5-$HT_{2A\sim C}$)	セロトニン
ヒスタミン受容体(H_1，H_2)	ヒスタミン
アデノシン受容体(A_1，$A_{2A,B}$)	アデノシン
プロスタグランジン受容体($EP_{1\sim4}$)	プロスタグランジンE_2
γ-アミノ酪酸受容体($GABA_B$)	γ-アミノ酪酸
アンギオテンシン受容体(AT_1，AT_2)	アンギオテンシンII

チャネル型受容体
ニコチン性アセチルコリン受容体(nAChR)	アセチルコリン
γ-アミノ酪酸受容体($GABA_A$)	γ-アミノ酪酸
グルタミン酸受容体(NMDA，AMPA)	グルタミン酸
グリシン受容体	グリシン
セロトニン受容体(5-HT_3)	ヒスタミン

> **学修事項 D-1-1**
> (4) アゴニスト(作用薬,作動薬,刺激薬)とアンタゴニスト(拮抗,遮断薬)

には,ステロイドホルモンや脂溶性ビタミン(レチノイン酸,活性型ビタミンD₃),各種のコレステロール誘導体,脂肪酸など,脂溶性の小分子が多く,これらの分子は容易に細胞膜や核膜を通過して核内受容体に到達する.リガンドが核内受容体に結合すると,コリプレッサーが解離し,代わりにコアクチベーターとよばれる因子が結合する.コアクチベーターはリガンド核内受

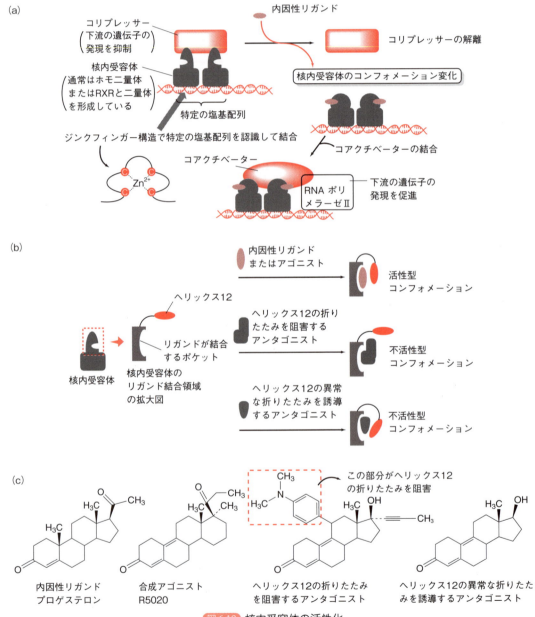

図6.19 核内受容体の活性化
(a) 核内受容体による転写の制御,(b) 核内受容体のコンフォメーション変化の模式図,(c) 内因性リガンド,アゴニスト,アンタゴニストの例(プロゲスチン).

酵素，受容体，トランスポーター，イオンチャネル　6.5　119

容体複合体だけでなくRNAポリメラーゼIIとも親和性があるため，効率よく遺伝子を転写する（図6.19a）.

全トランス-レチノイン酸

9-cis-レチノイン酸

活性型ビタミンD₃

このように，核内受容体の内因性リガンドは，核内受容体を転写因子として活性化することによってさまざまな生理反応を引き起こす．核内受容体を活性化する構造的な要因は，内因性リガンドとの結合によって引き起こされる核内受容体の三次構造（コンフォメーション）の変化であり，一般的にはヘリックス12とよばれる部分のコンフォメーション変化がとくに重要とされている（図6.19b）.

内因性リガンドが結合していない状態では，ヘリックス12は開いた形のコンフォメーションを取っているが，内因性リガンドが結合するとこれが折りたたまれる．したがって，核内受容体の内因性リガンドが結合する部位に結合して，内因性リガンドと同じようにヘリックス12の折りたたみを引き起こす化合物は，内因性リガンドと同様に核内受容体を活性化する．このような化合物を**アゴニスト**（**作動薬**，agonist）という．

一方，同じリガンド結合部位に結合するが，ヘリックス12の折りたたみを阻害したり，あるいは内因性リガンドとは異なるコンフォメーションに折りたたませるような化合物は，ちょうど酵素の競合的阻害剤の場合と同じように，内因性リガンドによる核内受容体の活性化を抑制する．そのような化合物は**アンタゴニスト**（**拮抗薬**，antagonist）とよばれる．

核内受容体は遺伝子の発現を直接制御して細胞の分化や増殖，機能に深くかかわるため，多くの核内受容体に対するアゴニストやアンタゴニストが医薬品として使われている．たとえば，ホルモン依存性のがんに対する抗がん剤として核内エストロゲン受容体（estrogen receptor；ER）や核内アンドロゲン受容体（androgen receptor；AR）に対するアンタゴニストが，がんの分化誘導療法には核内レチノイン酸受容体（retinoic acid receptor；RAR）に対するアゴニストが，糖尿病には核内ペルオキシソーム増殖剤活性化受容体（peroxisome proliferator-activated receptor；PPAR）のサブタイプPPAR γ

ステロイドホルモン
ステロイド骨格をもつホルモンの総称．ヒトではアンドロゲン，エストロゲン，ゲスターゲン，グルココルチコイド，ミネラルコルチコイドの5種類に分類される．いずれも核内受容体への結合を介した特異的な遺伝子の発現制御が主作用と考えられている．

レチノイン酸
ビタミンAのおもな活性本体である全トランス-レチノイン酸をいう場合が多く，核内受容体RARのリガンドとなる．その幾何異性体である9-cis-レチノイン酸も核内受容体RXRのリガンドである．

活性型ビタミンD₃
ビタミンDの活性本体である1α,25-ジヒドロキシビタミンD₃のこと．核内受容体VDRのリガンドとなる．7-デヒドロコレステロールから，まず，皮膚で光開環反応とそれに引き続く異性化が起こり，ついで肝臓での25位のヒドロキシ化，そして腎臓での1位ヒドロキシ化によって生じる．

に対するアゴニストが，高血圧にはミネラルコルチコイド受容体(mineral corticoid receptor；MR)に対するアンタゴニストが用いられている．また，このようなタンパク質が独立してもつ固有の機能を制御する医薬品の標的としてのみならず，疾病原因となるタンパク質自体を消失させるタンパク質分解誘導剤の標的分子としても研究が行われている．核内受容体 ER や AR を標的としたタンパク質分解誘導剤は抗がん剤の候補として臨床試験段階にある．このようなタンパク質分解誘導化合物は，proteolysis-targeting chimera (PROTAC)とよばれ，ユビキチン・プロテアソーム系を介して，特定のタンパク質を特異的に分解し，治療薬としてだけでなく，標的タンパク質の結合評価やゲノム編集技術としても利用されている．

　核内受容体にかぎらず，すべての受容体についてアゴニストおよびアンタゴニストそれぞれの作用のしくみは同様にとらえることができる．受容体には活性型と不活性型のコンフォメーションがある．内因性リガンドが存在しない状態では多くの場合，その平衡は不活性型に偏っている．平衡が不活性型のコンフォメーションに偏っているだけなので，一部は活性型のコンフォメーションをもっている．したがって，リガンドが存在しなくてもこれらの受容体には，ふつうはある程度の活性が見られることになる．内因性リガンドは受容体に結合して活性型コンフォメーションを安定化するので，内因性リガンドが存在すると，受容体のコンフォメーションの平衡は活性型のほうへ偏ることになる．このように考えれば，アゴニストとアンタゴニストは，それぞれ受容体に結合して，前者は平衡を活性型コンフォメーションに，後者は平衡を不活性型コンフォメーションに偏らせるものととらえることができる．すなわち，アゴニストやアンタゴニストの作用のしくみは，受容体のコンフォメーションを活性型に偏らせるか，不活型に偏らせるか，という点にあるので，それらの結合部位は内因性リガンドの結合部位と必ずしも同じである必要はない．

　アンタゴニストについてはちょうど酵素の項で学んだ，競合的阻害と非競合的阻害，さらには不競合的阻害(内因性リガンド-受容体複合体に結合する)と同様の拮抗様式が存在する．アゴニストおよびアンタゴニストについても，受容体の活性型と不活性型のコンフォメーションの平衡をどれだけどちらに偏らせることができるかによって，最終的に現れる受容体の活性強度が変わってくる．アゴニストのうち，無限大の濃度でも受容体の活性強度が内因性リガンドの活性強度に比べて低い場合，すなわち内因性リガンドほどには平衡を活性型に偏らせることができないものは**パーシャルアゴニスト**(**部分作動薬**，partial agonist)とよばれる．もちろん，内因性リガンドよりも強力に平衡を活性型に偏らせることができ，内因性リガンドの活性強度よりも高くなるようなアゴニストも存在し，これはスーパーアゴニストともよばれる．

同様に，アンタゴストについては無限大の濃度でも，受容体の活性強度が内因性リガンドが存在しない状態の活性強度よりも高い場合，すなわち完全には活性を抑えられないものは**パーシャルアンタゴニスト**（**部分拮抗薬**，partial antagonist）とよばれる．逆に，リガンドが存在しないときよりも，不活性型コンフォメーションへの平衡の偏りが大きくなり，内因性リガンドが存在しない状態よりもさらに受容体の活性強度を低くするようなものは**インバースアゴニスト**（**逆作動薬**，inverse agonist）とよばれる．

　細胞膜の受容体を標的とする医薬品も多い．細胞膜の受容体は，細胞の外側に内因性リガンドが結合する部位をもち，細胞の内側にリガンドの情報を伝達する各種の機能が組み込まれている（6.3節，および図6.6，6.7参照）．したがって，これらの受容体を標的分子とする医薬品では，細胞の外側にある内因性リガンドとの結合部位に焦点を当てたアゴニストやアンタゴニストと，細胞の内部で行われる情報伝達の各ステップに焦点を当てたアゴニストやアンタゴニストが考えられる．

　抗がん剤の例としては，がん遺伝子の産生物である受容体型チロシンキナーゼHER2に対して，その細胞表面部分を認識する抗体であるトラスツズマブがある（表6.1および4章参照）．トラスツズマブはまず，HER2のリガンド結合部分を細胞の外側からおおってしまうことによって情報伝達を遮断するアンタゴニストとして機能する．そして次に，HER2に結合したトラスツズマブが宿主の抗体依存性の細胞障害作用を引き起こして抗がん作用を発揮する．

　一方，ラパチニブはHER2の細胞内部分に結合しチロシンキナーゼ活性を阻害することでシグナル伝達を抑制する．ラパチニブは，HER2だけでなく，HER2とヘテロ二量体を形成し，がん遺伝子の産生物である受容体型チロシンキナーゼEGFR（6.3節参照）にも結合することが知られている．EGFRに対しては，その細胞内部のチロシンキナーゼ活性に対する阻害剤，ゲフィチニブおよびオシメルチニブ（15章参照）も実用化されている．ラパチニブ，ゲフィチニブ，オシメルチニブは標的受容体の情報伝達を遮断するので，受容体に対するアンタゴニストということもできるが，標的受容体のチロシンキナーゼ活性を阻害するので酵素阻害薬であるともいえる．HER2およびEGFRのチロシンキナーゼ活性はATPに依存しており，受容体の細胞内部分にはATPの結合部位がある．ラパチニブ，ゲフィチニブ，オシメルチニブはこのATP結合部位に結合し，ATPと拮抗的に作用するチロシンキナーゼ阻害薬である．

　同じく細胞膜上の受容体を標的とする分子標的がん治療薬に，ニボルマブがある．ニボルマブはT細胞上の膜タンパク質である抑制性免疫補助受容体PD-1の阻害抗体で，PD-1により抑制されたT細胞の免疫応答を賦活化

ゲフィチニブ

し，免疫チェックポイント阻害剤として機能する(4章参照).

6.5.4 トランスポーターとイオンチャネル

学修事項 C-4-4
(4) イオンチャネル，トランスポーターに作用する医薬品

　膜タンパク質である**トランスポーター**(transporter)や**イオンチャネル**(ion channel)を標的分子とする低分子の医薬品は比較的多い(6.5.1項)．これは，トランスポーターやイオンチャネルが，とくに神経系の情報伝達において重要な役割を担うからである．情報伝達では，前述の受容体が情報のやりとりで重要な役割を果たす．これに対してトランスポーターは，もっぱら物質のやりとりをおもな機能としていると考えてよい．イオンチャネルは多くの場合，イオンを輸送し，その結果生じる膜電位に基づく電気信号によって情報伝達にも関与する(たとえば6.4節，図6.15)．

　トランスポーターはイオンも含めてさまざまな化合物と膜の表面で可逆的に結合し，その結合部位を，ついで生じる構造変化によって膜の逆側に配向させ，結合したイオンや化合物を移動させる．トランスポーターによるイオンや化合物の移動は，トランスポーターの構造変化にエネルギーを必要としない**受動輸送**(拡散)と，エネルギー(通常はATPの加水分解による)を必要とする**能動輸送**がある．前者にはドーパミントランスポーターやグルタミン酸トランスポーターが含まれ，ともに神経シナプスにおける細胞間情報伝達に重要な役割を果たしている．コカインやアンフェタミンは，ドーパミントランスポーターに結合することによって情報伝達を遮断し，作用を発揮する．後者にはCa^{2+}-ATPアーゼ(カルシウムポンプ)やNa^+,K^+-ATPアーゼ(Na^+/K^+ポンプ)などがあり，これらはトランスポーターと区別して**イオンポンプ**とよばれることも多い．Na^+,K^+-ATPアーゼではATPの加水分解によって得られるエネルギーが，リン酸化と脱リン酸化によるポンプタンパク質の2回の構造変化に使われ，それにともなってNa^+とK^+の輸送が行われる(図6.20)．

　イオンチャネルはイオンの受動輸送のみを行うが，その開閉はリガンドの結合(**リガンド依存性チャネル**)や電位(**電位依存性チャネル**)に依存している．イオンチャネルは四つあるいは五つの膜貫通型タンパク質サブユニットから構成され，これらのサブユニットが会合した中央に選択的なイオンのみが通過できるチャネルが形成される．各サブユニットはすべてN末端が細胞の外側を向き，C末端が内側を向いている．イオンチャネルは通常は閉じており，リガンドの結合や電位に応答してコンフォメーションを変化させ，一過的に開く．

　リガンド依存性チャネルとは，実はすでに6.3節およびこの項で学んだチャネル型受容体そのものである．両者をとくに区別する理由はなく，ニコチン性アセチルコリン受容体(nAChR)や5-HT_3(セロトニン受容体の一サブ

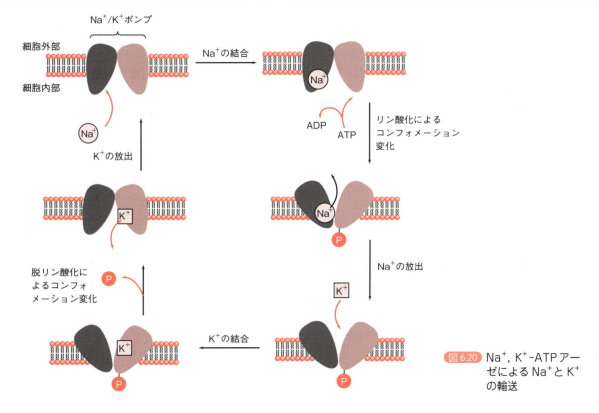

図 6.20 Na$^+$, K$^+$-ATPアーゼによる Na$^+$ と K$^+$ の輸送

タイプ)，γ-アミノ酪酸受容体 A(GABA$_A$)，グルタミン酸受容体(NMDA, AMPA)，グリシン受容体などがある(表 6.3).

電位依存型チャネルには，Na$^+$，K$^+$，Ca^{2+}，Cl$^-$ の各イオンに対するチャネルなどがある．これらのチャネルは，イオンの細胞膜内外の濃度変化によって生じる膜電位の変化に応じてチャネルを開閉する．フグ毒であるテトロドトキシンは Na$^+$ チャネルに結合し，その開口を阻害することで作用を発揮する．これらのイオンチャネルに対する拮抗薬が高血圧治療薬や抗不整脈薬，抗狭心症薬，局所麻酔薬，抗てんかん薬，利尿薬などに使われている．

章末問題

1. DNA を標的とする代表的な抗がん剤について，その作用機構と臨床応用上の問題点を解説せよ．

2. DNA と RNA を化学的に識別するための方法を提案せよ．

3. ある分子が，核内受容体のリガンドであることを実験的に示す方法を提案せよ．

4. 酵素阻害剤の創製において，競合的阻害剤を創製する場合と非競合的阻害剤を創製する場合の優劣を論ぜよ．

5. mRNA 医薬が確立されるには，臨床応用上どのような課題があるか述べよ．

6. エピジェネティクスとがんの関係を解説し，エピジェネティック医薬の抗がん剤への展開と課題について述べよ．

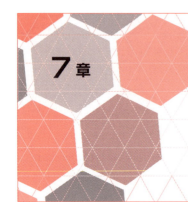
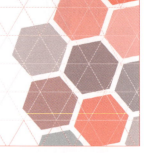

7章 医薬品の構造

Part II　創薬研究の基礎知識

❖ 本章の目標 ❖
- 医薬品が薬理作用を示すための共通構造であるファーマコフォアの概念を学ぶ．
- 医薬品の薬理活性は，医薬品の立体構造と密接な関係があることを学ぶ．
- 医薬品を分子設計するための生物学的等価性について学ぶ．
- 医薬品の構造活性相関に関する三つの化学的パラメータ（疎水性，電子効果，立体因子）を学ぶ．

7.1　ファーマコフォア

学修事項 C-4-4
（1）ファーマコフォア

ファーマコフォア
医薬品の構造のなかで，標的とする生体分子と相互作用するのに必要な構造要素（官能基群）．構造要素には，官能基の相対的な立体配置も含まれる．

7.1.1　ファーマコフォアの概念

　医薬品は生体内に取り込まれ，標的とする生体分子と結合（相互作用）して薬理活性を示す．医薬品の構造のなかで，標的とする生体分子と相互作用するために不可欠な構造要素を**ファーマコフォア**（pharmacophore）という．すなわち，ファーマコフォアとは，化合物が薬理活性を示すために必要な基本構造である．6章で学んだように，生体内の酵素や受容体などが医薬品の標的分子となり，医薬品と標的分子が結合（相互作用）することで薬理作用が発現する．医薬品が標的分子と特異的に相互作用するためには，ファーマコフォアが標的とする生体分子と電子的および立体的に相補的な関係となる必要がある．この関係は，鍵と鍵穴の関係にたとえることができる．

　一方，医薬品の実際の構造のなかでファーマコフォア以外の部分は，医薬品が薬理活性を示すための補助的な部分であり，医薬品の体内動態や代謝などに関係している．この部分は医薬品の薬理作用の増強や活性の持続，副作用の軽減などに影響するが，薬理活性を示すのに必須ではない．

　医薬品と生体分子は，いろいろな原子間結合力によって化学結合する．これらの原子間力には，**イオン結合**（ionic bond），**水素結合**（hydrogen bond），**ファンデルワールス力**（van der Waals force）などがある．これらの原子間結合エネルギーは，**共有結合**（covalent bond）の結合エネルギーに比べてずっと小さいものであるが，いくつかの原子間結合力が重複して働き，総和とし

ての分子間力が十分大きくなることで有効な結合力を発揮する．そのためそれぞれの原子間結合の立体的な因子が重要になる．標的とする生体分子の結合部位(官能基)と医薬品の結合部位(官能基)が，それぞれ立体的に適切な相補的位置に収まることにより，医薬品は標的分子と特異的に結合(相互作用)する．したがって，同一の標的分子に結合する医薬品は，立体的および電子的に類似した部分構造，すなわち，共通のファーマコフォアをもつ．医薬品と生体分子との電子的および立体的な相補関係を表す模式図を図7.1に示した．

結合と相互作用

医薬品分子と標的分子(生体分子)の結合を「相互作用」とよぶことがある．医薬品分子と標的分子の結合は多くの場合，水素結合やイオン結合などに代表される非共有結合性の化学結合であるが，可逆的であることや"疎水性相互作用"や"双極子相互作用"などの化学結合も含まれるため，「相互作用」というよび方がわかりやすい場合もある．相互作用とよぶ場合でも，それが化学結合によって成り立っていることを意識すると医薬品の働きを考察するうえで理解の助けになる．

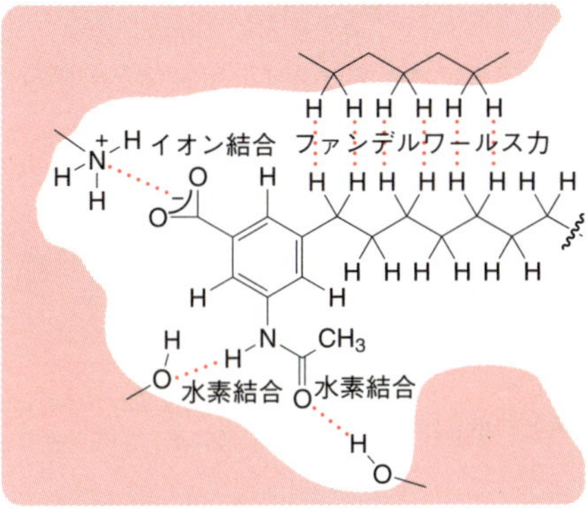

図7.1 医薬品と標的生体分子との電子的および立体的相補関係の模式図

7.1.2 ファーマコフォアの具体例

紀元前16世紀頃のエジプトの医学書『ニーベルス・パピルス』には，ケシ(*Papaver somniferum*)が鎮痛作用を示すことが書かれている．ケシから抽出される植物アルカロイドである**モルヒネ**(morphine)は強力な鎮痛作用を示す麻薬性の薬物である．モルヒネは，神経細胞の表面にある膜タンパク質である**オピオイド受容体**(opioid receptor)に作動薬(**アゴニスト**，agonist)として結合して薬理作用を示す．モルヒネがオピオイド受容体に結合したときの模式図を図7.2に示した．モルヒネは，モルヒナン骨格の3位のフェノール性ヒドロキシ基，A環のπ電子系，およびプロトン化した17位窒素原子のカチオンなどが，オピオイド受容体にある電子的に相補的な官能基と相互作用している．すなわち，これらの官能基の相対的な位置関係と電子的性質がモルヒネのファーマコフォアを形成している．

1975年，ブタの脳から痛みを抑える作用をもつ物質が単離され，**エンケファリン**(enkephalin)と名づけられた．エンケファリンは5個のアミノ酸からなるペプチドであり，その後の研究でヒトなど哺乳動物の脳や脊髄などの神経系にも存在することが明らかになった．エンケファリンには，メチオニンエンケファリンとロイシンエンケファリンの2種類がある(10章 p.209 も参照)．これらのエンケファリンも，モルヒネと同様にオピオイド受容体に結合して鎮痛作用を発現することがわかり，エンケファリンは内因性のオピ

オピオイド受容体

モルヒネ系薬物と特異的に結合する受容体．大脳皮質や視床，脊髄などに存在する7回膜貫通型の受容体．μ(ミュー)，κ(カッパ)，δ(デルタ)の3種のサブタイプがある．μ受容体にはモルヒネやメチオニンエンケファリンが，また，δ受容体にはメチオニンエンケファリンおよびロイシンエンケファリンが結合する．

図 7.2 モルヒネとオピオイド受容体との相互作用

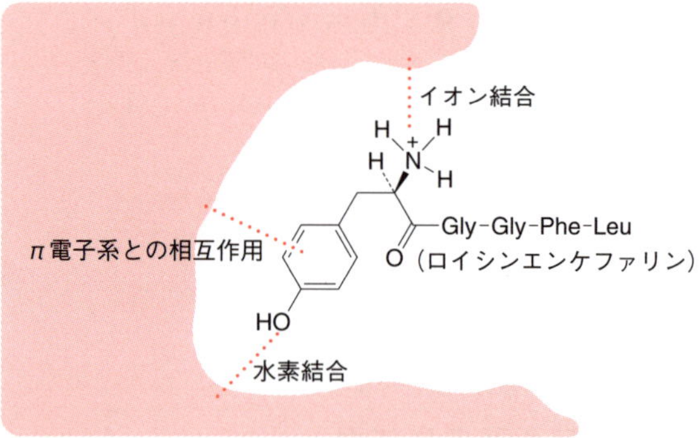

図 7.3 エンケファリンとオピオイド受容体との相互作用

オイドとよばれている．図 7.3 に示したエンケファリンとオピオイド受容体との相互作用の模式図から，エンケファリンの N 末端のチロシン残基がモルヒネの場合と同様の電子的および位置的な関係にあることがわかる．

したがって，オピオイド受容体に特異的に結合するためのファーマコフォアとして，図 7.4 に示す構造が考えられている．

オピオイド受容体に作用する代表的な薬物の構造を図 7.5 に示した．モルヒネ拮抗作用を示す**ナロキソン**(naloxone)を含め，これらの医薬品は，すべてが先に示した共通のファーマコフォアをもっていることがわかる．

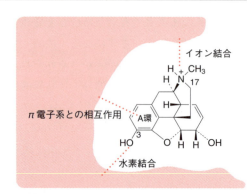

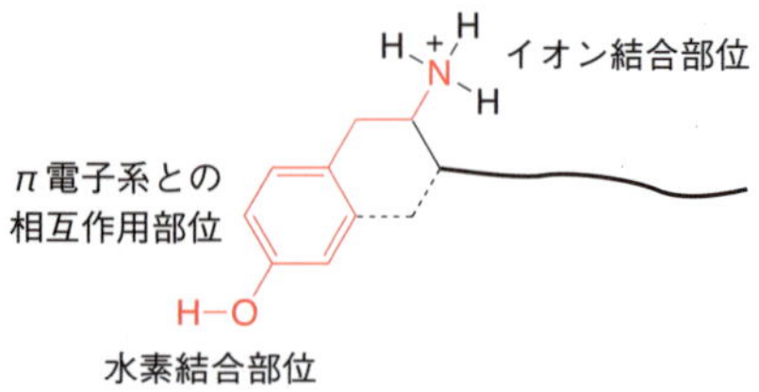

図 7.4 オピオイド受容体に特異的に結合するためのファーマコフォア
色で示した部分はフォーマコフォアを示す．

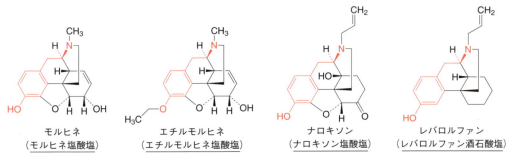

図 7.5 オピオイド受容体に作用する代表的な医薬品
色で示した部分は共通するファーマコフォアを示す．

酵素活性を阻害して薬理作用を示す医薬品の例として，**カプトプリル**(captopril)をあげる．カプトプリルは高血圧症の治療に用いられ，腎臓にある**アンギオテンシン変換酵素**(angiotensin converting enzyme；ACE)の活性を阻害する(図 7.6)．その結果，血管を収縮して血圧を上げる働きのあるアンギオテンシン II の生成が抑制される(9 章 p.189 も参照)．

アンギオテンシン変換酵素
アンギオテンシン I を加水分解してアンギオテンシン II に変換する酵素．アンギオテンシン II は，血管を収縮して血圧を上げる．ACE 阻害薬は，アンギオテンシン II の生成を抑制し，降圧作用を示す．

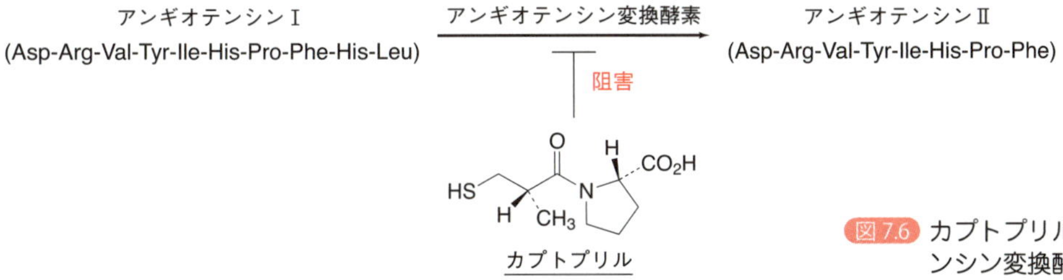

アンギオテンシン I　　　　アンギオテンシン変換酵素　　　　アンギオテンシン II
(Asp-Arg-Val-Tyr-Ile-His-Pro-Phe-His-Leu) ────阻害────▶ (Asp-Arg-Val-Tyr-Ile-His-Pro-Phe)

図 7.6 カプトプリルによるアンギオテンシン変換酵素阻害

ACE の酵素活性部位には亜鉛イオン(Zn^{2+})がある．ACE に結合したアンギオテンシン I は，切断されるペプチド結合のカルボニル基が亜鉛イオンのルイス酸としての作用によって分極する．この分極したカルボニル炭素に水分子が求核攻撃し，ペプチド結合の切断が起こると考えられている．図 7.7 に ACE がアンギオテンシン I のペプチド結合を切断する反応の模式図を示した．

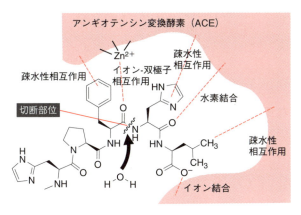

図 7.7 アンギオテンシン変換酵素によるアンギオテンシン I のペプチド結合の切断様式の模式図

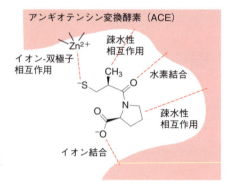

図 7.8 アンギオテンシン変換酵素とカプトプリルの結合模式図

阻害薬であるカプトプリルも類似した様式で ACE に結合する．しかし，基質とは異なり活性化される結合開裂部分がないので，阻害剤として働く（図7.8）．

ACE 阻害薬の例を図 7.9 に示す．**アラセプリル**（alacepril）や**リシノプリル**（lisinopril）もカプトプリルと同様に，降圧剤として用いられている．これらの薬物に共通な構造（末端のカルボキシ基，プロリン構造など）が ACE の基質（あるいは阻害剤）となるためのファーマコフォアであり，ACE 側の相補的な官能基と位置的および電子的に相互作用する．なお，「-プリル(-pril)」は，WHO の国際医薬品一般名称(international nonproprietary name；INN)委員会が定めた ACE 阻害薬を示す**ステム**(語幹)である*．

ファーマコフォアとは，医薬品の構造のなかで標的とする生体分子と相互作用するために必須な共通構造を意味する．ファーマコフォアは，同一の標的分子に作用する新しい医薬品を分子設計するためにも，また，医薬品の薬理作用を理解するためにも重要である．

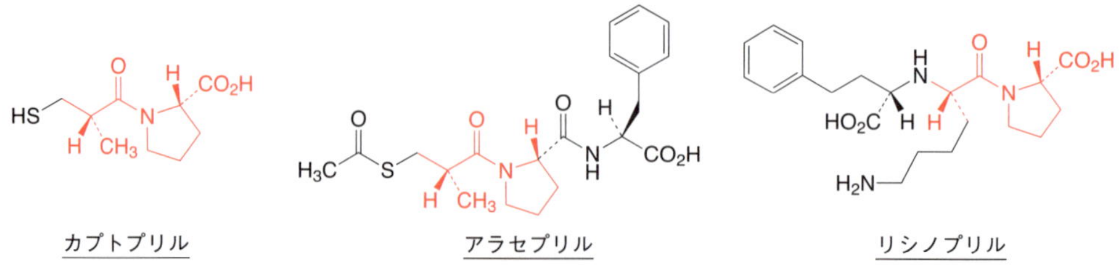

国際医薬品一般名称
世界保健機関（WHO）が定めた，医薬品の有効成分の国際的な一般名称．INN は原薬の活性本体に対して名づけられる．命名には，一般に医薬品の構造や薬理作用，あるいは標的分子（酵素，受容体）を示す共通の語幹（ステム）が用いられる．

＊ステムについては後見返しの表を参照．また，医薬品の名称については 5 章 p.67〜69 も参照．

カプトプリル　　アラセプリル　　リシノプリル

図 7.9 ACE 阻害薬
色で示した部分は共通するファーマコフォアを示す．

7.2　医薬品の立体化学

7.2.1　標的となる生体分子との相互作用

学修事項 **C-3-2**
(1) 異性体・立体配置・立体配座

医薬品は，標的とする生体分子と特異的に相互作用することによって薬理作用を示す．それゆえ，医薬品のファーマコフォアは，標的分子と相補的な立体構造（立体化学）をもつ．

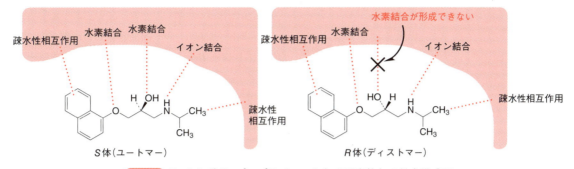

図 7.10 S- および R- プロプラノロールと β 受容体との結合模式図

プロプラノロール(propranolol)は，**交感神経のβ受容体**(β-adrenergic receptor)に結合して交感神経遮断作用を示すことから，本態性**高血圧症**や**狭心症**の治療薬として使用されている．プロプラノロールには1か所不斉炭素(右側マージンの化学構造式中＊印)があり，医薬品として使用されているのはラセミ体(二つのエナンチオマーの等量混合物)である．

プロプラノロールの二つの**エナンチオマー**(**鏡像異性体**，enantiomer)のうち，β受容体の遮断作用は，S体のほうがR体よりも約100倍も強い．この活性の違いは，プロプラノロールとその標的分子であるβ受容体とが適切で相補的な立体構造をとれるかどうかで説明できる．図7.10に両エナンチオマーの模式的な相互作用を示した．プロプラノロールは，交感神経のβ受容体に二つの疎水性相互作用と二つの水素結合と一つのイオン結合で結合すると考えられている．そのうち重要なのが二つの疎水性相互作用に挟まれた二つの水素結合とイオン結合である．S体では，受容体側と五つの相補的な結合が可能であるが，R体では，重要な一つの水素結合が形成できないためにβ受容体と十分な相互作用が達成できず，交感神経遮断作用が弱くなる．

光学活性な化合物では，エナンチオマー間で薬理活性に差がある場合が多い．活性の強い異性体のほうを**ユートマー**(eutomer)，活性の弱い異性体のほうを**ディストマー**(distomer)という．プロプラノロールでは，S体がユートマーで，R体がディストマーである．

プロプラノロールのエナンチオマー間で薬理活性が異なるという結果は，フォーマコフォアの三次元的な立体構造が重要であることを示している．**β受容体遮断薬**(β-blocker)のフォーマコフォアを図7.11に示す．

β 受容体

交感神経アドレナリン受容体の一つ．アドレナリン受容体は α と β に分類される．α，β 受容体は，さらに α_1，α_2，β_1，β_2 のサブタイプに分かれる．β_1 受容体はおもに心臓に分布し，心収縮力や心拍数の増加に関与している．β_1 受容体遮断薬は高血圧や狭心症，不整脈などの治療に用いる．β_2 受容体はおもに気道平滑筋に存在し，気管支拡張に関与する．p.186も参照．

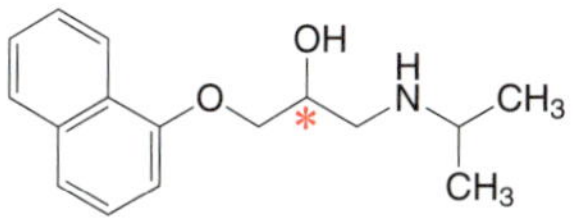

プロプラノロール
(プロプラノロール塩酸塩)

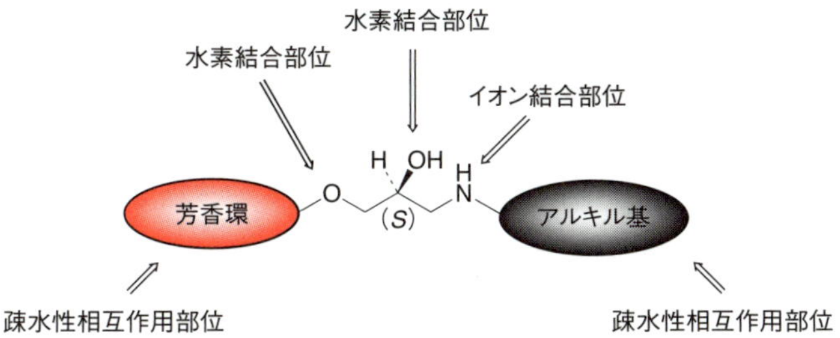

図 7.11 β受容体に作用する医薬品のフォーマコフォア

医薬品名プロプラノロールに含まれる「-(オ)ロール(-olol)」は，β受容体遮断薬を示すステムである．ステム「-(オ)ロール(-olol)」をもつ医薬品には，**ピンドロール**(pindolol)，**アセブトロール**(acebutolol)，**アルプレノロール**(alprenolol)，**ブクモロール**(bucumolol)，**ブプラノロール**(bupranolol)，**カルテオロール**(carteolol)，**ペンブトロール**(penbutolol)などがあり，これらは日本薬局方に収載されている．これらはすべて図7.11に示したファーマコフォアをもつ．このうち，ペンブトロールは光学活性なS体が医薬品として使われているが，それ以外はすべてラセミ体が医薬品として認可されている．強い活性をもつのはそれぞれS配置のエナンチオマーである（図7.12）．

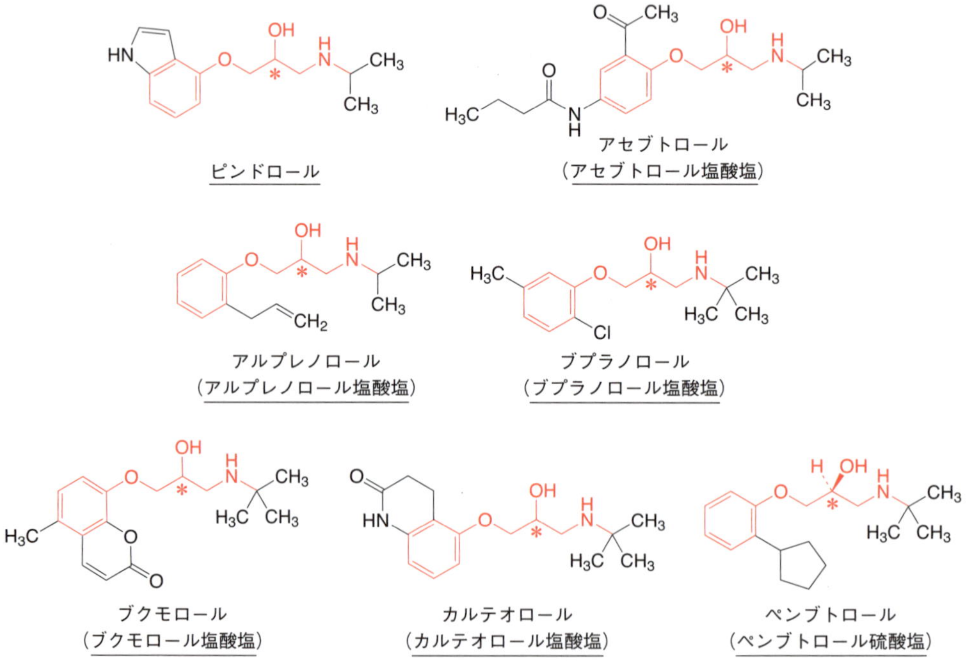

ピンドロール

アセブトロール
（アセブトロール塩酸塩）

アルプレノロール
（アルプレノロール塩酸塩）

ブプラノロール
（ブプラノロール塩酸塩）

ブクモロール
（ブクモロール塩酸塩）

カルテオロール
（カルテオロール塩酸塩）

ペンブトロール
（ペンブトロール硫酸塩）

図7.12 β受容体遮断薬を示すステム「-(オ)ロール(-olol)」をもつ医薬品
＊印は不斉炭素を表す．また，色で示した部分は共通するファーマコフォアを示す．

7.2.2 ラセミックスイッチ（キラルスイッチ）

学修事項 C-3-2
(2) キラリティー

われわれの体を構成する生体分子は，受容体や酵素にかぎらず光学活性なアミノ酸や糖，核酸などでできている．それゆえ，生体側から見ればエナンチオマーは二つの異なる化合物であり，当然，生体分子への作用は異なる．ここでいう作用とは，薬理作用を表す際に標的となる受容体や酵素との相互作用にかぎらず，薬物の体内動態にかかわる生体分子などとの相互作用も含まれる．結果として，エナンチオマーの関係にある薬物ではそれぞれのエナンチオマーの間で薬理作用や副作用が異なってくる．

流通している医薬品のなかには，**ラセミ体**(racemate，鏡像異性体の1：1

混合物)で承認されているものが多くある．たとえば，日本薬局方には，**イブプロフェン**(ibuprofen, 解熱消炎鎮痛薬)，**エトスクシミド**(ethosuximide, 抗てんかん薬)，**グアイフェネシン**(guaifenesin，鎮咳(ちんがい)去痰薬)，**クロキサゾラム**(cloxazolam，抗不安薬)，**テガフール**(tegafur，抗がん薬)，**トロピカミド**(tropicamide，散瞳薬)，**ニトレンジピン**(nitrendipine，カルシウム拮抗薬)，**ビホナゾール**(bifonazole，抗真菌剤)など，多くのラセミ体医薬品が収載されている(図 7.13)．一般に，これらのラセミ体医薬品では，一方の鏡像異性体は，まったく薬理作用を示さないか，もしくは弱い薬理作用しか示さない．しかし，薬理作用を示さない鏡像異性体が，特別に支障となる毒性や有効成分に対する拮抗作用などを示さないので，ラセミ体で医薬品として使用されている．

すでにラセミ体が医薬品として使われている化合物について，活性を示す単一の鏡像異性体(ユートマー)が新たに医薬品として開発され認可される例がある．このような医薬品開発を**ラセミックスイッチ**(racemic switch)あるいはキラルスイッチ(chiral switch)という．図 7.14 にラセミックスイッチの例を示した．**ニューキノロン系抗菌薬**(new quinolone drugs，14 章 p.263 参照)である**オフロキサシン**(ofloxacin)はラセミ体であり，*S*-(−)-オフロキサシンと *R*-(+)-オフロキサシンの 1：1 混合物である．この二つの鏡像異性体のうち，*S*-(−)-オフロキサシンのみが強い抗菌活性を示し，*R*-(+)-オフロキサシンは抗菌活性を示さない．さらに，*S*-(−)-オフロキサシンよりも *R*-(+)-オフロキサシンのほうが強い副作用を示す．その後 *S*-(−)-オフロキサシンのみからなる光学活性化合物が開発され，副作用の少ない医薬品**レボフロキサシン**(levofloxacin)として認可され，用いられている．

ラセミックスイッチ（キラルスイッチ）
ラセミ体が医薬品として使われている化合物について，活性をもつ単一の鏡像異性体(ユートマー)を新たに医薬品として開発すること．

ニューキノロン系抗菌薬
ピリドンカルボン酸系の合成抗菌薬(キノロン系抗菌薬)に代わって使われるようになったフルオロキノロン系の合成抗菌薬．フルオロキノロン系抗菌薬ともいう．DNA トポイソメラーゼⅡを阻害し，抗菌作用を示す．

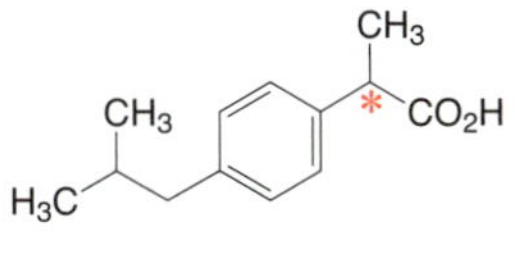

イブプロフェン

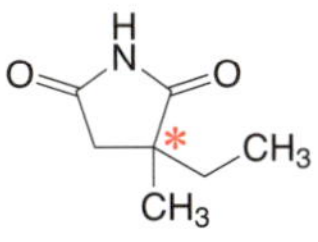

エトスクシミド

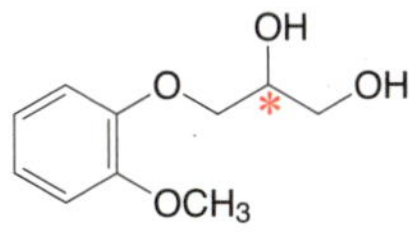

グアイフェネシン

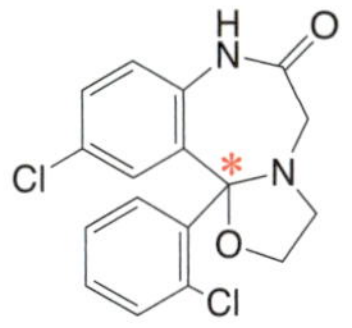

クロキサゾラム

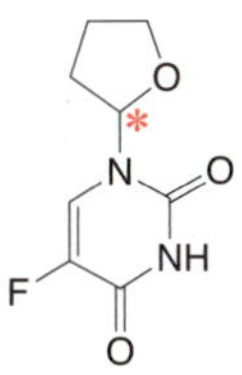

テガフール

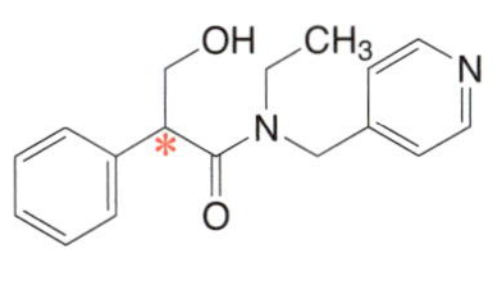

トロピカミド

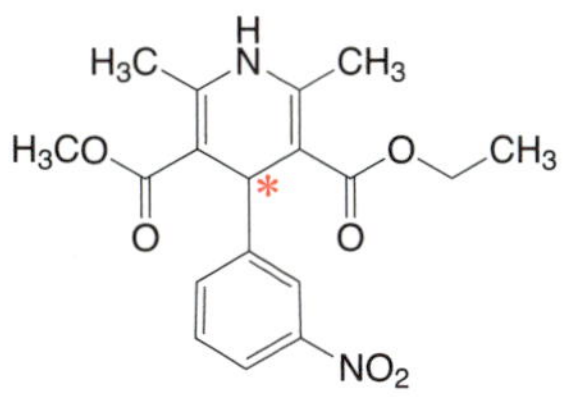

ニトレンジピン

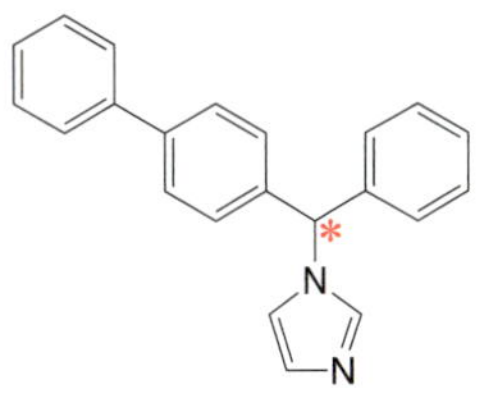

ビホナゾール

図 7.13 ラセミ体が医薬品として使われている例
＊印は不斉炭素を示す．

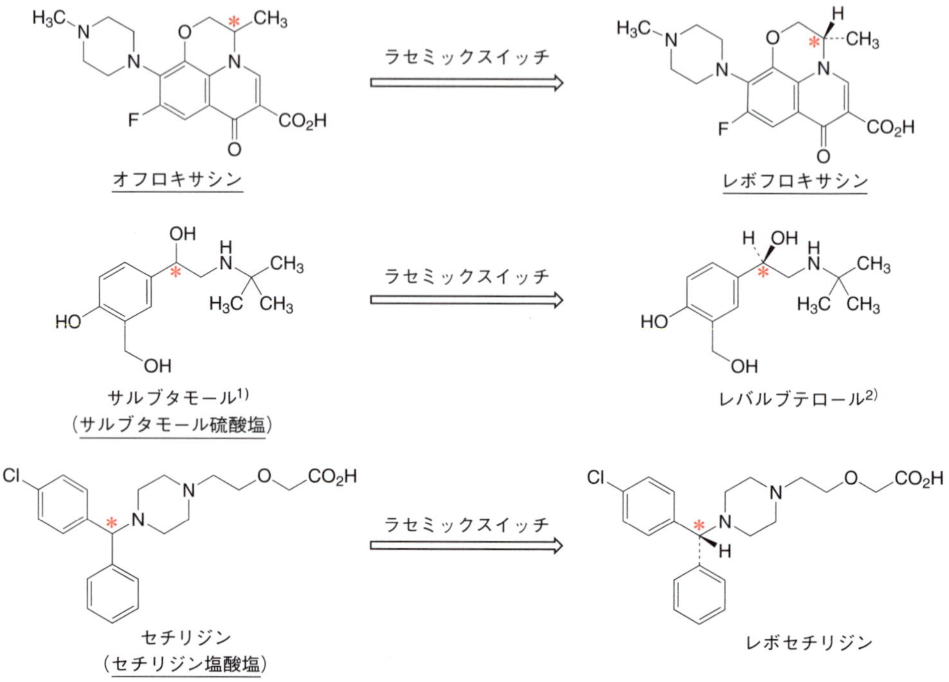

図7.14 ラセミックスイッチの例
1) アメリカではalbuterol. 2) 日本未承認. ＊印は不斉炭素を示す.

ヒスタミン受容体
内因性生理活性物質（オータコイド）であるヒスタミンの受容体. 4種類のサブタイプ（H_1〜H_4）がある. H_1受容体は血管や気管支平滑筋, 腸管平滑筋などに発現している. H_1受容体拮抗薬（抗ヒスタミン薬）はアレルギー疾患の治療薬として用いられる.

同様に, **気管支拡張 $β_2$ 受容体刺激薬**である**サルブタモール**（salbutamol）や, **選択的 H_1 受容体拮抗薬**である**セチリジン**（cetirizine）のユートマーが医薬品（それぞれレバルブテロール, レボセチリジン）として開発されている.

ラセミ体は生体に対する作用の異なる2種類の化合物の混合物であることを考えると, 光学異性を含めた三次元立体構造が医薬品として重要であることが理解できる.

7.3 生物学的等価体

学修事項 C-4-4
（2）バイオアイソスター

医薬品を分子設計するときに, 既存の医薬品やリードとなる薬理活性化合物の構造の一部を他の原子や原子団に置きかえて, 薬理作用の増強や薬効の持続性の向上, 副作用の軽減などを図ることがある. このような置きかえでは, 標的とする生体分子と医薬品との相互作用を維持する（あるいは増強する）ことが重要である.

生物学的等価体
薬理活性発現に関与している物理化学的性質が類似している部分構造あるいは置換基のこと.

分子設計において, 置きかえが可能な原子や原子団を**生物学的等価体**〔バイオアイソスター（バイオイソスター）, bioisoster〕とよび, 置きかえが可能な性質を**生物学的等価性**（bioisosterism）という. いいかえると, 生物学的等価性とは標的とする生体分子との相互作用が大きく変わらないという性質で

ある．特定の原子や原子団を生物学的等価体で置きかえる生物学的等価体置換の手法は，リード化合物と同じ活性をもつ化合物の発見につながる可能性が高い．

生物学的等価体は，官能基の**化学的等価性**（化学的等価体）という考え方がもとになっている．医薬品と生体分子の結合は，それぞれの官能基の原子間結合（化学結合）に依存するため，官能基の化学的性質（化学的等価性）が両者の結合の性質（生物学的等価性）に重要な影響を及ぼすと考えられる．そこでまず，化学的等価体を説明する．

7.3.1 化学的等価体

① 元素の周期表の同じ列に属する原子は，原子半径が異なり，最外殻の電子配置は同一であるため化学的性質が似ており，化学的等価体とみなせる．たとえば，ハロゲン原子（フッ素，塩素，臭素，ヨウ素）は非共有電子対を複数もち，電気陰性度（フッ素：4.0，塩素：3.3，臭素：3.0，ヨウ素：2.7）も比較的似ているので化学的等価性があり，したがって生物学的にも等価性をもつと考えられる．

$$-F \;=\; -Cl \;=\; -Br \;=\; -I$$

同様に，ケイ素（Si）と炭素（C），硫黄（S）と酸素（O）なども等価体である．

$$-\overset{|}{\underset{|}{Si}}- \;=\; -\overset{|}{\underset{|}{C}}-$$

$$-S- \;=\; -O-$$

② 原子に水素を一つ付加させると，原子番号の一つ大きな原子の性質を模倣できる（おもに立体的性質）という考え方があり，「水素付加則」とよばれる．「水素付加則」に基づく擬似原子も等価体と見なせる．たとえば，エーテル酸素の擬似原子としてメチレンや第二級アミノ基などがあげられる．

$$-CH_3 \;=\; -NH_2 \;=\; -OH \;=\; -F$$

$$-CH_2- \;=\; -NH- \;=\; -O-$$

$$-CH= \;=\; -N=$$

③ 芳香族性を保持する構造変換も等価体と見なせる．

④ 電子効果がよく似た置換基も等価体と見なせる．

$$—X \quad = \quad —CN \quad = \quad —SCN \quad = \quad —CF_3$$

「化学的等価体による置換は同じような薬理作用を示す可能性が高い」という考えに基づいて，生物学的等価性という概念が生みだされ，メディシナルケミストリーの分野で広く使われるようになった．すなわち，生物学的等価性とは，化学的等価性の概念に基づいた生物作用の等価性である．

7.3.2　生物学的等価性をきめる三つの要素

生物学的等価性を決める化学的な要素として，i) **疎水性**, ii) **電子効果**, iii) **立体因子**があり，これらは**生物学的等価性を決める三要素**とよばれる．これらのうち，i)の疎水性は，おもに薬理活性物質が標的とする生体分子へ到達する量(薬物動態)に影響を与える．また，ii)電子効果および，iii)立体因子は7.1節で説明したように，薬理活性物質と標的となる生体分子の相互作用に影響する．それゆえ，標的分子との相互作用の強さ(すなわち薬理作用の強さ)を考える場合には，電子効果と立体因子が重要になり，電子効果や立体因子がよく似たものが生物学的等価体となりうる．なお，生物学的等価性を決める三要素と薬理作用の強さとの関係を定量的に取り扱うのが**定量的構造活性相関**研究であり，これについては7.4節で説明する．

化学的性質が類似し，生物学的等価体として扱われるおもな原子団を表7.1に示した．次に，いくつかの具体例を示す．

7.3.3　官能基の等価置換例

ハロゲン置換基を他のハロゲン原子に置換した例として，**統合失調症治療薬**の**ハロペリドール**(haloperidol)と**ブロムペリドール**(bromperidol)がある(図7.15，8章 p.155 参照)．これらの化合物は，クロロ基とブロモ基が異なるだけで，それ以外の部分の構造は同じであり，同様の薬理活性を示す．

また，水素原子を原子半径が類似しているフッ素原子に置換する方法もよく用いられる．同様の薬理活性を保持しつつ，体内動態や薬物代謝の性質を変更したい場合に利用される．

$$—H \quad \Longrightarrow \quad —F$$
$$—CH_3 \quad \Longrightarrow \quad —CF_3$$

水素原子とフッ素原子では，**電気陰性度**(水素：2.2，フッ素：4.0)は大きく異なるが，原子の**ファンデルワールス半径**(水素：1.14Å，フッ素：1.29Å)は類似している．そのため，立体的な大きさをあまり変化させずに電子効果のみを変えることができる．フッ素-炭素結合は，水素-炭素結合よりも**結合**

表 7.1 生物学的等価体

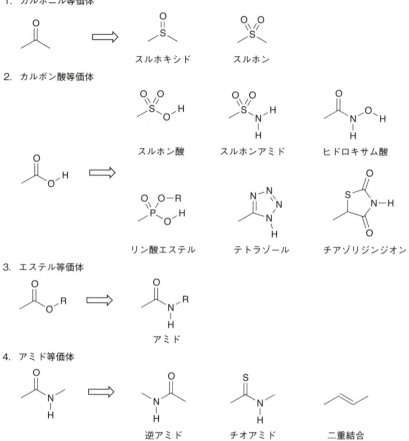

解離エネルギー(CH_3-F：110 kcal/mol, CH_3-H：105 kcal/mol)が大きく，結合が切れにくい．フッ素誘導体は**P450代謝**を受けにくいことが予測されているので，薬理作用の持続が期待できる．水素原子をフッ素原子に置換した例として，**抗不安薬**および**鎮痛薬**として使われる**ジアゼパム**(diazepam)と**フルジアゼパム**(fludiazepam)がある(図 7.16)(8 章 p.166 参照).

ベンゼン環をほかの環状等価体に置換した例として，**スルホンアミド系抗菌薬**(sulfonamides, サルファ剤)を図 7.17 に示す．置換基がフェニル基で

スルホンアミド系抗菌薬
スルホンアミド基をもつ抗菌薬．サルファ剤ともいう．*p*-アミノ安息香酸と拮抗し，葉酸合成を阻害する結果，細菌のプリン合成が阻害される．

図 7.15 ハロゲン置換基の等価体置換の例：ハロペリドールとブロムペリドール
色で示した部分は等価体置換した箇所を示す.

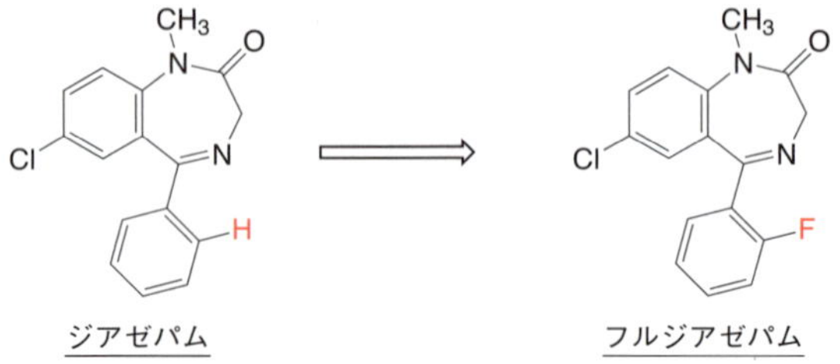

図 7.16 水素-フッ素の等価体置換の例：ジアゼパムとフルジアゼパム
色で示した部分は等価体置換した箇所を示す.

あるスルファベンズは医薬品としては使われていない．フェニル基を**ピリジン環**に置換した**スルファピリジン**（sulfapyridine），**ピリミジン環**に置換した**スルファジアジン**（sulfadiazine），**スルファモノメトキシン**（sulfamonomethoxine），**スルファジメトキシン**（sulfadimethoxine），**スルファドキシン**（sulfadoxine），**チアゾール環**に置換した**スルファチアゾール**（sulfathiazole），**オキサゾール環**に置換した**スルファメトキサゾール**（sulfamethoxazole）などが医薬品として開発された．日本では，スルファジアジン，スルファモノメトキシン，スルファジメトキシン，スルファドキシン，スルファチアゾール，スルファメトキサゾールが医薬品として使われている．これらのサルファ剤は細菌の葉酸合成を阻害して，おもにグラム陽性菌に対して抗菌作用を示すが，耐性菌が出現したため，現在では古典的な抗菌薬と位置づけられている．

カルボキシ基（pK_a は，酢酸：4.7，安息香酸：4.2）は，生理的条件下，カルボキシラートに解離している．カルボキシ基をもつ化合物が薬理作用を発

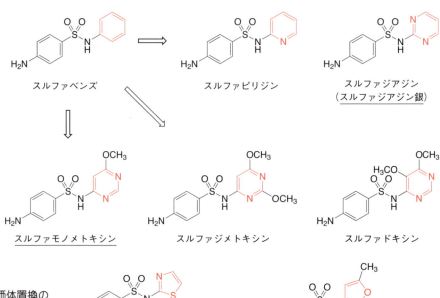

図 7.17 ベンゼン環の等価体置換の例：スルホンアミド系抗生物質
色で示した部分は等価体置換した箇所を示す.

現する際には，カルボキシ基と生体分子の塩基性アミノ酸残基とのイオン結合が重要な役割を果たす場合が多い．医薬品の分子設計では，カルボキシ基を，類似した構造と酸性度(pK_a)をもつ置換基に等価体置換する手法がよく用いられる．カルボキシ基の生物学的等価体(等価置換基)としては，表7.1に示したようなスルホン酸，スルホンアミド，ヒドロキサム酸，さらには，環状のテトラゾールやチアゾリジンジオンなどがある．

ヒドロキサム酸はカルボキシ基の酸性のヒドロキシ基をヒドロキシアミノ基に置換した構造である．フェニル酢酸構造をもつ**抗炎症薬**として最初に開発された**イブフェナック**(ibufenac)は医薬品としては承認されていないが，**フェルビナク**(felbinac)などフェニル酢酸構造をもつ多くの化合物が抗炎症薬として使われている．**ブフェキサマク**(bufexamac)は，フェニル酢酸のカルボキシ基をヒドロキサム酸に等価体置換した化合物である(図7.18)(抗炎症薬については10章 p.202 参照)．

同様の例として，**イブプロキサム**(ibuproxam)や**オキサメタシン**(oxametacine)がある(図7.19)．イブプロキサムは，**イブプロフェン系抗炎症薬**の共通構造である2-フェニルプロピオン酸のカルボキシ基をヒドロキサム酸に等価体置換した構造である．また，オキサメタシンは**インドメタシン系抗炎症薬**の共通構造であるインドール-3-イル酢酸のカルボキシ基をヒドロキサム酸に等価体置換した構造である．イブプロフェン(ibuprofen)と

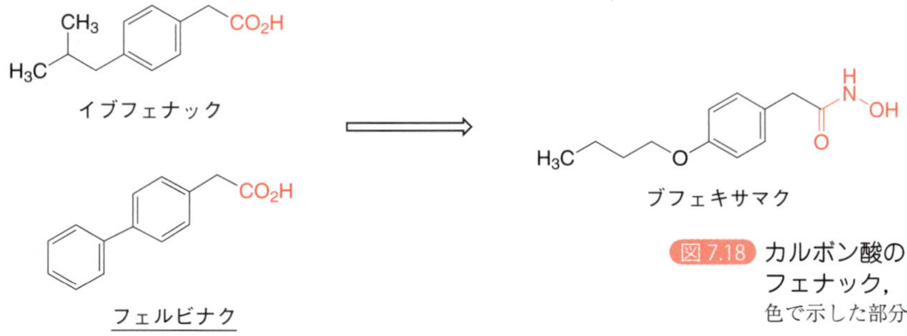

図7.18 カルボン酸の等価体置換の例(その1)：イブフェナック，フェルビナク，ブフェキサマク
色で示した部分は等価体置換した箇所を示す．

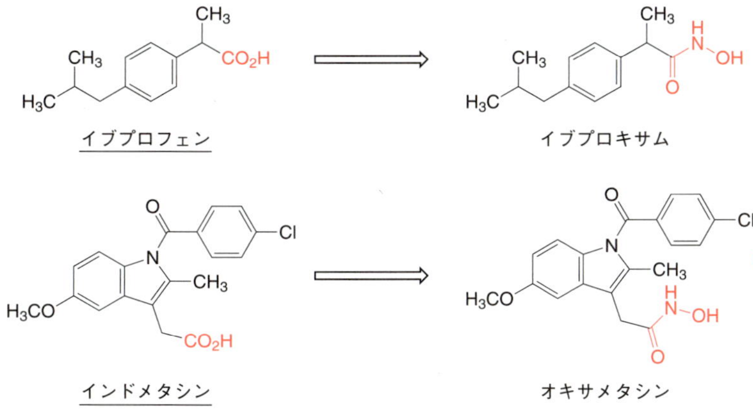

図7.19 カルボン酸の等価体置換の例(その2)：イブプロフェン，イブプロキサム，インドメタシン，オキサメタシン
色で示した部分は等価体置換した箇所を示す．

インドメタシン（indometacin）は日本で使用されている．一方，イブプロキサムとオキサメタシンは日本では医薬品として承認されていない．

　カルボキシ基を環状の等価体であるテトラゾールに置換する例として，**アゾセミド**（azosemide）がある（図7.20）．テトラゾールのpK_a（メチルテトラゾール：5.3，フェニルテトラゾール：4.2）は，カルボキシ基の値（p.136に記載）に近い．アゾセミドはスルホンアミド構造をもつループ利尿薬である．これは同様の薬効をもつ**フロセミド**（furosemide）や**ブメタニド**（bumetanide）に含まれるカルボキシ基をテトラゾールに等価体置換した構造である．同様の等価体置換の例として，テルミサルタン（telmisartan）がある．テルミサルタンの場合は，上記の例とは逆にロサルタン（losartan）などに見られるテトラゾール部分をカルボキシ基で等価体置換した構造となっている．

　2価の官能基の等価体置換の例として，**ACE**を阻害して**降圧作用**を示す**エナラプリル**（enalapril）と**イミダプリル**（imidapril）の例を示す（図7.21）．ACEは，アンギオテンシンIのペプチド結合を加水分解してアンギオテンシンIIが生成する反応を触媒する酵素である．ACEに対する阻害薬として，末端にプロリン構造をもつ**カプトプリル**があることは7.1節ですでに説明した．エナラプリルもイミダプリルもステム「-プリル(-pril)」をもつことからわかるように，カプトプリルと同様にACEを阻害し降圧薬として使用される．イミダプリルは，エナラプリルのプロリン環の—CH_2—CH_2—結合を，等価体の一つであるアミド結合に置換した化合物である．

　3価の官能基の等価体置換の例として，**三環系抗うつ薬**である**イミプラミン**（imipramine）と**アミトリプチリン**（amitriptyline）の例を示す（図7.22）．ア

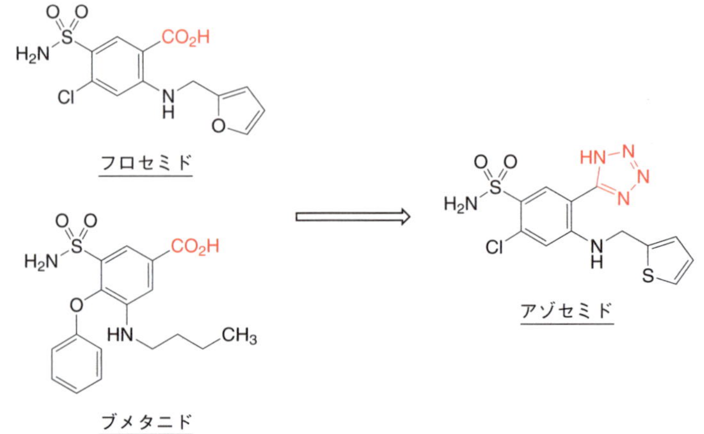

図7.20 カルボン酸の等価体置換の例（その3）：フロセミド，ブメタニド，アゾセミド
色で示した部分は等価体置換した箇所を示す．

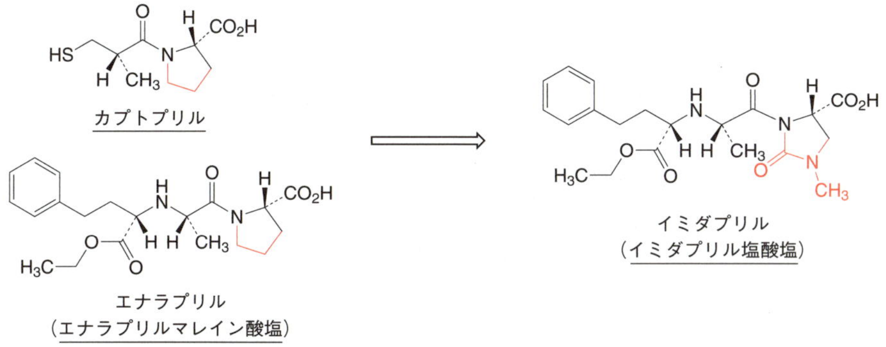

図7.21 2価の官能基の等価体置換の例(その1)：カプトプリル，
エナラプリル，イミダプリル
色で示した部分は等価体置換した箇所を示す．

　ミトリプチリンは，イミプラミンのN—C結合をC＝C結合に等価体置換した構造である．また，同じく三環系抗うつ薬である**ドスレピン**(dosulepin)は，アミトリプチリンの—CH$_2$—結合を—S—結合に等価体置換した構造(2価の官能基の等価体置換)であり，医薬品として用いられている(8章p.160参照)．

　薬物の分子設計で生物学的等価体への置換がつねにうまくいくとはかぎらない．たとえば，2価の官能基の生物学的等価体である—CH$_2$—，—O—，—S—，—NH—の組合せにおいて，薬理活性のある化合物のエーテル結合(—O—)をメチレン鎖(—CH$_2$—)に等価体置換すると活性がなくなる場合がある．このようなときは，エーテル結合の酸素原子の非共有電子対が受容体と結合するために必須の働きをしている可能性が高いといえる．また，逆にエーテル結合(—O—)をメチレン鎖(—CH$_2$—)に等価体置換しても活性が維持される場合には，エーテル結合の酸素原子は薬物が受容体に結合するために必須ではないと予測できる．

　薬物の分子設計における等価体置換は，標的とする生体分子に同程度あるいはより強く相互作用する化合物を見いだすために使われるだけではない．等価体置換の手法は，たとえば薬物が標的の生体分子に到達するまでの代謝を変化させ，標的分子への薬物の到達濃度や持続時間を制御する目的にも使われる．先に紹介した水素原子をフッ素原子へ置換した例は，等価体置換の

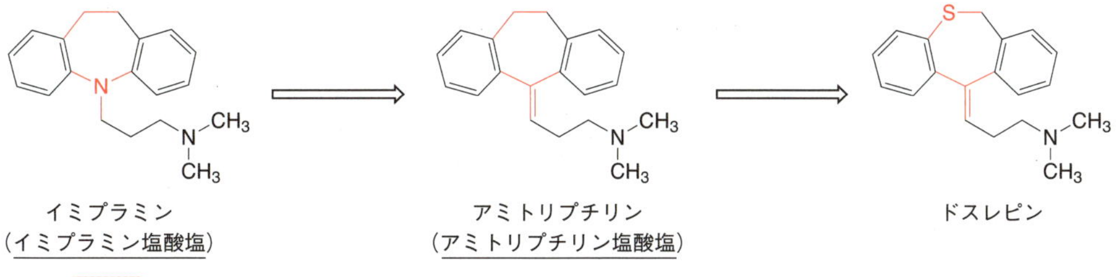

図7.22 3価の官能基の等価体置換の例：イミプラミン，アミトリプチリン，ドスレピン
色で示した部分は等価体置換した箇所を示す．

手法を代謝制御するために利用したものである．P450 による代謝を受けやすい部位にフッ素原子を導入すれば代謝分解は抑制されるが，水素原子とフッ素原子の生物学的等価性から標的分子への相互作用の強さにはあまり影響しないことに基づいている．

ペプチド結合の生物学的等価体への置換は，代謝的に加水分解されやすいペプチド結合を加水分解されにくいペプチド類似構造に置換したり，酵素のペプチド性基質に類似した構造をもつ阻害剤を分子設計したりするためによく用いられる．

抗エイズ薬(16 章参照)として用いられている**インジナビル**(indinavir)，**サキナビル**(saquinavir)，**ネルフィナビル**(nelfinavir) などは，HIV のもつ **HIV プロテアーゼ**を阻害して HIV の増殖を抑える(図 7.23)．これらの阻害剤の分子設計には，HIV プロテアーゼの基質のペプチド結合を等価体置換する手法に加えて遷移状態アナログの考え方が用いられている．HIV プロ

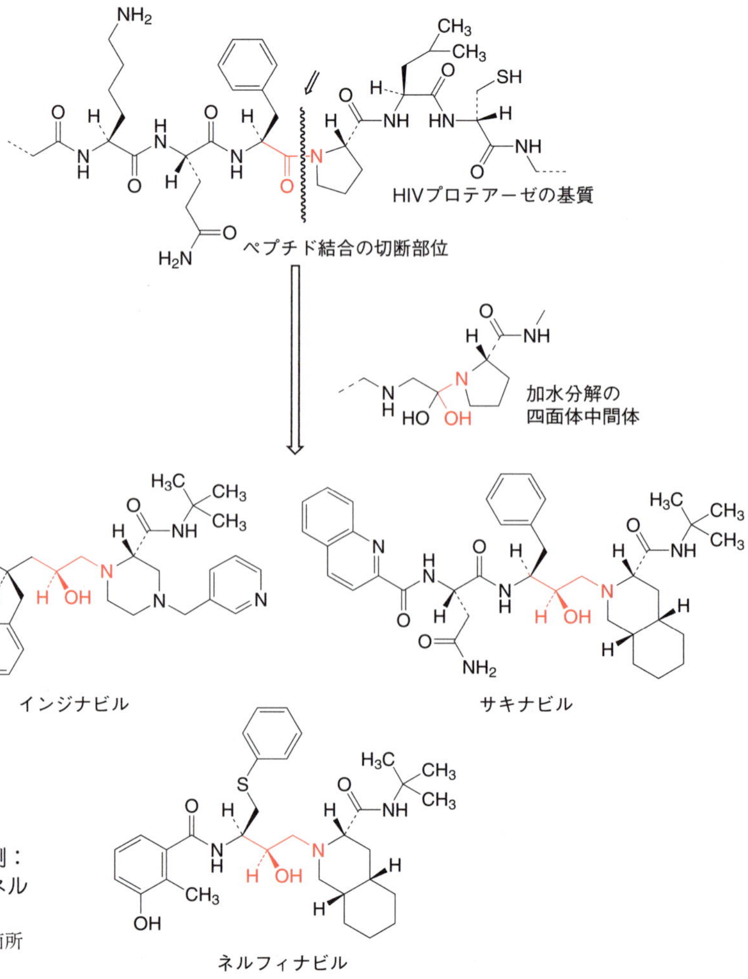

図 7.23 ペプチド結合の等価体置換の例：インジナビル，サキナビル，ネルフィナビル
色で示した部分は等価体置換した箇所を示す．

テアーゼは，感染細胞内でHIVが増殖する際にウイルスの材料となるタンパク質を基質であるウイルスポリプロテインから切りだす酵素であり，ペプチド加水分解酵素の一種である．酵素は一般に，触媒反応の遷移状態に対して強く相互作用する性質をもつ．強く結合することで遷移状態を安定化し，反応活性化エネルギーを低下させることで触媒効果を発揮している．HIVプロテアーゼの場合も，ペプチド加水分解の遷移状態である四面体中間体構造を強く認識すると考えられる．このため，阻害剤の構造には四面体中間体の生物学的等価体に相当する構造が利用されている．インジナビル，サキナビル，ネルフィナビルの構造中央部にある第二級ヒドロキシ基は，加水分解反応の遷移状態である四面体中間体の立体構造と電子状態を模倣している．このような医薬品は**遷移状態アナログ**とよばれる（図7.23）．遷移状態アナログは，酵素基質の反応遷移状態に対する生物学的等価体であるといえる．

β-ラクタム系抗生物質(14.2節)では，抗生物質耐性菌に対して耐性を克服する医薬品の開発に2価の等価体置換の方法が使われている（図7.24）．

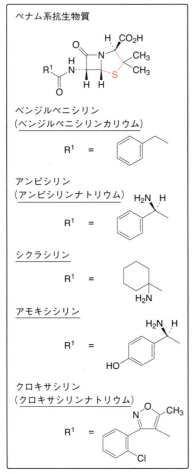

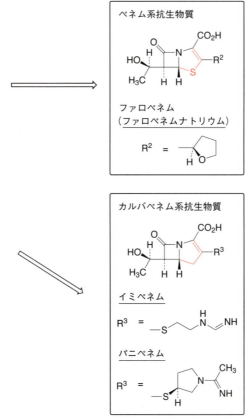

図7.24 2価の官能基の等価体置換の例（その2）：ペナム系抗生物質
色で示した部分は等価体置換した箇所を示す．

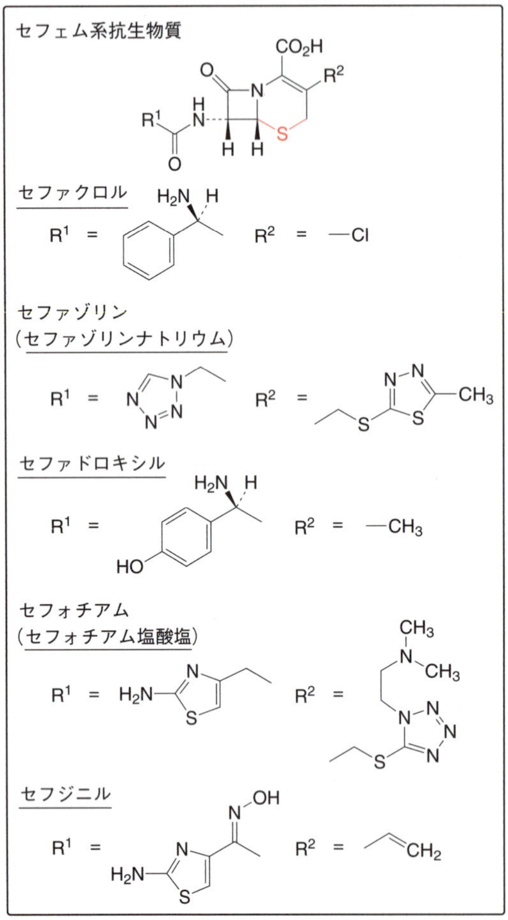

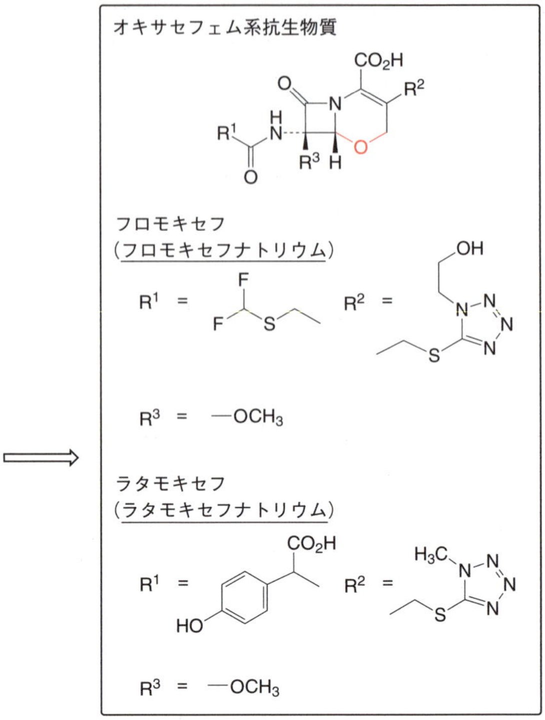

図 7.25 2価の官能基の等価体置換の例(その3)：セフェム系抗生物質
色で示した部分は等価体置換した箇所を示す．

ペナム系(ペニシリン系)抗生物質やセフェム系抗生物質では，β-ラクタム環が耐性菌のβ-ラクタマーゼによって加水分解され，抗菌活性が低下する．しかし，ペナム骨格の—S—結合を—CH_2—や—O—に，また，—C—C—結合を—C＝C—結合に等価体置換したペネム系抗生物質やカルバペネム系抗生物質，あるいはセフェム骨格の—S—結合を—O—に等価体置換したオキサセフェム系抗生物質はβ-ラクタマーゼに対して抵抗性の高い抗生物質として開発され，現在使用されている(図 7.24，図 7.25)．

7.4 構造活性相関

7.4.1 薬理活性に影響を及ぼす物理化学的パラメータ

ファーマコフォアと生物学的等価性の概念からもわかるように，構造がよく似た化合物は類似した薬理活性をもつことが多い．実際，構造がよく似た化合物の生物活性を調べると，構造の違いが活性の強弱となって現れる．構

造の一部を変えたときに，どのように活性が変化するか，また，活性の違いが構造のどの部分(官能基)のどのような物理化学的性質の違いによるのかを調べる研究が，**構造活性相関**(structure-activity relationship；SAR)研究である．また，化学構造に起因する物理化学的性質と薬理活性を数値化して解析する場合は**定量的構造活性相関**(quantitative structure-activity relationship；QSAR)研究という．構造の違いが活性に及ぼす影響を調べることで，構造がよく似た化合物の活性を予測できるようになる．すなわち，構造活性相関研究は，リード化合物から最も活性の強い化合物を合理的に見いだすための，いいかえると，**リード化合物の最適化**(lead optimization)のための方法論である．構造活性相関を研究することにより，より活性の高い化合物の構造を予測できる．

薬理活性の強弱に影響を及ぼす物理化学的パラメータには，i)**疎水性**，ii)**電子効果**，iii)**立体因子**がある．これらの独立する三つのパラメータが最も適切な化合物に最も強い薬理活性があると考えられる．

化合物の疎水性を簡潔に表すパラメータに**分配係数**(P, partition coefficient)がある．分配係数とは，化合物を等量の有機相と水相に分配したときの，両相に溶けた化合物量の比である．有機相をn-オクタノールとしたときの分配係数をPと定義する．

$$P = \frac{[n\text{-オクタノール相に溶けた化合物の量}]}{[水相に溶けた化合物の量]}$$

分配係数(P)は，一定の温度では化合物に固有の値となり，一般にはその常用対数**log$P$値**を用いて疎水性を表す．

化合物が目的とする生物活性を示すのに必要な最低限の薬物濃度をCと定義すると，Cが小さい化合物ほど生物活性が強いこととなり，化合物の生物活性の強さの指標を$\log(1/C)$で表すことができる．横軸に疎水性を示す$\log P$値をとり，縦軸に生物活性の強さの指標$\log(1/C)$をとって化合物の疎水性と活性の強さの相関を求めると，図7.26に示すような放物線状になることが知られている．最大値が存在するということは，最大の生物活性を示すのには，至適な疎水性，すなわち，化合物が適度な脂溶性と親水性をもつ必要があることを示している．最大の$\log(1/C)$値を示す疎水性$\log P^0$値をもつ化合物が，最も生物活性の高い化合物となる．

薬物が薬物作用部位に到達するためには，いくつかの膜組織を通過しなければならない．また，一般に薬物の活性の強さは，薬物作用部位に到達する薬物の濃度に比例すると考えられる．図7.26に示した結果は，薬物の体内輸送に関する**コンパートメントモデル**を考えると理解しやすい(図7.27)．複数のコンパートメントからなる薬物輸送モデルを用いて，水相と脂質相のコンパートメントを交互に並べてn番目の最終コンパートメントに到達す

リード化合物
医薬品の探索において，目的とする生物活性を示す基本となる化合物．

分配係数
化学物質が二つの接した相のなかで平衡状態にある場合に，化合物が各相に分布する濃度比のこと．Pで表す．最も一般的な分配係数は，溶媒として水とn-オクタノールを用いるオクタノール／水分配係数．

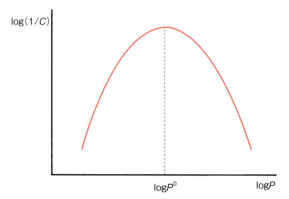

図 7.26 分配係数 P と生物活性の強さ log(1/C) との関係

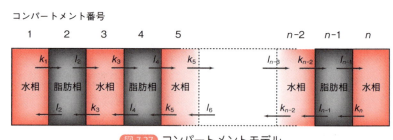

図 7.27 コンパートメントモデル
最終コンパートメント番号を n とする. k と l は透過速度定数を表す.

疎水性置換基定数

置換基の疎水性の程度を表すパラメータ (π). 分配係数 (P) の常用対数 ($\log P$) を用いて，基準となる化合物 (置換基は H) の $\log P$ 値を $\log P_\mathrm{H}$ とし，基準化合物の部分構造あるいは置換基を変換した化合物の $\log P$ 値を $\log P_\mathrm{X}$ とすると，π は $\log P$ 値の変化値 ($\Delta \log P$) で表される.

Hansch-Fujita の式

薬物の生理活性の強さは作用部位における薬物濃度に比例すると考え，化合物の薬理活性の強さを，化合物の置換基あるいは化合物全体の物理化学的パラメータ (疎水性，電子効果，立体因子) で表した式．統計的手法により定量的に構造と薬理活性との相関を解析するのに用いる．

Craig プロット

薬物の構造活性相関を疎水性，電子効果，立体因子の三要素から視覚的に表したもの．三要素を x, y, z 軸にとった三次元プロット (図 7.28) と，たとえば，π 値を x 軸に，σ_p 値を y 軸にとった二次元プロットがある (図 7.31).

る薬物の濃度を予測する．最終コンパートメントに到達する薬物の濃度は，薬物の透過速度定数，二相間の接触面積，コンパートメントの容積などによって変わる．最終コンパートメントに到達する薬物の濃度を決める最も重要な因子は薬物の分配係数 (P) である．適度な水溶性と脂溶性を併せもつ薬物が最終コンパートメントに最も到達しやすいことは容易に想像できるだろう．

7.4.2 Hansch-Fujita の式

疎水性を示す $\log P$ 値は，化合物に固有の値である．基準となる化合物の $\log P$ 値を $\log P_\mathrm{H}$ とし，基準化合物の部分構造あるいは置換基を変換した化合物の $\log P$ 値を $\log P_\mathrm{X}$ とすると，$\log P$ 値の変化 ($\Delta \log P$) を求めることができる．このようにして得られる値 (π) を**疎水性置換基定数** (hydrophobic substituent constant) という．

$$\pi = \Delta \log P = \log P_\mathrm{X} - \log P_\mathrm{H} = \log(P_\mathrm{X}/P_\mathrm{H})$$

この π を用いて先ほどの放物線を表したのが，Hansch-Fujita の式 (Hansch-Fujita equation) である．

$$\log(1/C) = \mathrm{a}\pi^2 + \mathrm{b}\pi + \rho\sigma + \mathrm{c}E_\mathrm{s} + \mathrm{d}$$

右辺の第1項および第2項が，疎水性に関する項である．第1項に疎水性置換基定数(π)の二乗の項があり，リード化合物の最適化に疎水性置換基定数が重要であることがわかる．また，右辺第3項($\rho\sigma$)は，**電子効果のパラメータ(σ)**が生物活性$\log(1/C)$に及ぼす項であり**反応因子(ρ)**との積になっている．右辺第4項(cE_s)は，**立体因子のパラメータ(E_s)**が生物活性$\log(1/C)$に及ぼす項である．Hansch-Fujitaの式は，薬理活性の強弱に影響を及ぼす物理化学的パラメータが，疎水性や電子効果，立体因子であることを示している．

Hansch-Fujitaの式に示された三つの物理化学的パラメータの効果を概念的に図示したのが **Craigの三次元プロット**（クレイグ）(Craig's prot)である（図7.28）．

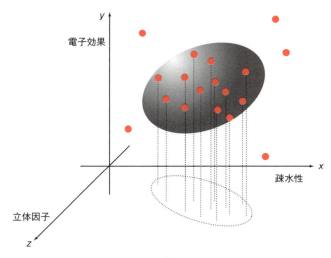

図7.28 Craigの三次元プロット

Craigの三次元プロットは，疎水性，電子効果，立体因子をx, y, zの三次元で表示する．薬理活性物質のある一つの官能基に着目して構造変換をした場合に，その官能基の疎水性，電子効果，立体因子のパラメータの値を用いて三次元空間上に化合物をプロットする．強い薬理活性を示した化合物のプロットが三次元空間のどの位置に集まるかを調べれば，至適な疎水性，電子効果，立体因子の値を求めることができる．

疎水性置換基定数(π)は，水素(H)を基準として求める実測値である．値が＋のときは水素よりも疎水性が高い置換基であることを，また，－のときは水素よりも疎水性が低い置換基であることを示す．πの値は，脂肪鎖上の置換基である場合と芳香環上の置換基である場合とで異なる．表7.2におもな置換基のπ値を示す．

表 7.2 おもな置換基の π 値

芳香環上の置換基の場合		脂肪鎖上の置換基の場合
t-Bu	1.98	1.17
C_6H_5	1.96	2.15
CF_3	0.88	1.07
Br	0.86	0.60
Cl	0.71	0.39
CH_3	0.56	0.50
$N(CH_3)_2$	0.18	−0.13
F	0.14	−0.17
H	0.0	0.0
OCH_3	−0.02	0.47
$COCH_3$	−0.55	−0.62
OH	−0.67	−1.12

(左側：疎水性 ↓ 親水性)

Hammett の置換基定数

置換安息香酸の解離速度に及ぼす置換基の電子効果を実測に基づいて経験的に数値化した定数（σ）．
置換位置がパラ位のときの値を σ_p，メタ位のときの値を σ_m という．電子求引性の置換基では解離度が大きいので σ は+になり，逆に電子供与性の置換基では解離度が小さいので-になる．

置換基の**電子効果**は，薬物のイオン的性質や極性に影響して，薬物の体内動態や膜透過性に影響を与えるだけでなく，薬物が受容体にどれくらい強く結合できるかにも影響する．置換基の電子効果を示すパラメータはいろいろ提案されているが，芳香環の置換基の**電子的パラメータ**としては，**Hammett の置換基定数**（substituent constant, **σ**）がよく用いられる．Hammett の置換基定数（σ）は，置換基が電子を求引あるいは供与する度合いを表す指標であり，安息香酸の芳香環上の置換基がカルボキシ基の解離に及ぼす電子効果を，解離定数を実測することで数値化したものである（図 7.29）．

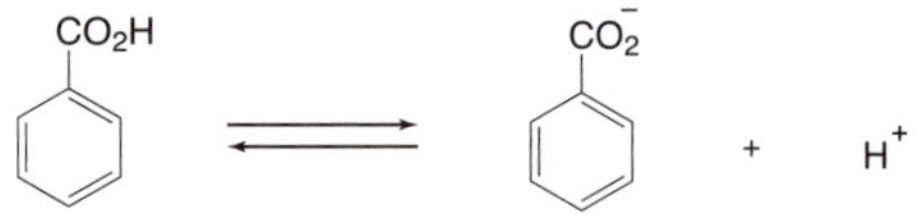

図 7.29 安息香酸のイオン化反応の平衡式

置換基 X の Hammett の置換基定数 σ_X は，解離定数 K を用いて次式のように表される．

$$\sigma_X = \log(K_X/K_H) = \log K_X - \log K_H$$

K_H は置換基が水素（H）のときの解離定数であり，K_X は置換基が X のときの解離定数である．置換基 X の σ_X は，電子求引性の置換基ではカルボキシ基の解離度が大きいので σ は+になり，逆に電子供与性の置換基では解離度が小さいので-になる．なお，置換基の置換位置により，当然解離定数も異なるので，Hammett の置換基定数には，置換基がパラ位のときに用いる σ_p と置換基がメタ位のときに用いる σ_m がある．置換基がオルト位のときには，置換基の電子効果に加えて立体因子が大きくなり定義されていない．表 7.3 に，おもな置換基の σ 値を載せた．

表7.3 おもな置換基の σ 値

	σ_p	σ_m
NH_2	−0.66	−0.16
OH	−0.37	0.12
OCH_3	−0.268	0.115
t-Bu	−0.197	−0.10
CH_3	−0.17	−0.07
C_6H_5	−0.01	0.06
H	0.0	0.0
Cl	0.23	0.37
Br	0.23	0.39
$COCH_3$	0.50	0.38
CN	0.66	0.56
NO_2	0.778	0.71

上向き：電子供与性／下向き：電子求引性

Hansch-Fujita の式の第3項において，σ の係数 ρ を**反応因子**とよぶ．この係数は，それぞれの反応に σ が寄与する程度を表す数値であり，反応ごとに定まる値となる．ある化学反応について，置換基が水素（σ が1）の基質を基準として置換基の異なる基質の相対反応速度（あるいは平衡定数）を算出し，これと置換基定数 σ との相関を調べることで ρ の実測値が得られる．それぞれの反応について，ρ が大きいほど置換基の電子効果が反応に大きく影響することを示す．ρ が − の場合には電子的効果が逆転し，電子求引性の置換基ほど反応が遅くなる．表7.4に，おもな反応の反応因子 ρ の値を載せた．たとえば，置換安息香酸エチルエステルのアルカリによる加水分解は ρ が2.61である．これは置換基の違いによる反応への影響が，置換安息香酸の電離平衡への影響（ρ は1）に比べて2.61倍大きいことを示す．逆に，アニリンがベンゾイルクロリドと反応してアミドが生成する反応の ρ は−3.21と負の値である．たとえば電子求引性の置換基であるニトロ基（$\sigma_p = 0.778$）がついた4-ニトロアニリンは，アニリンに比べて求核性が低く，ベンゾイルクロリドのカルボニル炭素への求核反応の速さが $(-3.21) \times (0.778)$ 倍となる（遅くなる）ことを意味している．一方電子供与性のメトキシ基（$\sigma_p = -0.268$）がついた4-メトキシアニリンは，アニリンに比べて求核性が高く，ベンゾイルクロリドとの反応が $(-3.21) \times (-0.268)$ 倍速くなることを示している．

置換基の立体因子を表すパラメータには，Hansch-Fujita の式の第4項に現れる **Taft の立体因子**（E_s, Taft's steric substituent constant）や，原子や原子団によって占有される体積を指標とする**分子屈折**（あるいはモル屈折率，**MR**）などがある．おもな置換基の E_s 値を表7.5に示した．

Hansch-Fujita の式は，いくつかの化学的パラメータを線形結合させることにより，化合物の薬理活性の強さを定量的に求めようとしたものである．この式のなかには"化合物の構造に由来する物理化学的性質が化合物の薬理

Taft の立体因子
脂肪族置換基のかさ高さを示すパラメータとして，置換酢酸エステルの加水分解速度に及ぼす置換基の効果の実測値より定義された．メチル基を基準として表す．その後，芳香族化合物の立体効果を現すのにも用いられるようになった．E_s で表す．

表 7.4 いろいろな反応の ρ の値

反　応	ρ
$ArCO_2H \xrightleftharpoons{水中} ArCO_2^- + H^+$	1.00
$ArCH_2CO_2H \xrightleftharpoons{水中} ArCH_2CO_2^- + H^+$	0.56
$ArOH \xrightleftharpoons{水中} ArO^- + H^+$	2.26
$ArNH_3^+ \xrightleftharpoons{水中} ArNH_2 + H^+$	3.19
$ArCO_2CH_2CH_3 + OH^- \longrightarrow ArCO_2^- + CH_3CH_2OH$	2.61
$ArCH_2CO_2CH_2CH_3 + OH^- \longrightarrow ArCH_2CO_2^- + CH_3CH_2OH$	1.00
$ArCH_2Cl + H_2O \longrightarrow ArCH_2OH + HCl$	−1.31
$ArNH_2 + PhCOCl \longrightarrow ArNHCOPh + HCl$	−3.21

表 7.5 おもなアルキル置換基の E_s の値

置換基	E_s	置換基	E_s
—H	1.24	—CH(CH$_3$)$_2$	−0.47
—CH$_3$	0	—C(CH$_3$)$_3$	−1.54
—CH$_2$CH$_3$	−0.07	—C$_6$H$_{11}$	−0.79
—CH$_2$CH$_2$CH$_3$	−0.36	—CF$_3$	−1.16

活性の強さを決める"という**定量的構造活性相関**の基本的な考え方が含まれている．Hansch-Fujita の式を用いて定量的構造活性相関を調べた例として，Hansch と Fujita らが報告したクロラムフェニコール誘導体を紹介する．クロラムフェニコールは，*Streptomyces* 由来の抗生物質である（14 章 p.266 参照）．Hansch と Fujita らは，クロラムフェニコールの芳香環の 4 位のニトロ基をいろいろな置換基に変換した化合物を合成し，抗菌作用の強さが，Hansch-Fujita の式で説明できるかどうかを調べた．4 位の置換基を換えたとき，グラム陽性菌である黄色ブドウ球菌（*Staphylococcus aureus*）に対する活性〔$\log(1/C)$〕は，

$$R = -NO_2 > -CN > -SO_2CH_3 > -COOCH_3 > -Cl > OCH_3 > -NHCOCH_3$$

となり，活性の強さ log(1/C) の実測値が，次に示す Hansch-Fujita の式で計算される値とよく一致していることが報告された．

$$\log(1/C) = -0.54\pi^2 + 0.48\pi + 2.14\sigma + 0.22$$

（π：置換基Rの疎水性置換基定数，σ：置換基RのHammettの置換基定数）

このほかにも，Hansch-Fujita の式を用いて化合物の構造と活性との相関を解析した研究例が多く報告されている．しかし一方で，Hansch-Fujita の式で得られる結果が，薬物の活性の値と一致しない場合も多くある．薬物の定量的構造活性相関解析手法は，その後，多くの改良が加えられ，現在のコンピュータを駆使する三次元定量的構造活性相関研究へと展開している．

7.4.3 効率のよいリード化合物の最適化

Hansch-Fujita の式では，物理化学的パラメータの値や統計学的処理が必要である．構造活性相関を簡便にリード化合物最適化に適用できるよう，Hansch-Fujita の方法に比べてより定性的に構造活性相関を解析する試みも行われている．

このような定性的構造活性相関解析の一つとして，Topliss のツリー (Topliss tree) とよばれる系統図がある（図 7.30）．この系統図は，リード化合物のベンゼン環に置換基を導入して効率よく構造の最適化をする手順を示したものであり，実用性に富んでいるため，芳香環上の置換基の最適化に繁用されている．最初にパラ位にクロロ基を導入して活性がどう変化するかを調べる．その結果，活性が上昇すれば M の枝（選択肢）を，変わらなければ E を，低下すれば L を選ぶ．活性が上昇した M の場合には，メタ位にさらにクロロ基を導入して活性の変化を調べる．また，変わらなかった E の場合にはパラ位のクロロ基をメチル基に換えて活性を調べる．一方，低下した L の場合には，パラ位のクロロ基に換えてメトキシ基を導入して活性を調べる．以下，同様にして順次置換基変換と活性測定を繰り返し，構造最適化をすすめ，活性が最強の化合物を見いだす．Topliss のツリーは，系統図をたどるだけであり，Hansch-Fujita の式で用いた化学的パラメータに関する知識を必要としないようにみえる．しかし，Hansch-Fujita の式で学んだ疎水性置換基定数 (π) の値および Hammett の置換基定数 (σ) の値を用いて，Topliss のツリーにおける置換基の選択操作を見てみると，薬物の構造活性相関研究での疎水性と電子効果の重要性がわかる．参考に，π 値を横軸に σ_p 値を縦軸にとっておもな置換基をプロットした Craig の二次元プロットを示す（図 7.31）．Topliss のツリーでクロロ基からメトキシ基（L の枝）への置換基変換は疎水性 (π)，Hammet 定数 (σ) ともに大きく変化させて性質

クロラムフェニコール

Topliss のツリー
医薬品設計において，芳香環上の置換基を最適化するための系統図．リード化合物のベンゼン環に置換基を導入して構造の最適化を効率よくするために用いる．

150　7章　医薬品の構造

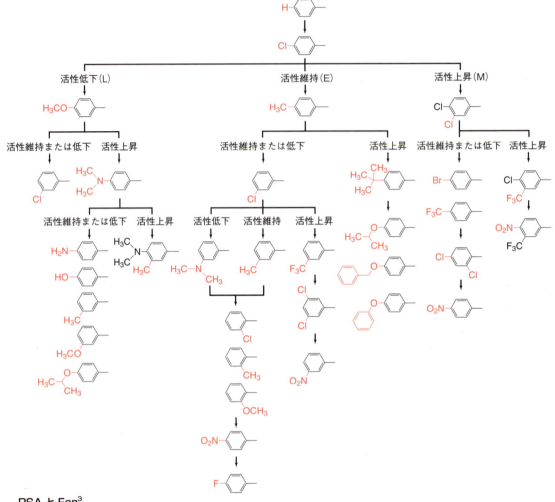

図7.30　Toplissのツリー

PSAとFsp^3

PSA（極性表面積；polar surface area）は，医薬品化合物の分子表面における極性原子（おもに酸素と窒素およびそれと結合する水素）の面積値の総和であり，電子的効果の一種と考えることができる．一定のPSA値をもつ化合物が生体分子との結合に有利であるとの経験則に基づく．Fsp^3（sp^{3}炭素率）は，ある医薬品化合物分子の全炭素原子数に対するsp^{3}炭素の割合を示す数値である．Fsp^3は立体因子の一種と考えることができ，臨床開発化合物に一定以上のFsp^3値をもつ化合物が多いという経験則に基づく．

の転換を試みていることがわかる．さらにメトキシ基からジメチルアミノ基への変換は，さらなる活性上昇を期待して電子効果（σ）をさらに強める試みであることがわかる．

　このほかに，医薬品化合物の分子全体の性質を比較するための指標が用いられることもある．これらの指標には，PSA（極性表面積）やFsp^3（sp^{3}炭素率）などがある．

7.4.4　Lipinski則

　化合物の医薬品らしさ（drug likeness）を，物理化学的指標を用いてわかりやすく説明した経験則として**Lipinski則**（Lipinski's rules）が知られている．化合物には医薬品になりやすい構造となりにくい構造がある．創薬研究者Lipinskiは，市販の医薬品や開発中の医薬品の物理化学的性質を解析して，

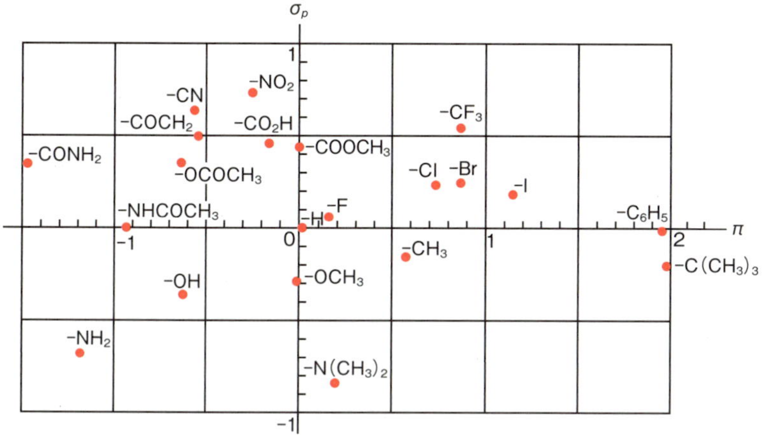

構造活性相関　7.4　　151

図7.31 Craigの二次元プロット

Lipinski 則
市販の医薬品などの構造に基づいて経験的に求めた医薬品らしさ(drug likeness)の指標．5および5の倍数が基準となっていることから，ルールオブファイブ(rule of five)ともよばれる．医薬品が経口吸収されるために必要な条件を示している．

次に示す項目が該当する化合物は，経口吸収性が期待できない（経口**バイオアベイラビリティー**が悪い）ために医薬品になる可能性が低い，という経験則を導きだした．

① 分子量が500を越える
② 疎水性 $\log P$ が5を越える
③ 水素結合の供与体となるヒドロキシ基とアミノ基の総和が5を越える
④ 水素結合の受容体となる酸素原子と窒素原子の総和が10を越える

上記の四つの条件に一つでも該当する化合物は経口医薬品とならない場合が多く，二つ該当する場合には，経口医薬品となる可能性がさらに低くなる．
Lipinski 則は，医薬品の疎水性が経口医薬品の開発に重要であることを示している．

章末問題

1. 薬物と薬物が標的とする受容体などの生体分子との相互作用の強さは，平衡定数(K_d)を用いて次式で表される．

$$K_d = \frac{[薬物][受容体]}{[薬物と受容体との複合体]}$$

相互作用の強さ，すなわち平衡定数(K_d)を決めるのは，薬物分子中の原子と受容体の原子との原子間結合力（イオン結合，水素結合，ファンデルワールス力など）の総和（分子間力）である．これらの原子間結合の結合エネルギーは，イオン結合，水素結合，ファンデルワールス力の順に小さくなる．しかし，実際に薬物と受容体の相互作用の強さを決める際には，強い原子間結合力であるイオン結合よりも，弱い原子間結合力であるファンデルワールス力が重要となることが多い．この理由を答えよ．

2. HMG-CoA(3-ヒドロキシ-3-メチルグルタリル-コエンザイム A)還元酵素は，HMG-CoA をメバロン酸に還元し（式1），コレステロール生合成系の律速酵素である．高コレステロール血症

治療薬として使用されているアトルバスタチン (atorvastatin, **1**), プラバスタチン (pravastatin, **2**), シンバスタチン (simvastatin, **3**) などは, この酵素を阻害して血中コレステロール値を低下させる (9 章 p.193 参照). アトルバスタチン, プラバスタチン, シンバスタチンの構造から, HMG-CoA 還元酵素阻害薬のファーマコフォアに該当する部分を答えよ. なお,「-バスタチン (-vastatin)」は, HMG-CoA 還元酵素阻害薬を示すステムである.

3. ラセミ体をラセミックスイッチによりユートマーとして開発することの薬理学的な意味を答えよ.

4. 2 型糖尿病の治療薬であるピオグリタゾン (pioglitazone, **1**) やロシグリタゾン (**2**, 日本未承認) は, 核内受容体の一つで脂質代謝にかかわるペルオキシソーム増殖剤活性化受容体 (PPAR) に, 作動薬として作用し, インスリン抵抗性を改善する. PPAR の名前は, ペルオキシソーム増殖剤〔たとえば, フィブラート系薬剤であるクロフィブラート (clofibrate, **3**)〕により活性化されることから名づけられた. また, PPAR の内因性リガンドとしては, 長鎖脂肪酸が知られている. このピオグリタゾン, ロシグリタゾン, クロフィブラート, および長鎖脂肪酸の構造から, 生物学的等価体に該当する部分を答えよ.

(式 1)

HMG-CoA → メバロン酸 (HMG-CoA 還元酵素)

1 アトルバスタチン

2 プラバスタチン
(プラバスタチンナトリウム)

3 シンバスタチン

1 ピオグリタゾン
(ピオグリタゾン塩酸塩)

2 ロシグリタゾン

3 クロフィブラート

PART III

代表的な医薬品

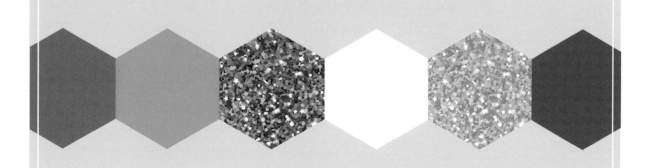

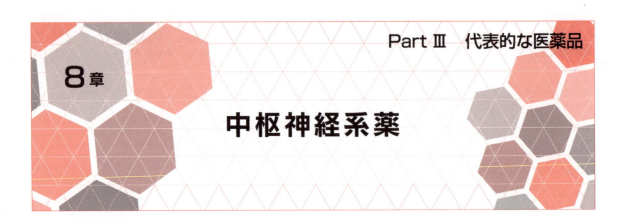

8章 中枢神経系薬

Part Ⅲ　代表的な医薬品

❖ 本章の目標 ❖
- 神経伝達系のシナプス，受容体の伝達を正常化あるいは制御する中枢神経系薬の化学構造を学ぶ．

8.1　抗精神病薬（統合失調症治療薬）

　抗精神病薬は，統合失調症の陽性症状（精神運動興奮，幻覚，妄想）あるいは陰性症状（自発性減退，関心の消失，感情の平板化）の治療に主として用いられる．おもな作用機序は亢進した中枢神経系アミンシナプスの伝達を正常化することである．その一つは**ドーパミン D_2 受容体**の遮断であり，とくに統合失調症が陽性症状である場合に有効である．ドーパミン D_2 受容体遮断薬は構造上，フェノチアジン系，ブチロフェノン系，ベンズアミド系，イミノベンジル系に分類されている．また，**D_2 受容体遮断**とともに，**5-HT_{2A} 受容体**を遮断する作用をもつセロトニン-ドーパミンアンタゴニスト（SDA），多くの神経伝達物質受容体を遮断する多元受容体作用抗精神病薬（MARTA）は陽性症状とともに，陰性症状も改善する効果がある．さらに，D_2 受容体の部分作動薬（DPA）なども用いられている．

8.1.1　フェノチアジン誘導体

　ドーパミン（dopamine）やノルアドレナリン，アドレナリンなどのカテコールアミン，**セロトニン**（5-hydroxytryptamine；5-HT）は中枢および末梢の神経伝達物質である．これらは芳香族系アミノ酸であるチロシンやトリプトファンから生合成される．一方，芳香族系アミノ酸のヒスチジンから生合成される**ヒスタミン**（histamine）は生体の炎症に深く関与している．アミノ酸から生合成されるこれらの生体アミンは芳香族-2炭素-アミンという共通の構造をもち，生体内の受容体はこれらを特異的に認識している．
　フェノチアジン系抗精神病薬の代表である**クロルプロマジン**

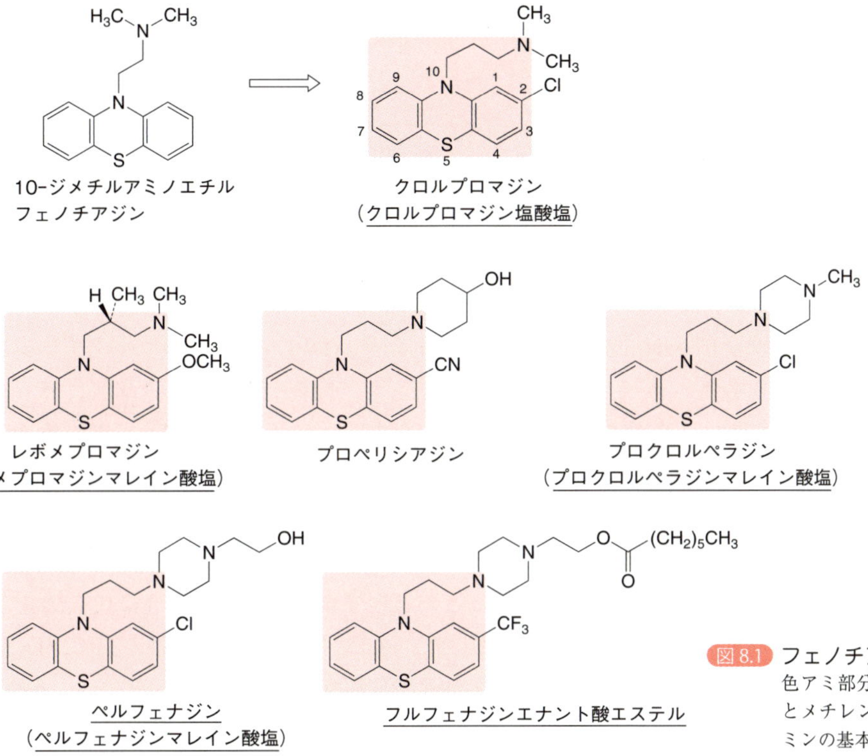

図8.1 フェノチアジン系抗精神病薬
色アミ部分はフェノチアジン骨格とメチレン3個を介した第三級アミンの基本骨格.

(chlorpromazine)は，1950年フランスのRhone-Poulenc社での抗ヒスタミン薬の研究から見いだされた．抗ヒスタミン作用を目的に合成された**フェノチアジン骨格**をもつ10-ジメチルアミノエチルフェノチアジン(10-dimethylaminoethylphenothiazine)の類縁体合成で，10位側鎖のメチレン鎖を1炭素増やすことにより，抗ヒスタミン作用が低下し，精神安定作用が現れた．この構造活性相関の結果，クロルプロマジンが初の実用的な抗精神病薬として開発された．そののち，2位置換基と10位側鎖を変換し，多くの類縁体が合成された．その結果，フェノチアジン環10位にメチレン3個を介して第三級アミンが存在する構造が活性に最も重要であり，メチレンが2個でも，4個でも抗精神病薬としての活性は著しく低下することがわかった．また，側鎖上の窒素周辺の構造(アルキルアミン型，環状アミン型)により，抗精神病作用と鎮静催眠作用のバランスを制御することが可能である．図8.1に代表的なフェノチアジン系抗精神病薬をあげた．また，図8.2にクロルプロマジンの合成法を示した(p.156)．

8.1.2 ブチロフェノン誘導体

1957年，ベルギーのP. Janssenらは，合成鎮痛薬**ペチジン**の類縁体の研究中に，ブチロフェノン誘導体に予想外の強力な鎮静作用を見いだし，**ハロ**

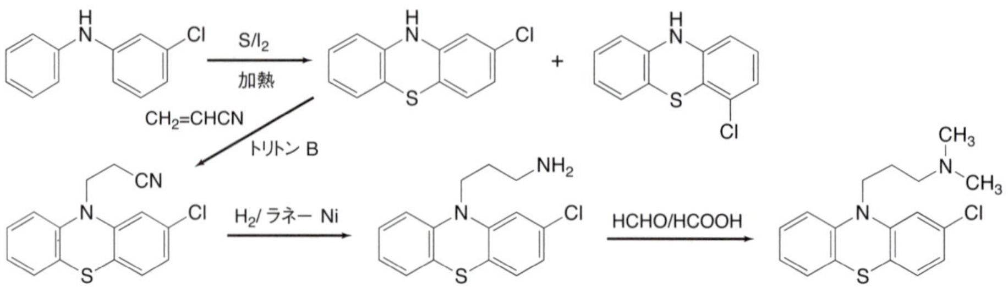

図 8.2 クロルプロマジンの合成

ペリドール(haloperidol)を開発した．ハロペリドールはフェノチアジン系よりも強い D_2 受容体の遮断活性をもち，統合失調症の陽性症状に最も有効である．そののち，多くの類縁体が合成されたが，活性に最も重要な構造はフェニル基–カルボニル基–メチレン 3 個を介して第三級アミンが存在する直鎖構造であり，メチレンの増加や減少，分岐は抗精神病薬としての活性を著しく低下する．また，フェニル基上の置換基は 4 位フルオロ基が最も活性が高く，実用化された化合物にはほとんど含まれている．図 8.3 に代表的なブチロフェノン系抗精神病薬をあげた．スピペロンは最も活性が高く，D_2 受容体遮断とともに，5-HT_{2A} 受容体遮断作用ももつ．

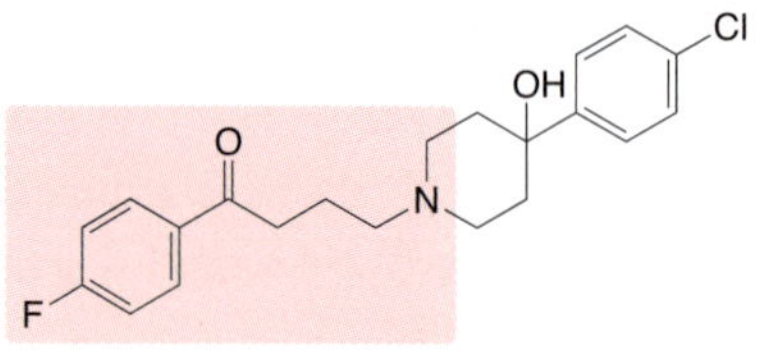

ハロペリドール

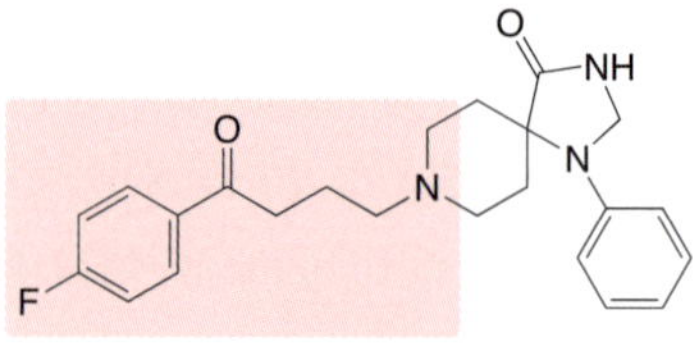

スピペロン

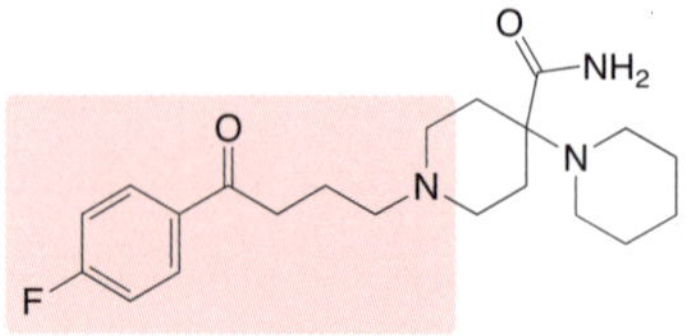

ピパンペロン
(ピパンペロン塩酸塩)

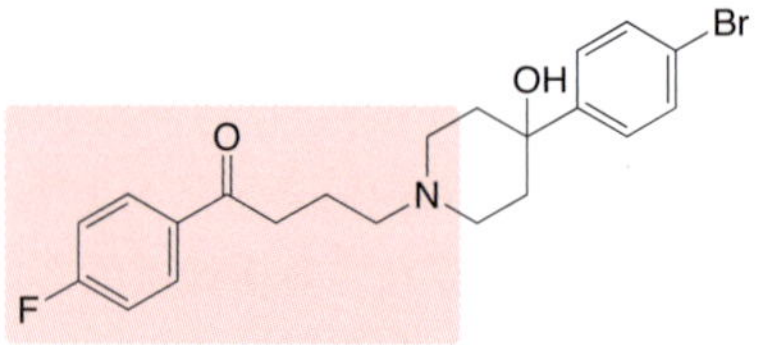

ブロムペリドール

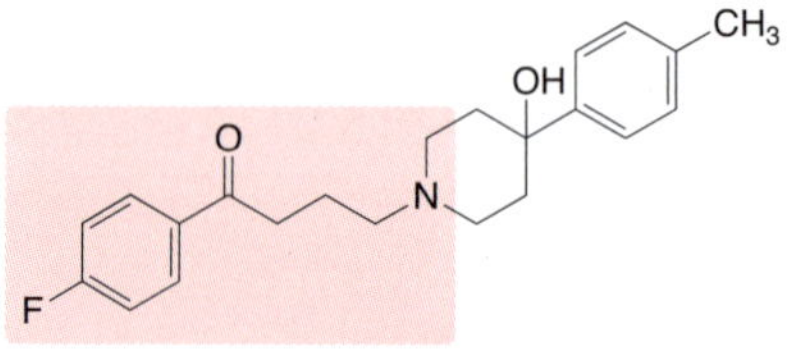

モペロン
(モペロン塩酸塩)

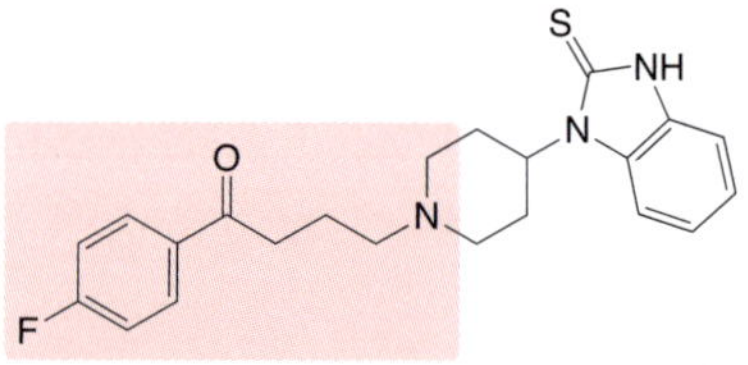

チミペロン

図 8.3 ブチロフェノン系抗精神病薬
色アミ部分はブチロフェノン系抗精神薬の基本骨格．

8.1.3 ベンズアミド誘導体

代表的なベンズアミド系抗精神病薬に**スルピリド**(sulpiride)がある(図8.4). スルピリドはフランスで開発され, 日本では1973年に胃・十二指腸潰瘍薬として承認され, さらに1979年には抗精神病薬として追加承認された. 主作用は D_2 受容体の遮断であるが, 抗精神病に対する活性はやや弱い. 一方, 制吐作用や胃運動促進作用が強く, 胃機能調節薬としても用いられている. 類縁体の一つであるメトクロプラミドはもっぱら消化器機能異常調節剤として用いられる. ベンズアミド系抗精神病薬のなかで, D_2 受容体遮断活性が最も高い化合物はネモナプリドである.

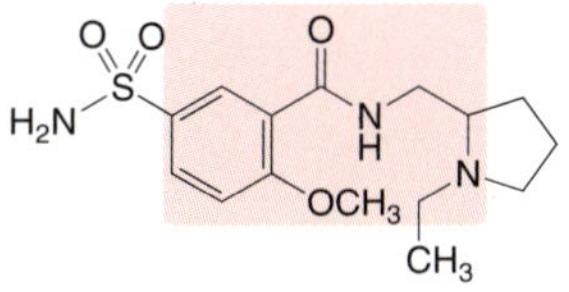

スルピリド

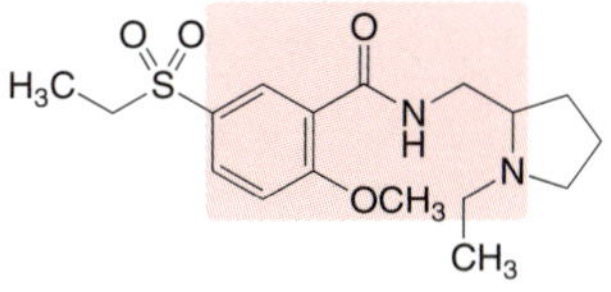

スルトプリド
(スルトプリド塩酸塩)

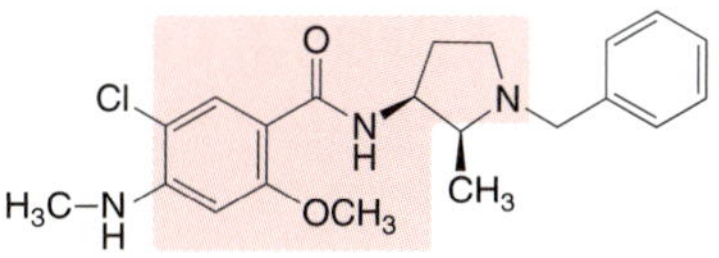

ネモナプリド

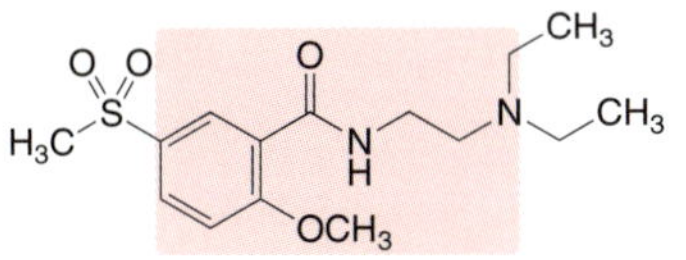

チアプリド
(チアプリド塩酸塩)

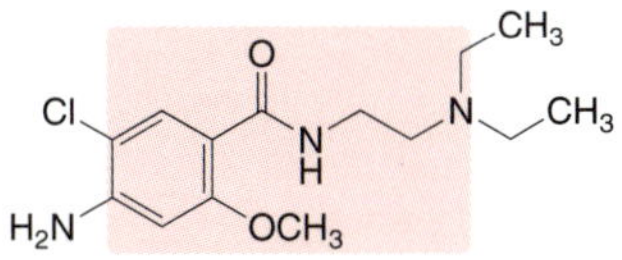

メトクロプラミド

図8.4 ベンズアミド系抗精神病薬
色アミ部分はベンズアミド系抗精神病薬の基本骨格.

8.1.4 イミノベンジル誘導体

イミノベンジル誘導体は後述の三環系抗うつ薬と同じ**ジベンゾアゼピン骨格**をもち, 側鎖にはブチロフェノン系抗精神病薬の部分構造をもっている(図8.5). D_2 受容体遮断および, **5-HT$_{2A}$ 受容体遮断**作用ももち, 統合失調症の陽性症状, 陰性症状ともに有効である.

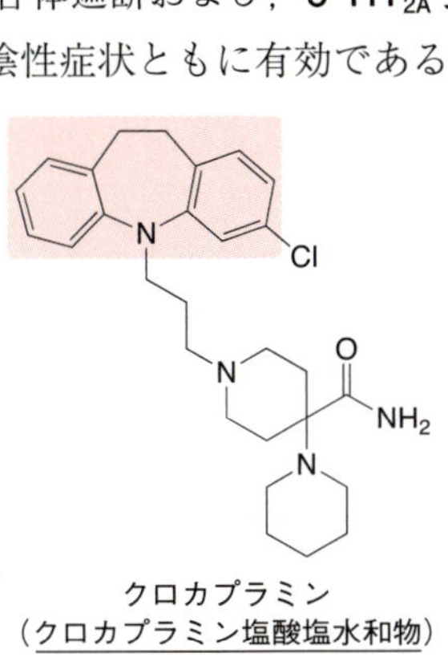

クロカプラミン
(クロカプラミン塩酸塩水和物)

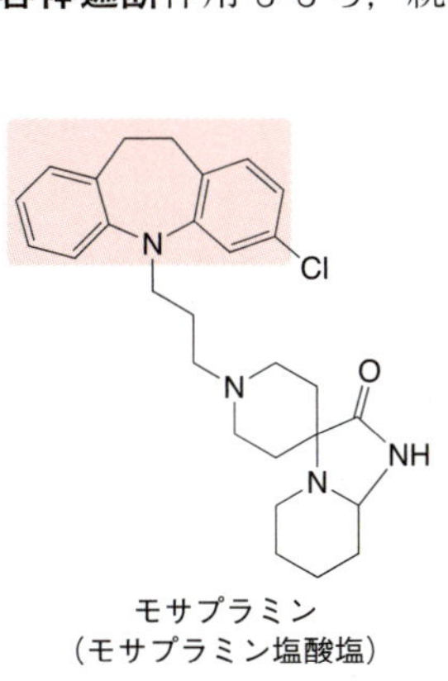

モサプラミン
(モサプラミン塩酸塩)

図8.5 イミノベンジル系抗精神病薬
色アミ部分は還元されたジベンゾアゼピン骨格.

8.1.5 セロトニン-ドーパミンアンタゴニスト，多元受容体作用抗精神病薬

D_2受容体遮断作用と強力な5-HT_{2A}受容体遮断作用を併せもつ化合物は，**セロトニン-ドーパミンアンタゴニスト**（serotonin-dopamine antagonist；SDA）とよばれている．代表的なSDAであるリスペリドンやペロスピロン，ルラシドンには複素芳香環であるベンズイソキサゾール，ベンズイソチアゾールがメチレン鎖を介して第三級アミンと連結し，そしてアミド基を含む環状構造であるという共通性がある（図8.6）．一方，クエチアピン，オランザピンなどは，D_2受容体，5-HT_{2A}受容体だけでなく，ヒスタミンH_1受容体など多くの神経伝達物質の受容体に作用し，多元受容体作用抗精神病薬（multi-acting receptor targeted antipsychotics；MARTA）とよばれる．複素環であるジベンゾチアゼピンやチエノベンゾジアゼピンに第三級アミンを含むピペラジン環が直結しているという構造上の特徴がある．

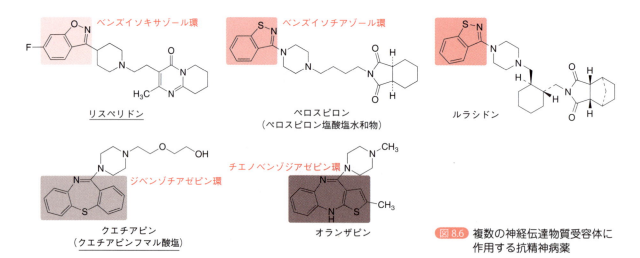

図8.6 複数の神経伝達物質受容体に作用する抗精神病薬

8.1.6 ドーパミン受容体部分アゴニスト活性をもつ抗精神病薬

アリピプラゾールはD_2受容体の部分アゴニスト（dopamine partial agonist；DPA）であり，ドーパミン濃度が高いときには拮抗的に，低いときは促進的に作用することにより，ドーパミン神経系を安定させ，正常な状態に近づける（図8.7）．ブレクスピプラゾールは，セロトニン5-HT_{1A}受容体

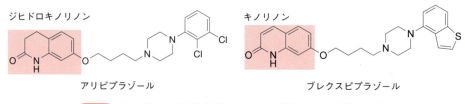

図8.7 ドーパミン受容体部分アゴニスト活性をもつ抗精神病薬

及びドーパミン D_2 受容体に対して部分アゴニスト作用を，セロトニン 5-HT_{2A} 受容体に対してはアンタゴニスト作用を示す(serotonin-dopamine activity modulator；SDAM)．ともに，キノリノン骨格をもつという構造的な特徴がある．

8.2　抗うつ薬

　躁うつ病は気分の抑制を主症状とするうつ状態，気分の高揚を主症状とする躁状態という二つの病相があり，病相の一方だけが表れる単極型と両方が周期的に表れる双極型がある．双極型に関しては 8.9 節で述べる．統合失調症に比べ予後はよいとされている．一般に抑うつ状態や感情停止，自殺念慮などのうつ症状に対しては抗うつ薬が用いられる．イミプラミンを代表とする**三環系抗うつ薬**，**四環系抗うつ薬**，**選択的セロトニン再取込み阻害薬**(SSRI, p.161)，**セロトニン-ノルアドレナリン再取込み阻害薬**(SNRI, p.161)に分類される．さらに，**ノルアドレナリン作用性・特異的セロトニン作用性抗うつ薬**(NaSSA)，**セロトニン再取込み／セロトニン受容体モジュレーター**という新たな作用機序に基づく医薬品も開発されている．

8.2.1　三環系抗うつ薬

　イミプラミン(imipramine)は 1940 年代後半にクロルプロマジンと同様に抗ヒスタミン薬を目的として合成された．そののちクロルプロマジンや，イミプラミンのように**ジベンゾアゼピン骨格**をもつイミノベンジル系化合物に抗精神病薬としての活性が見つかった．そこでイミプラミンの活性が検討され，鎮静作用ではなく，精神賦活作用をもつことが見いだされた．多くの類縁体が合成され，精神賦活作用薬すなわち，抗うつ薬として使用されている(図 8.8)．三環系抗うつ薬(tricyclic antidepressants；TCA)は，二つのベンゼン環が中央の七員環構造(アゼピン，シクロヘプタン，チエピンなど)で連結された構造に特徴がある．環構造には必ずしもヘテロ原子は必要ではないが，5 位の側鎖にはメチレン 3 個を介して第二級あるいは第三級アミンが存在する構造が一般的である．イミプラミンの合成法は図 8.9 に示した．

　三環系抗うつ薬のおもな作用はセロトニンやノルアドレナリンの取込みを阻害してシナプス間隙における濃度を高め，シナプス後膜にある受容体へ作用を増強することにあるといわれているが，明確な結論には至っていない．

8.2.2　四環系抗うつ薬

　四環系抗うつ薬は三環系抗うつ薬とよく似た二つのベンゼン環と側鎖の第二級あるいは第三級アミンという構造要素をもち，四環構造をもっている(図

8.10).アドレナリン α_2 受容体への拮抗作用によって,シナプス間隙に放出されたノルアドレナリンの負のフィードバック機構を阻害する.その結果,ノルアドレナリンの遊離を増大させることにより,抗うつ作用を示す.

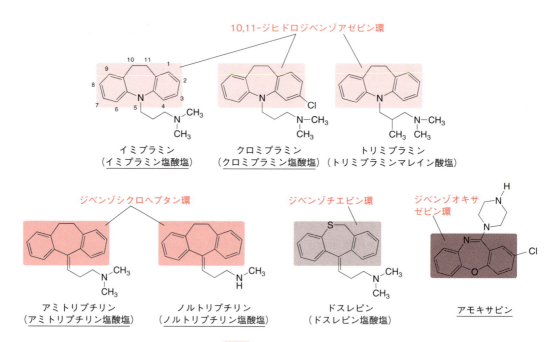

図 8.8 三環系抗うつ薬

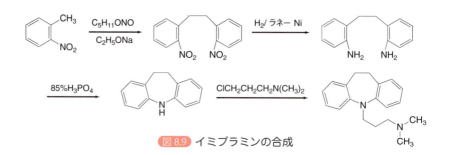

図 8.9 イミプラミンの合成

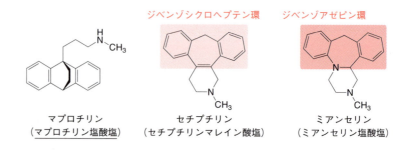

図 8.10 四環系抗うつ薬

8.2.3 選択的セロトニン再取込み阻害薬，セロトニン-ノルアドレナリン再取込み阻害薬

パロキセチン，**フルボキサミン**などの選択的セロトニン再取込み阻害薬(selective serotonin reuptake inhibitor；SSRI)はセロトニン神経終末のセロトニントランスポーターに特異的に結合し，セロトニンの神経終末への再取込みを阻害して，シナプス間隙のセロトニン濃度を高めることにより，抗うつ作用を示す．ほかの神経系アミン受容体への作用は弱く，うつ病治療の第一選択薬である(図8.11)．エスシタロプラムは，ラセミ体であるシタロプラム(日本では未販売)のキラルスイッチとして開発された．

ミルナシプランを代表とするセロトニン-ノルアドレナリン再取込み阻害薬(serotonin-noradrenaline reuptake inhibitor；SNRI)はセロトニンとノルアドレナリンのトランスポーターに特異的に結合し，再取込みを阻害して，シナプス間隙のセロトニン，ノルアドレナリンの濃度を高めることにより，抗うつ作用を示す(図8.12)．

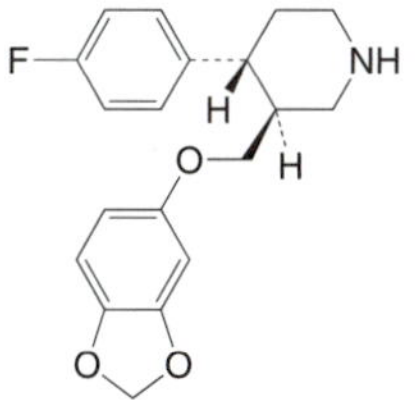

パロキセチン
(パロキセチン塩酸塩)

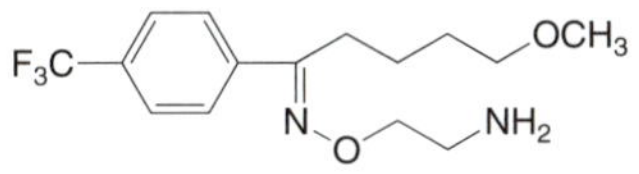

フルボキサミン
(フルボキサミンマレイン酸塩)

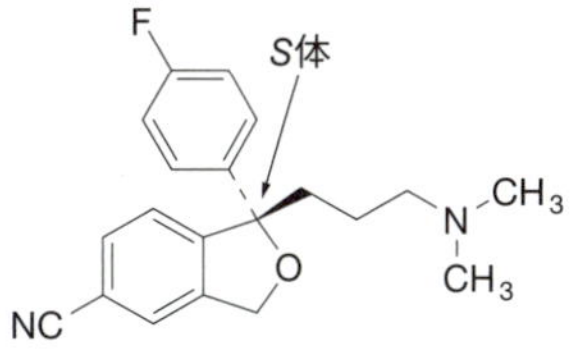

エスシタロプラム

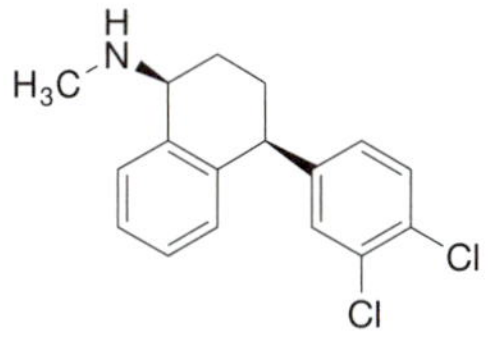

セルトラリン

図8.11 選択的セロトニン再取込み阻害薬

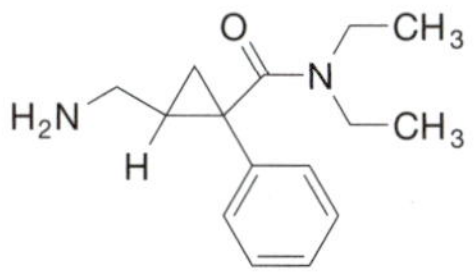

ミルナシプラン

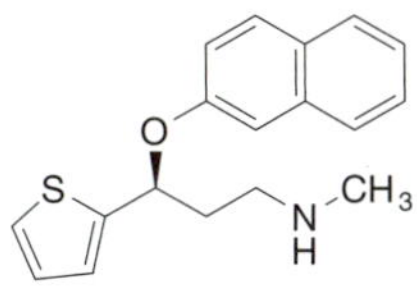

デュロキセチン

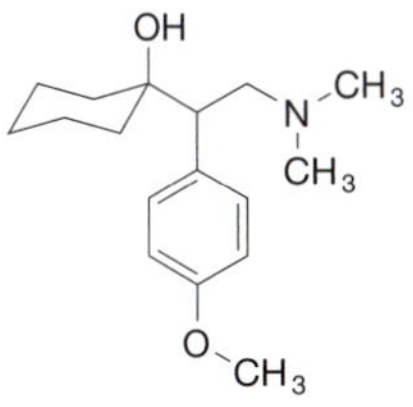

ベンラファキシン

図8.12 セロトニン-ノルアドレナリン再取込み阻害薬

8.2.4 ノルアドレナリン作用性・特異的セロトニン作用性抗うつ薬，セロトニン再取込み／セロトニン受容体モジュレーター

四環性抗うつ薬ミアンセリンと類似の構造をもつミルタザピンは，ノルアドレナリン作用性・特異的セロトニン作用性抗うつ薬(noradrenergic and specific serotonergic antidepressant；NaSSA)に分類される(図8.13)．ミアンセリンと同様のモノアミン再取り込み阻害に加えて，5-HT$_2$受容体，5-HT$_3$受容体には拮抗作用を示すが，5-HT$_{1A}$には作用しない．その結果，

セロトニンが5-HT$_{1A}$受容体に集中的に作用することにより，抗うつ作用を示す．

ボルチオキセチンはセロトニン再取込み／セロトニン受容体モジュレーター(S-RIM)に分類される．SSRIとしての作用に加えて，5-HT$_{1A}$受容体にも作用する．

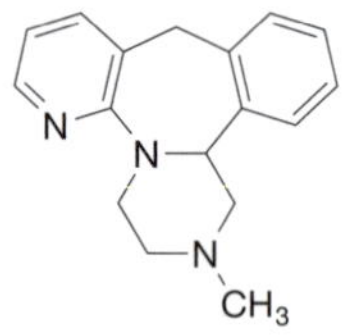

ミルタザピン 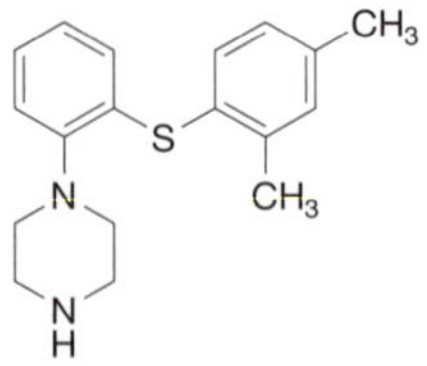　　　　　　　　ボルチオキセチン

図 8.13　ノルアドレナリン作用性・特異的セロトニン作用性抗うつ薬，セロトニン再取込み／セロトニン受容体モジュレーター

8.3　パーキンソン病治療薬

パーキンソン病(Parkinson's disease)は振戦や筋硬直などを症状とする，運動神経調節にかかわる錐体外路系の障害である．パーキンソン病では脳の黒質-線条体ドーパミン神経が変性し，ドーパミンが不足していることから，おもにドーパミン前駆体を投与して**ドーパミン補充**をする．また，ドーパミン受容体アゴニストや抗コリン作用薬が補助的に用いられている．さらにアデノシン A$_{2A}$ 受容体拮抗という，新たな作用機序の医薬品も開発されている．

8.3.1　ドーパミン作用薬

ドーパミン自体は投与しても血液脳関門を通過しないので，その前駆体である**レボドパ**(levodopa，L-dopa)を投与して血液脳関門を通過させ，脳内で芳香族 L-アミノ酸脱炭酸酵素(aromatic L-amino acid decarboxylase；AADC)により脱炭酸されてドーパミンとなり，活性を現す(図 8.14)．ただし，脳内へレボドパが移行する割合は低いので，多量のレボドパを投与する必要がある．そこで，**AADC 阻害薬**を併用することで，末梢でのドーパミン生成を抑え，レボドパの消費を抑えるとともに，過剰のドーパミン生成による副作用を抑える方法をとる．この目的に使用される AADC 阻害薬が，カルビドパおよびベンセラジドである．AADC 阻害薬は血液脳関門を通過しにくいので，末梢の AADC だけを阻害することができる．また，レボドパはカテコール-O-メチル転移酵素(catechol-O-methyltransferase；COMT)によってメチル化されると活性を失うため，末梢の **COMT 阻害薬**エンタカポン，オピカポンも併用される．さらに，ドーパミンを酸化することによって不活性化するモノアミン酸化酵素(monoamine oxidase-B；

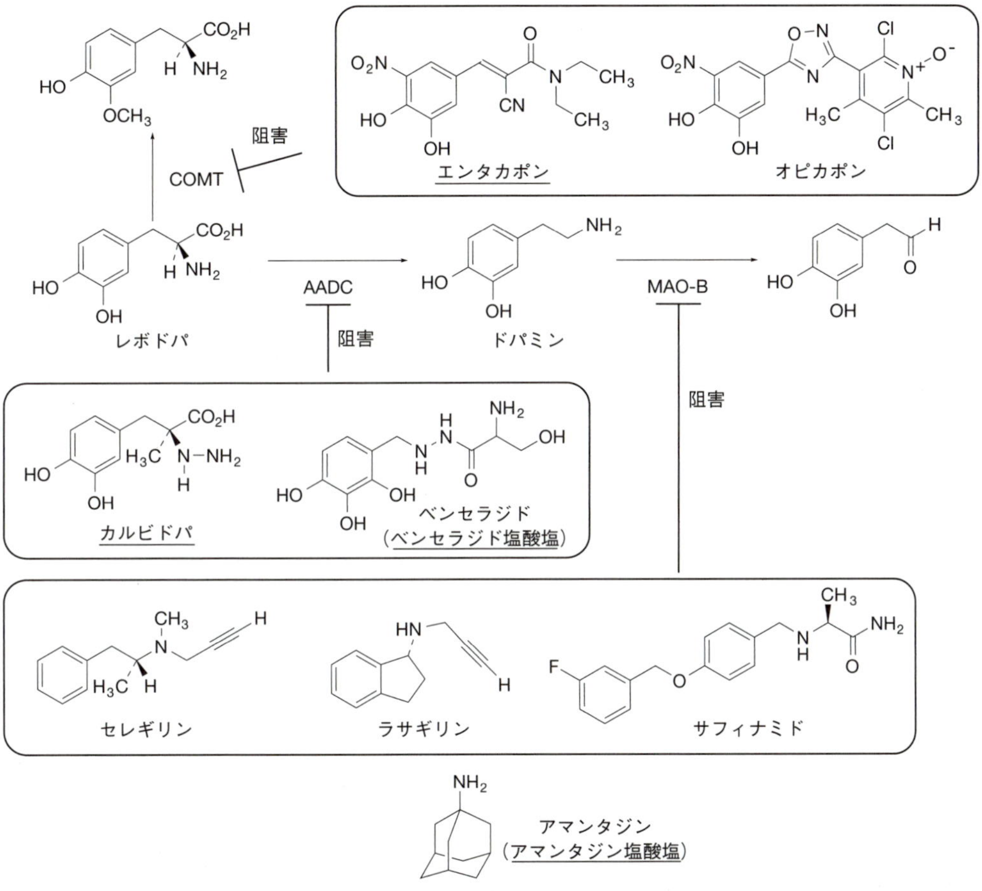

図8.14 レボドパの代謝と関連する医薬品

MAO-B)阻害薬セレギリン，ラサギリン，サフィナミドもレボドパと併用または単独で用いられる．抗痙攣薬としても用いられるゾニサミド(図8.21)は，レボドパの作用を増強，延長する医薬品としても用いられている．

　これらのドーパミン類縁体と構造が異なるドーパミン作用薬にアマンタジンがある．アマンタジンはA2型インフルエンザに対して予防効果のある抗ウイルス薬として用いられているが，パーキンソン症状改善効果も認められた．その作用とは線条体でドーパミンの遊離を促進する効果である．

8.3.2　ドーパミン受容体アゴニスト

　ドーパミン受容体に対しては，ドーパミンと同様に結合しアゴニスト作用を示す麦角アルカロイドの骨格をもつ誘導体であるブロモクリプチン，カベルゴリン，ペルゴリドが使用されている．また，麦角アルカロイド構造をもたない**ドーパミン受容体アゴニスト**として，タリペキソール，プラミペキソール，ロピニロール，ロチゴチン，アポモルヒネなども使用される(図8.15)．

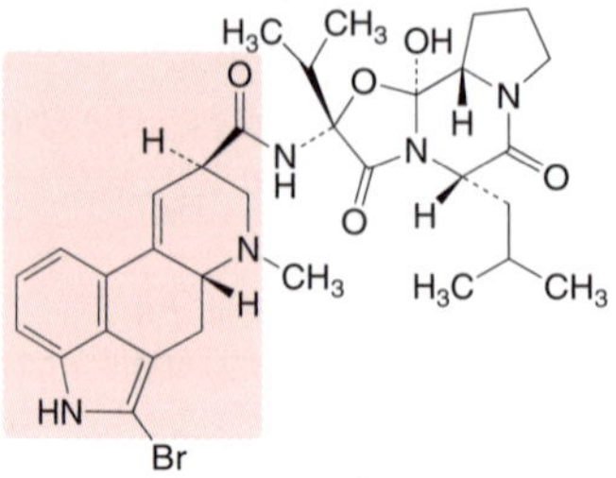

ブロモクリプチン
（ブロモクリプチンメシル酸塩）

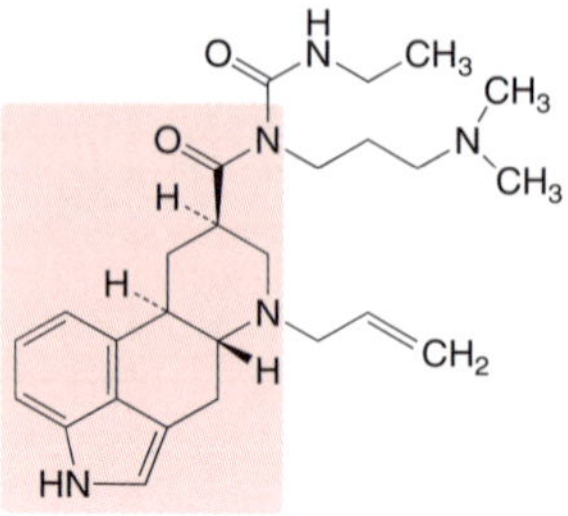

カベルゴリン

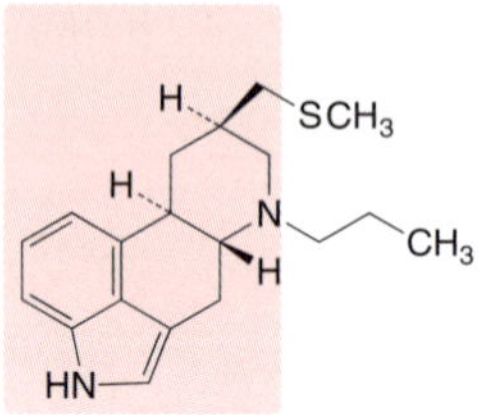

ペルゴリド
（ペルゴリドメシル酸塩）

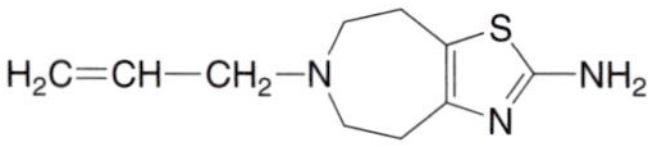

タリペキソール
（タリペキソール塩酸塩）

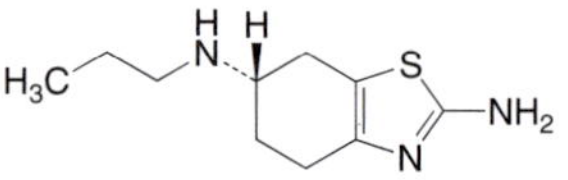

プラミペキソール
（プラミペキソール塩酸塩）

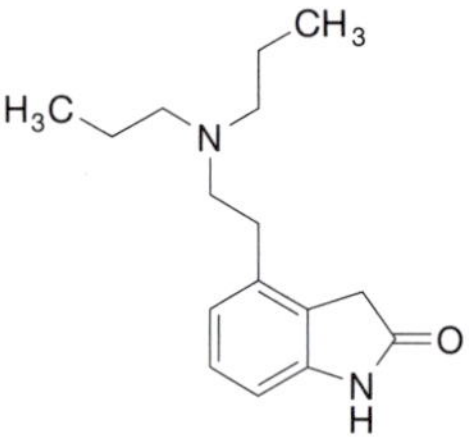

ロピニロール

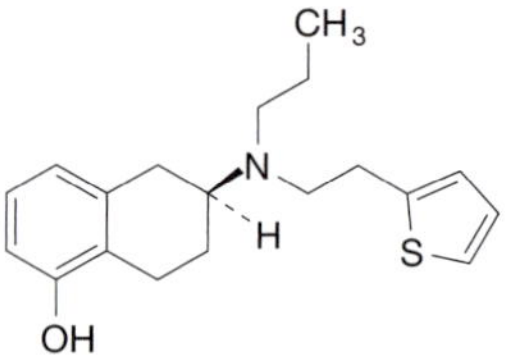

ロチゴチン

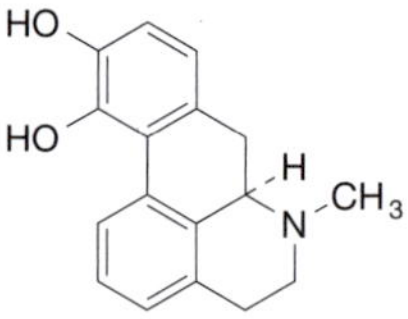

アポモルヒネ

図8.15 ドーパミン受容体アゴニスト
色アミ部分は麦角アルカロイドの骨格.

8.3.3 中枢性抗コリン作用薬

レボドパによる脳内ドーパミン補充療法が行われる以前は，**スコポラミン**（scopolamine）などの抗コリン作用薬がパーキンソン病の症状を軽減する目的で使用されてきた．現在でも初期あるいは軽度のパーキンソン病，あるいは抗精神病薬服用の際のドーパミン受容体遮断による薬物性パーキンソン症状に末梢性副交感神経性の副作用の少ないトリヘキシフェニジルおよびビペリデンが中枢性抗コリン作用薬として用いられている（図8.16）．また，フェノチアジン環をもつプロメタジンやプロフェナミンも同様の中枢性抗コリン作用薬としてパーキンソン病に用いられている．

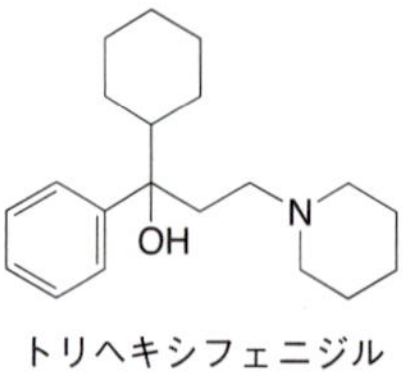

トリヘキシフェニジル
（トリヘキシフェニジル塩酸塩）

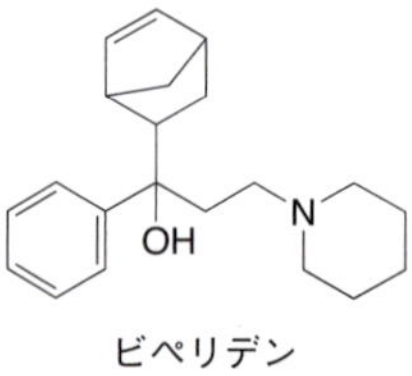

ビペリデン
（ビペリデン塩酸塩）

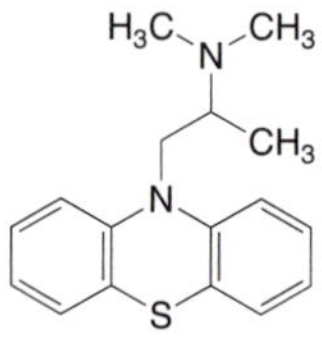

プロメタジン
（プロメタジン塩酸塩）

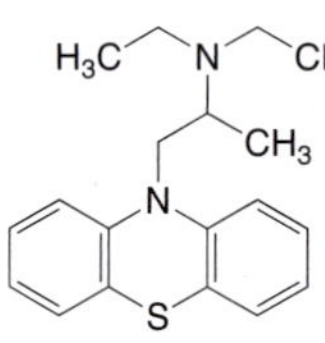

プロフェナミン
（プロフェナミン塩酸塩）

図8.16 中枢性抗コリン作用薬

8.3.4 アデノシン A_{2A} 受容体拮抗薬

ドーパミン神経系を標的とした従来の医薬品とは異なる，新たな作用機序の医薬品も開発されている．アデノシン A_{2A} 受容体拮抗薬であるイストラデフィリンはこうした医薬品の一つであり，キサンチン骨格をもつという特徴がある（図8.17）．

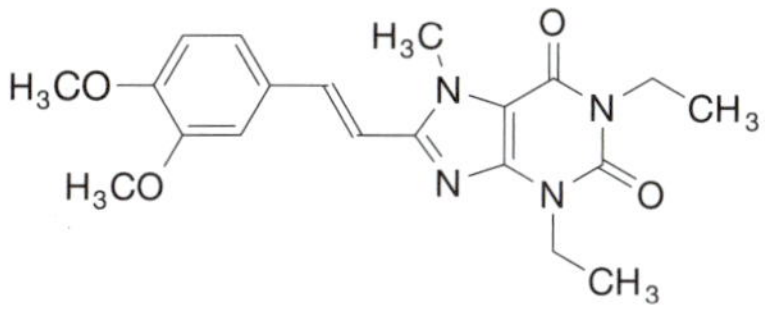

イストラデフィリン

図8.17　アデノシン A_{2A} 受容体拮抗薬

8.4　抗痙攣薬（抗てんかん薬）

抗痙攣薬はおもにてんかんの予防や治療に用いられ，**抗てんかん薬**ともいう．てんかんの発生機序は明らかでないが，脳内に高頻度放電を発する焦点ができ，これが拡大して発作を起こす．抗てんかん薬はこの焦点の興奮や伝播を抑制する役割を果たす．代表的な抗てんかん薬であるバルビツール系化合物は抑制性神経である **GABA（γ-アミノ酪酸，γ-aminobutyric acid）** ニューロンにおいて，**Cl⁻チャネル**上の GABA 受容体と結合して受容体のコンフォメーションを変え，Cl⁻チャネルの開放時間を延長して細胞内へ Cl⁻ が流入するのを促進する．また，ベンゾジアゼピン系化合物は **GABA 受容体** と共役した**ベンゾジアゼピン受容体**と結合して，Cl⁻ チャネルの開放頻度を高め，同様に Cl⁻ が流入するのを促進する．抗痙攣薬はその構造から，バルビツール酸誘導体，ヒダントイン誘導体を代表とする環状アミド系と，ジベンゾアゼピン誘導体，ベンゾジアゼピン誘導体などの複素環系，そのほかに大別される．

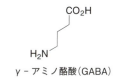

γ-アミノ酪酸（GABA）

8.4.1　環状アミド系抗痙攣薬

バルビツール酸誘導体であるフェノバルビタールは長時間作用型の催眠鎮静薬である（図8.18）．過度の鎮静作用を示さない量で，有効な抗痙攣作用を示すため，最も古くから抗痙攣薬として使用されてきた．図8.19 にフェノバルビタールの合成法を示した．**プリミドン**はバルビツール酸の 2 位カルボニル基をメチレンに還元した骨格をもち，抗てんかん薬として用いられている．**ヒダントイン骨格**はバルビツール酸からカルボニル基が 1 個欠如した構造に相当し，共通の構造要素をもつ．抗痙攣薬として用いられているのは**フェニトイン**（phenytoin）およびエトトインである．また，フェニトインの

水溶性を高めたフェニトインのプロドラッグである．ホスフェニトインも用いられる．**オキサゾリジンジオン骨格**はヒダントイン骨格のNHをOに置換した構造であり，抗痙攣薬としてトリメタジオンがある．コハク酸イミド骨格はヒダントイン骨格のNHをメチレンに置換した構造であり，抗痙攣薬としてエトスクシミドがある．また，アセチルフェネトライドは骨格構造が環状ではないが，フェノバルビタールを開環して末端にメチル基を付け加えた構造に相当する．

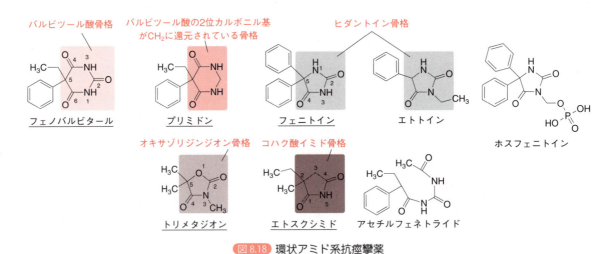

図8.18 環状アミド系抗痙攣薬

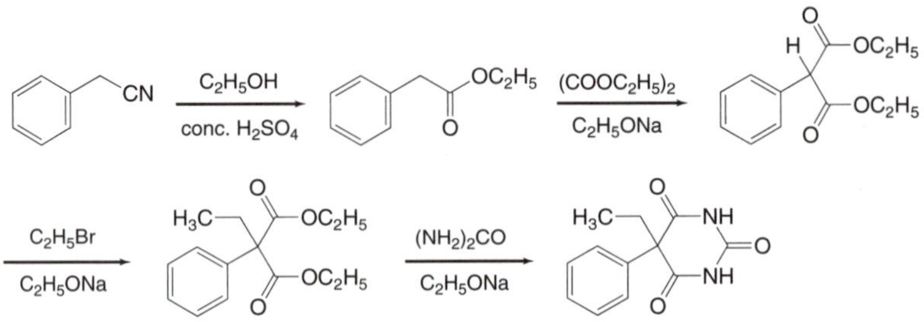

図8.19 フェノバルビタールの合成

8.4.2 複素環系抗痙攣薬

ジベンゾアゼピン骨格は三環系抗うつ薬の基本骨格である．この骨格をもつ**カルバマゼピン**(carbamazepine)は抗てんかん薬であるとともに，抗精神病薬としても用いられている(図8.20)．一方，ベンゾジアゼピン骨格の化合物は催眠薬や抗不安薬として多く利用されているが(8.7節参照)，そのなかで抗痙攣作用が強い**ジアゼパム**(diazepam)やニトラゼパム，クロナゼパム，クロバザム，ミダゾラムが抗てんかん薬として使われている．

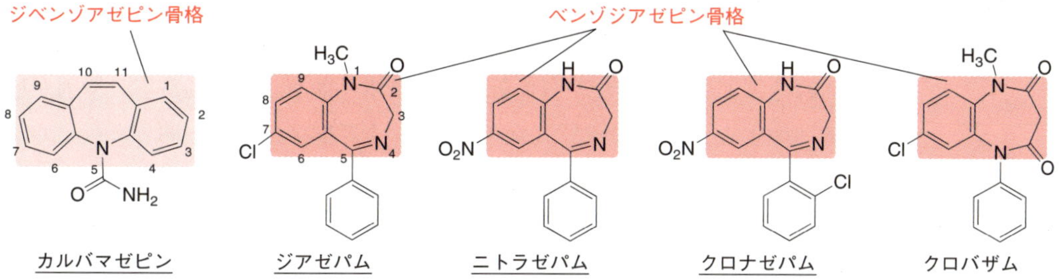

図 8.20 複素環系抗痙攣薬

8.4.3 そのほかの抗痙攣薬

スルチアムやゾニサミドはスルホンアミド系の抗痙攣薬である（図 8.21）．バルプロ酸の作用機序はほかの抗痙攣薬と大きく異なり，GABA 分解酵素である GABA トランスアミナーゼを阻害することにより，抑制性シナプスの GABA の量自体を増加させる．さらに，ナトリウムチャネル，カルシムチャネルを抑制するラモトリギン，ラコサミド，トピラマート，ガバペンチン，前シナプス末端のシナプス小胞タンパク質 2A に結合して神経伝達物質の放出を調整するレベチラセタム，AMPA 型グルタミン酸受容体拮抗薬であるペランパネルなど，作用機序が異なる新たな抗痙攣薬も開発されている．また，8.3.1 項で述べたようにゾニサミドはパーキンソン病治療に，8.9 節で後述するラモトリギンは双極性障害に用いられ，ペランパネルは筋萎縮性側索硬化症（ALS）への適用が検討されるなど，ほかの疾患への適用も行われている．

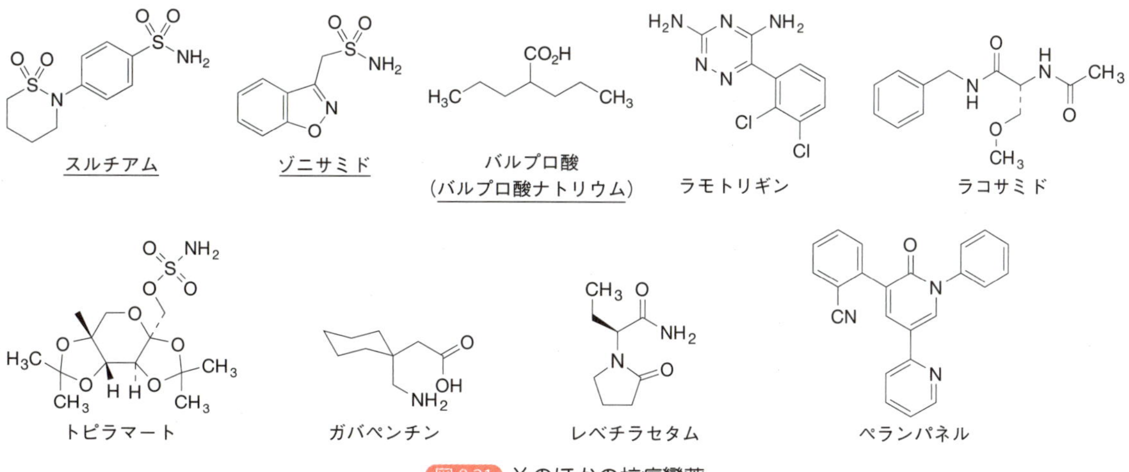

図 8.21 そのほかの抗痙攣薬

8.5 認知症改善薬および脳循環・代謝改善薬

　高齢化により，認知症や脳血管障害による知能および行動障害の増加が社会的問題となっている．認知症の約70％は**アルツハイマー病**（Alzheimer's disease）が占め，その発症機序の解明と治療薬が待望されている．一方，脳梗塞などの脳血管障害後の後遺症や多発梗塞性認知症には脳循環・代謝改善薬が使用される．

8.5.1　アルツハイマー型認知症改善薬

　アルツハイマー病は脳の器質的障害により精神症状として認知症を呈して進行する．1970年代に**アセチルコリン神経系**でのアセチルコリン合成酵素やコリンアセチルトランスフェラーゼの減少と認知症に相関のあることが見いだされ，アセチルコリン系を活性化することで症状が進行するのを防ぎ，改善させる試みが開始された．この目的のためには，ⅰ）アセチルコリンの産生を促進する，ⅱ）シナプス間隙に放出されたアセチルコリンの分解を防ぎ，濃度を維持する，ⅲ）シナプス後膜のアセチルコリン受容体に対するアゴニストを投与する，といったことが考えられる．

　現在，実用化されているのは，シナプス間隙に放出されたアセチルコリンの分解酵素であるコリンエステラーゼを阻害することにより，アセチルコリンの濃度を維持する**コリンエステラーゼ阻害薬**である．コリンエステラーゼ阻害薬には，不可逆的阻害薬である**パラチオン**（parathion）などの有機リン系農薬や，可逆的阻害薬であるアルカロイドのフィゾスチグミンなど，高い活性をもつ化合物が知られている（図8.22）．しかし，毒性や末梢神経系への強い作用などにより，治療薬として利用するのは困難であった．

　1993年発売された**タクリン**はアルツハイマー病の治療へ最初に適用された医薬品であった．しかし，中枢に多く存在するアセチルコリンエステラーゼと末梢に多く存在するブチリルコリンエステラーゼの選択性がなく，末梢系で副作用が見られたため，新しい構造のコリンエステラーゼ阻害薬が望まれていた．同じ時期に，エーザイ株式会社ではシード化合物Ⅰに弱いながらもコリンエステラーゼ阻害活性を見いだし，この化合物をもとにした構造展開により選択的なコリンエステラーゼ阻害薬の研究が進められた．シード化合物のピペラジン環をピペリジン環とし，エーテル結合をアミド結合に変換したところ，著しく活性が上昇した．さらに，芳香環の置換基を変換し，アミドを環状化させて，最終的にはアミド窒素を除去し，連結炭素数も変換したところ，アセチルコリンエステラーゼとブチリルコリンエステラーゼの選択性や体内動態に優れた**ドネペジル**（donepezil）が開発され，1996年に実用化された．

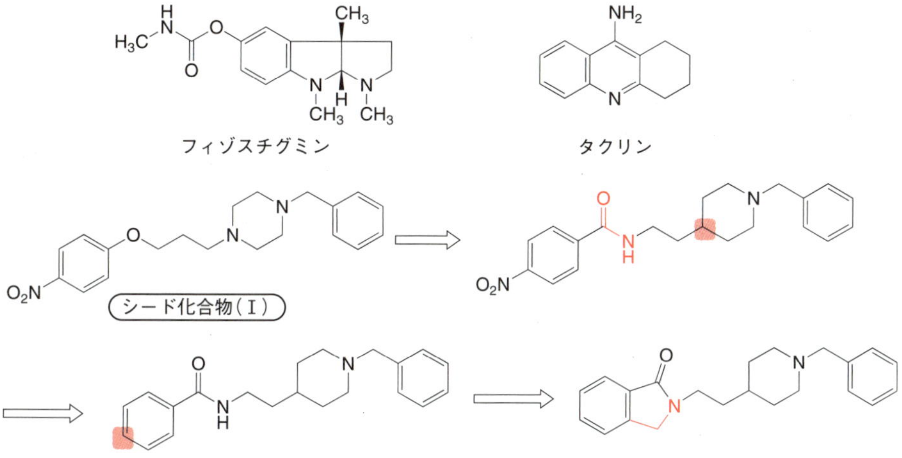

8.5 認知症改善薬および脳循環・代謝改善薬

フィゾスチグミン　　　タクリン

シード化合物（Ⅰ）

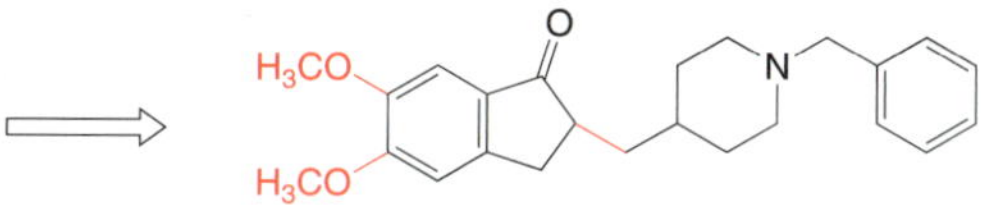

ドネペジル
（ドネペジル塩酸塩）

図8.22 アルツハイマー型認知症改善薬の開発
色アミおよび色で示した部分は前の化合物から構造上変換した箇所を示す．

ガランタミン，リバスチグミンはドネペジルと同じくコリンエステラーゼ阻害薬であり，メマンチンはNMDA受容体拮抗作用を有するアルツハイマー型認知症改善薬である（図8.23）．メマンチンは，パーキンソン病治療薬として用いられるアマンタジン（図8.14）と構造がよく似ており，ともにアダマンタン骨格をもつ．

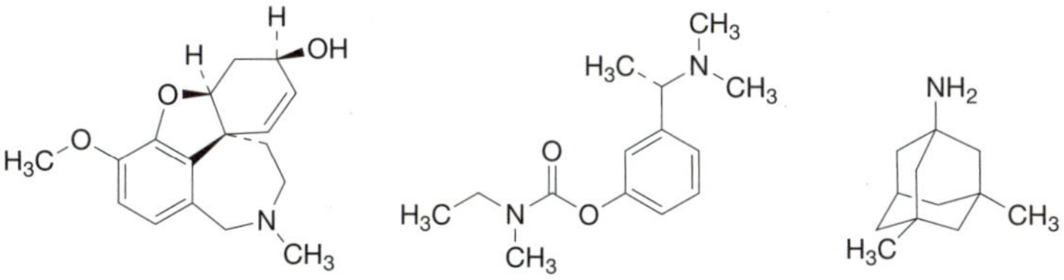

ガランタミン　　　リバスチグミン　　　メマンチン

図8.23 そのほかのアルツハイマー型認知症改善薬

8.5.2　脳循環・代謝改善薬

　脳出血やくも膜下出血，脳梗塞あるいは頭部外傷などの治療に用いられ，傷害された脳組織の代謝を亢進する**脳代謝改善薬**，脳の血液循環を改善する**脳循環改善薬**がある．エダラボンは脳虚血後の細胞障害因子であるフリーラジカルを消去する医薬品で，脳梗塞急性期に用いられる（図8.24）．メクロフェノキサートおよびシチコリンは脳のエネルギー代謝を活性化し，頭部の外傷や脳梗塞急性期に用いられる．一方，脳出血後遺症の治療薬であるニセルゴリンは血流を活発にして脳循環を改善する．

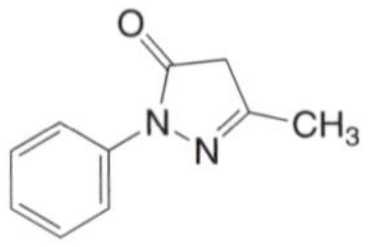

図8.24 脳循環・代謝改善薬

エダラボン
メクロフェノキサート（メクロフェノキサート塩酸塩） 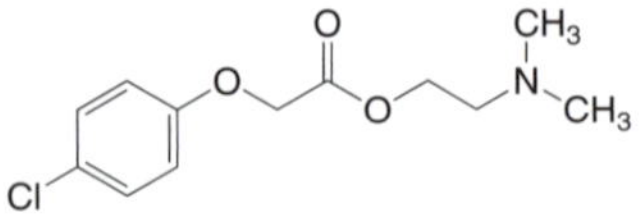
シチコリン 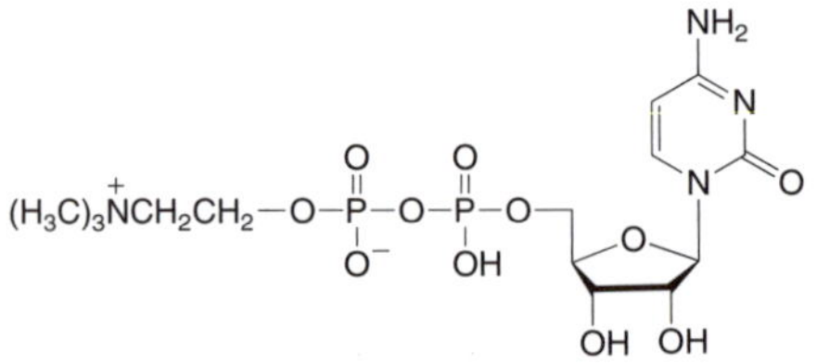
ニセルゴリン 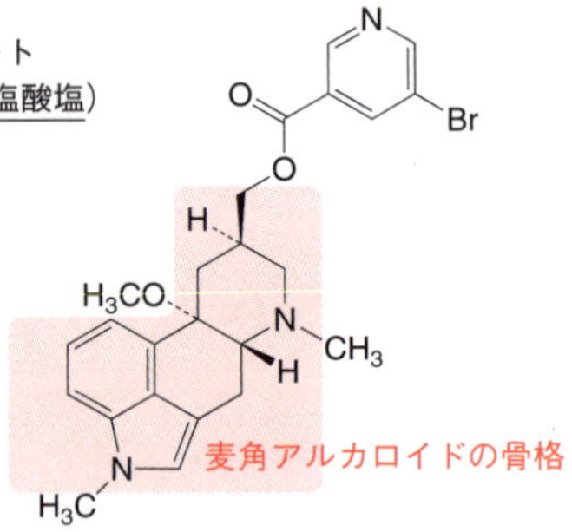
麦角アルカロイドの骨格

8.6 催眠薬

　睡眠状態は中枢神経が抑制された状態である．催眠薬は中枢神経を抑制することで，その状態を再現する薬物であり，睡眠障害に対して用いられる．入眠障害や熟眠障害，中断型睡眠障害といった睡眠傷害の種類によって，短時間型，長時間型，中間型の催眠薬が適宜使用される．構造によって，**バルビツール酸系**，**ベンゾジアゼピン系**，そのほかに分類される．近年，オレキシン受容体拮抗薬，メラトニン受容体作動薬という新たな作用機序の催眠薬の利用が増えている．

8.6.1 バルビツール酸系催眠薬

　バルビツール酸系化合物はマロン酸と尿素が縮合した六員環構造をもち，5位の置換基が異なる多くの誘導体がある（図8.25）．その構造や体内動態の相違により持続時間はさまざまである．バルビツール酸系化合物のNHは解

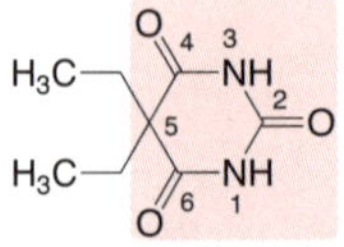

バルビタール
フェノバルビタール 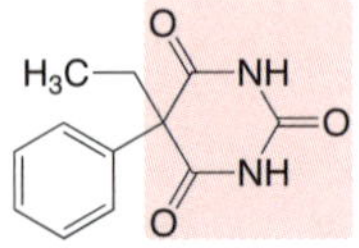
アモバルビタール 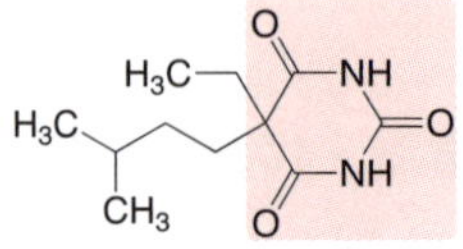
ペントバルビタール（ペントバルビタールカルシウム）（ペントバルビタールナトリウム） 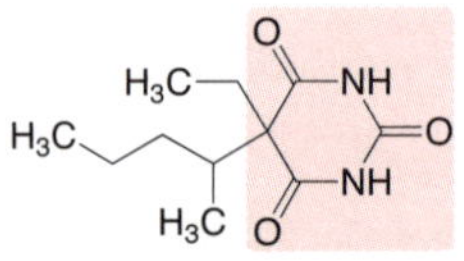
セコバルビタール（セコバルビタールナトリウム） 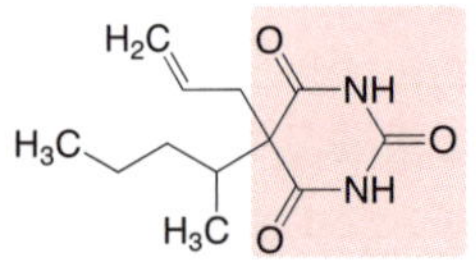

図8.25 バルビツール酸系催眠薬
色アミ部分はバルビツール酸骨格．

離しプロトン供与体となる（酸性である）．たとえば，**フェノバルビタール**（phenobarbital）の1段階目 pK_a は7.3であり，血中では解離型になる割合が多い．血液脳関門を通過するには非解離型でなくてはならないので，フェノバルビタールは通過しにくく，作用は緩和で持続時間は長い（長時間型）．一方，**チオペンタール**などは非解離型の割合と構造上の疎水性が高く，急速に脳に分布し，ただちに効果を示す（超短時間型）．超短時間型のチオペンタールやチアミラールは静脈注射による全身麻酔導入薬として用いられる（8.8節参照）．短時間型の**セコバルビタール**，**ペントバルビタール**は**入眠薬**として，中間型の**アモバルビタール**は入眠薬や熟眠薬として，長時間型の**バルビタール**，フェノバルビタールは**熟眠薬**として使用される．また，フェノバルビタールは抗痙攣薬（抗てんかん薬）としても適用されている．

　バルビツール酸系化合物は抑制性神経である GABA ニューロンにおいて，Cl^- チャネル上の GABA 受容体と結合して受容体のコンフォメーションを変え，Cl^- チャネルの開放時間を延長して細胞内へ Cl^- が流入するのを促進する．バルビツール酸系化合物は少量を投与すると鎮静作用を示し，量が増加するにつれ催眠や麻酔作用を示し，過量では昏睡の作用を示すので，投与量の管理は重要である．また，薬物依存性もあるので，現在では，おもに麻酔時の導入薬や抗痙攣薬として使用されている．

8.6.2　ベンゾジアゼピン系催眠薬

　ベンゾジアゼピン系化合物では**ニトラゼパム**（nitrazepam）が催眠薬として最初に使用された（図8.26）．ベンゾジアゼピン系化合物はバルビツール酸系化合物と同様に，GABA 受容体を介した中枢抑制効果を示すが，機構

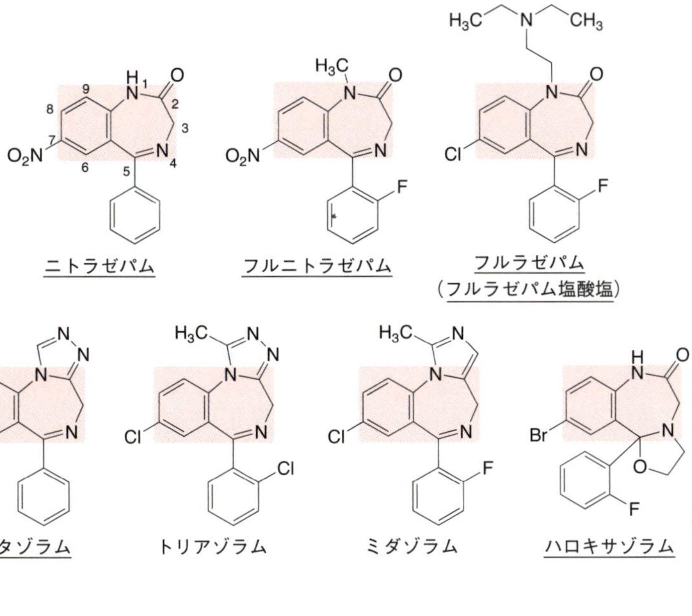

図 8.26　**ベンゾジアゼピン系催眠薬**
色アミ部分はベンゾジアゼピン骨格．

はやや異なり，GABA 受容体と共役した**ベンゾジアゼピン受容体**と結合して，Cl⁻チャネルの開放頻度を増大させて，Cl⁻が流入するのを促進する．薬物依存性がなく，過量投与しても中毒が起こりにくいので，睡眠障害の第一選択薬となっていたが，近年では後述のオレキシン受容体拮抗薬，メラトニン受容体作動薬が用いられるようになっている．

ベンゾジアゼピン系化合物は抗不安薬として適用されることが多いが，抗痙攣や催眠の効果を示すため，各誘導体の作用特性により，これらの用途に使い分けられている．作用持続時間の違いにより，長時間型(フルラゼパム，ハロキサゾラム)，中間型(ニトラゼパム，**エスタゾラム**，フルニトラゼパム)，短時間型(ミダゾラム，**トリアゾラム**，エチゾラム，ブロチゾラム，ロルメタゼパム)に分けられる．

8.6.3 そのほかの催眠薬

ブロモバレリル尿素は臭素イオンが遊離して，鎮静および催眠効果を示すと考えられている(図 8.27)．**抱水クロラール**とトリクロホスはいずれも体内でトリクロロエタノールに代謝され，鎮静および催眠効果を示す．これらは古くから用いられてきた催眠薬であるが，現在はあまり使用されない．

ベンゾジアゼピン骨格をもたないが，同じく GABA 受容体に作用する催眠薬にゾルピデム，ゾピクロンおよびその(S)-光学異性体であるエスゾピ

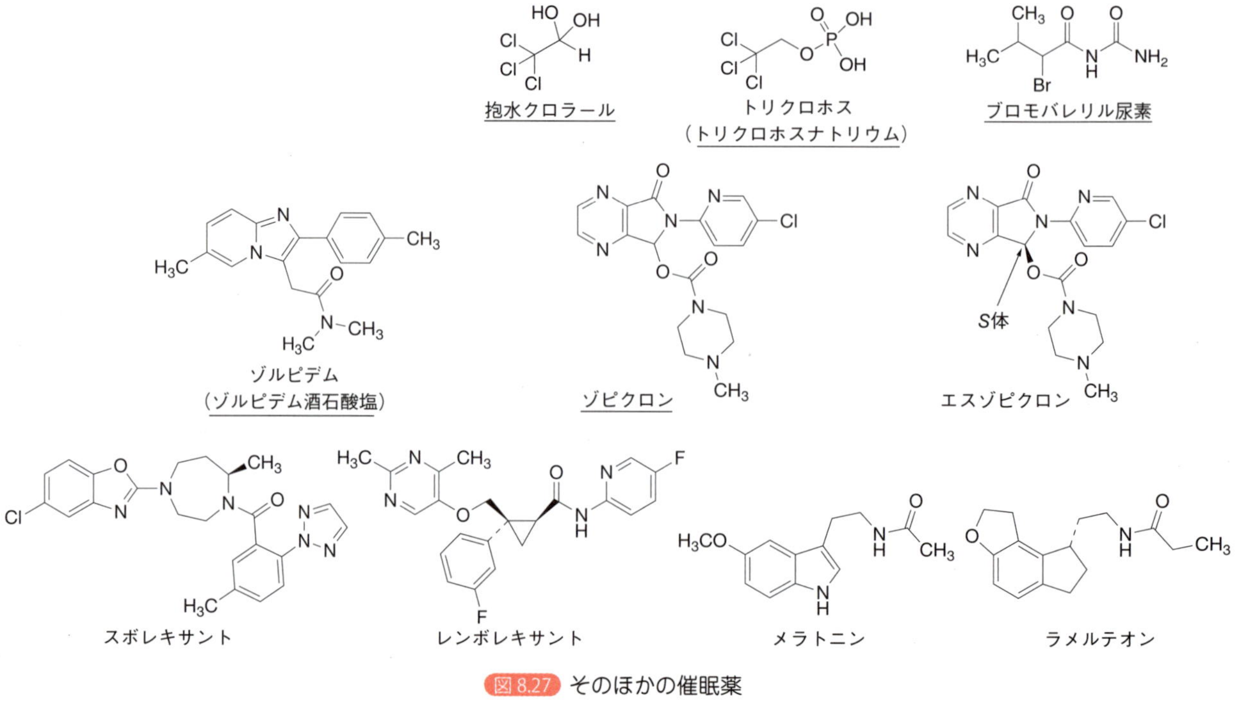

抱水クロラール　　トリクロホス(トリクロホスナトリウム)　　ブロモバレリル尿素

ゾルピデム(ゾルピデム酒石酸塩)　　ゾピクロン　　エスゾピクロン(S体)

スボレキサント　　レンボレキサント　　メラトニン　　ラメルテオン

図 8.27 そのほかの催眠薬

クロンがある.

　睡眠と覚醒を制御する生体内物質であるオレキシン，メラトニンが作用する受容体に作用する催眠薬も開発され，近年，その使用が増えている．オレキシン受容体拮抗薬スボレキサント，レンボレキサント，メラトニン受容体作動薬であるラメルテオンなどである．ラメルテオンはセロトニンから生合成されるメラトニンと類似の構造をもつ．

8.7 抗不安薬

　不安や緊張を除去したり，軽減するための薬が抗不安薬であり，中枢神経系を緩和に抑制する作用がある．現在，神経症治療で多く使用されている抗不安薬はベンゾジアゼピン骨格と構造上類似した骨格をもつ化合物である（図8.28）．この骨格の化合物は抗痙攣薬（8.4節）や催眠薬（8.6節）としても使用され，それらの節で述べたように，抑制性神経であるGABAニューロンの亢進がその作用機序である．同じ中枢神経系を抑制する抗精神病薬はおもにドーパミン受容体やセロトニン受容体を阻害し，作用機序，適用ともに

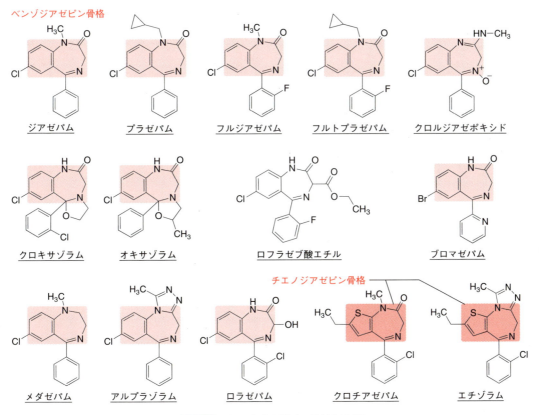

図 8.28 ベンゾジアゼピン系抗不安薬

抗不安薬とは区別されている．

8.7.1　ベンゾジアゼピン系抗不安薬

　1960年，ベンゾジアゼピン系化合物としてはじめて**クロルジアゼポキシド**が抗不安薬として適用された（図8.28）．そののち，ジアゼパムの開発により（図8.29），N-オキシド，2位メチルアミノ基の存在が活性に必要なく，2位のカルボニル基が存在すると活性が高まることが明らかとなり，多くの誘導体が開発された．これらの誘導体は血中半減期に差があり，短時間型（6時間以内），中間型（24時間程度），長時間型（24時間以上），超長時間型（100時間以上）に分類される．クロルジアゼポキシド，ジアゼパム，**オキサゾラム**，メダゼパムなどが長時間型，アルプラゾラム，ロラゼパムが中間型，チエノジアゼピン骨格をもつクロチアゼパム，**エチゾラム**が短時間型の抗不安薬である．超長時間型にはロフラゼプ酸エチル，フルトプラゼパムがある．

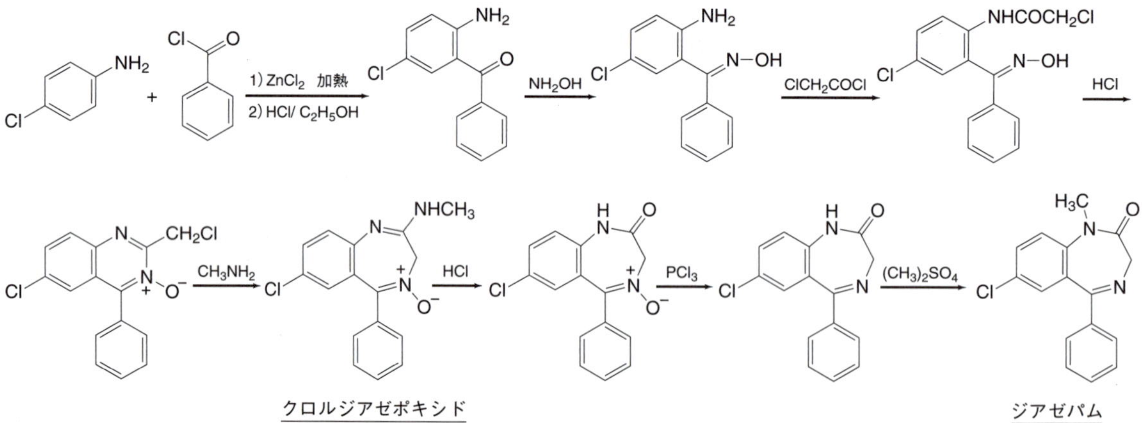

図8.29 ジアゼパムの合成

8.7.2　そのほかの抗不安薬

　セロトニン1A（5-HT$_{1A}$）受容体作動薬であるタンドスピロンも抗不安薬として用いられている（図8.30）．抗精神病薬のSDAに属し，D$_2$受容体および5-HT$_{2A}$受容体遮断作用をもつペロスピロン，ルラシドン（図8.6）と類似の構造をもつ．

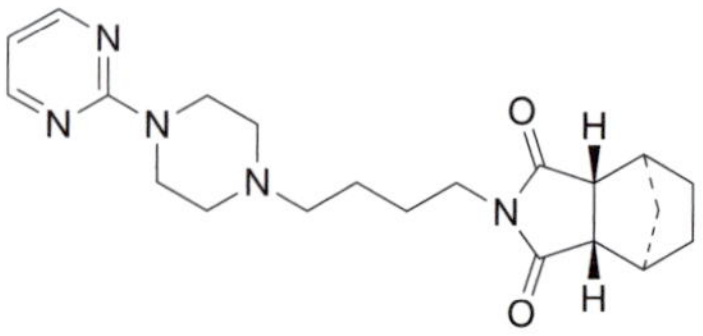

タンドスピロン

図8.30 そのほかの抗不安薬

8.8 全身麻酔薬

全身麻酔に必要とされる要素は中枢神経系の抑制による無意識，鎮痛，筋弛緩である．この目的のために一般的には静脈注射による麻酔と吸入による麻酔が併用される．

8.8.1 吸入麻酔薬

吸入麻酔薬は常温で気体，あるいは低沸点液体の蒸気を吸入し，肺から血流を経て脳に分布することにより麻酔状態が得られるが，生体内作用点として明確なものは知られていない．吸入麻酔薬の構造上の特性は，エタンあるいはエーテルのハロゲン誘導体である．ハロタンは沸点約50℃，エンフルランは沸点54〜57℃の低沸点液体である．ほかにイソフルランやセボフルランが用いられる（図8.31）．

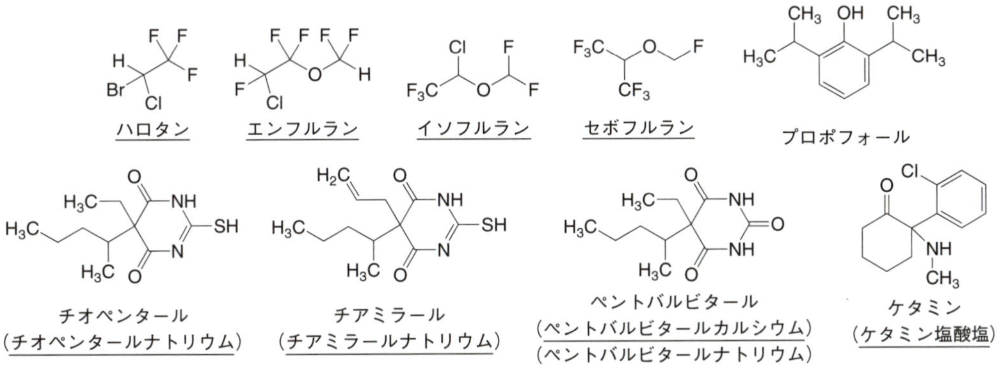

図8.31 吸入麻酔薬および全身麻酔導入・維持薬

8.8.2 全身麻酔導入・維持薬

バルビツール酸系化合物の超短時間で作用を示すチオペンタール (thiopental)，**チアミラール** (thiamylal)，プロポフォールが使用されている（図8.31）．これらの作用機構は催眠薬としての作用と同様にGABA受容体亢進であるが，作用発現が速く，持続時間は短い．吸入麻酔よりもすみやかに血中濃度を上げることができるので，麻酔導入に適している．**ケタミン** (ketamine) はNMDA (*N*-methyl D-aspartate) 受容体拮抗薬であり，バルビツール酸系化合物とは作用機構が異なる．ベンゾジアゼピン系のミダゾラム（図8.26），ブチロフェノン系の医薬品（図8.3）も用いられる．

8.9 そのほかの中枢神経薬

　以前は躁うつ病とよばれていた双極性障害は，躁状態とうつ状態が繰り返される疾患であり，その治療薬は気分安定薬とよばれる．炭酸リチウム，抗痙攣薬でもあるカルバマゼピン（図8.20）が用いられてきたが，抗精神病薬のオランザピン，クエチアピン，ルラシドン（図8.6）およびアリピプラゾール（図8.7），抗痙攣薬のバルプロ酸，ラモトリギン（図8.21）も用いられるようになっている．

　ナルコレプシーや過眠症などの睡眠障害，注意欠如多動性障害（ADHD）には，覚醒効果を強める医薬品が用いられる．ノルアドレナリンやドーパミンなどのモノアミン類の遊離促進と再取り込み阻害作用をもつアンフェタミン，メタンフェタミンはこうした効果があるが，現在では覚醒剤取締法により使用は厳しく制限されている（図8.32）．メチルフェニデート，アンフェタミンS体のプロドラッグであるリスデキサンフェタミンなどは登録したうえで用いることができるが，依存性が強いという問題がある．一方，モダフィニル，アトモキセチン，グアンファシンなどは依存性が比較的少ないとされている．

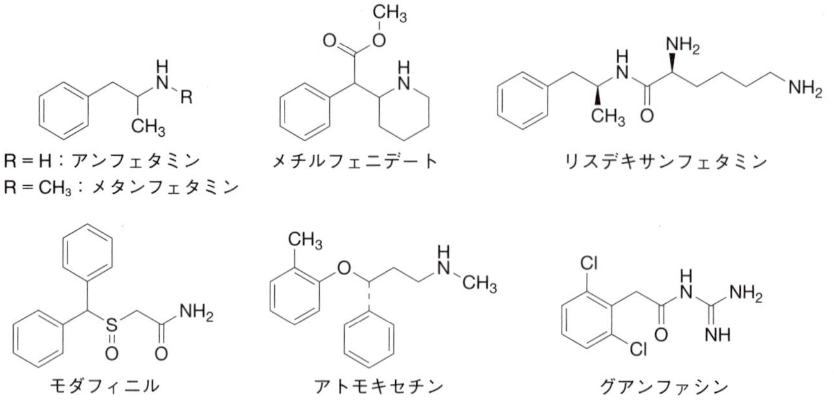

R＝H：アンフェタミン
R＝CH₃：メタンフェタミン

メチルフェニデート

リスデキサンフェタミン

図8.32　覚醒効果がある医薬品

モダフィニル

アトモキセチン

グアンファシン

章末問題

1. 統合失調症の治療薬の生体内標的は何か．また，代表的な骨格，薬物名，および構造をあげよ．
2. うつ病の治療薬の生体内標的は何か．また，代表的な骨格，薬物名，および構造をあげよ．
3. パーキンソン病の治療薬の生体内標的は何か．また，代表的な骨格，薬物名，および構造をあげよ．
4. アルツハイマー病の症状を改善させる薬として，アセチルコリンエステラーゼ阻害薬が用いられるのはなぜか．作用機構から考えよ．また，この目的に使われる代表的な薬物名，および構造をあげよ．
5. 催眠薬の生体内標的は何か．また，代表的な骨格，薬物名，および構造をあげよ．
6. 抗不安薬の生体内標的は何か．また，代表的な骨格，薬物名，および構造をあげよ．

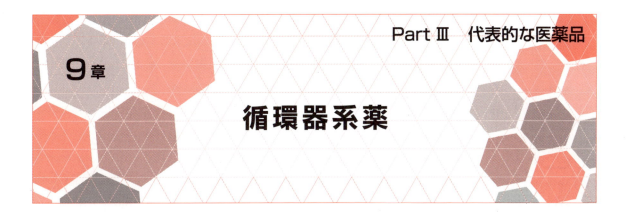

9章 循環器系薬

Part III 代表的な医薬品

❖本章の目標❖
- 交感神経制御，カルシウムイオン拮抗，アンギオテンシンⅡ抑制など心血管系を制御する心臓作用薬や高血圧症治療薬の化学構造を学ぶ．
- 代謝疾患である高脂血症に対する生体内標的と高脂血症治療薬の化学構造を学ぶ．

9.1 心臓作用薬

9.1.1 強心薬

心臓の機能が低下すると，全身に十分な血液を拍出できない状態になる．これが心不全である．心不全の治療には心臓の収縮力を増強して心拍出量を増加させる必要がある．この目的のために使用される医薬品を強心薬という．直接的に心収縮力を増強する作用をもつ化合物は**ジギタリス葉**に含まれる**ジギトキシン**を代表とする**強心配糖体**である（図9.1）．化学構造はステロイド骨格からなり，A 環および B 環がシス配置，C 環および D 環もシス配置である．これらがともにトランス配置であるステロイドホルモンの骨格とは立体構造が大きく異なっている．また，3位β-OH には**ジギトキソース**とよばれる特有の糖がβ-配置で結合して配糖体となり，17位には不飽和ラクトンが存在する．

ジギトキシンは最も基本的な形で，12位β-OH が加わると**ジゴキシン**，さらに，ジゴキシンの末端ジギトキソースの4位 OH がメチル化されたものがメチルジゴキシン，ジゴキシンの末端ジギトキソースにさらにグルコースがβ-1,4-グリコシド結合したものが**デスラノシド**である．強心配糖体によって心収縮力が増強する機序には，Na^+, K^+-ATP アーゼの活性が抑制され，細胞内 Na^+ および共役した細胞内 Ca^{2+} の増加が関与している．

ミルリノンやオルプリノンなどのピリドン系化合物は，ホスホジエステラーゼⅢの選択的阻害薬である（図9.2）．cAMP の細胞内濃度を増加させる

強心配糖体
ステロイド骨格に糖が結合した構造をもち，強力な心収縮力増強作用をもつ化合物群である．ステロイド骨格部分（アグリコン）をゲニンとよぶ．全体の構造がジギトキシンの場合，ゲニン部分はジギトキシゲニンである．

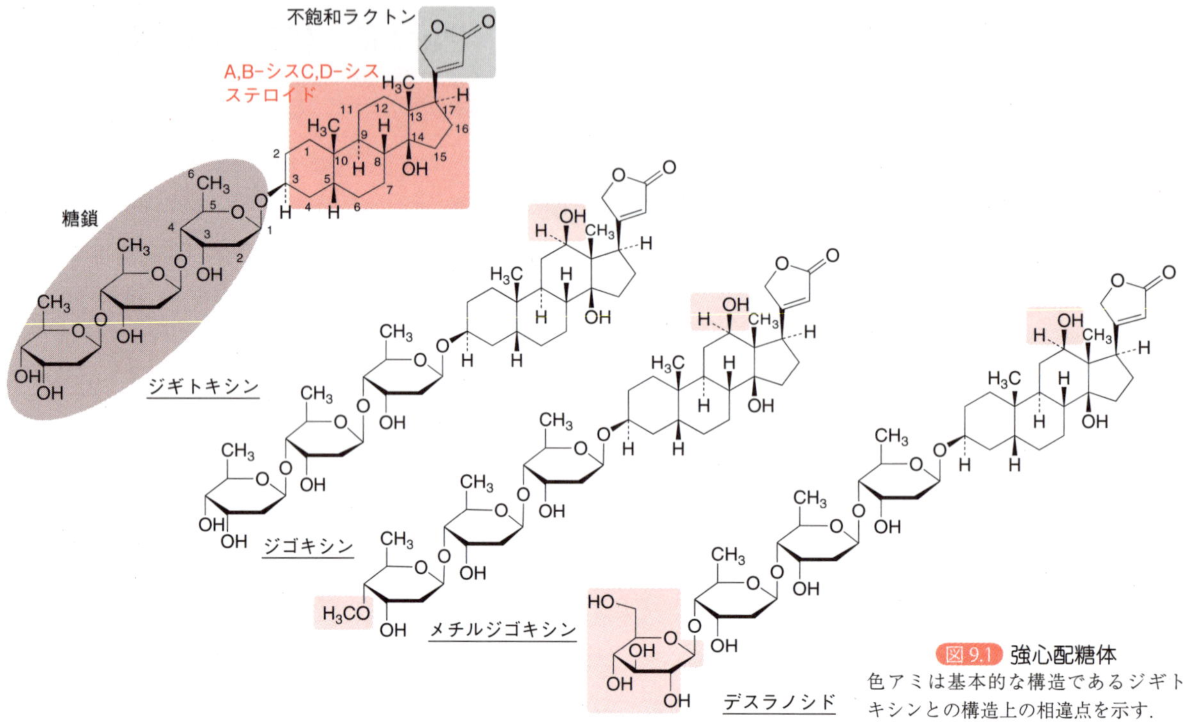

図 9.1 強心配糖体
色アミは基本的な構造であるジギトキシンとの構造上の相違点を示す.

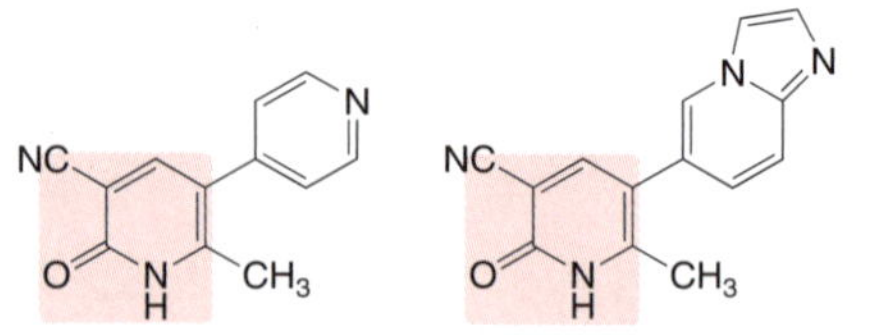

図 9.2 ホスホジエステラーゼⅢ阻害薬
色アミ部分はピリドン環.

ミルリノン

オルプリノン
(オルプリノン塩酸塩)

ことによって，結果的に細胞内 Ca^{2+} が増加するため強心効果を示す．静脈注射で急性心不全治療に用いられる．

　カフェインや**テオフィリン**(theophylline)などのキサンチン系化合物もホスホジエステラーゼ阻害により細胞内の cAMP が増加し，さらに細胞内 Ca^{2+} も増加するため強心効果を示すが，その効果は穏やかである(図 9.3)．心拍数が上昇し，血流量も増加するので，利尿効果も高い．また，平滑筋を弛緩する作用があるので，抗喘息薬としても使用されている．アミノフィリンはテオフィリンのエチレンジアミンとの複合体である．ほかの誘導体として，ジプロフィリンやプロキシフィリンがある．

　カテコールアミン類は **β₁ 受容体**の作用薬であり，心収縮力を増強させたり，心拍数を増加させる強心効果を示す．ドパミンやイソプレナリン，ドブタミンはおもに静脈注射で急性心不全に用いられる(図 9.4)．ドカルパミンはドパミンのフェノール性ヒドロキシ基を炭酸エステルとし，アミノ基を

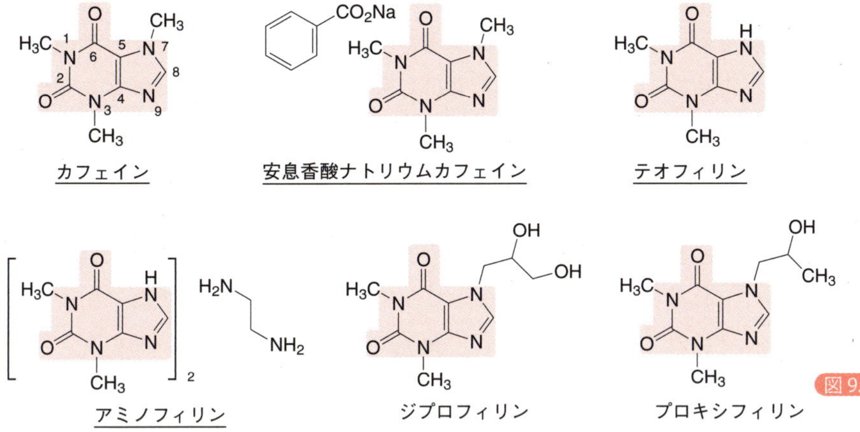

9.1 心臓作用薬   179

図 9.3 キサンチン系強心利尿薬
色アミ部分はキサンチン骨格.

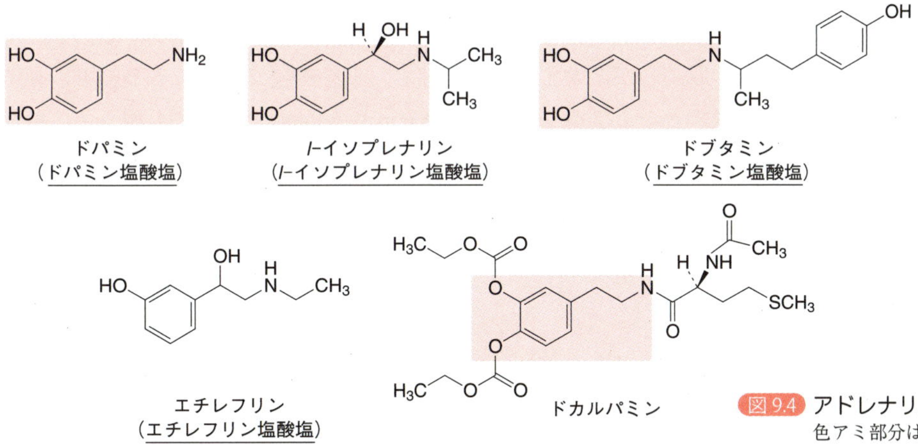

図 9.4 アドレナリン β_1 受容体作用薬
色アミ部分はカテコールアミン骨格.

N-アセチルメチオニンとのアミドとした化合物であり,経口投与が可能なドパミンのプロドラッグである.

ホスホジエステラーゼ阻害とカルシウム感受性を増強する効果をもつピモベンダンやcAMP誘導体であるブクラデシンも心収縮力を増大させる効果を示す(図9.5).

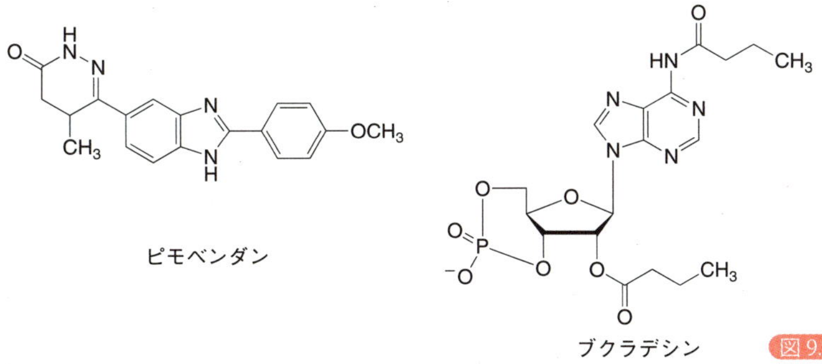

図 9.5 そのほかの強心薬

9.1.2 抗不整脈薬

不整脈は心拍における刺激生成異常や刺激伝導異常によって，心拍のリズムが乱れた状態である．抗不整脈薬はおもにイオンチャネルの働きを抑制して，異常な刺激発生や伝導を抑制し，その効果を現す．抗不整脈薬は作用機序により，クラスⅠ～Ⅳに分類されている．

クラスⅠは**ナトリウムチャネル遮断薬**である．歴史的には，**ラウオルフィアアルカロイド**の一つである**アジマリン**や，キナ皮から得られる**キニジン**（キニーネの立体異性体）が抗不整脈薬として用いられてきた．また，局所麻酔薬である**プロカイン**は抗不整脈作用を示すため，類縁体が合成され，**プロカインアミド**（procainamide），**リドカイン**，**ジソピラミド**の3種類の骨格を中心に，芳香環を含む第二級あるいは第三級アミンをもつ化合物が抗不整脈薬として用いられている（図9.6）．

クラスⅡは，**β受容体遮断薬**である．交感神経の興奮に伴って心拍数を増加させ，心収縮力が増大するのを抑制し，交感神経亢進による不整脈に有効である．代表となる**プロプラノロール**（propranolol）の合成法を図9.7に示した．後述の高血圧治療薬としても使用されており，数多くの局方収載薬があ

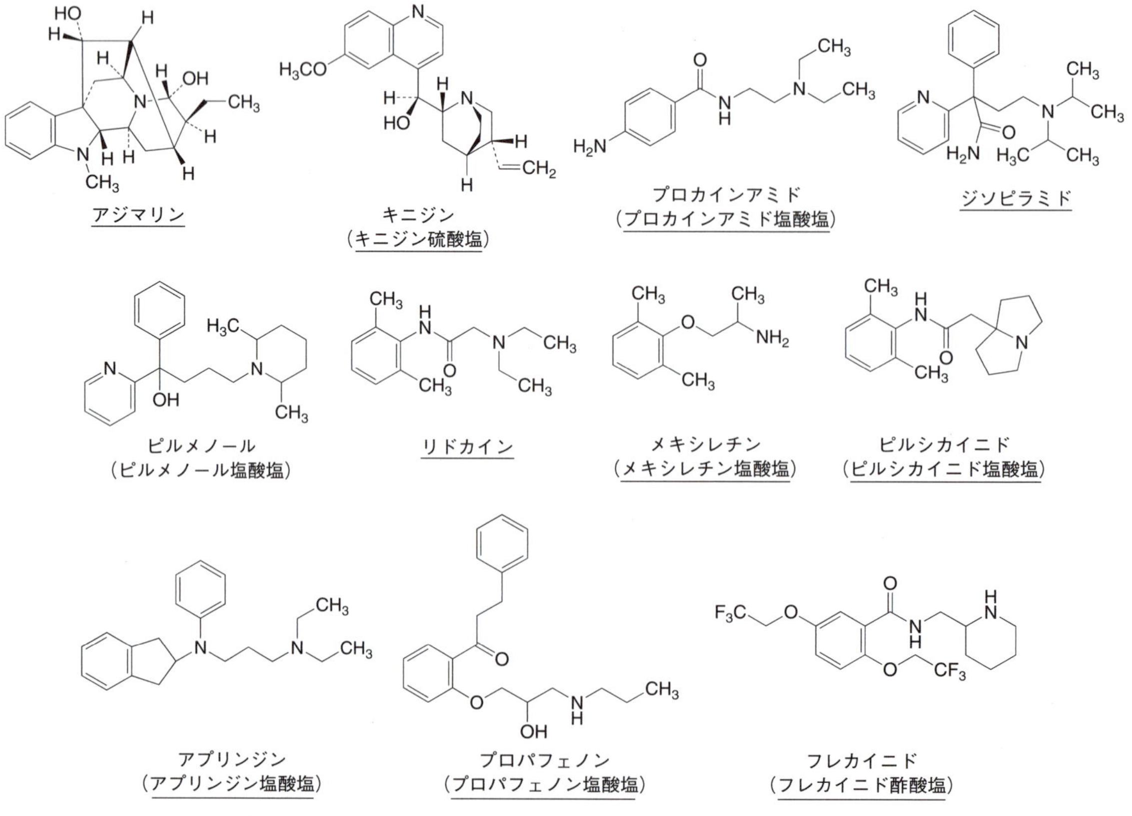

図 9.6 クラスⅠ抗不整脈薬（ナトリウムチャネル遮断薬）

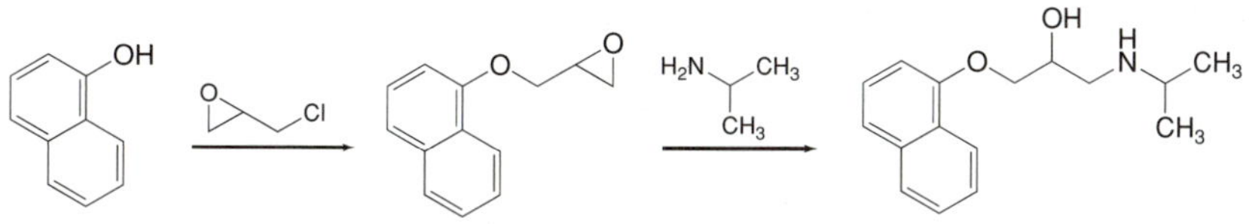

図 9.7 プロプラノロールの合成

るが，アドレナリンの構造と類似した共通の部分構造をもつ．単一のベンゼン環へ鎖状置換基が導入された**アテノロール**や**ビソプロロール**などはアドレナリン β_1 受容体選択的遮断薬であり近年よく使われている(図 9.8).

クラスIII抗不整脈薬である**カリウムチャネル拮抗薬**は膜電位依存性カリウムチャネルを抑制して活動電位の持続時間を延長することにより，不応期を延長して抗不整脈作用を示す．アミオダロンやソタロールは心室細動などほかの抗不整脈薬が無効である場合に用いられている(図 9.9).

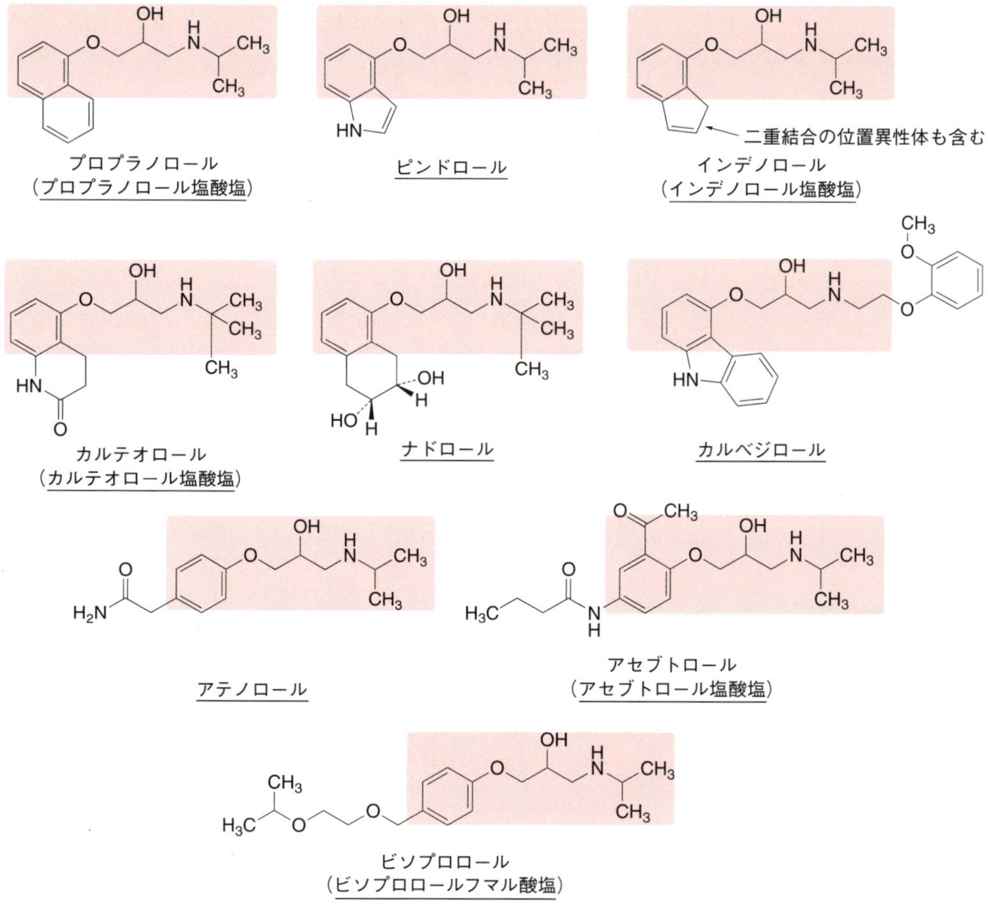

プロプラノロール
(プロプラノロール塩酸塩)

ピンドロール

インデノロール
(インデノロール塩酸塩)
←二重結合の位置異性体も含む

カルテオロール
(カルテオロール塩酸塩)

ナドロール

カルベジロール

アテノロール

アセブトロール
(アセブトロール塩酸塩)

ビソプロロール
(ビソプロロールフマル酸塩)

図 9.8 クラスII抗不整脈薬(β受容体遮断薬)
色アミ部分はβ受容体遮断薬に共通する構造．

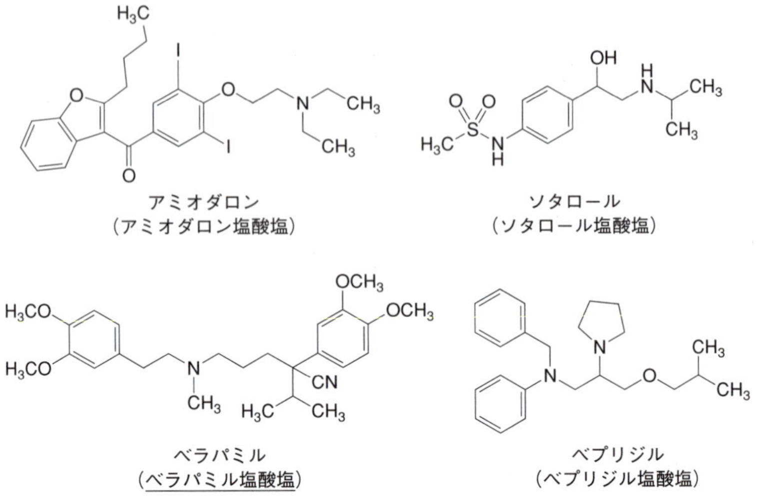

図9.9 クラスⅢ抗不整脈薬（カリウムチャネル遮断薬）および
クラスⅣ抗不整脈薬（カルシウムチャネル遮断薬）

クラスⅣ抗不整脈薬は**カルシウムチャネル拮抗薬**である．膜電位依存性カルシウムチャネルを抑制し，不応期を延長して抗不整脈作用を示す．**ベラパミル**やベプリジルが用いられている（図9.9）．

9.1.3 冠血管拡張薬

血管拡張薬は心臓の冠血管に作用して狭心症治療薬となる．**狭心症**は冠血流不足により，心筋の一部が酸素欠乏，すなわち**虚血**状態になる症状である．冠血管拡張薬は冠血管を拡張することで血流量を増加させ，虚血状態を改善する．

亜硝酸エステル類は一酸化窒素（**NO**）を発生して**グアニル酸シクラーゼ**を活性化し，細胞内 cGMP を増加させるため血管平滑筋が弛緩する．構造上，亜硝酸エステルをもつ**ニトログリセリン**や硝酸イソソルビド，ニコランジルがとくに狭心症の発作寛解にもっぱら用いられている（図9.10）．

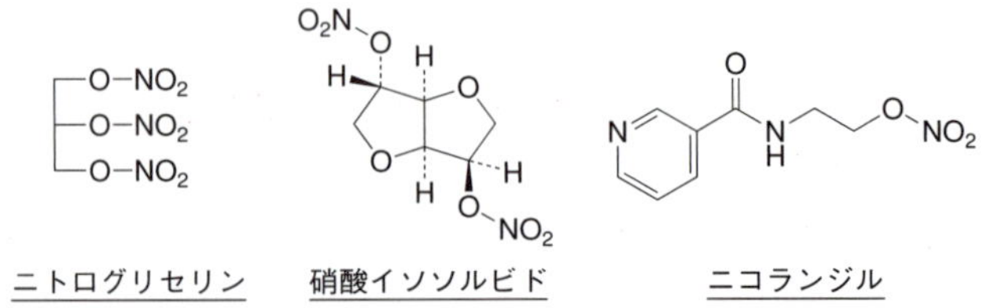

図9.10 冠血管拡張薬（亜硝酸エステル類）

一方，高血圧症治療薬としても用いられている冠血管拡張薬にはカルシウム拮抗薬があり，狭心症の発作予防や虚血性心疾患に用いられる．**カルシウム拮抗薬**は膜電位依存性カルシウムチャネルに結合し，細胞内へカルシウムイオンが流入するのを阻害することで，冠血管をはじめ血管平滑筋を弛緩さ

9.1 心臓作用薬　183

せる．構造によって，**ジルチアゼム**(diltiazem)に代表されるベンゾチアゼピン系化合物と**ニフェジピン**(nifedipine)に代表されるジヒドロピリジン系化合物に分類される．

ベンゾチアゼピン系カルシウム拮抗薬は田辺製薬株式会社（現 田辺三菱製薬株式会社）での抗不安薬の研究から見いだされた．抗不安薬の典型的な骨格であるジベンゾアゼピンにヒドロキシ基を導入し，同時にベンゾチアゼピン環へ変換すると，中枢への作用は消失したものの，血管拡張作用が見られたことにより発見された．構造活性相関の結果，高い冠血管拡張作用と腎血流量の増加など，狭心症治療薬としての優れた性質が見いだされ，ジルチアゼムとして1974年に実用化された（図9.11）．ジルチアゼムの合成は図9.12に示した．

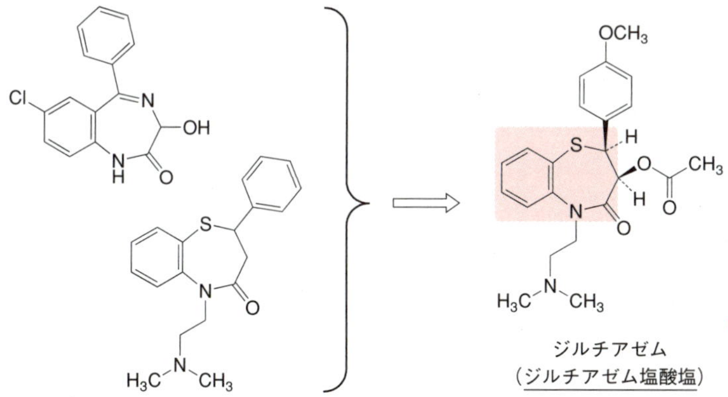

図 9.11　冠血管拡張薬（ベンゾチアゼピン系カルシウム拮抗薬）
色アミ部分はベンゾチアゼピン骨格．

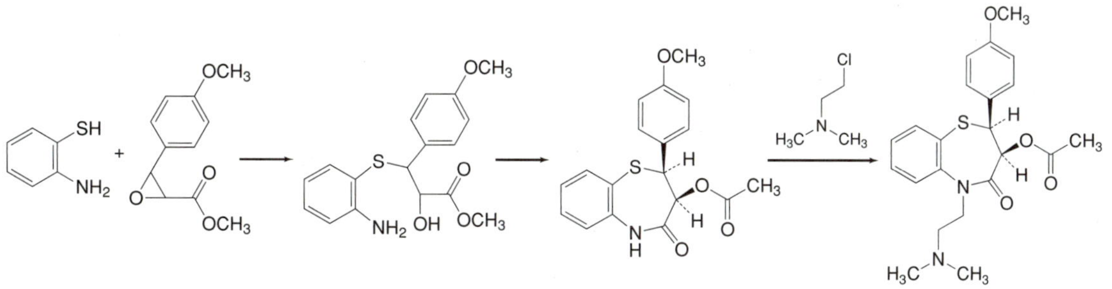

図 9.12　ジルチアゼムの合成

ジヒドロピリジン系化合物(1,4-ジヒドロピリジン-3,5-ジカルボン酸)誘導体に冠血管拡張作用があることが，Bayer社で見いだされた．構造活性相関の結果，まずニフェジピンが1974年に実用化された（図9.13）．ついで水溶性の向上など物性が改良され，**ニトレンジピン**や**アムロジピン**が開発された．後述の高血圧治療薬としてもよく使われている．ニフェジピンの合成は図9.14に示した．

抗不整脈薬として用いられているカルシウムチャネル遮断薬のベラパミル

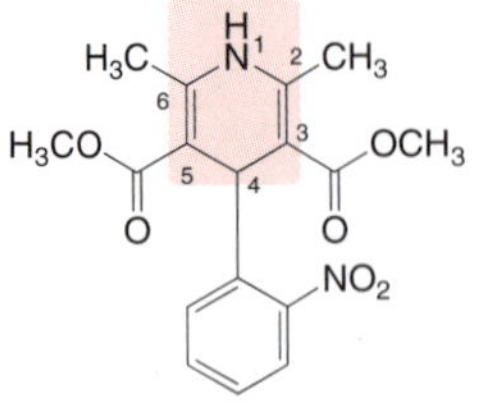

ニフェジピン

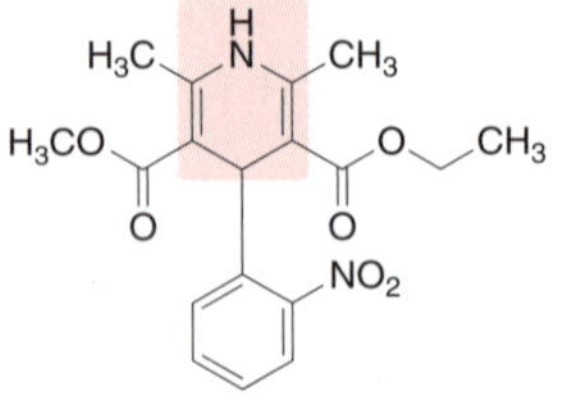

ニトレンジピン

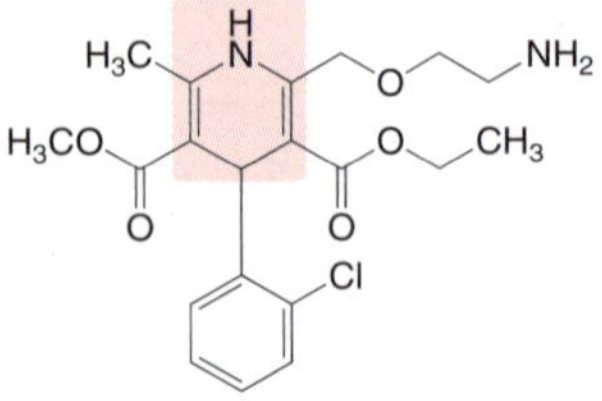

アムロジピン
（アムロジピンベシル酸塩）

図9.13 冠血管拡張薬（ジヒドロピリジン系カルシウム拮抗薬）
色アミ部分は 1,4- ジヒドロピリジン骨格.

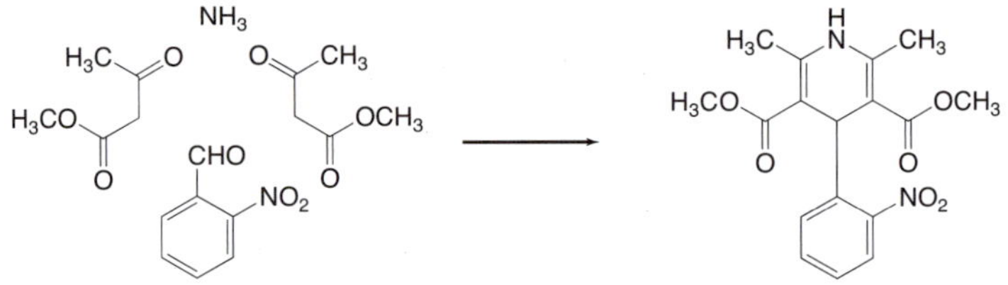

図9.14 ニフェジピンの合成

は狭心症治療薬としても使用されている.

そのほか，狭心症治療に用いられる冠血管拡張薬には，ジピリダモールやジラゼプがある（図 9.15）．これらは血小板の cAMP 産生亢進や分解抑制など，アデノシン系の調節機能により血管拡張作用を示すといわれている.

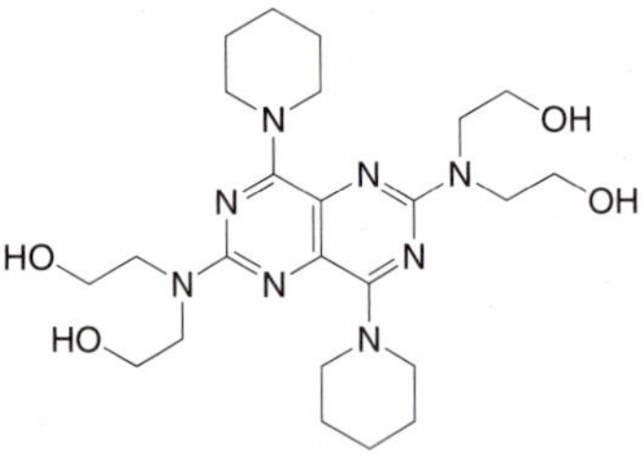

ジピリダモール

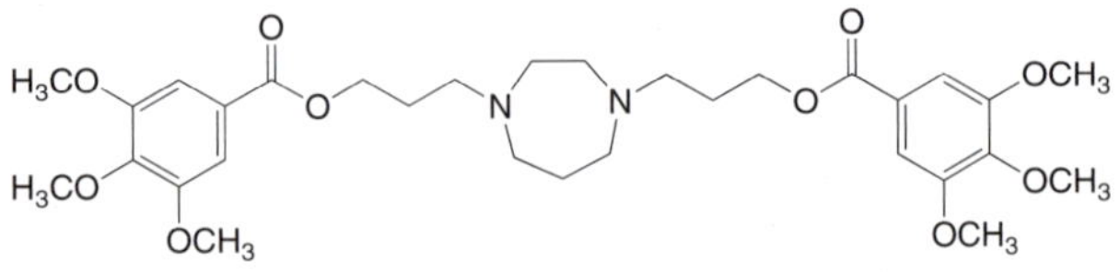

ジラゼプ
（ジラゼプ塩酸塩）

図9.15 アデノシン作用系血管拡張薬

9.2 高血圧症治療薬

高血圧症はその原因が特定されていないものも多く（本態性高血圧症），動脈硬化を引き起こし，脳あるいは心臓に血栓などの危険因子をつくる．血圧を制御することにより，重大な疾患を予防する薬物が高血圧症治療薬である．高血圧症治療薬は，利尿作用によって循環血液量を減少させ血圧を低下させる**利尿薬**，**交感神経抑制薬**，平滑筋弛緩作用をもつ**カルシウム拮抗薬**，生体内昇圧物質であるアンギオテンシンⅡの産生を抑制する**アンギオテンシン変**

換酵素(angiotensin converting enzyme；**ACE**)阻害薬，アンギオテンシンⅡ受容体 AT$_1$ 拮抗薬などに分類される．

9.2.1 利尿薬

チアジド系利尿薬(ヒドロクロロチアジド，トリクロルメチアジド)およびその開環構造の類縁体であるメフルシド，スルホンアミド構造を一つもつインダパミドやトリパミドなどは，遠位尿細管におけるナトリウムイオン(Na^+)，塩化物イオン(Cl^-)の再吸収を抑制して利尿効果を示し，循環血液量を減少させ血圧を低下させる(図 9.16)．一般に，これらの薬物は降圧薬として用いられる．同様にスルホンアミド構造をもつが，カルボン酸あるいはその等価体(テトラゾール)をもつフロセミド，アゾセミド，ブメタニド，トラセミドは，腎尿細管のヘンレ上行脚に作用して，Na^+，Cl^-の再吸収を抑制するので，**ループ利尿薬**とよばれる．ループ利尿薬は活性が高く，水の排泄効果も高いので，浮腫や腎機能低下の治療に用いられる(図 9.16)．

カリウム保持性利尿薬は Na^+ や Cl^- の排泄に比べ，カリウムイオン(K^+)の排泄が少ない．鉱質コルチコイド受容体アンタゴニストであり，アルドステロン過剰に伴う高血圧症にとくに有効である．ステロイド骨格をもつ**スピロノラクトン**，カンレノ酸カリウム，非ステロイド系のトリアムテレン，エサキセレノンが用いられる(図 9.17)．

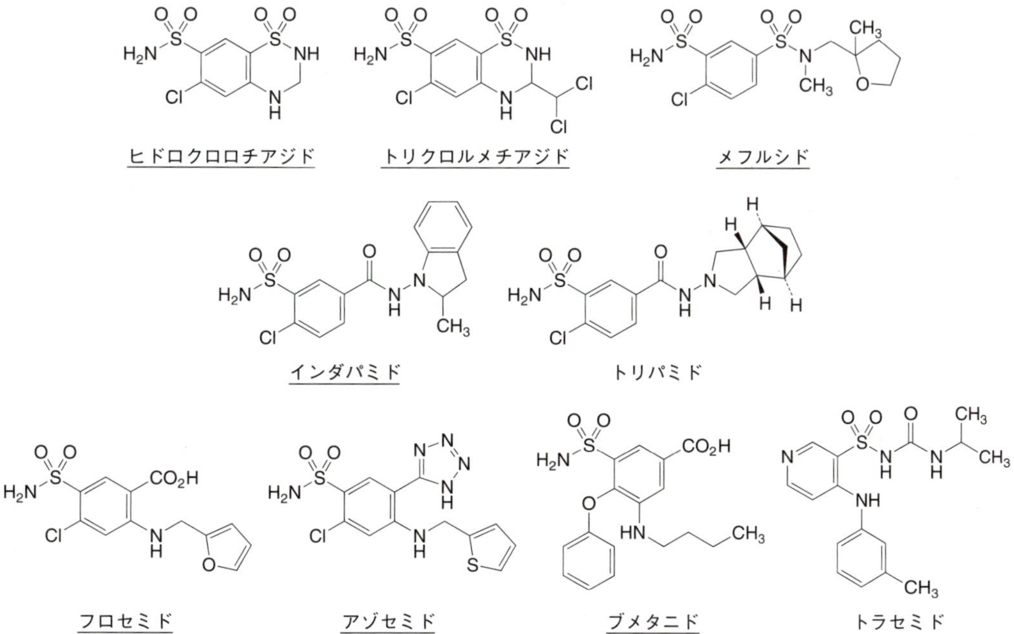

図 9.16 チアジド系およびスルホンアミド系利尿薬

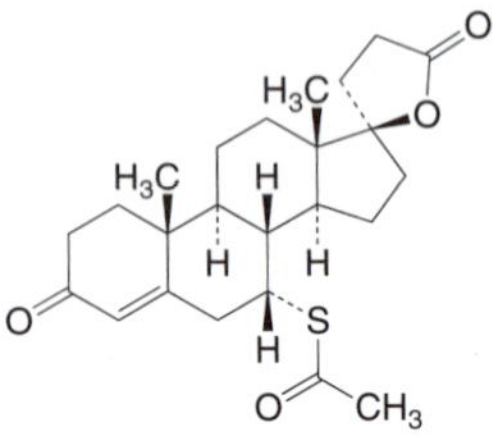

スピロノラクトン 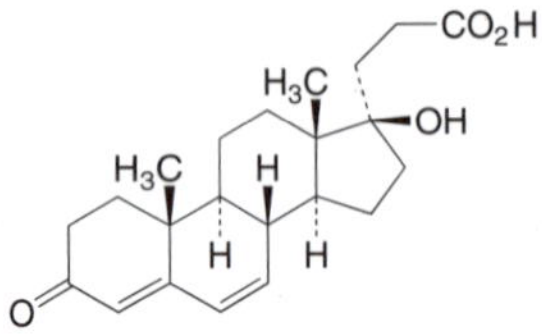　　カンレノ酸（カンレノ酸カリウム）　　トリアムテレン 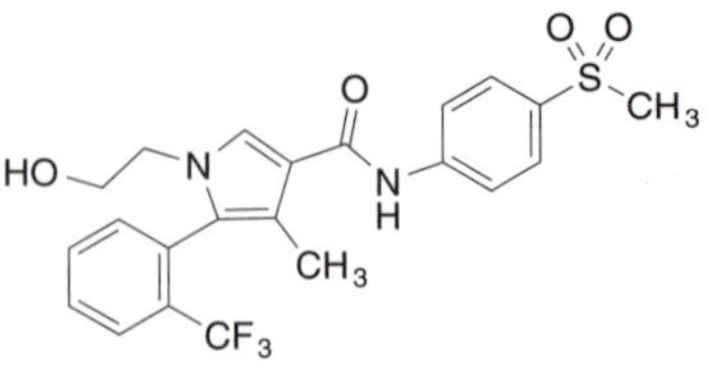　　エサキセレノン

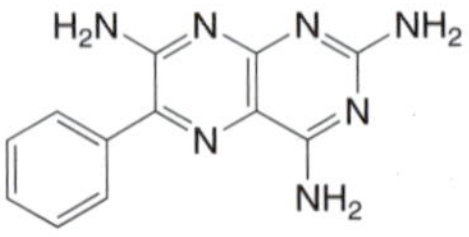

図9.17　カリウム保持性利尿薬

9.2.2　交感神経遮断薬

β受容体遮断薬は利尿薬とともに古くから高血圧症治療薬として用いられている(図9.18)．おもに心拍数の拍出量を減少させるので，狭心症治療薬や抗不整脈薬にも適用されている薬物が多い．**プロプラノロール**，ピンドロール，カルテオロール，ナドロールなどは β_1，β_2 非選択的遮断薬である．心血管系に重要な β_1 受容体選択的遮断薬として，**アテノロール**，**ビソプロロール**，

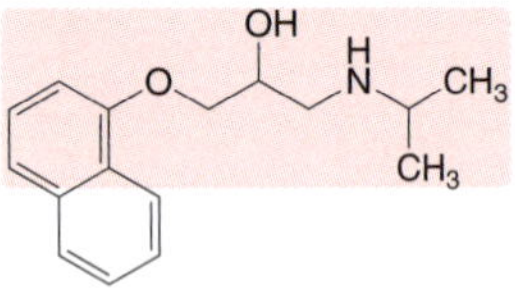

プロプラノロール（プロプラノロール塩酸塩）　　ピンドロール 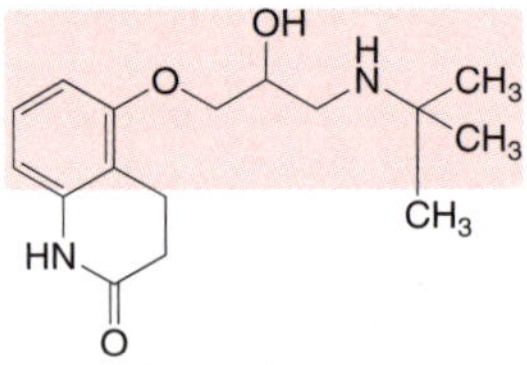　　カルテオロール（カルテオロール塩酸塩）　　ナドロール

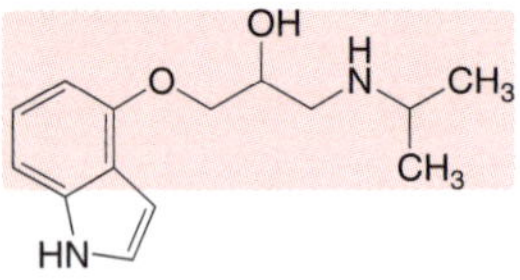

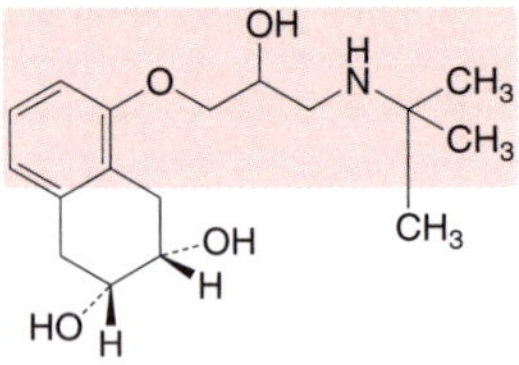

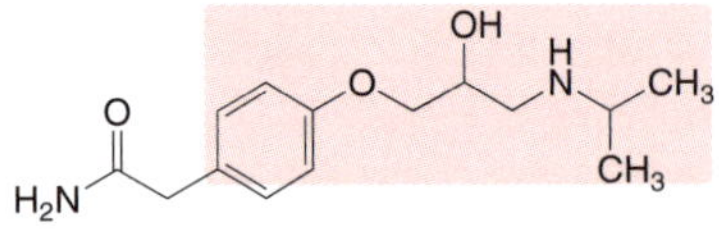

アテノロール 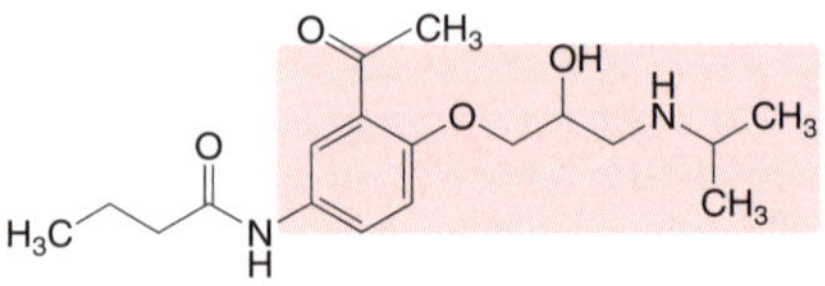　　アセブトロール（アセブトロール塩酸塩）

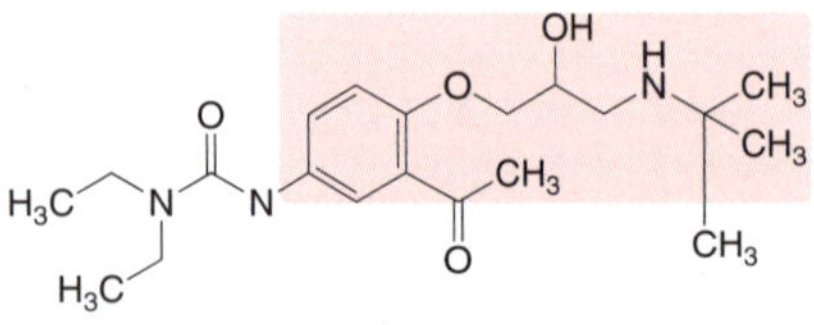

セリプロロール（セリプロロール塩酸塩）　　ビソプロロール（ビソプロロールフマル酸塩）

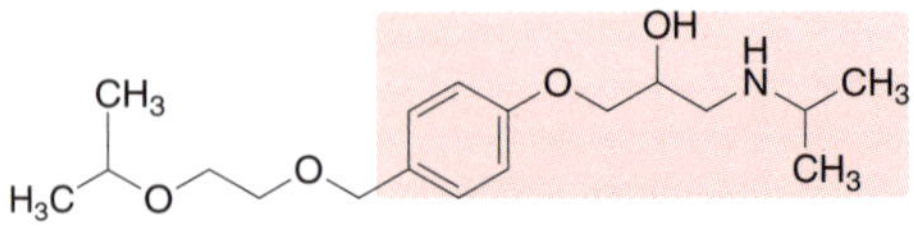

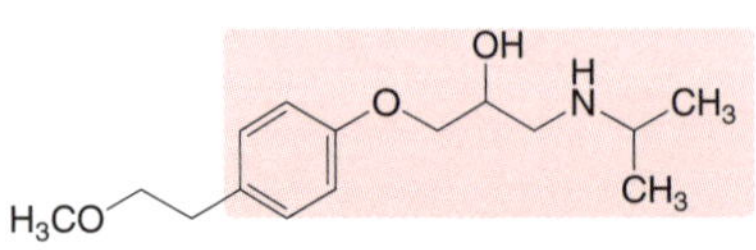

メトプロロール（メトプロロール酒石酸塩）　　ベタキソロール（ベタキソロール塩酸塩）

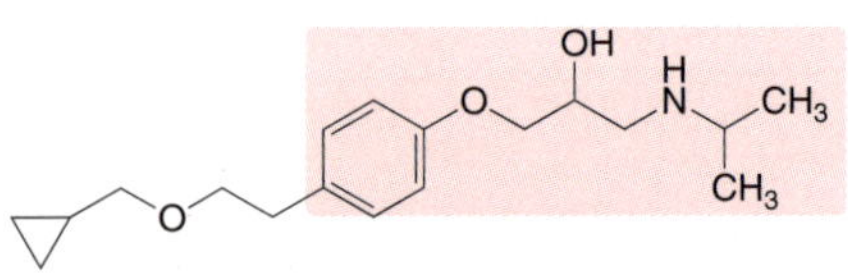

図9.18　β受容体遮断薬
色アミ部分はβ受容体遮断薬に共通する構造．

セリプロロール，アセブトロール，メトプロロール，ベタキソロールなどが用いられている．非選択的，β_1 受容体選択的遮断薬ともに共通の部分構造をもっている．β_1 受容体選択的遮断薬は芳香環 4 位に側鎖をもつという特徴がある．

$\alpha\beta$ 受容体遮断薬は，β 受容体を遮断して拍数の拍出量を減少させ，α 受容体を遮断して血管を拡張する作用を示すため，降圧効果を現す．**アモスラロール**（amosulalol）や，**カルベジロール**（carvedilol），ベバントロール，ラベタロール，ブニトロロールなど，構造としては β 受容体アンタゴニストに近い骨格の化合物が用いられている（図 9.19）．

α_1 受容体遮断薬（図 9.20）はおもに心血管系に多く分布する α_1 受容体を遮

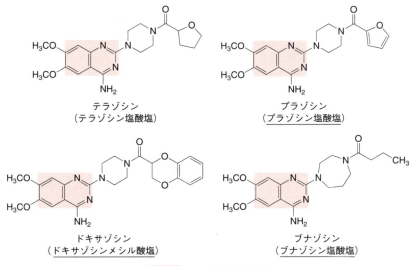

図 9.19　$\alpha\beta$ 受容体遮断薬

図 9.20　α_1 受容体遮断薬．
色アミ部分はキナゾリン骨格．

断して血管を拡張する作用を示す降圧薬である．現在実用化されている $α_1$ 選択的受容体遮断薬は**キナゾリン骨格**をもつ構造が類似したアミン類である（図 9.20）．

一方，ハロゲンを含む芳香族グアニジン誘導体は降圧作用をもつが，アドレナリン系受容体の遮断薬ではなく，$α_2$ 受容体の作用薬である．中枢の $α_2$ 受容体を刺激して，交感神経活性を抑制して降圧作用を示すと考えられている．クロニジンやグアナベンズ，グアンファシンなど，共通の構造をもつ薬物が用いられている（図 9.21）．

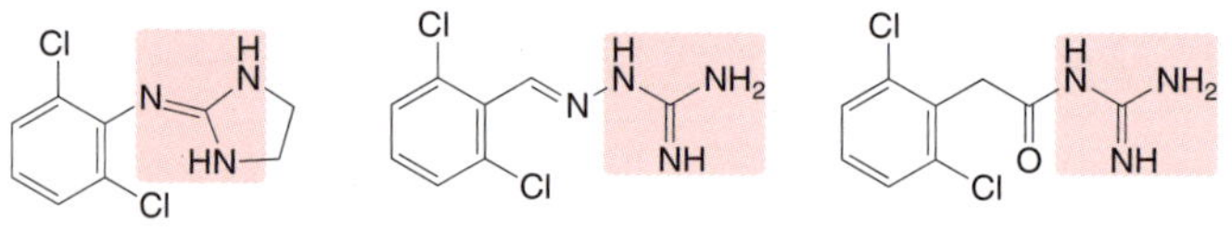

クロニジン
（クロニジン塩酸塩）

グアナベンズ
（グアナベンズ酢酸塩）

グアンファシン
（グアンファシン塩酸塩）

図 9.21 中枢性 $α_2$ 受容体作動薬
色アミ部分はグアニジノ基．

9.2.3 カルシウム拮抗薬

血管平滑筋の**膜電位依存性カルシウムチャネル**を介して，細胞内カルシウムイオンが流入するのを阻害することにより，血管収縮を抑制する作用をもつ薬物がカルシウム拮抗薬である．多くの**ジヒドロピリジン系**化合物が高血圧症治療薬として，血管収縮を抑制するために用いられている．ジヒドロピリジン系カルシウム拮抗薬の基本構造は**ニフェジピン**である（図 9.22）．その 3 位，5 位のカルボン酸エステルの変換，4 位フェニル基上の置換基変換，2 位メチル基の変換により，多種の化合物が合成されている．4 位フェニル基上の置換基は 2 位，あるいは 3 位に電子求引性基をもっていることが特徴である．2 位メチル基を親水性をもつ側鎖に変換すると疎水性が減少し，作用時間が長くなる．**アムロジピン**がその代表であり，カルシウム拮抗薬として最も使用されている．また，カルボン酸エステル部分は大きな置換基まで容認され，**ニカルジピン**など物性や体内動態が異なる類縁体が得られている．

9.2.4 アンギオテンシン変換酵素阻害薬

腎臓から分泌される酵素**レニン**は，アミノ酸残基 452 個からなる**アンギオテンシノーゲン**の N 末端 10 個のペプチド，アンギオテンシン I を切りだす．**アンギオテンシン I はアンギオテンシン変換酵素**(angiotensin converting enzyme；**ACE**)により，C 末端 2 個のアミノ酸が切断されアミノ酸残基 8 個のペプチド，**アンギオテンシン II** を生成する(7 章 p.127 参照)．この過程は水および電解質の調節に重要な働きをしており，**レニン‐アンギオテンシン**

降圧薬の配合剤
高血圧症の治療では単一の薬剤で十分な降圧効果を得られない場合もあり，服用の便宜を考慮した配合剤も工夫されている．ARB とカルシウム拮抗薬（アムロジピン）の配合剤が主流となっている．

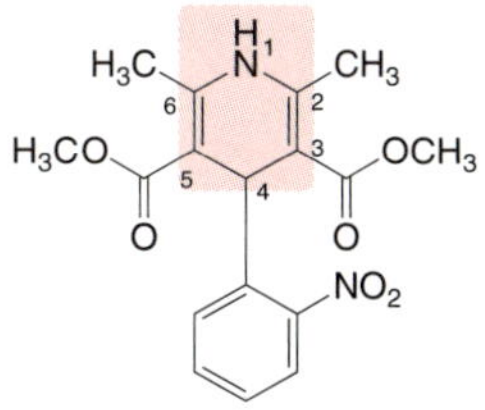

ニフェジピン

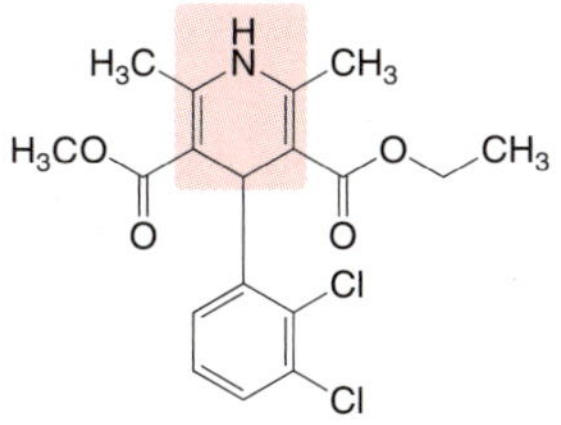

フェロジピン

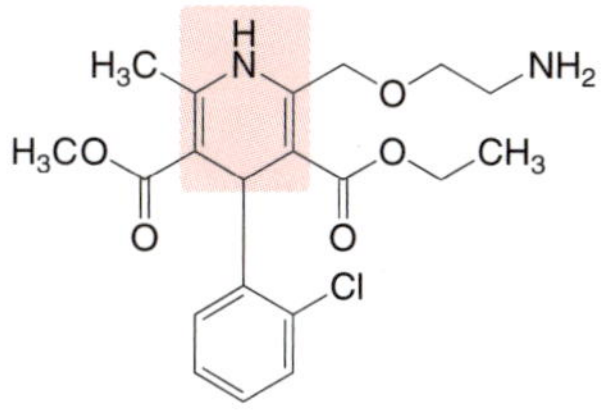

アムロジピン
（アムロジピンベシル酸塩）

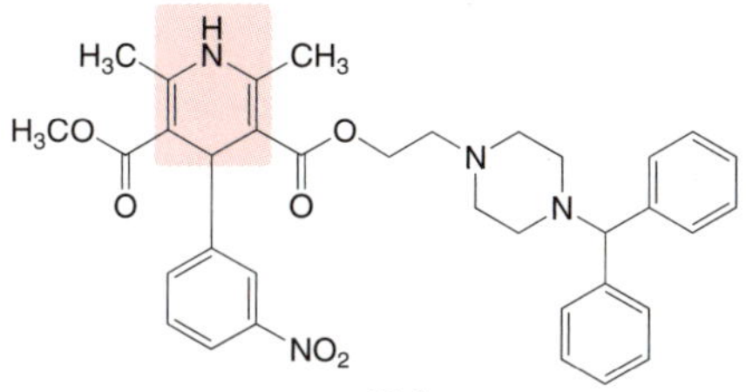

マニジピン
（マニジピン塩酸塩）

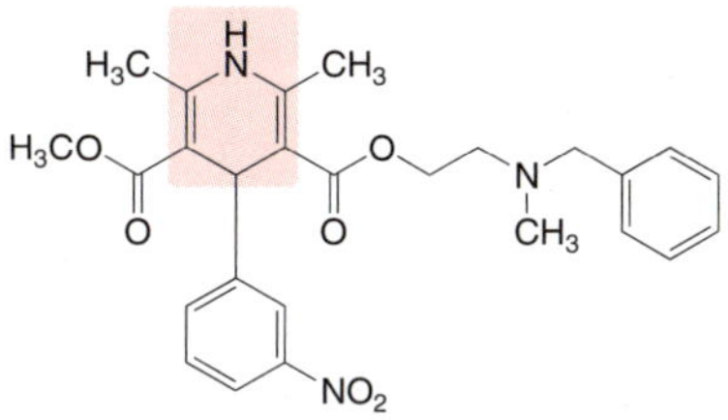

ニカルジピン
（ニカルジピン塩酸塩）

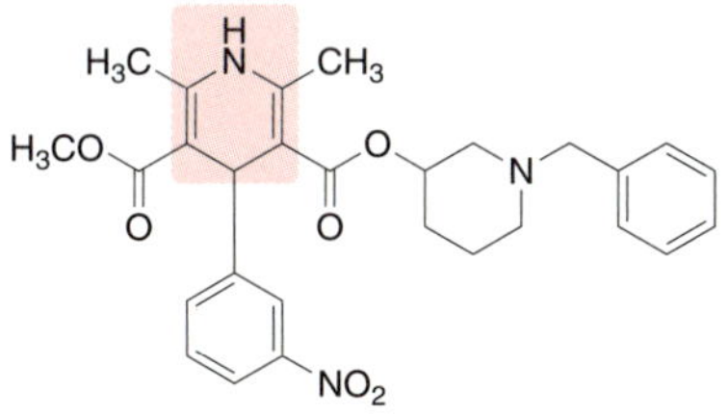

ベニジピン
（ベニジピン塩酸塩）

図 9.22 ジヒドロピリジン系カルシウム拮抗薬
色アミ部分は 1,4-ジヒドロピリジン骨格.

系とよばれる．アンギオテンシンⅡが血管収縮作用をもつため，アンギオテンシン変換酵素を阻害してアンギオテンシンⅡの生成を抑制することは高血圧症治療に有効である．アンギオテンシン変換酵素は基質であるアンギオテンシンⅠのC末端2個のアミノ酸を切断するエキソペプチダーゼであり，末端カルボキシ基と切断される2番目のアミド結合との距離，立体配置などの考察と，ペプチド系の阻害物質テプロタイド(Glu-Trp-Pro-Arg-Pro-Gln-Ile-Pro-Pro)のC末端のプロリン構造から，シード化合物スクシニルプロリンが見いだされた．これらはSquibb社で研究され，構造活性相関の結果，初のアンギオテンシン変換酵素阻害薬，**カプトプリル**が1982年に高血圧症治療薬として実用化された(図9.23)．カプトプリルは酵素活性中心の亜鉛との結合にSH基を利用しているが，副作用を除くためカルボキシ基に変換する(エチルエステルによるプロドラッグ化)とともに，酵素の疎水性ポケットを有効に利用するためにフェネチル基などの芳香族疎水性基が導入され，

Asp-Arg-Val-Tyr-Ile-His-Pro-Phe-His-Leu-Val-Ile-His----（452アミノ酸残基）
アンギオテンシノーゲン

↓ レニン

Asp-Arg-Val-Tyr-Ile-His-Pro-Phe-His-Leu（10アミノ酸残基）
アンギオテンシンI

↓ アンギオテンシン変換酵素（ACE）

Asp-Arg-Val-Tyr-Ile-His-Pro-Phe（8アミノ酸残基）＋ His-Leu
アンギオテンシンII

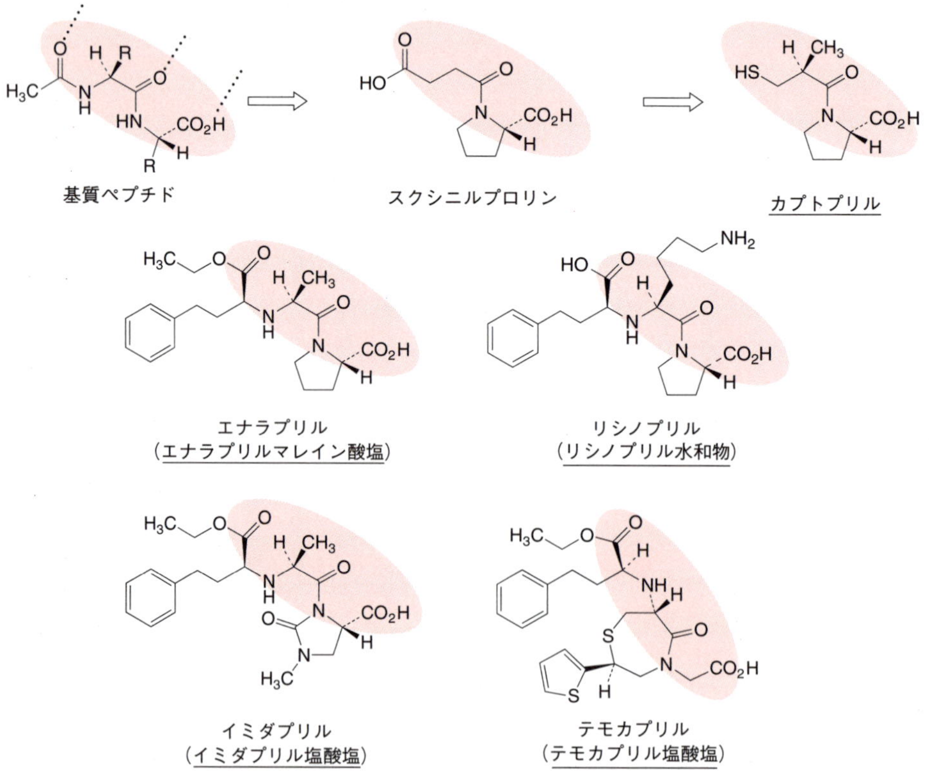

図 9.23 アンギオテンシン変換酵素（ACE）阻害薬
色アミ部分は基質ペプチドの構造に対応するアンギオテンシン変換酵素阻害薬の部分構造.

エナラプリルが開発された．以後，プロリン環を変換するなど，多くのアンギオテンシン変換酵素阻害薬が ACE 阻害薬とよばれ，使用されている．図 9.24 にカプトプリルの合成を示した．

9.2.5 アンギオテンシンII受容体拮抗薬

　生体内昇圧物質であるアンギオテンシンIIの生成を抑制するアンギオテンシン変換酵素阻害とともに，アンギオテンシンIIが作用する受容体の拮抗物質が重要な高血圧症治療薬となる．1970 年代，イミダゾール酢酸誘導体に**ア**

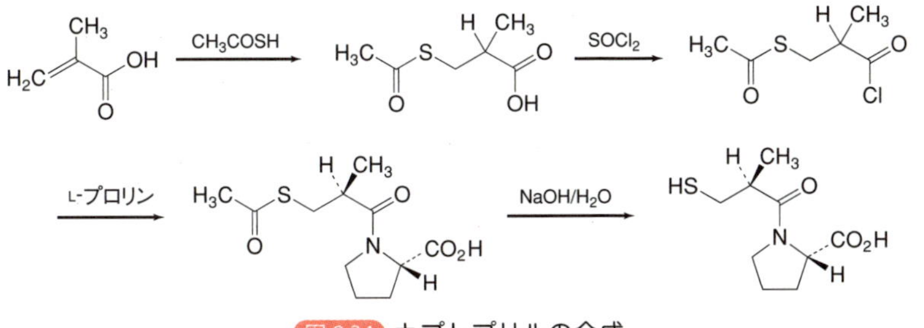

図 9.24 カプトプリルの合成

ンギオテンシン II 受容体 AT₁ 拮抗活性があることが見いだされていた．のちに，DuPont 社でベンジル部分の側鎖延長による受容体親和性の向上が検討され，**テトラゾリルビフェニル構造**をもつ化合物に強力な拮抗活性と降圧作用が見いだされた．そして 1995 年**ロサルタン**（losartan）が高血圧症治療薬として実用化された（図 9.25）．その後開発されたカンデサルタン　シレキセチルやオルメサルタン　メドキソミルは，経口吸収を向上させるために

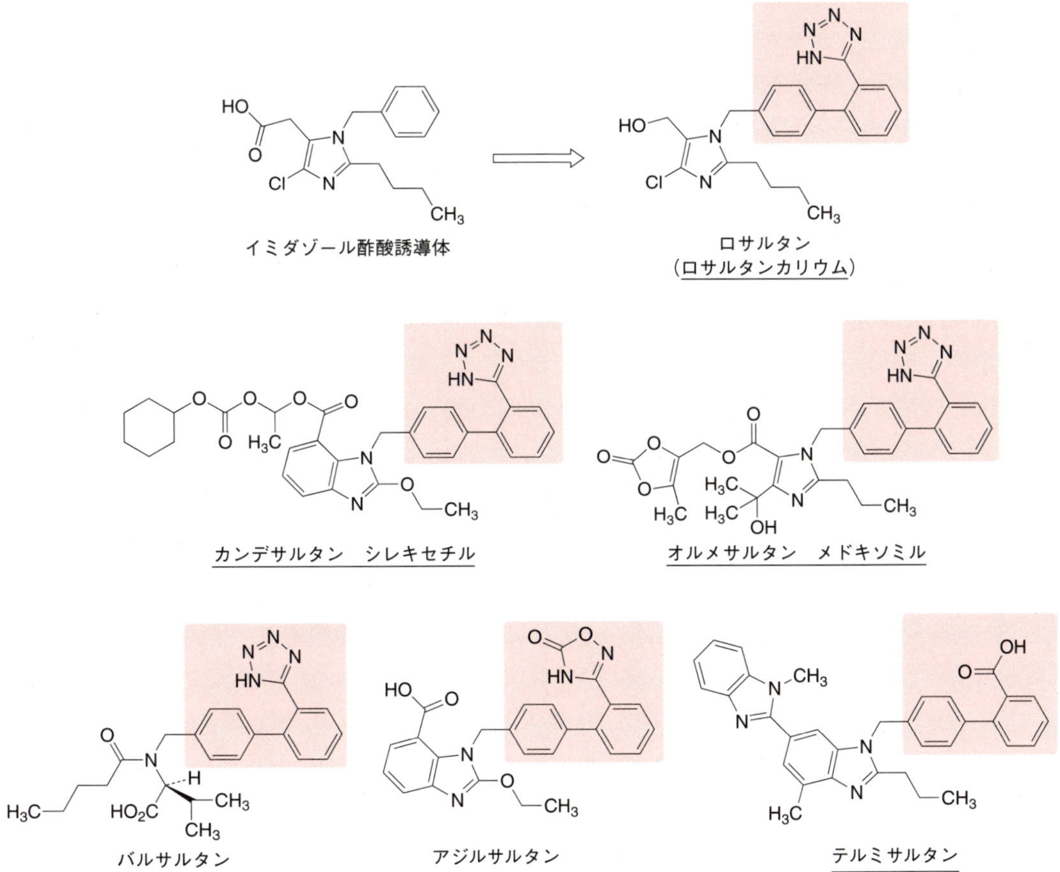

図 9.25 アンギオテンシン II 受容体拮抗薬
色アミ部分はテトラゾリルビフェニル構造あるいはその生物学的等価性基．

> **COLUMN　　降圧薬 ARB の開発**
>
> 　最初にアンギオテンシンⅡ受容体アンタゴニストとして，イミダゾール酢酸誘導体の降圧作用を発見したのは，武田薬品工業株式会社であった．しかし，臨床試験では期待された強力な降圧効果が得られず，開発は断念された．ところが，DuPont 社がそれに着目し，テトラゾリルビフェニル構造という独特の疎水性構造をもつ誘導体に強力な降圧作用があることを見いだし，ロサルタンの開発に成功した．1989 年にその成果がアメリカで発表されると，世界の注目を集めた．武田薬品工業では，より活性の高い ARB 誘導体の開発に注力し 1999 年にカンデサルタンが認可されることとなった．高血圧症は患者数も多く，血圧のコントロールという性格上，長期の服用が求められる．その後も各製薬会社が ARB の開発にしのぎを削り，必須であると思われたテトラゾリルビフェニル構造を変換した強力な活性をもつ化合物も見いだされ，現在広く使用される降圧薬となっている．

カルボン酸をエステルとし，生体内で加水分解されて作用を発現するプロドラッグである．また，テトラゾリル基を，プロトン供与性という意味での生物学的等価体であるオキサジアゾールやカルボン酸に変換した**アジルサルタン**や**テルミサルタン**も開発されている．これらのアンギオテンシンⅡ受容体 AT_1 拮抗薬は，**ARB**（angiotensin receptor blocker）とよばれ降圧薬として多用されている．最近では，ARB とカルシウム拮抗薬の配合剤も使われている．

9.3　高脂血症治療薬

　高脂血症とは血中の総コレステロールあるいは中性脂肪（**トリグリセリド**）の増加が継続している状態であり，動脈硬化を引き起こし，脳あるいは心臓の血栓などの危険因子となる．血中の脂質濃度を制御することにより，重大な疾患を予防する薬物が高脂血症治療薬である．高脂血症治療薬は心血管系に直接働くのではなく，代謝疾患治療薬に分類される．コレステロール生合成にかかわる酵素を阻害してコレステロール濃度を低下させる **HMG-CoA**（3-hydroxy-3-methylglutaryl-CoA）**還元酵素阻害薬**，核内受容体 PPAR を介してトリグリセリドに富むリポタンパク質を減少させるフィブラート系高脂血症治療薬，ニコチン酸系高脂血症治療薬などに分類される．

9.3.1 HMG-CoA 還元酵素阻害薬

　コレステロールは細胞膜の構成要素であり，ステロイドホルモンの前駆体となるなど生体内で重要な働きをしている．コレステロールは生体内でアセチル CoA から 20 段階の過程を経て生合成されており，これが食物から摂取するコレステロールの 2〜3 倍であるとされている．したがって，コレステロールの生合成過程を阻害することは血中コレステロールを適切な濃度に制御する薬物となる．

　HMG-CoA 還元酵素はコレステロール生合成の段階のうち，HMG-CoA を**メバロン酸**に還元する酵素であり，この段階を阻害するのが HMG-CoA 還元酵素阻害薬である（図 9.26）．三共株式会社（現 第一三共株式会社）での，HMG-CoA 還元酵素阻害薬の微生物培養産物からのスクリーニングにより，**コンパクチン**が強い阻害作用をもつことが見いだされた．類似の構造をもつ

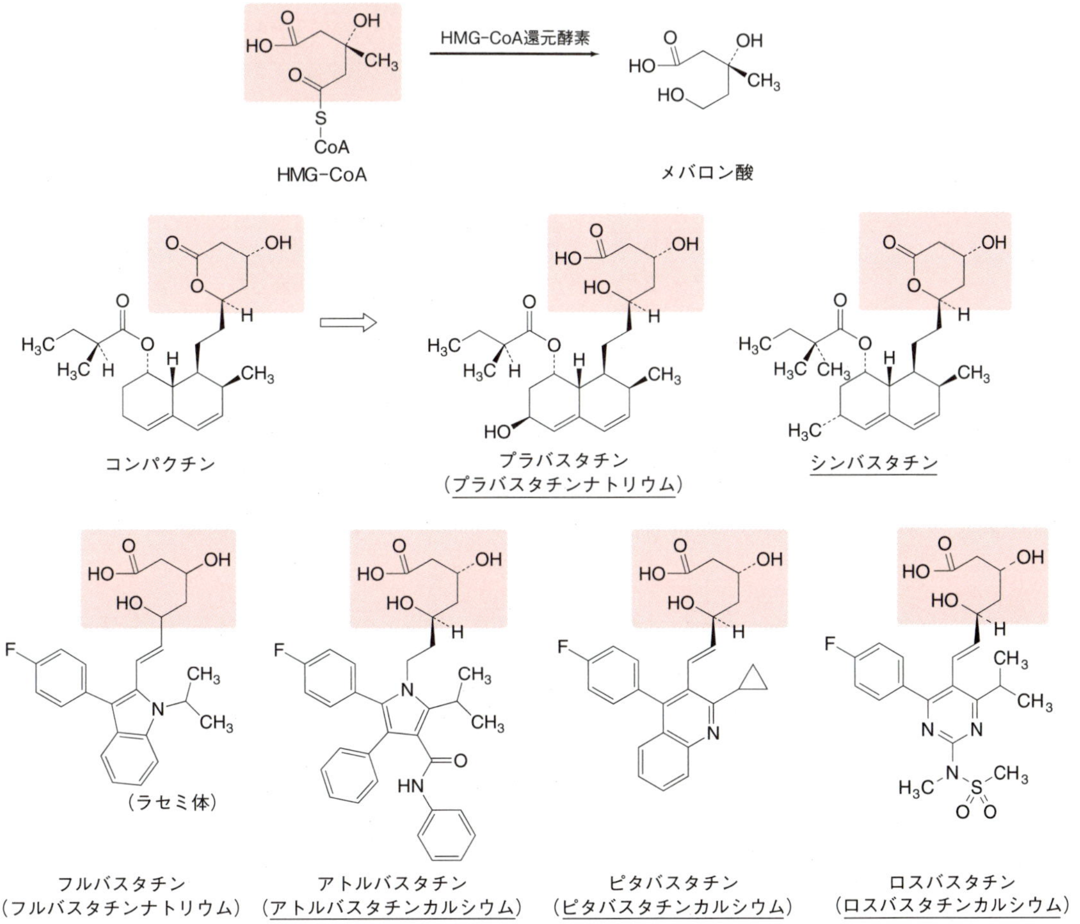

図 9.26 **HMG-CoA 還元酵素阻害薬**
HMG-CoA 還元酵素阻害薬の色アミ部分の構造が HMG-CoA やメバロン酸に対応する．

活性物質を発見したメルク社との競争もあったが，三共株式会社では，コンパクチンの代謝物から阻害活性および特異性に優れた**プラバスタチン**(pravastatin)を見いだし，1989年に高コレステロール血症治療薬として実用化された．プラバスタチンはコンパクチンの塩基性加水分解と微生物による酸化により合成されている．その後，複雑な環系を単純化して，しかも活性を高めた複素環系骨格をもつ**フルバスタチン**，**アトルバスタチン**，**ピタバスタチン**，**ロスバスタチン**が開発された．これらHMG-CoA還元酵素阻害薬は酵素基質HMG-CoAあるいは酵素産物メバロン酸と構造上類似した3,5-ジヒドロキシカルボン酸をもち，とくに3位ヒドロキシ基の立体配置は活性の発現に重要である．

9.3.2 フィブラート系高脂血症治療薬

フィブラート系化合物は，ペルオキシソーム増殖剤活性化受容体 (peroxisome proliferator-activated receptor；PPAR) のサブタイプ PPAR α に結合して活性化する．この活性化でリポタンパク質リパーゼがさらに活性化し，リポタンパク質代謝の亢進，脂肪酸β酸化の促進によるトリグリセリド合成の抑制などの効果により，おもに血中のトリグリセリド量を低下させる．α位にかさ高いアルキル基が置換したフェノキシ酢酸を基本構造としている．脂肪酸代謝を制御しているPPARのリガンドとして適した構造である．**クロフィブラート**がICI社により最初に開発され，以後**ベザフィブラート**，クリノフィブラートなどが使用されている（図9.27）．一般にフィブラート系化合物によるコレステロール量の低下はトリグリセリドよりも少ないが，**フェノフィブラート**はLDLコレステロール量を減少させる効果がある．

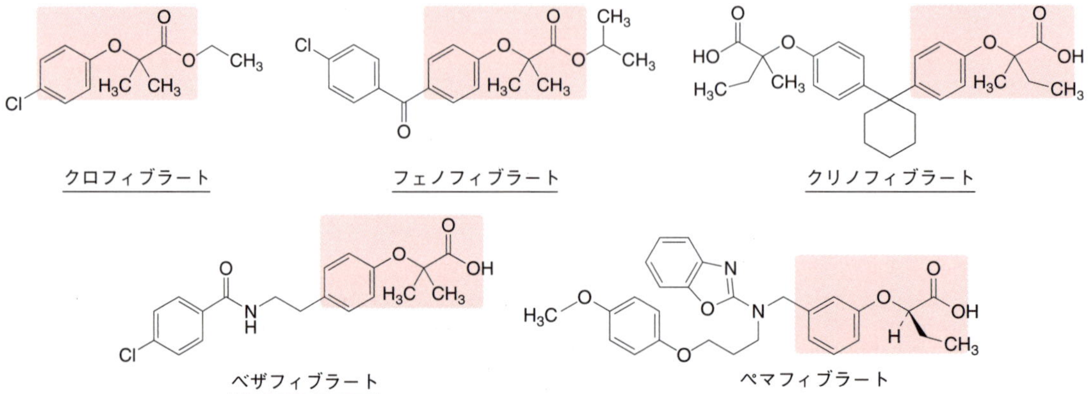

クロフィブラート

フェノフィブラート

クリノフィブラート

ベザフィブラート

ペマフィブラート

図9.27 フィブラート系高脂血症治療薬
色アミ部分はフィブラート系高脂血薬の特徴的構造．

9.3.3 ニコチン酸系高脂血症治療薬

ニコチン酸が脂肪細胞の脂肪分解を抑制し，遊離脂肪酸量を減少させることにより，トリグリセリドの合成を抑制すると考えられている．また，リポタンパク質リパーゼの活性化によるリポタンパク質代謝の亢進もあるとされている．ニコチン酸誘導体のニコモールが用いられている（図9.28）．

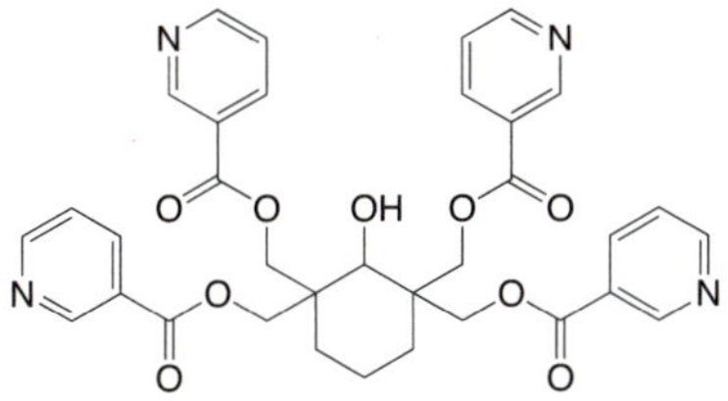

図9.28 ニコチン酸系高脂血症治療薬

9.3.4 小腸コレステロールトランスポーター阻害薬

小腸では食品や胆汁由来のコレステロールが吸収されている．**エゼチミブ**は，コレステロールトランスポーターを阻害することにより，小腸におけるコレステロール吸収を阻害する（図9.29）．

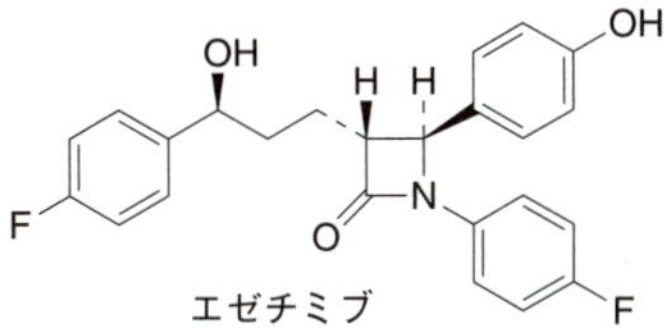

図9.29 小腸コレステロールトランスポーター阻害薬

Advanced　テトラゾールの酸性

ARBの特徴的構造（テトラゾリルビフェニル構造）の一部であるテトラゾールは，窒素を四つ含む五員環である（図9.30）．しかし，テトラゾールは酸性化合物である．pK_aは4.9と，カルボン酸のpK_a 4.76に近い酸性をもっている．テトラゾールがプロトンを失うと，そのイオンは電子の非局在化により大きな安定化エネルギーが得られる．アニオン型が安定ということは，平衡はプロトンを放出するという酸としての強さが高まるということになる．ARBであるロサルタンは，テトラゾールが酸として働き，アニオンとなったナトリウム塩として製剤化されている．テトラゾールはカルボン酸と同様の酸性を持ちながら，疎水性が比較的高いという性質をもっている．カルボン酸の生物学的等価体として，医薬分子設計で用いられている構造である．

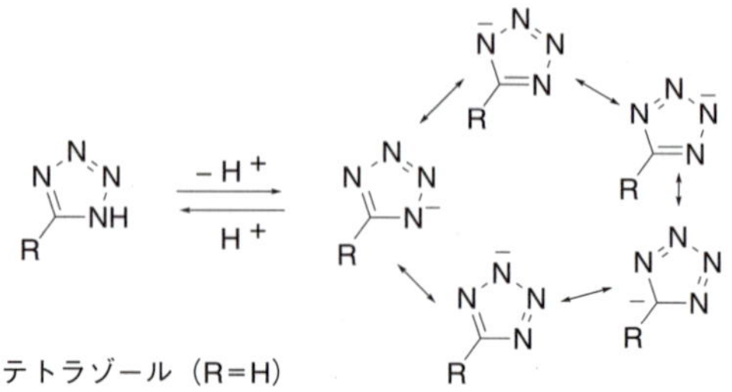

図9.30 テトラゾールの脱プロトン化による電子非局在化

章末問題

1. 強心薬の生体内標的は何か．また，代表的な骨格，薬物名，および構造をあげよ．
2. 狭心症治療薬に用いられる亜硝酸エステル類の作用機構を示せ．また，代表的な薬物名と構造をあげよ．
3. 高血圧症治療に用いられるβ受容体遮断薬の代表的な構造，薬物名，および構造をあげよ．
4. 高血圧症治療に用いられるカルシウム拮抗薬の代表的な構造，薬物名，および構造をあげよ．
5. 高血圧症治療に用いられるアンギオテンシン受容体 AT_1 拮抗薬の代表的な薬物名と構造上の特徴，構造式をあげよ．
6. 高脂血症治療薬を作用機序で分類せよ．また，それぞれの代表的な骨格，薬物名，および構造をあげよ．

Part III　代表的な医薬品

10章 免疫抑制薬および鎮痛・抗炎症薬

❖ 本章の目標 ❖

- 免疫抑制薬の作用，用途と化学構造を学ぶ．
- 自己免疫疾患治療薬の生体内標的と作用を学ぶ．
- 非ステロイド系抗炎症薬，ステロイド系抗炎症薬の生体内標的と化学構造を学ぶ．
- 麻薬性鎮痛薬の生体内標的と化学構造を学ぶ．

10.1　免疫抑制薬

　免疫は生体が自己と非自己を判別し，非自己を排除する機構である．感染防止に重要な働きをする一方，**自己免疫疾患**や**臓器移植**時の拒絶反応の原因ともなる．免疫抑制薬はこの機構を抑制する．

10.1.1　臓器移植と免疫抑制薬

　近年，重要な臓器の慢性機能不全の治療法として臓器移植が一つの選択肢となっているが，拒絶反応の制御が大きな問題であった．このため，アザチオプリンや免疫抑制効果をもつステロイド系抗炎症薬が用いられていたが，その効果は十分ではなかった．

　Novartis社により，1970年代に特異的な免疫抑制効果をもつ**シクロスポリン**が土壌真菌の産物として単離された．シクロスポリンは11個のアミノ酸残基からなる環状ペプチドで，1983年に実用化されることにより，臓器移植の成功率が一気に高まった．さらに，藤沢薬品工業株式会社（現アステラス製薬株式会社）で単離された放線菌産物の**タクロリムス**は23員環マクロライド構造をもつ化合物で，シクスロスポリンよりも高い免疫抑制作用を示す．タクロリムスは1993年に肝移植の拒絶反応抑制薬として認可され，それ以降，幅広い臓器に適用拡大されて，臓器移植に欠くことのできない医薬品となっている．

　タクロリムスの作用機構研究から標的タンパク質であるT細胞内のFK-

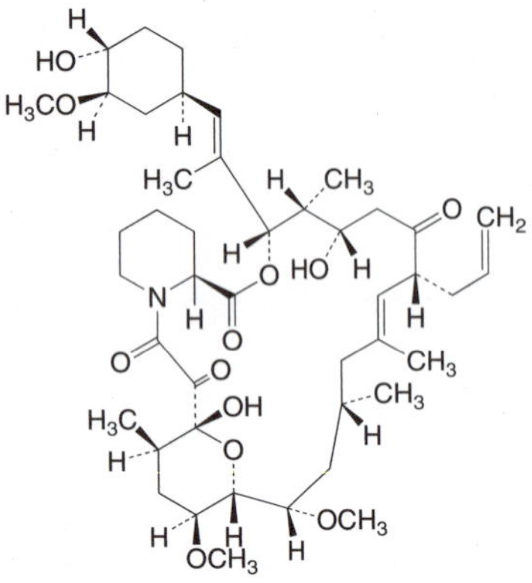

タクロリムス
（タクロリムス水和物）

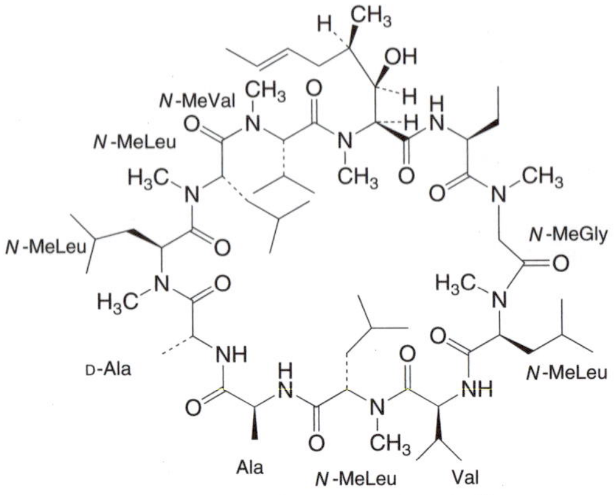

シクロスポリン（CH₃基は一部を省略）

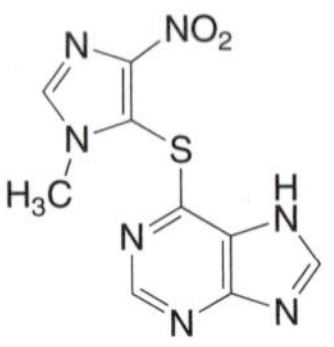

アザチオプリン

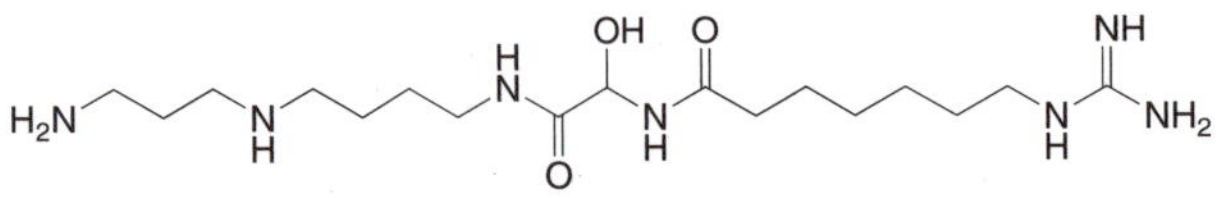

グスペリムス
（グスペリムス塩酸塩）

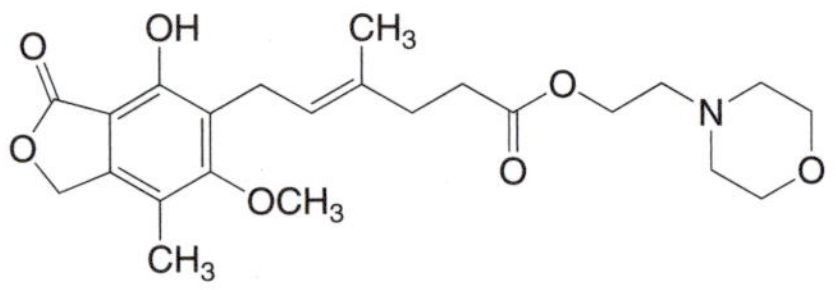

ミコフェノール酸　モフェチル

図 10.1　免疫抑制薬

binding protein（FKBP）が見いだされ，その結合による複合体がカルシニューリンに結合して，カルシニューリンのホスファターゼ活性を阻害することにより免疫機能を抑制する．タクロリムスとシクロスポリンはマクロライドと環状ペプチドという異なる構造であるが，シクロスポリンも同様の作用機構で活性を発現すると考えられている．臓器移植の拒絶反応抑制には，ほかにグスペリムス，ミコフェノール酸　モフェチルも用いられる（図 10.1）．

10.1.2　自己免疫疾患と免疫抑制薬

自己免疫疾患とは，自己の細胞，組織に対する免疫反応，あるいは免疫にかかわる**炎症性サイトカイン**の異常により，全身性あるいは，関節，皮膚，臓器などに特異的炎症を引き起こす．難病に認定されている疾患もあるが，患者数が多い自己免疫疾患は，**慢性関節リウマチ**，**乾癬**，**潰瘍性大腸炎**などである．

自己免疫疾患の病態が炎症であることから，後述のステロイド系抗炎症薬や非ステロイド系抗炎症薬が炎症抑制や疼痛の緩和に用いられてきた．さらに，自己免疫疾患はリンパ球が産生する炎症性サイトカインの異常であることが明らかになり，免疫抑制薬が治療に使われるようになった．前項の臓器移植に用いられる免疫抑制薬で述べた**タクロリムス**は，関節リウマチや潰瘍性大腸炎の内服薬として，乾癬やアトピー性皮膚炎の外用薬として用いられている．**シクロスポリン**も乾癬の内服薬として用いられている．

炎症性サイトカイン

サイトカインは細胞で産生されるタンパク質であり，細胞間情報伝達，免疫細胞の働きを調節している．リンパ球やマクロファージが産生するインターロイキン（IL）や腫瘍壊死因子（TNF）が代表的なものである．炎症は異物に対する生体の反応であり，それを活性化する炎症性サイトカインと，抑制する抗炎症性サイトカインがある．サイトカインは免疫細胞の分化・増殖や活性化，免疫反応の沈静化や細胞死に関与，免疫バランスを調節する役割をもつ．

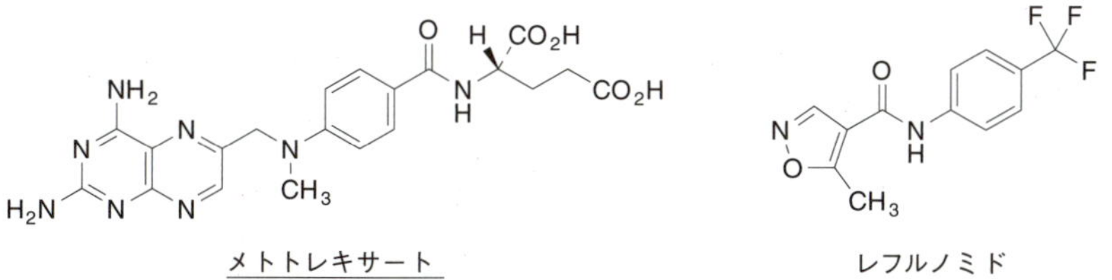

図10.2 抗体産生リンパ球増殖抑制に働く酵素阻害薬

関節リウマチの内服薬として用いられる**メトトレキサート**は，**ジヒドロ葉酸還元酵素**を阻害し，ジヒドロ葉酸からテトラヒドロ葉酸への変換を抑制する．その結果，リンパ球のDNA合成を阻害することで，その増殖を抑制する．**レフルノミド**はピリミジン生合成に関与する酵素であるジヒドロオロテートデヒドロゲナーゼ(DHODH)の活性を阻害し，ピリミジンヌクレオチドの生合成を抑制することでリンパ球の増殖を抑制する．いずれも関節リウマチの治療に用いられる(図10.2)．

自己免疫疾患と炎症性サイトカインの関連の研究が進展したことにより，特定のサイトカインの抑制が図られるようになった．関節リウマチに使用される**イグラチモド**はB細胞による免疫グロブリンの産生及び単球／マクロファージによる炎症性サイトカイン(TNF-α，IL-1β，IL-6，IL-8)の産生を抑制する．アプレミラストはホスホジエステラーゼPDE4を阻害することにより細胞内cAMP濃度を上昇させ，TNF-α，IL-17，IL-23などの炎症性サイトカインの発現を制御し，乾癬の内服薬として用いられる．また，関節リウマチの内服薬として**ヤヌスキナーゼ**(Janus kinase；JAK)**阻害薬**も用いられる．**トファシチニブ**やバリシチニブはJAKの阻害により，IL-2，IL-4，IL-7，IL-9，IL-15およびIL-21などのサイトカイン受容体を介したシグナル伝達を抑制することにより，炎症を抑制する(図10.3)．

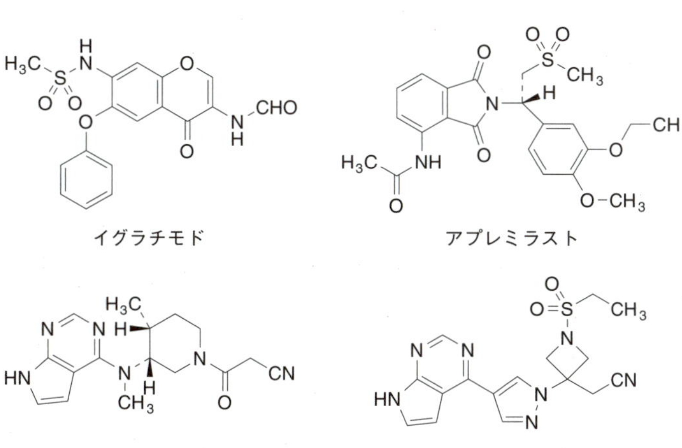

図10.3 炎症性サイトカイン抑制に働く自己免疫疾患治療薬

生物学的製剤

従来，生物学的製剤は感染症の治療や予防に用いられる弱毒性病原微生物，血液成分を製剤化した製剤であって，ワクチンや抗毒素血清が代表的なものであった．厚労省の「生物学的製剤基準」もそのような目的から定められている．近年，バイオテクノロジー(遺伝子組換え技術や細胞培養技術)を用いて，特定の分子を標的とした治療に用いる抗体を代表とするタンパク質製剤の使用が増加してきた．臨床では，むしろ生物学的製剤というとバイオ医薬品を示すことも多い．2020年の世界の医薬品売上高10位までのうち，生物学的製剤が7品目を占めており，そのうち3品目は自己免疫疾患治療薬である．

生物学的製剤の製造

生物学的製剤の生産には，目的とする抗体などのタンパク質を産生する細胞株を樹立し，生産細胞を構築することが第一歩である．それには遺伝子組換えにより，ヒトの抗体産生遺伝子をプラスミドに組込み，チャイニーズハムスター卵巣(CHO)細胞などの動物細胞に導入するという手法をとる．確立した生産細胞を細胞培養により，大量に増やし，目的のタンパク質を抽出する．得られた目的物質の精製，分析を繰り返して製剤化する．タンパク質の生産に生細胞の生合成系を用いることによる不均一性，目的タンパク質の不安定性などから，低分子医薬品に比べて高い生産技術を必要とする．

バイオシミラー

バイオシミラー（バイオ後続品）とは，一般の低分子医薬品におけるジェネリック医薬品に相当する医薬品であり，すでに承認された先行バイオ医薬品と同等の品質，安全性，有効性をもつ医薬品である．低分子医薬品では構造が単純なため有効成分の同一性の確認は容易であるが，バイオシミラーは複雑な構造と精製過程のため，同一性の確認が難しい．日本では，厚労省が発出した「バイオ後続品の品質・安全性・有効性確保のための指針」により開発が進められている．インフリキシマブ，エタネルセプト，アダリムマブなどのバイオシミラーが製造販売されている．

自己免疫疾患が特定のサイトカインと関連づけられるようになったことにより，それらに対する**モノクローナル抗体**を治療に用いる**生物学的製剤**が，最近10年で大きな進歩を遂げた．日本で最初に認可された生物学的製剤は，セントコア社(当時)のインフリキシマブであった．インフリキシマブは抗ヒトTNF(腫瘍壊死因子)αモノクローナル抗体である．**TNF-α**は炎症性サイトカインネットワークの最も上流を支配する因子である．したがって，関節リウマチをはじめ乾癬，潰瘍性大腸炎など自己免疫疾患全般に顕著な効果を示した．インフリキシマブは点滴静注での適用であったが，その後，TNF-αモノクローナル抗体製剤として，エタネルセプト，アダリムマブなど自己注射も可能な製剤が開発された．さらに下流の炎症性サイトカインネットワークと疾患の関連性の研究により，標的分子の選別が図られ，関節リウマチに対しては抗IL-6受容体モノクローナル抗体，トシリズマブ，サリルマブなどが，乾癬に対しては抗IL-17Aモノクローナル抗体，イキセキズマブ，セクキヌマブ，あるいは抗IL-23モノクローナル抗体，ウステキヌマブ，リサンキズマブなどが適用されている(表10.1)．

このように，自己免疫疾患は生物学的製剤が最も利用されている分野となっている．最近では生物学的製剤においても，低分子医薬品に対するジェネリック医薬品に相当する**バイオシミラー**とよばれる後発品の開発もはじまっている．

表10.1 自己免疫疾患に適用されるおもな生物学的製剤

一般名	商品名	標的分子	用法	適用	承認年(日本)
インフリキシマブ	レミケード	TNF-α	点滴静注	関節リウマチ	2003
				乾癬	2010
				潰瘍性大腸炎	2010
エタネルセプト	エンブレル	TNF-α	皮下注	関節リウマチ	2005
アダリムマブ	ヒュミラ	TNF-α	皮下注	関節リウマチ	2008
				乾癬	2010
				潰瘍性大腸炎	2013
ゴリムマブ	シンポニー	TNF-α	皮下注	関節リウマチ	2011
				潰瘍性大腸炎	2017
トシリズマブ	アクテムラ	IL-6受容体	点滴静注/皮下注	関節リウマチ	2008
サリルマブ	ケブザラ	IL-6受容体	皮下注	関節リウマチ	2017
セクキヌマブ	コセンティクス	IL-17A	皮下注	乾癬	2015
イキセキズマブ	トルツ	IL-17A	皮下注	乾癬	2016
ウステキヌマブ	ステラーラ	IL-12/23p40タンパク質	皮下注	乾癬	2011
				潰瘍性大腸炎	2020
リサンキズマブ	スキリージ	IL-23p19タンパク質	皮下注	乾癬	2019

10.1.3 抗アレルギー薬

アレルギーも過剰な免疫反応で炎症などの症状を発現する生体反応である．一般には，アレルギー性疾患とは，即時型あるいはアナフィラキシー型といわれる免疫グロブリン **IgE** を介するⅠ型アレルギーをいう．アレルギーの原因物質(抗原)が生体内に入るとマスト細胞や好塩基球の細胞表面の IgE 抗体に結合し，さらに IgE 受容体と結合すると**ヒスタミン**の遊離やアラキドン酸カスケードの活性化が起こる．この型のアレルギーには，アレルギー性皮膚炎，アレルギー性鼻炎などが含まれ，その治療にはおもに抗ヒスタミン薬が用いられる．抗ヒスタミン薬は，**ヒスタミン H_1 受容体アンタゴニスト**である．**ジフェンヒドラミン**は古典的な抗ヒスタミン薬であり，**クロルフェニラミン**とともに，市販の感冒薬にも処方される薬となっている(図10.4)．その後，デスロラタジンやルパタジンのような複素環構造をもつア

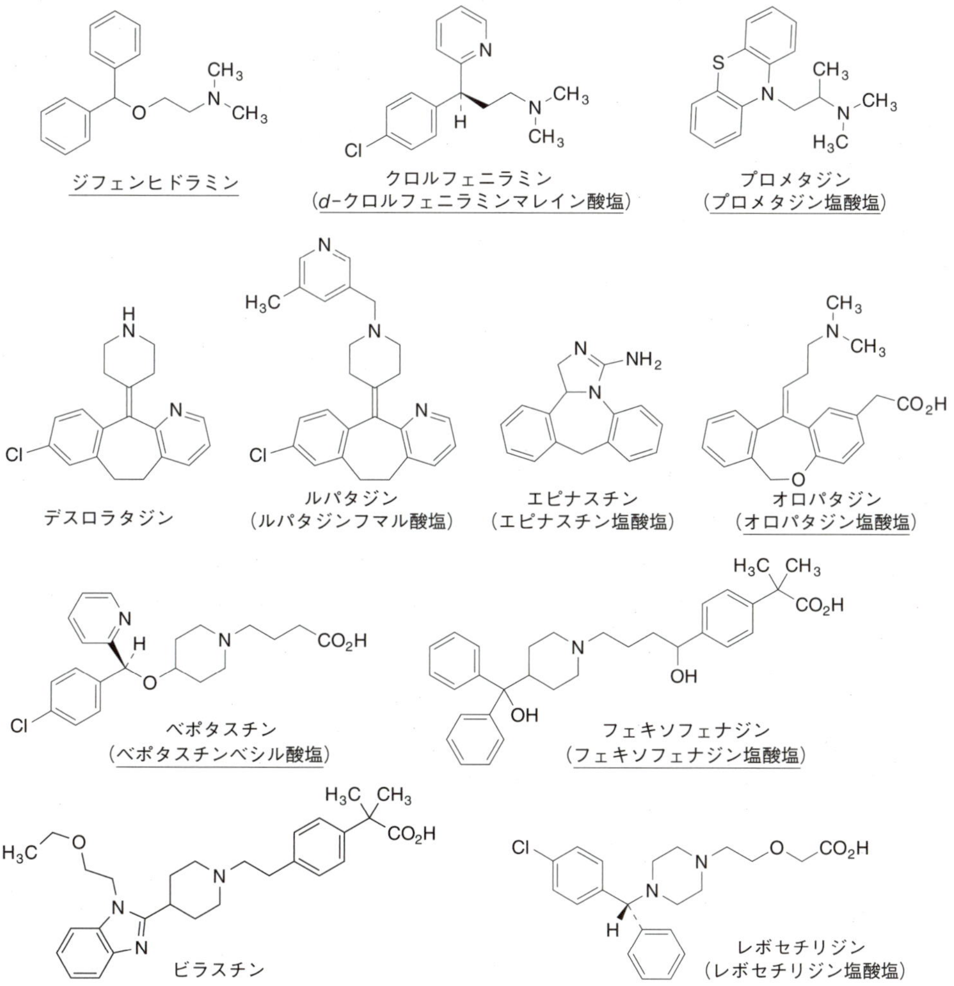

図 10.4 抗ヒスタミン薬

ミン類，あるいはベポタスチン，**フェキソフェナジン**，**ビラスチン**のようなアミンとカルボン酸をもつ，より効果の高い化合物が使われるようになってきた．これらの抗ヒスタミン薬のほとんどは，OTC 薬として，アレルギー性皮膚炎やアレルギー性鼻炎に用いられている．

10.2　抗炎症薬

炎症（inflammation）とは創傷，感染，化学物質などの外界からの刺激，あるいは生体内の障害に対する防御反応である．この防御反応が過剰であると，不快感やはなはだしい場合には組織の損傷を引き起こす．炎症の初期段階は血管反応であり，**血流量増大**と**血管透過性の亢進**により，局所に発赤や発熱，腫脹が生じる．

　炎症に介在する生体内メディエーターとしては，ヒスタミン，セロトニン，ブラジキニン，**炎症性サイトカイン**なども知られているが，**アラキドン酸カスケード**とよばれる一連のさまざまな機能をもつ**オータコイド**の生成機構が大きな役割を果たしており，この過程に関連する酵素が抗炎症薬の標的となっている（図 10.5）．

　アラキドン酸は細胞膜を構成するグリセロリン脂質の 2 位にエステル結合しているが，刺激により**ホスホリパーゼ A₂**が活性化され，リン脂質 2 位の

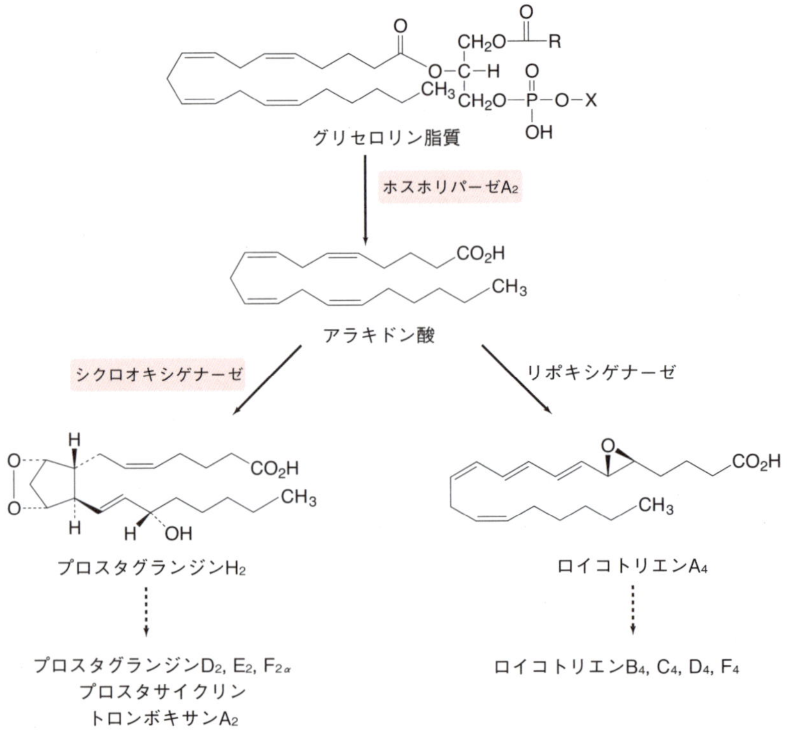

図 10.5　アラキドン酸カスケードと抗炎症薬の標的酵素

エステルを加水分解して**アラキドン酸**を遊離する．アラキドン酸の一部は，**シクロオキシゲナーゼ**（cyclooxygenase；COX）により，一連の**プロスタグランジン**（prostaglandin）類，**トロンボキサン**（thromboxane），**プロスタサイクリン**に変換され，炎症，平滑筋収縮，血小板凝集などそれぞれ特異的に働く．また，アラキドン酸はリポキシゲナーゼにより，ロイコトリエン類へも変換される．ステロイド系抗炎症薬はホスホリパーゼ A_2 を阻害して，リン脂質からのアラキドン酸の遊離自体を抑制する．その結果，アラキドン酸カスケード全体を阻害する作用を示す．一方，非ステロイド系（酸性）抗炎症薬はシクロオキシゲナーゼを阻害し，アラキドン酸を酸化する過程を阻害してプロスタグランジンの合成を抑制することにより，抗炎症作用を示す．

10.2.1　非ステロイド系抗炎症薬

アスピリンやインドメタシンを代表とする非ステロイド系（酸性）抗炎症薬（non-steroidal anti-inflammatory drugs；**NSAIDs**）は**シクロオキシゲナーゼ**（cyclooxygenase；**COX**）阻害により，プロスタグランジンの合成を抑制することで，抗炎症作用を示す．COXには**COX-1**と**COX-2**の二つのサブタイプがある．COX-1は構成的に多くの組織に存在し，胃粘膜保護や血小板凝集抑制，腎血流量増加などに関与している．一方，COX-2は炎症刺激により誘導され，炎症に深く関与している．現在の多くの非ステロイド系抗炎症薬はサブタイプ非特異的であるが，消化管障害などの副作用の軽減を目指し，COX-2選択的薬物の開発が進められている．

非ステロイド系抗炎症薬は構造によってサリチル酸系，インドール酢酸系，

COLUMN　医薬品とコマーシャル

医薬品のコマーシャルには一般商品と違って規定がある．厚労省の医薬品等適正広告基準という規定があり，「虚偽，誇大なおそれのある広告」はもちろん，「医薬品等の過量消費又は乱用助長を促すおそれのある広告」の禁止が定められている．また，使用者が当該医薬品などを適正に使用することができるよう，正確な情報の伝達に努めることも定められている．医薬品のコマーシャルで「この医薬品は使用上の注意をよく読んでお使い下さい」と必ず明記するのも規定の一部であり，「ピンポン」と音が鳴るのも，注意を促すためである．

本章でとりあげた非ステロイド系抗炎症薬や抗アレルギー薬は，一般用医薬品（OTC医薬品）の抗炎症薬や鎮痛薬として使用されているので，テレビのCMでも目にすることが多い．内服の鎮痛薬では「つらい痛みに──」といって，イブプロフェン，ロキソプロフェンなどのCMが流されている．外用の貼付薬でも「──が効く」といって，インドメタシン，ジクロフェナクなどもよく目にする．季節的には，冬前には感冒薬，冬から春には，抗アレルギー薬のCMが多くなる．成分について言及することも多いので，見かけたら構造式も頭に浮かべてほしい．

フェニル酢酸系, メフェナム酸系, フェニルプロピオン酸系, オキシカム系, そのほかに分類される(図10.6). おもな構造は芳香環とそれに直結, あるいは炭素1個を介したカルボン酸である.

アセチルサリチル酸である**アスピリン**(aspirin)は100年以上にわたって臨床で広く使用されてきた代表的な抗炎症薬である. アスピリンは胃で加水分解され**サリチル酸**を生成するが, これが消化管障害の要因ともなっている.

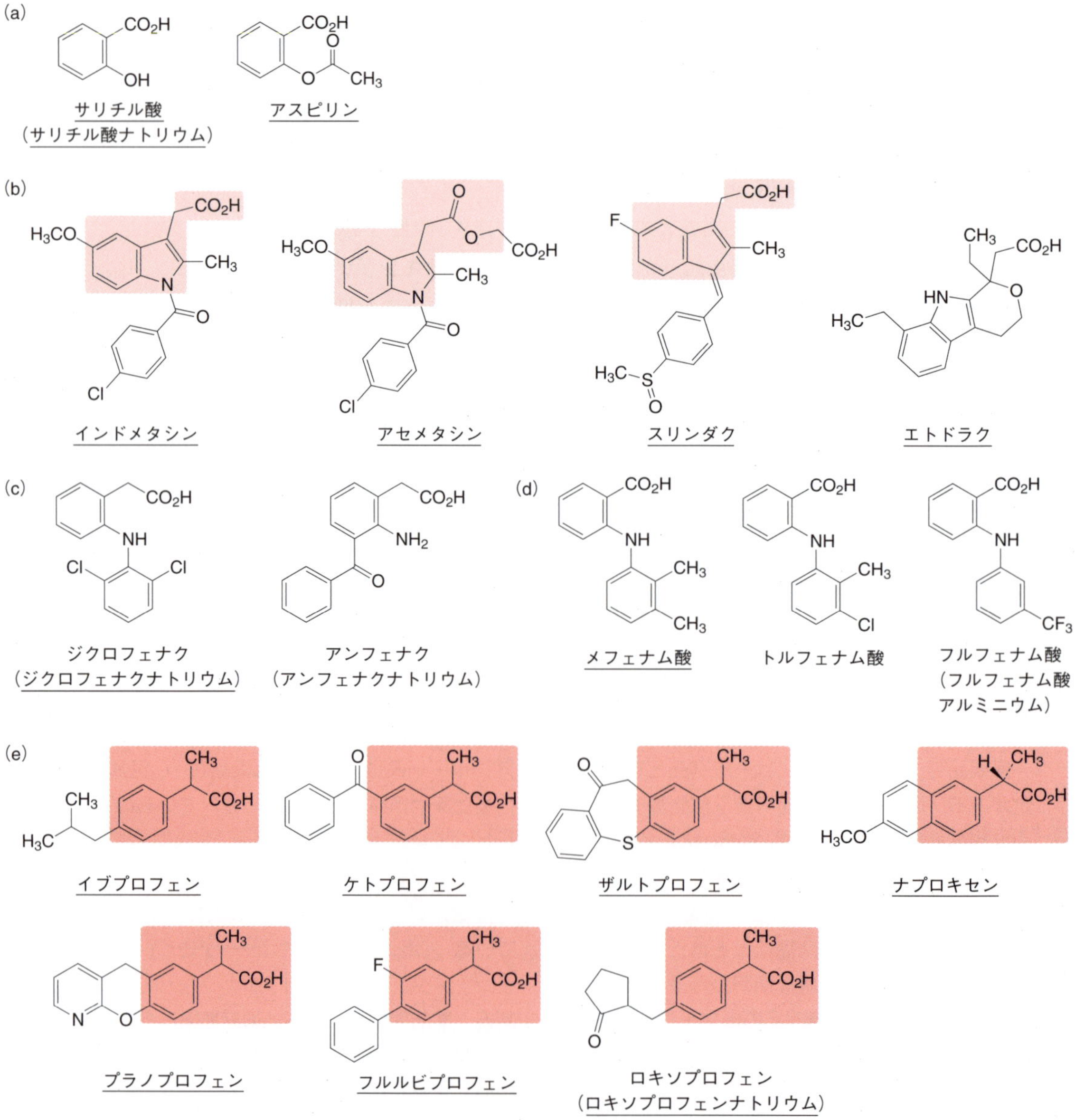

図10.6 非ステロイド系抗炎症薬(1)

(a) サリチル酸系, (b) インドール酢酸系(色アミ部分はインドール酢酸の骨格を示す), (c) フェニル酢酸系, (d) メフェナム酸系, (e) フェニルプロピオン酸系(色アミ部分はフェニルプロピオン酸の骨格を示す).

アスピリンやサリチル酸のCOX阻害活性はさほど強いものではなく，炎症性サイトカイン**NF-κB**の活性化の阻害も抗炎症活性に関与しているとも考えられている．

インドメタシン（indomethacin）を代表とするインドール酢酸系化合物は強力なCOX阻害活性をもち，その鎮痛および抗炎症作用はアスピリンの20～30倍である．しかし副作用も強いので，日常の解熱や鎮痛薬としては用いられず，外用薬として用いられることが多い．**スリンダク**はN原子をもたない化合物であり，生体内でスルホキシドがスルフィドに還元されて活性を示すプロドラッグである．インドメタシンに比べ，胃や腎臓への副作用が軽減されている．図10.7にインドメタシンの合成を示した．

フェニル酢酸系の**ジクロフェナク**（diclofenac）はインドメタシンと同等の抗炎症効果を示す．よく似た構造をもつメフェナム酸は古くから用いられている鎮痛および抗炎症薬である．

イブプロフェン（ibuprofen）などのフェニルプロピオン酸系化合物はプロフェン系ともよばれる．その抗炎症活性はインドメタシンより弱いが，アスピリンよりは強力で比較的副作用も少ないため，解熱および消炎鎮痛薬として広く用いられている．最も活性の強い**ナプロキセン**の抗炎症活性はアスピリンの20倍であり，作用持続時間も長い．ナプロキセンの合成法は図10.8に示した．ザルトプロフェンはCOX-2に比較的選択性がある．**ロキソプロフェン**は側鎖のケトンが生体内で還元されて活性型となるプロドラッグである．

オキシカム系化合物は特徴的な環状スルホンアミド構造をもち，インドメタシンと同程度のCOX阻害活性を示す（図10.9）．**ピロキシカム**やメロキシカム，テノキシカムなどが使用されている．

セレコキシブはこれまでにない骨格のCOX-2選択的阻害薬で鎮痛薬として使われている．チアラミドやエモルファゾンなどの塩基性抗炎症薬は，COX阻害活性がきわめて弱く，作用機序は明らかでない．

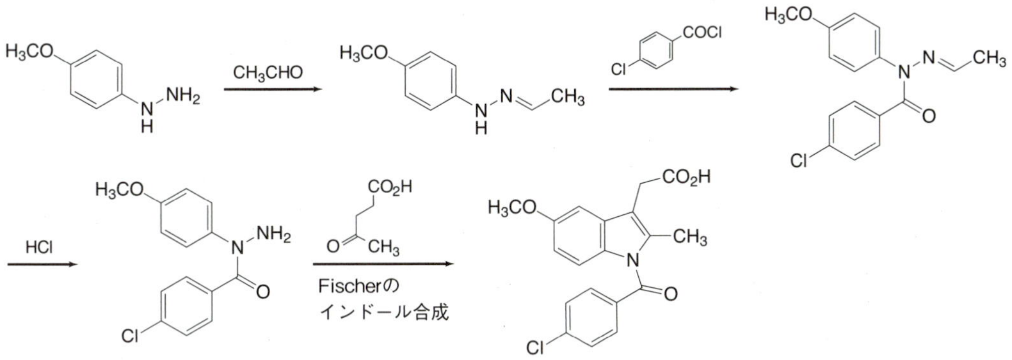

図10.7 インドメタシンの合成

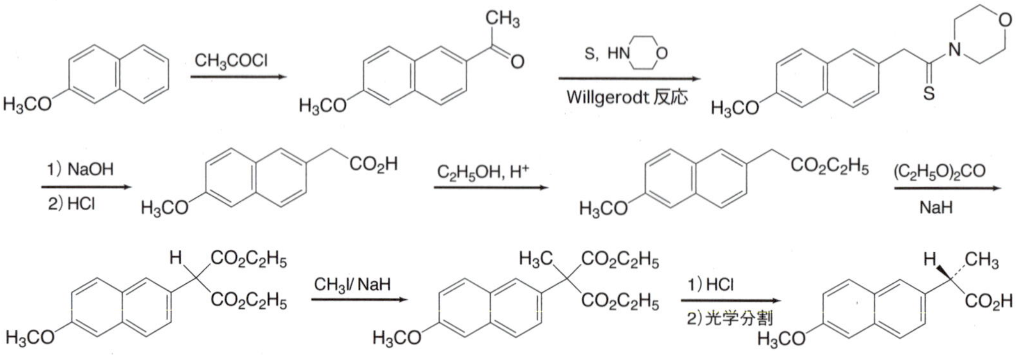

図 10.8 ナプロキセンの合成

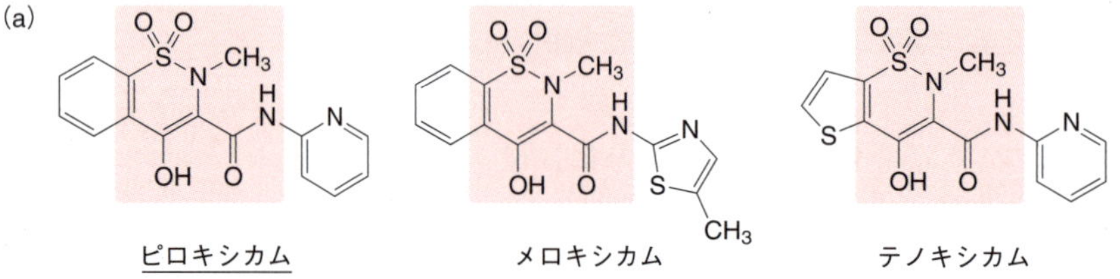

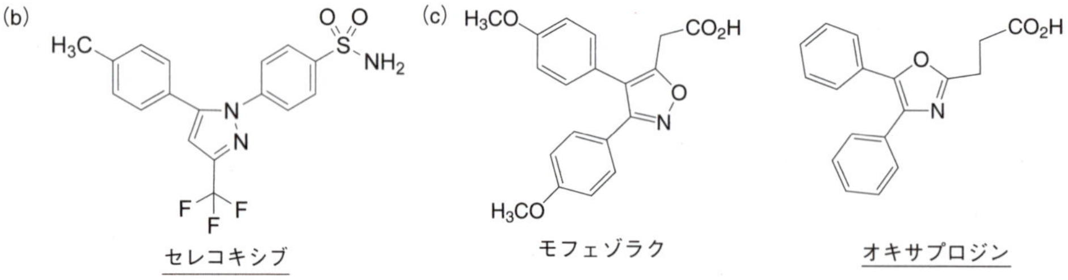

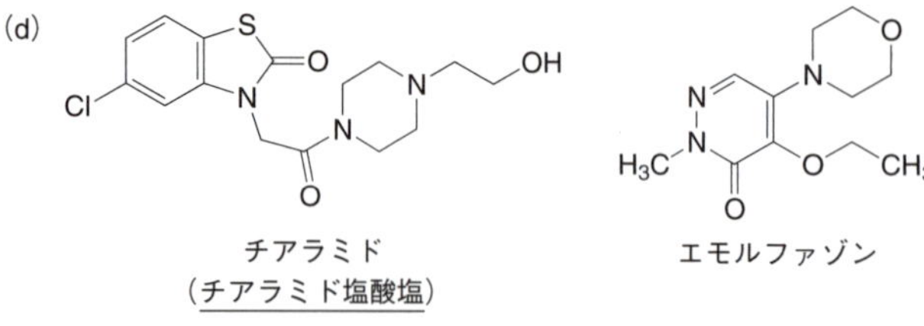

図 10.9 非ステロイド系抗炎症薬（2）
(a) オキシカム系（色アミ部分は環状スルホンアミド構造を示す），(b) コキシブ系，(c) オキサゾール酢酸系，(d) 塩基性抗炎症薬．

ピロキシカム　メロキシカム　テノキシカム
セレコキシブ　モフェゾラク　オキサプロジン
チアラミド（チアラミド塩酸塩）　エモルファゾン

10.2.2 ステロイド系抗炎症薬

　ステロイド系化合物の抗炎症薬への適用は副腎皮質ホルモン（**糖質コルチコイド**，glucocorticoid）である**コルチゾン**（cortisone）が慢性関節リウマチに著効を示したことから始まる．その後，ステロイドの交差活性，すなわち，コルチゾンの鉱質コルチコイド作用（電解質作用）による副作用が問題となり，各種の誘導体が開発された．糖質コルチコイドの抗炎症機序の一つには，アラキドン酸カスケードにおける**ホスホリパーゼ A_2 の阻害**がある．ほかに，核内受容体である糖質コルチコイド受容体へ結合して，特定の遺伝子発現を

制御したり，炎症に関してはインターロイキンや NF-κB などの**炎症性サイトカイン**に関連する酵素遺伝子を抑制するといった，幅広い生理活性をもっている．

糖質コルチコイドは炭素数 21 の**プレグナン骨格**をもち，3 位，20 位のケトン，11 位の酸素官能基（コルチゾンでケトン，ヒドロコルチゾンで β-ヒドロキシ基），17 位，21 位のヒドロキシ基が構造上の特徴である（図 10.10）．誘導体設計は抗炎症活性の上昇と鉱質コルチコイド作用の除去を目指して行われた．**プレドニゾロン**（prednisolone）のように，1 位へ二重結合を導入したり，さらに**メチルプレドニゾロン**のように 6α 位へメチル基を導入することにより，抗炎症作用はコルチゾンの数倍となり，副作用は軽減された．9α 位へフッ素原子を導入すると顕著な効果を示した．さらに，16 位へメチル基を導入した**デキサメタゾン**や**ベタメタゾン**の抗炎症作用はコルチゾンの数十倍となり，鉱質コルチコイド作用はほとんどなくなった．9α 位へフッ素原子を導入し，16α 位へヒドロキシ基を導入した**トリアムシノロン**も高い活性と選択性を示している．図 10.11 にデキサメタゾンの合成法を示した．

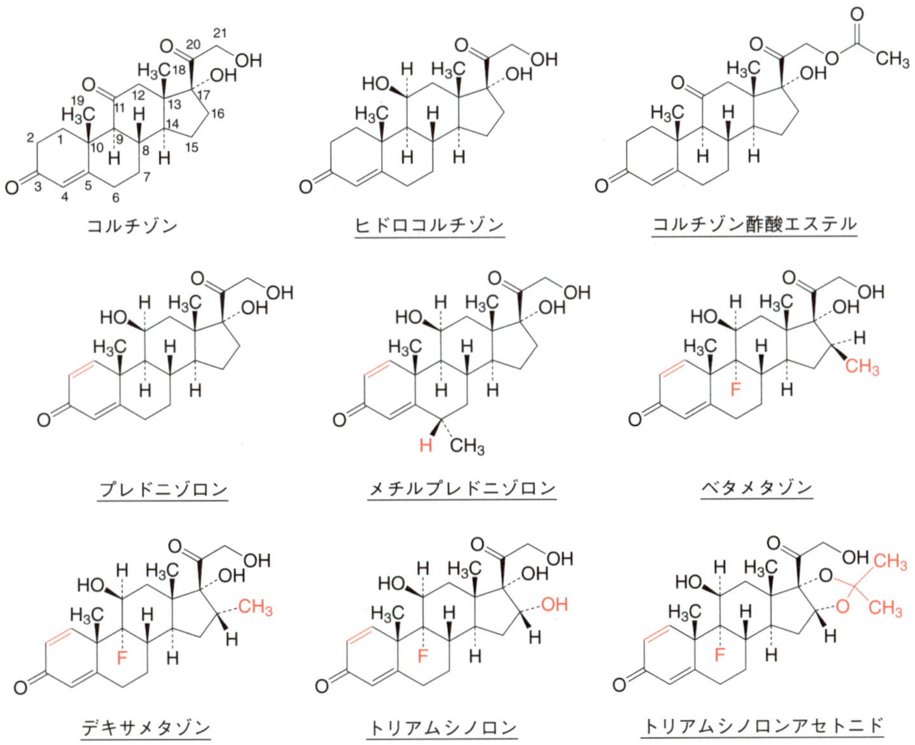

図 10.10 ステロイド系抗炎症薬
色で示した部分は基本構造であるコルチゾン，ヒドロコルチゾンとの構造上の相違を示す．

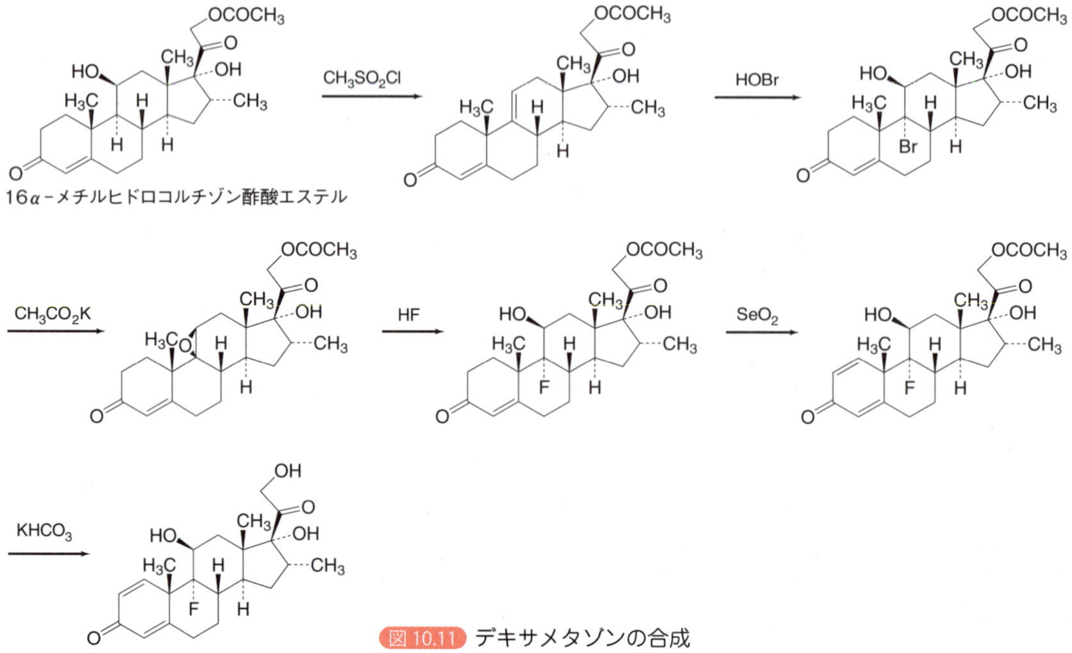

図 10.11 デキサメタゾンの合成

10.2.3 解熱鎮痛薬

抗炎症効果は弱いが，解熱鎮痛作用をもつ化合物が一般薬も含めて使用されている．いわゆるピリン系解熱鎮痛薬と非ピリン系解熱鎮痛薬である．前者ではピラゾール骨格をもつ**イソプロピルアンチピリン**やスルピリンが，後者では**アセトアミノフェン**が用いられている（図 10.12）．

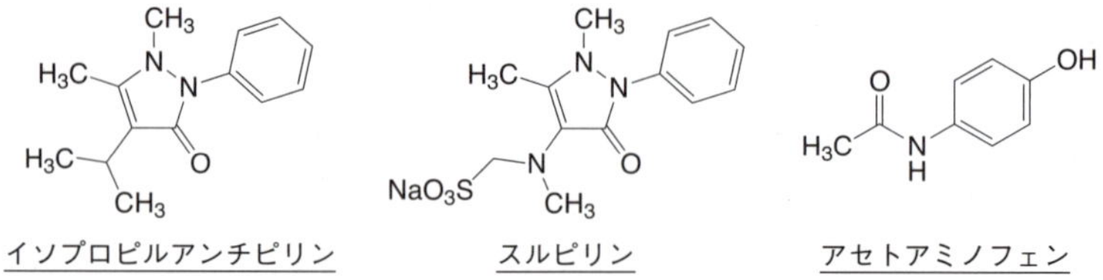

図 10.12 解熱鎮痛薬

10.2.4 そのほかの鎮痛薬

末梢の神経障害性疼痛に対する鎮痛薬として，近年，**プレガバリン**や，ミロガバリンのアミノ酸系化合物が用いられている．これらは，電位依存性カルシウムチャネルを阻害することにより，神経細胞内へのカルシウム流入を抑制する．その結果，グルタミン酸などの神経伝達物質の放出を妨げ，疼痛信号の中枢神経系への伝達を抑制し，疼痛を緩和する（図 10.13）．

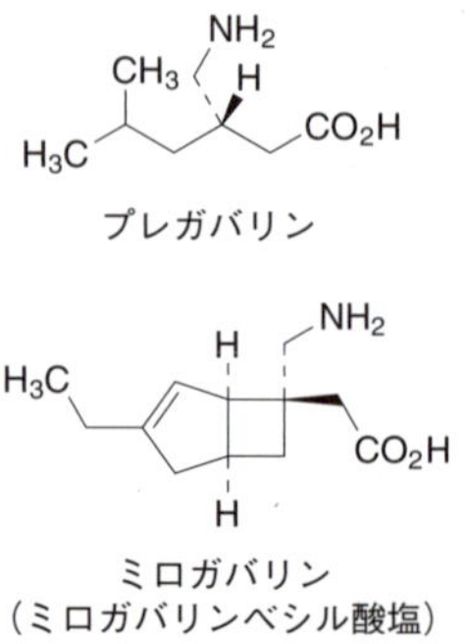

図 10.13 神経障害性疼痛に対する鎮痛薬

10.3 麻薬性鎮痛薬

　麻薬性鎮痛薬は中枢のオピオイド受容体に結合して強力な鎮痛作用を発現する．末期がんなどの中程度から高度の疼痛に対して唯一の対処法となっている．**オピオイド受容体**は7回膜貫通型のGタンパク質共役型受容体であり，μ，κ，δ の3種類のサブタイプが鎮痛に関与し，K^+チャネルの開口促進，Ca^{2+}チャネルの開口抑制，アデニル酸シクラーゼ活性の抑制などを経て，作用を発現する．

　オピオイド受容体の生体内リガンドが知られており，これらはいずれもペプチドである．**メチオニンエンケファリン**(Tyr-Gly-Gly-Phe-Met)と**ロイシンエンケファリン**(Tyr-Gly-Gly-Phe-Leu)が最初に発見された．ついで**β-エンドルフィン**，**ダイノルフィン**などアミノ酸残基数 5～33 の十数種の内在性リガンドが発見されているが，生体内で不安定なため，そのままでは医薬品として使用できない．これらの内在性リガンドの多くは N 末端にエンケファリンと同様に Tyr-Gly-Gly-Phe-Met(Leu) という共通構造をもち，とくにチロシンのフェノール環とアミノ基が活性発現に不可欠な存在であることがわかっている(図 10.14)．このエンケファリン N 末端の構造をモルヒネの立体構造と比較すると，アミノ基，フェノール性ヒドロキシ基，疎水性

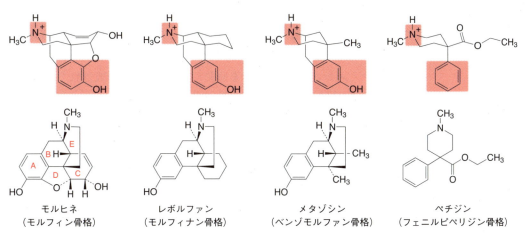

図 10.14 生体内オピオイドペプチドとモルヒネおよび誘導体の立体構造
色アミ部分はエンケファリンのチロシン残基のアンモニウム基や芳香環が，モルヒネおよび誘導体のアンモニウム基や芳香環と構造上，対応していることを示す．

相互作用をする芳香環が同じように配置されているので，受容体上での活性な立体構造が推測できる．

　モルヒネ(morphine)がオピオイド受容体に対して高い活性をもつのは，一般に自由度の大きいリガンドより，ファーマコフォアに適合する構造に固定されたリガンドのほうが結合親和性が高いためである．現在，オピオイド受容体サブタイプ選択的物質の研究によって，副作用や依存性を軽減させる試みも行われているが，歴史的にはモルヒネの官能基修飾や骨格の簡略化による誘導体合成による活性の制御が行われてきた．モルヒネの3位フェノール性OHをエーテルとした**コデイン**(codeine)の鎮痛活性は4分の1から6分の1に，エチルモルヒネやジヒドロコデイン，**オキシコドン**は2分の1から3分の1に弱まるが，依存性も弱まっているため，日本薬局方に収載され鎮痛薬あるいは鎮咳薬として使用されている(図10.15)．6位アルコール性OHの必要性は低く，オキシコドンではケトンとなっている．7位の二重結合の有無も活性への影響は少ない．一方，N原子上の置換基の修飾は活性の発現に大きな影響を与える．オキシコドンのN-メチル基をアリル基に変換した**ナロキソン**(naloxone)はオピオイド受容体，とくにμ受容体の拮抗薬となり，麻薬による呼吸抑制といった毒性の治療に用いられる．

　モルヒネはA〜Eの五つの環から構成されているが，この環系の立体配座を保ちながら簡略化する合成麻薬性鎮痛薬が開発された．モルヒネのD環を除去した骨格は**モルフィナン骨格**とよばれる．D環およびC環の全官能基を除去したレボルファンはモルヒネを上回る鎮痛活性を示し，そのN-アリル体である**レバロルファン**(levallorphan)が拮抗薬として使用されている．モルヒネのD環およびC環を除去した骨格はベンゾモルファン骨格とよばれ，鎮痛活性は保持される．メタゾシンはモルヒネと同等の活性を示す．そのN-3,3-ジメチルアリル体である**ペンタゾシン**は拮抗作用を示し，鎮痛作用ももつので，鎮痛薬(麻薬拮抗性鎮痛薬)として用いられている．

　B, C, D環を除去すると**フェニルピペリジン誘導体**となる．この骨格に属するペチジンはコカイン類縁体を研究しているときに合成され，偶然鎮痛作用が見いだされた．ペチジンは立体配座の自由度が高いものの，受容体上の活性構造を再現しており，モルヒネの6分の1から10分の1の鎮痛活性をもつ．フェニルピペリジンと類似の骨格をもつ**フェンタニル**はモルヒネの数十倍の鎮痛活性をもつ．また，B, C, D, E環を除去した構造である**メサドン**もモルヒネと同等の鎮痛活性をもつ．がん疼痛の緩和にはモルヒネをはじめオキシコドン，ヒドロモルフォン，コデインなどのモルヒネの骨格を保持している誘導体のほか，単純な骨格の**トラマドール**，フェンタニルなどが用いられている．

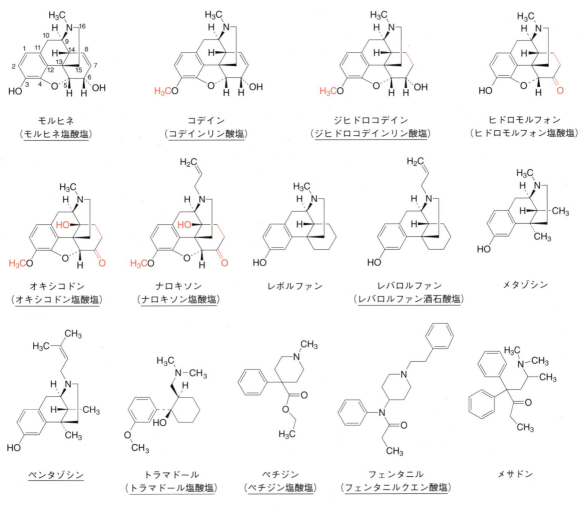

図10.15 麻薬性鎮痛薬
色で示した部分は各モルヒネ誘導体の構造で，基になるモルヒネと異なっている部分を示す．

章末問題

1. 臓器移植の際に用いられる代表的な免疫抑制薬とその生体内標的をあげよ．
2. 自己免疫疾患に対する免役抑制薬の生体内標的にはどのようなものがあるか．この目的に使用される生物学的製剤とはどのような医薬品か．
3. 非ステロイド系抗炎症薬の生体内標的は何か．また，代表的な骨格，薬物名，および構造をあげよ．
4. ステロイド系抗炎症薬の生体内標的は何か．また，代表的な薬物名，および構造をあげよ．
5. 麻薬性鎮痛薬の生体内標的は何か．また，代表的な薬物名，および構造をあげよ．

11章 気管支喘息治療薬

Part Ⅲ 代表的な医薬品

❖ 本章の目標 ❖
- 気管支喘息の病態を理解する．
- 気管支喘息の発症機序を理解する．
- 気管支喘息治療薬のそれぞれの作用機序を理解する．

11.1 気管支喘息とその治療薬

　気管支喘息は一部の開発途上国を除いて一般的な病気(common disease)であり，日本でも小児から成人を通じ 600 万人近い罹患者がいると考えられている．気管支喘息は原因物質(アレルゲン)が明確なアトピー型と原因不明な非アトピー型に分類される．アトピー型ではアレルゲンを吸入すると，いろいろな**ケミカルメディエーター**(chemical mediator)によって気管支平滑筋の収縮や分泌亢進，気道炎症が起こり，喘息発作が現れる．

　従来，その発症機序は可逆性の気道閉塞と気道過敏であると考えられてきた．しかし，近年の分子生物学研究により，気管支喘息の根底には気道に炎症を起こしていることが明らかとなった．すなわち，気管支喘息は"**気道の慢性炎症性疾患**"ととらえるべきである．気管支喘息の病態形成過程では，リンパ球〔とくにヘルパーT細胞2(Th2)〕やマスト細胞，好酸球，気道上皮細胞などと，それらから産生されるいろいろなケミカルメディエーターやサイトカインが関与している．

　治療方針も，従来は気管支拡張薬(発作治療薬；レリーバー：ステロイド薬，アミノフィリン，テオフィリンなど)を中心としていたが，炎症を制御する長期管理薬(コントローラー；**ケミカルメディエーター遊離抑制薬**，**ヒスタミン H_1 受容体拮抗薬**，**トロンボキサン A_2 受容体拮抗薬**，**ロイコトリエン受容体拮抗薬**，**Th2 サイトカイン阻害薬**など)を重視するあり方へと変遷してきた．

マスト細胞
血液幹細胞に由来する免疫細胞の一つ．

好酸球
白血球の一種である顆粒球の一つ．

サイトカイン
細胞が産生するタンパク質で，それに対する受容体をもつ細胞に働き，細胞の増殖・分化・機能発現を行う．

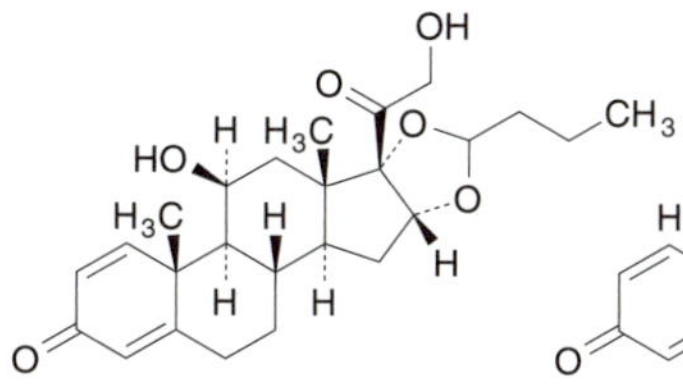
ブデソニド

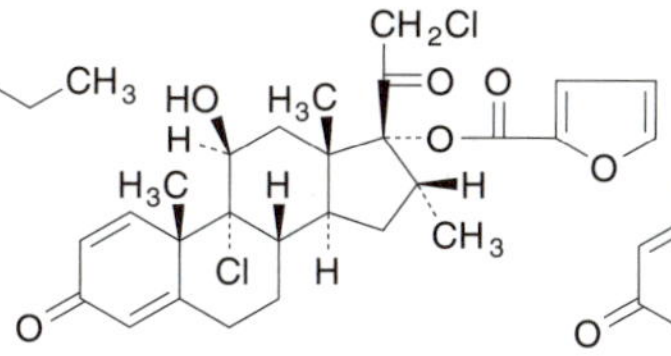
モメタゾンフラン
カルボン酸エステル

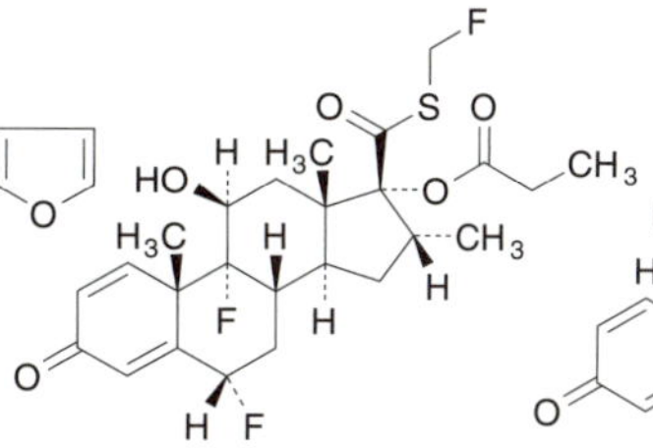
フルチカゾン
プロピオン酸エステル

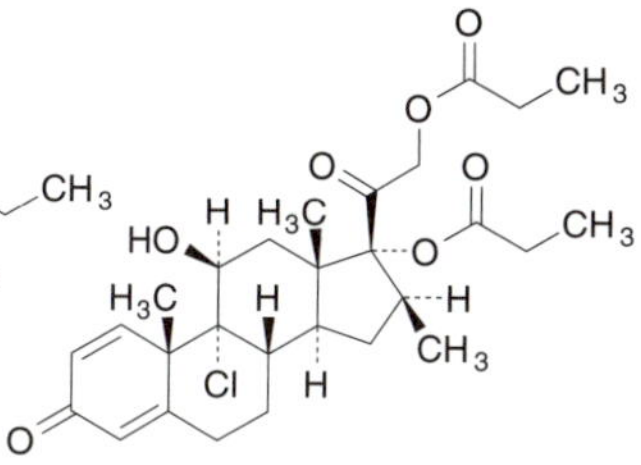
ベクロメタゾン
プロピオン酸エステル

図 11.1 吸入ステロイド

炎症治療を目的とする吸入ステロイド医薬品としては，ブデソニド，モメタゾンフランカルボン酸エステル，フルチカゾン，ベクロメタゾンなどが用いられる(図 11.1).

今日，気管支喘息の長期管理や急性増悪(発作)管理は治療ガイドライン(以下 GL)に沿って行われることが多い．次に，長期管理薬について説明する.

11.2 長期管理薬

11.2.1 ケミカルメディエーター遊離抑制薬

気管支粘膜に存在する肥満細胞からのヒスタミン，SRS-A(slow reacting substance of anaphylaxis，ロイコトリエン D_4，C_4，E_4 の複合物)といったケミカルメディエーターの遊離抑制をおもな作用機序とする薬剤である．現在，ケミカルメディエーター遊離抑制薬としてクロモグリク酸ナトリウム(disodium cromoglicate，インタール®)，トラニラスト(tranilast，リザベン®)，アンレキサノクス(エリックス®)，ペミロラスト(アレギサール®)，イブジラスト(ケタス®)など多くの薬剤がある(図 11.2).

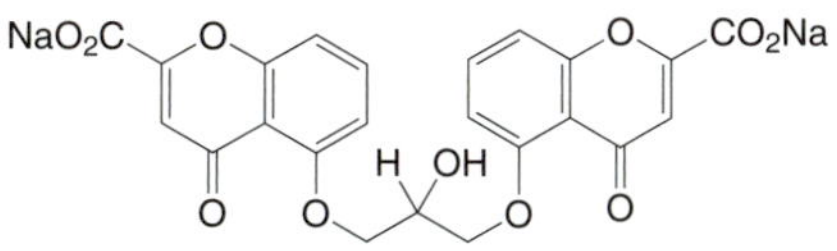
クロモグリク酸ナトリウム

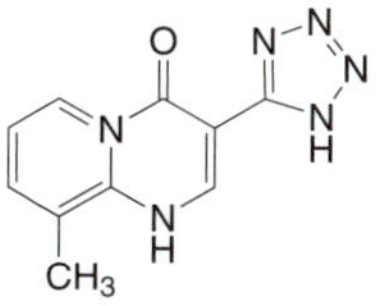
ペミロラスト
(ペミロラストカリウム)

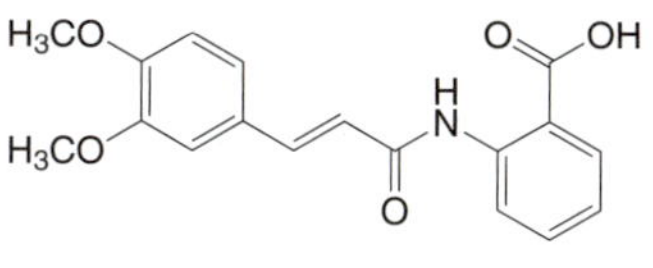
トラニラスト

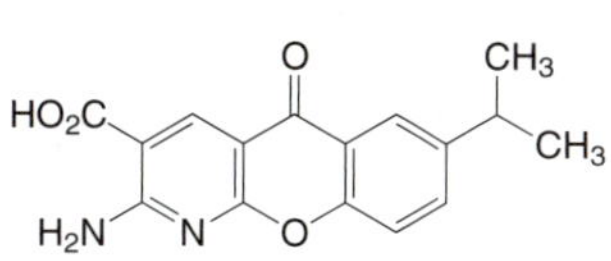
アンレキサノクス

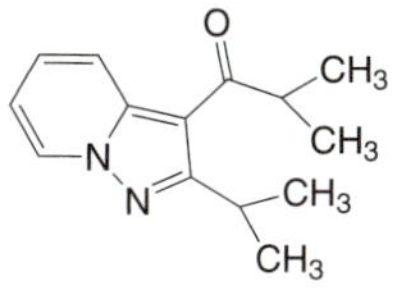
イブジラスト

図 11.2 ケミカルメディエーター遊離抑制薬

COLUMN　テルフェナジン

　新規ヒスタミンH_1受容体拮抗薬は抗ヒスタミン薬の延長線上にあり，眠気や鎮静などの中枢性の副作用を伴う．テルフェナジンは脂溶性の高いエバスチンにヒドロキシ基を導入して脂溶性を低下させ，中枢移行性を抑制することで上記副作用を軽減するのに成功した薬物である．気管支喘息治療薬およびアレルギー治療薬として用いられていたが，致死的に重篤な心室性不整脈という副作用のため，製造中止となった．

　テルフェナジンの場合，通常体内で作用している物質は，肝臓でおもにCYP3A4で代謝を受け未変化体であるテルフェナジンよりも効果は3分の1，毒性は3分の1以下になったカルボン酸型代謝物（フェキソフェナジン）である．ところが，重篤な肝障害，マクロライド系抗生物質やミコナゾールなどアゾール系抗真菌剤の併用，グレープフルーツジュース飲用などの要因で，テルフェナジンの代謝が抑制されると，ふだん体内で作用しているフェキソフェナジンよりも毒性が3倍以上も強い未変化体テルフェナジンが体内に蓄積し，毒性が一挙に高まる．

エバスチン

テルフェナジン

フェキソフェナジン
（フェキソフェナジン塩酸塩）

ケリン

　クロモグリク酸ナトリウムはセリ科植物アンミビスナガ種子（アンミ実）の主成分である天然物ケリンをリード化合物として創製された．アンミ実には，血圧や心機能に影響なく冠状血管を拡張し，冠血流を増加させる作用がある．また，平滑筋に作用して弛緩させる．このためエジプトでは民間薬として，狭心症や気管支喘息の治療に用いられていた．その弛緩作用を増強するためにケミカルメディエーター遊離抑制薬が創製された（図11.2）．

11.2.2　新規ヒスタミンH_1受容体拮抗薬

　アトピー性皮膚炎やアレルギー性鼻炎などのアレルギー治療薬として用いられている古典的ヒスタミンH_1受容体拮抗薬は，眠気や中枢抑制作用が副作用として問題となっていた．また，気管支喘息の患者に投与した場合には，

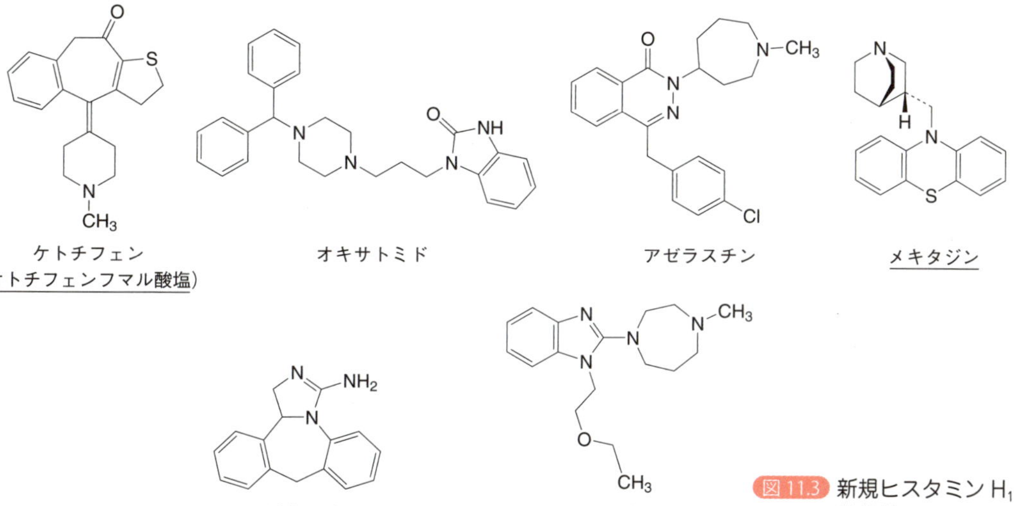

図11.3 新規ヒスタミン H₁ 受容体拮抗薬

気道繊毛の運動抑制や喀痰粘稠化をきたすため，気管支喘息に対しては禁忌であった．そこでケトチフェン（ザジテン®），オキサトミド（セルテクト®），アゼラスチン（アゼプチン®）といった，ヒスタミン H₁ 受容体に対する特異性が高く，作用の強力な**新規ヒスタミン H₁ 受容体拮抗薬**が開発された（図11.3）．これらの薬物はヒスタミン H₁ 受容体拮抗作用だけでなく，ケミカルメディエーター遊離抑制作用や抗アレルギー作用も併せもつことが明らかになっている．

新規ヒスタミン H₁ 受容体拮抗薬は古典的ヒスタミン H₁ 拮抗薬に比べ副作用は軽減されている．しかし，依然として眠気や鎮静など改善すべき点があった．そこで，血液脳関門（blood-brain barrier；BBB）の移行性を低くし，中枢性の副作用を軽減させたエピナスチン（アレジオン®），エメダスチン（ダレン®），などが開発された．

11.2.3 トロンボキサンA₂受容体拮抗薬およびトロンボキサンA₂合成酵素阻害薬

トロンボキサン A₂ はアラキドン酸代謝物の一つで，血小板（トロンボサイト）から合成されるオキサン構造をもつ化合物ということで命名された．アラキドン酸からシクロオキシゲナーゼによりプロスタグランジン G₂ およびプロスタグランジン H₂ が合成され，さらにトロンボキサン合成酵素によりトロンボキサン A₂ に変換される（図11.4）．トロンボキサン A₂ は血小板が濃染顆粒を放出するときに産生され，それ自身は強い血小板凝集能を示す．半減期は約 30 秒（37 ℃，中性）と不安定な化合物で，すみやかに不活性なトロンボキサン B₂ に代謝される．

血液脳関門
血液と脳（脊髄を含む中枢神経系）の組織液との間の物質交換を制限する機構．

濃染顆粒
血小板中に存在する顆粒で ADP，ATP，セロトニン，Ca^{2+} などを含む．

11章 気管支喘息治療薬

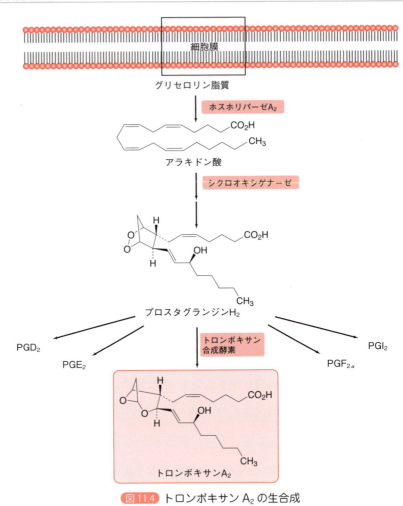

図11.4 トロンボキサン A_2 の生合成

PGI₂
プロスタグランジンの一種で，強力な血小板凝集抑制作用と血管平滑筋弛緩作用を示す．

アラキドン酸カスケード
膜成分のアラキドン酸から階段状の滝の流れのごとくプロスタグランジン，トロンボキサン，プロスタサイクリン，ロイコトリエンといった一連のエイコサノイドがつくられる様子．

　トロンボキサン A_2 の産生や機能を阻害する薬には，鼻粘膜の血管透過性の亢進を抑制する作用などがあり，鼻閉を改善する．また，好酸球湿潤を抑制するので鼻粘膜過敏性を弱め，くしゃみや鼻漏に対してある程度効果がある．しかし，血小板凝集能を抑制するため，抗血小板剤や血栓溶解剤，抗凝固剤との併用に注意する必要がある．サリチル酸系製剤やテオフィリン（theophylline）とも相互作用がある．

　現在までに，トロンボキサン A_2 受容体拮抗薬として，競合的拮抗作用を示すセラトロダスト（ブロニカ®）やラマトロバン（バイナス®）が，また，トロンボキサン A_2 合成酵素阻害薬として，酵素の活性中心に存在するヘム鉄と相互作用するオザグレル（ドメナン®）が開発されている（図11.5）．

　武田薬品工業株式会社は，新しい喘息治療薬を目指して1970年代より研究を開始した．その際，生体内で酸化還元能をもつキノン誘導体とアラキドン酸カスケードにおける各種酵素との相互作用の有無を手がかりにキノン誘

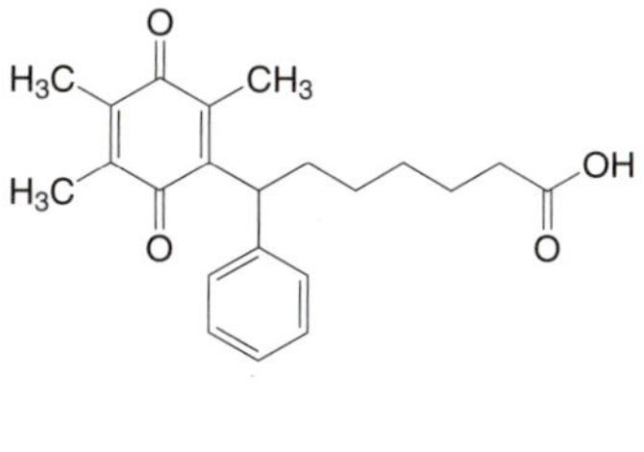

セラトロダスト 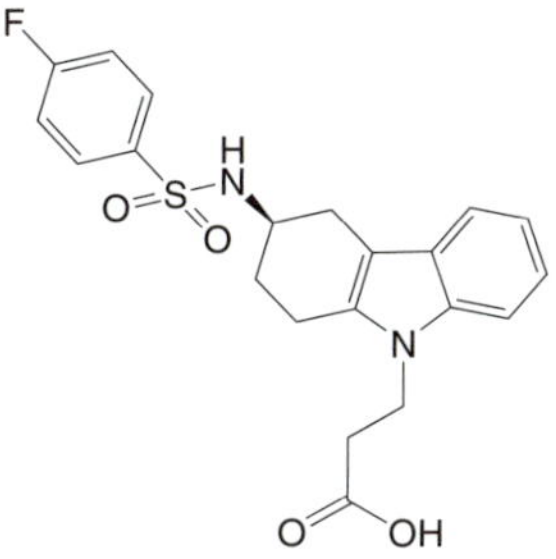　　　　　　　ラマトロバン 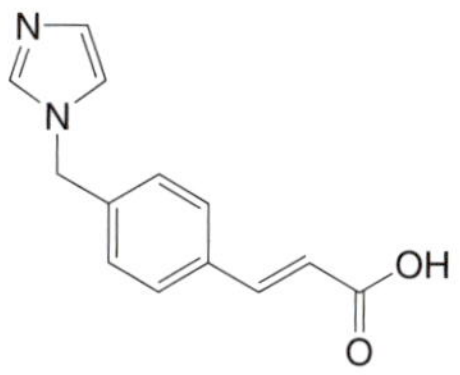　　　　　　オザグレル
　　　　　　　　　　　　　　　　　　　　　　　　　　　　（オザグレルナトリウム）

図11.5 トロンボキサンA₂受容体拮抗薬およびトロンボキサンA₂合成酵素阻害薬

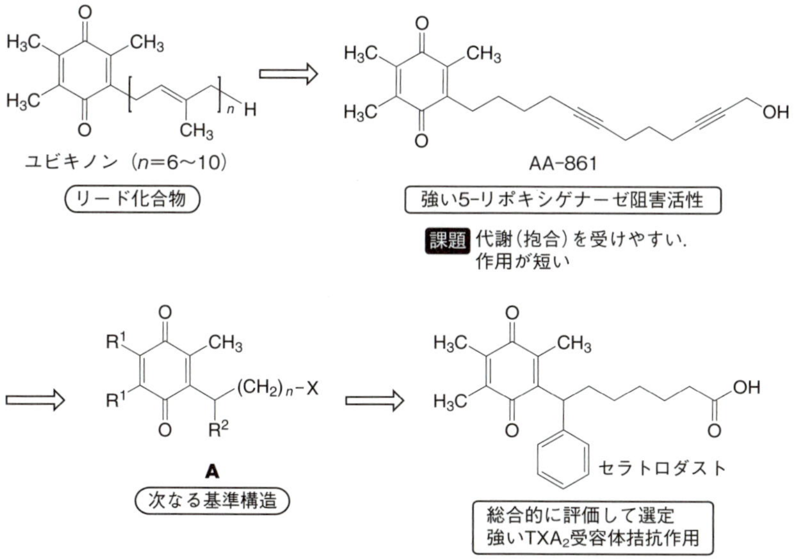

ユビキノン（n=6〜10）　　　　　　　　AA-861
リード化合物　　　　　　　　　　　強い5-リポキシゲナーゼ阻害活性
　　　　　　　　　　　　　　　課題　代謝（抱合）を受けやすい．
　　　　　　　　　　　　　　　　　　作用が短い

A
次なる基準構造

セラトロダスト
総合的に評価して選定
強いTXA₂受容体拮抗作用

図11.6 セラトロダストの創製

導体の合成研究を展開した．その結果，一連の化合物がリポキシゲナーゼ活性を強く抑制することを見いだした（図11.6および図10.5）．最強の活性を示したAA-861に関して，さらなる生物活性評価が行われた．しかし，AA-861は生体内で抱合を受け容易に排泄されるため，作用持続時間が短かった．そこで同社は薬物動態および作用持続性を改善するため，一般式**A**に示される化合物を合成し，経口投与で能動感作モルモットにおけるIgG₁関与の実験的気道狭窄反応に対する抑制作用を評価した．その結果，ⅰ）側鎖メチレン基部分は$n = 5$が最大活性を示す，ⅱ）キノン部分はトリメチルベンゾキノン，ナフトキノンが高活性を示す，ⅲ）末端カルボキシ基は活性発現に必須である，ⅳ）キノン側鎖α位の置換基部分は活性発現に関与し，フェニル基が高活性を示す，ⅴ）フェニル基上の置換基部分は無置換かまたはフッ素，メチル基が有効で，置換位置はパラ位が好ましい，といった構造

抱 合
代謝の一型式で，薬物などの外来物質に親水性分子（硫酸，グルクロン酸，グルタチオンなど）が付加される反応．

感 作
一度侵入してきたアレルゲン（アレルギー反応を引き起こす原因物質）を体が記憶し，二度目に侵入してきたときにすぐにそのアレルゲンに対して生体内の防御機構を発動してすぐに攻撃できるようにすることをいう．アレルゲンを強制的に投与して感作させることを能動感作という．

活性相関に関する知見を得た.

　総合的な評価のすえ，セラトロダストが選択された(図11.7)．セラトロダストは日本では1995年に発売された．あとになってこの化合物の作用が5-リポキシゲナーゼ阻害作用ではなく，おもにTXA$_2$受容体拮抗作用に基づくことが明らかとなった．

　一方，キッセイ薬品工業株式会社と小野薬品工業株式会社は，PGH$_2$からTXA$_2$の産生にかかわるトロンボキサン合成酵素を阻害する薬の開発を目指し，1970年代後半より共同研究を開始した．

　1970年代当時，イミダゾールならびにその誘導体に弱いながらヒト血小板TX合成酵素の選択的阻害作用があると報告された．そこに着目し，イミダゾール誘導体の合成研究を展開した．その結果，ⅰ）1位置換イミダゾール体が高活性を示す，ⅱ）末端カルボキシ基は活性発現に必須である，ⅲ）パラフェニレン基をリンカーに用いると高活性を示す，ⅳ）イミダゾール環1位窒素と末端カルボキシ基間の最適距離は9〜12.5 Å，ⅴ）β-置換ピリジン体はイミダゾール体と同様高活性を示す，などの構造活性相関に関する知見を得た(図11.8)．

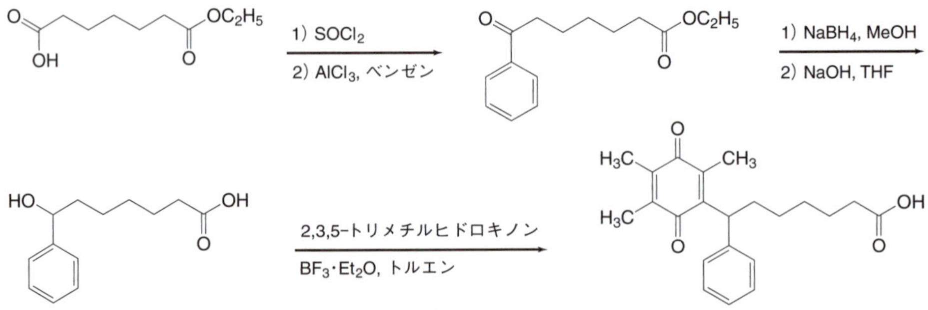

図11.7　セラトロダストの合成

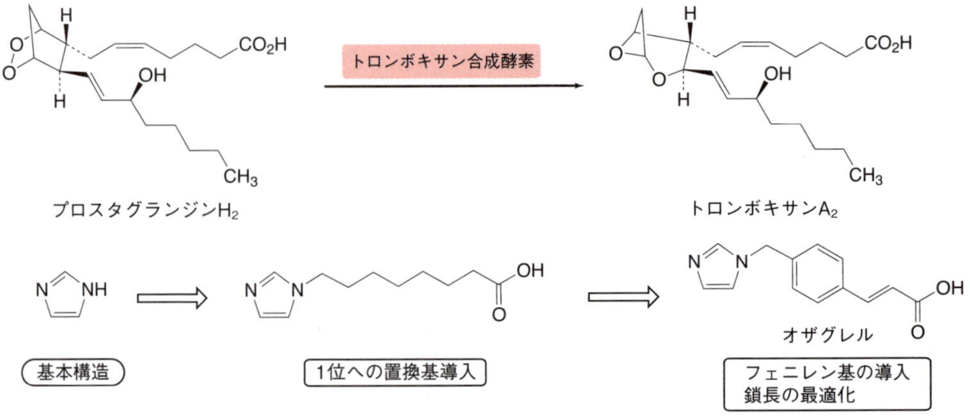

図11.8　オザグレルの創製

総合的な評価のすえオザグレルが選定され，1992 年に発売された．

11.2.4 ロイコトリエン受容体拮抗薬

ロイコトリエンもアラキドン酸から生成される脂質メディエーターであり，アラキドン酸の 5-リポキシゲナーゼ代謝物である．実際にはアラキドン酸から 5-HPETE を介し短命のロイコトリエン A_4(leukotriene A_4；LTA_4)となり，ヒドロキシラーゼによって 2 個のヒドロキシ基をもつロイコトリエン B_4(LTB_4)に分解される(図 11.9)．一方，LTA_4 にグルタチオンが

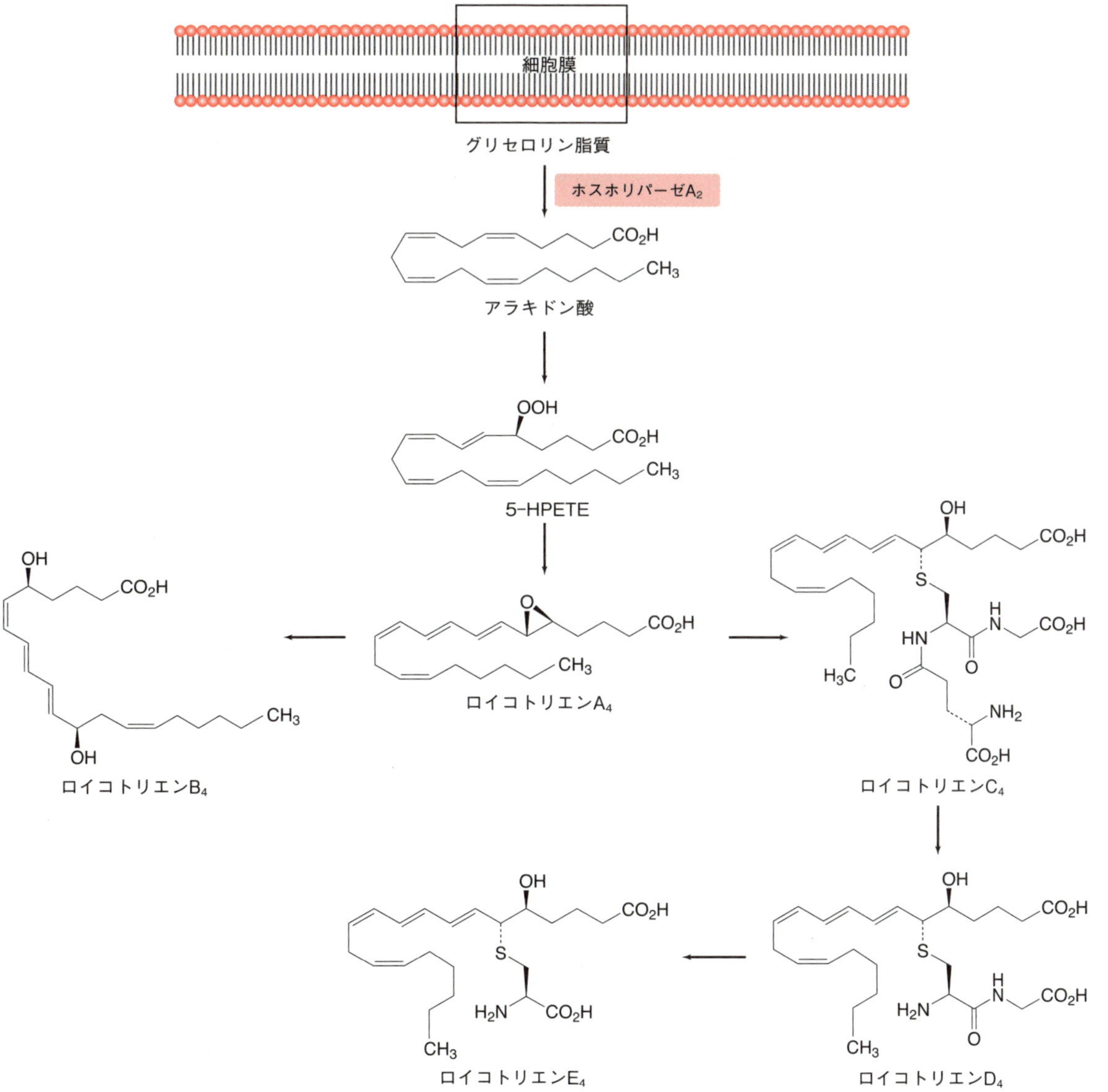

図 11.9 ロイコトリエン類の生合成

結合するとロイコトリエン C_4(LTC_4)となり，LTC_4 からグルタミン酸が脱離してロイコトリエン D_4(LTD_4)，さらにグリシンが脱離してロイコトリエン E_4(LTE_4)が生成する．LTC_4, LTD_4, LTE_4 はペプチドロイコトリエンとよばれる．

LTB_4 は多核白血球血管外遊走および白血球活性化作用が著しく強く，ペプチドロイコトリエンは気管支平滑筋収縮作用，細動脈収縮作用，血管透過性亢進作用が強い．ロイコトリエンには，ⅰ）気管支壁筋肉収縮作用，ⅱ）気管支分泌腺より粘液分泌作用，ⅲ）気管支血管から水分を血管外へ漏出させる作用などがある．これらの作用によって気管支狭窄が起こり，痰などが生じ，喘鳴やせき，呼吸困難といった症状が現れる．

現在，ロイコトリエン受容体拮抗薬としてプランルカスト（オノン®），モンテルカスト（キプレス®）がある（図11.10）．

小野薬品工業株式会社は，ロイコトリエン類とアレルギー性炎症とのかかわりを踏まえ，その合成酵素阻害薬や拮抗薬の開発が抗アレルギー薬の開発に直結すると考えた．研究所にある化合物のうち，約1000の化合物に対し，一次評価系として LTD_4 誘発モルモットの回腸平滑筋収縮反応を阻害する作用を，二次評価系として LTC_4 誘発麻酔モルモットの気道収縮反応を抑制する効果を評価し，N-(p-アミルシンナモイル)アントラニル酸 **1** をリード化合物として見いだした（図11.11）．

1 とロイコトリエンの構造を見ても一見共通性を見いだしにくいが，疎水性構造部と親水性構造部に大別することができる．最初の課題はアゴニストおよびアンタゴニストの作用分離であった．**1** は高用量でアゴニスト活性を示し，モルモットの気道を収縮させた．その作用分離はまず安息香酸構造をフェノキシ酢酸構造 **3** に変換することで達成できることを見いだした．さらに **4** のようにカルボキシ基をテトラゾリル基に変換すると，さらに抑制活性が向上した．次に親水性構造部を環化し六員環構造にすることで，さらに活性が向上することを確認した．また，疎水性構造部を変換させると，シンナモイル構造 **6** よりベンゾイル構造 **7** のほうが活性は高く，側鎖はアル

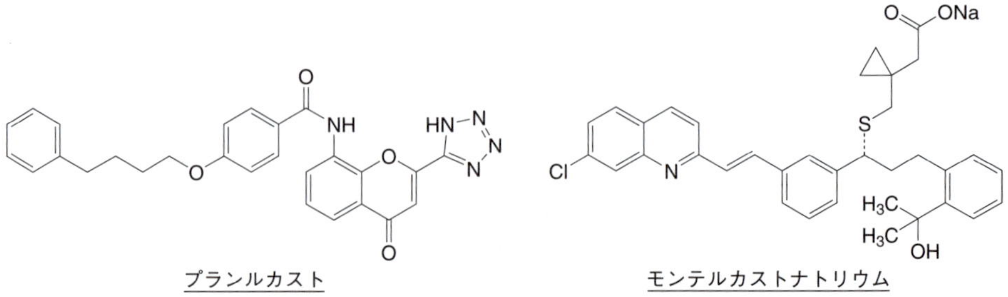

プランルカスト　　　　　モンテルカストナトリウム

図11.10　ロイコトリエン受容体拮抗薬の構造

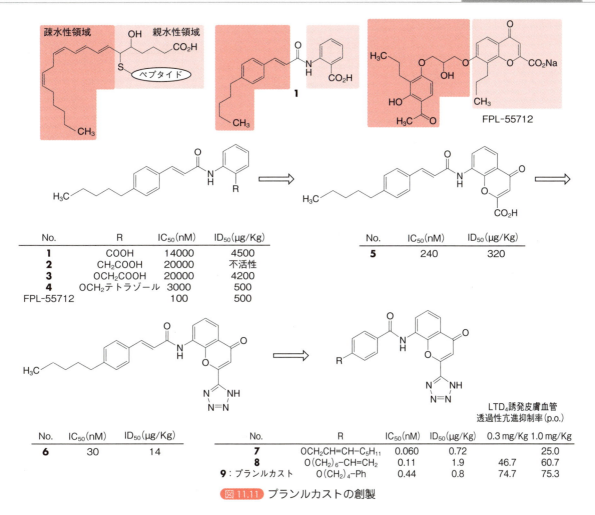

図 11.11 プランルカストの創製

キル基よりもアルコキシ基のほうが活性が高いことを見いだした（**7〜9**）．高活性化合物の *in vivo* 活性を詳細に比較検討し，ONO-1078（のちのプランルカスト）が選定された（図 11.12, p.222）．プランルカストは日本では 1995年に発売された．

11.2.5 Th2 サイトカイン阻害薬

免疫応答に重要な働きをするリンパ球には，T 細胞と B 細胞がある．B細胞は抗体を産生分泌し，生体内に侵入した異物を融解させる．一方，T 細胞には，生体異物の特徴，すなわち抗原の特異性を認識して攻撃指令をだしたり（ヘルパー T 細胞），感染細胞を消滅させて生体異物を除去（キラー T 細胞）する機能をもつ．

ヘルパー T 細胞はさらに，その産生するサイトカインの違いから，Th1細胞と Th2 細胞に分けられる．Th1 細胞は，インターロイキン 2（IL-2），

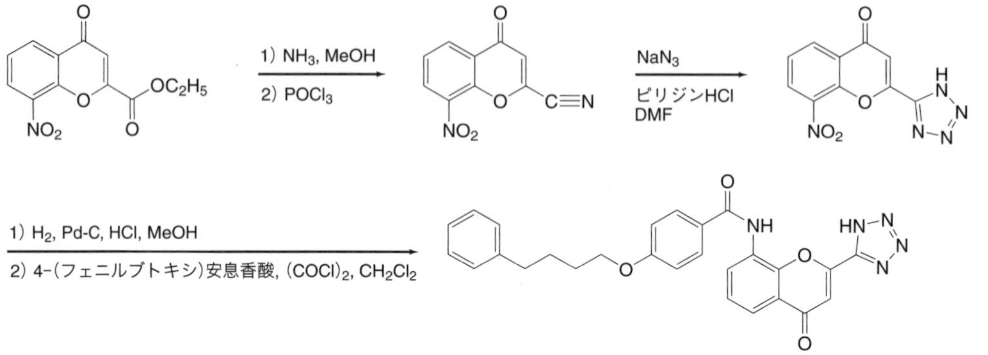

図11.12 プランルカストの合成

　IL-12, インターフェロン γ (IFN-γ) などのサイトカインを産生し, NK 細胞や好中球, マクロファージを活性化しておもに細胞性免疫にかかわっている. Th2 細胞は IL-4, IL-5, IL-6, IL-10 などのサイトカインを産生し, B 細胞の抗体産生を促して液性免疫にかかわる.

　本来, Th1 細胞と Th2 細胞は恒常性 (Th1/Th2 バランス) を保っている. Th1/Th2 バランスがどちらかに偏ると, 自己免疫疾患への感受性が増すという考え方がある. 抗原提示細胞が IL-12 を産生するか, それとも PGE_2 を産生するかで, Th1 細胞と Th2 細胞のどちらが優位になるのかを決定している. Th1 細胞より Th2 細胞が優位に働いている状態では, IgE 抗体産生が増加し, アレルギー体質に陥りやすいと考えられている.

　気管支喘息, とくにアトピー型気管支喘息では IgE 抗体が活発に産生されている. したがって, Th2 サイトカイン阻害薬で Th2 サイトカインの産生を選択的に抑制することによって, IgE 抗体産生の抑制作用および好酸球の組織浸潤抑制作用を発揮する. 現在, Th2 サイトカイン阻害薬としては, スプラタストトシル酸塩 (アイピーディー®) がある.

　大鵬薬品工業株式会社は, 長年スルホニウム塩化合物の合成と活性評価を行っていた. スルホニウム塩構造は医薬化学の分野では第四級アンモニウム塩構造の代替構造と考えられていたが, S-メチルメチオニンがウマ血清由来抗原に対する抗体産生を増加するという薬理活性の報告を受け, スルホニウム塩の医薬応用研究の一環として抗アレルギー薬開発に着手した.

　スクリーニングの結果, 一連のジメチル-2-(置換カルバモイル)エチルスルホニウム塩誘導体 **A** が受身皮膚アナフィラキシー反応を抑制することを見いだした (図 11.13). とくに N-フェニル体 **B** が高活性を示したので, 次にベンゼン環上パラ位の置換基効果を検討した. その結果, 電子供与性基が電子求引性基よりも活性が高く, 親水性基のほうが疎水性基よりも活性が高いという傾向を見いだした. この結果から, 置換基としてアルコキシ基を選び, さらに構造修飾をして 2,3-ジヒドロキシプロポキシ基をもつ化合物 **C**

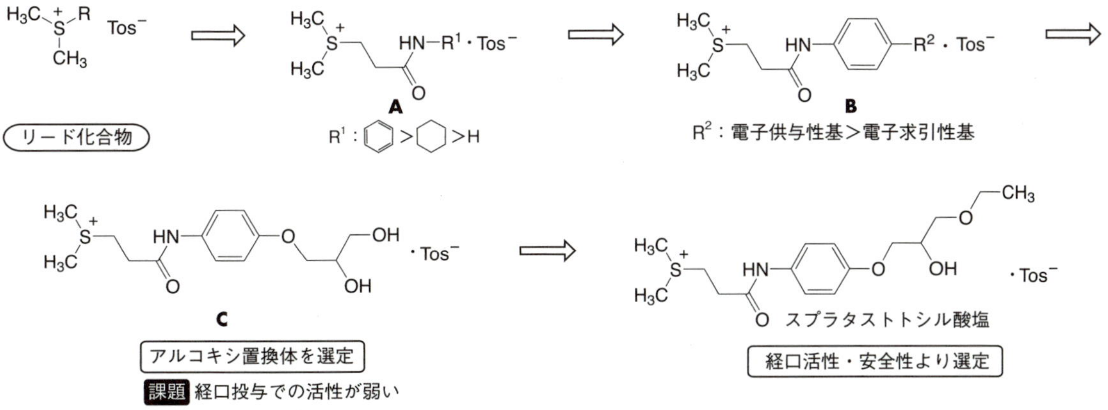

長期管理薬　11.2　223

図11.13　スプラタストトシル酸塩の創製

の活性が高いことを確認した．しかし，この化合物は皮下投与では活性が高いが，経口投与では活性が低いことが判明した．

経口活性の弱さはスルホニウム塩と2,3-ジヒドロキシプロポキシ基の水溶性が高いので，分子全体の親水性が高すぎるためではないかと推定された．このため，疎水性置換基の導入を検討し，得られた化合物群に関する経口活性の強さならびに安全性を総合評価した．

最終的にエトキシ基をもつスプラタストトシル酸塩を選定し，日本では1995年に発売された．合成法は図11.14に示した．

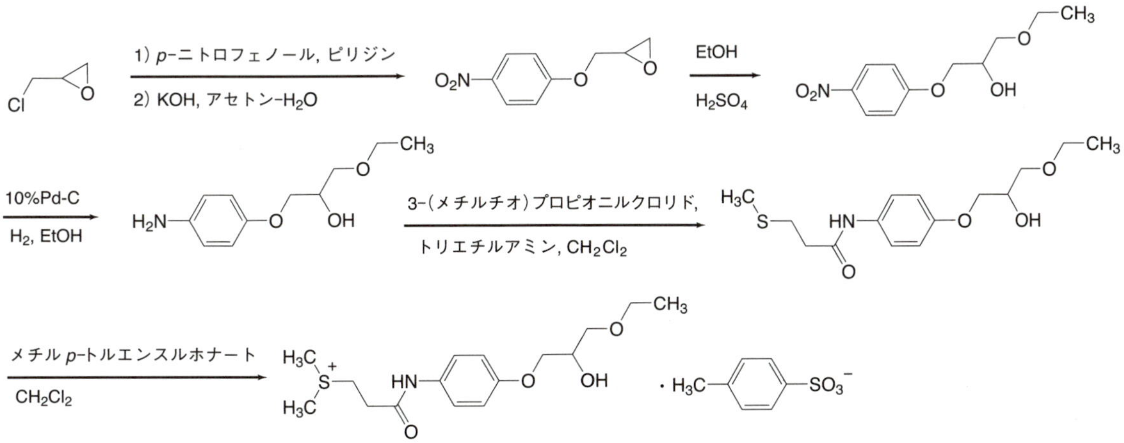

図11.14　スプラタストトシル酸塩の合成

11.3 抗体医薬品

　　気管支喘息の発症に関与するサイトカイン，受容体などを標的とした抗体医薬品が近年，利用されるようになっている．遊離の IgE に対するオマリズマブ，IL-5 に対するメポリズマブ，IL-5α 受容体に対するベンラリズマブ，IL-4/13 受容体に対するデュピルマブの 4 種類が現在認可され，おもに重症患者に用いられている．

章末問題

1. 肥満細胞から放出される代表的なケミカルメディエーターを二つ示せ．
2. 気管支喘息の病像形成に関与する細胞を 4 種類示せ．
3. 炎症を制御する長期管理薬の別称を示せ．
4. 長期管理薬の 5 種類の分類名を示せ．
5. セラトロダストの作用機作を記せ．
6. オザグレルの作用機作を記せ．
7. プランルカストの作用機作を記せ．

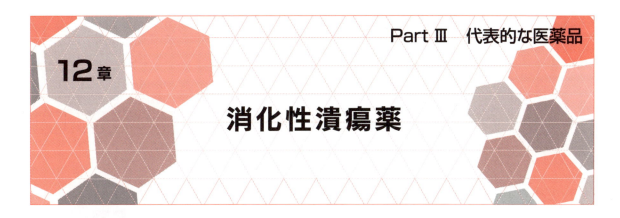

12章 消化性潰瘍薬

Part Ⅲ 代表的な医薬品

❖ 本章の目標 ❖
- 消化性潰瘍の発症機構を理解する．
- ヒスタミン H_2 受容体拮抗薬の創薬過程を理解する．
- プロトンポンプ阻害薬（PPI）とカリウムイオン競合型アシッドブロッカー（P-CAB）作用機構と創薬過程を理解する．
- 消化性潰瘍の再発予防におけるヘリコバクター・ピロリ除菌の有効性を理解する．

12.1 消化性潰瘍とその治療薬

消化性潰瘍とは，胃ならびに十二指腸潰瘍を指す．通常，胃粘膜は胃酸やペプシンにさらされているが，正常状態では潰瘍は発症しない．なぜなら，胃粘膜はいろいろな防御機構に保護されているからである．潰瘍ができる原因については，長い間胃粘膜に対する攻撃因子と胃粘膜の防御因子によるバランス説が考えられてきた．胃酸やペプシンといった**攻撃因子**と粘膜の血流や粘液などの**防御因子**のバランスが崩れ，攻撃因子が優勢となった場合に潰瘍が生じるというものである．したがって，消化性潰瘍治療薬は，防御因子の増強および攻撃因子の抑制が基本的な考え方であった．

ところが，1983年にヒトの胃粘膜から**ヘリコバクター・ピロリ菌**（*Helicobacter Pylori*, *H. Pylori*）が分離・培養されてから，胃潰瘍の成因説が大きく変革した．すなわち，胃潰瘍の原因のうちピロリ菌感染が重要なものとして認識され，除菌すると胃潰瘍再発が顕著に抑えられることも判明した．現在では，攻撃因子と防御因子のバランスを崩す攻撃側因子としてピロリ菌とリウマチや感冒治療に用いる**非ステロイド性抗炎症薬**（non-steroidal anti-inflammatory drugs；**NSAIDs**）が考えられている．

NSAIDs（10.2.1項参照）が引き起こす消化性潰瘍（NSAIDs潰瘍）の発症機構は，次のように考えられている（図12.1）．アスピリンやインドメタシン

潰瘍
皮膚や粘膜や眼球（角膜や結膜）などを覆う上皮組織が傷つき，肉眼的な広さにわたって欠損した状態．

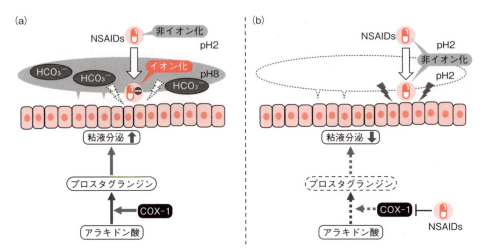

図12.1 NSAIDs潰瘍の発症機構
(a) 通常時：高pH環境下でNSAIDsはイオン化することで水溶性が高まり、粘膜傷害を起こしにくくなる。
(b) NSAIDs使用時：NSAIDsが脂溶性が高い非イオン化状態のまま粘膜に接触することで、粘膜傷害を引き起こす。また、細胞膜を通過したNSAIDsはCOX-1を阻害する。
医療情報科学研究所編、『薬がみえる vol.3』、メディックメディア(2016)、p.33を改変。

などの古典的なNSAIDsは、COX-1、COX-2の二つのサブタイプを阻害して、プロスタグランジンの合成を抑制することで抗炎症作用を示す。COX-1は胃粘膜を含む多くの組織に発現し、COX-2は炎症組織で誘導される。

酸性環境下ではNSAIDsのカルボキシ基が非イオン化する。通常、ムチンと重炭酸イオン(HCO_3^-)が多量に含まれる胃粘液の高pH環境下ではNSAIDsはイオン化するため、水溶性が高くなり粘膜傷害を起こしにくい。一方NSAIDsを使用すると粘液分泌が抑制され、非イオン化状態を維持したNSAIDsが粘膜に直接接触するため粘膜傷害が起こる。また、非イオン化状態のNSAIDsは脂溶性が高いため細胞膜透過性を獲得し、細胞内に蓄積したNSAIDsがCOX-1を阻害することで防御因子であるプロスタグランジン合成を抑制する。その結果、粘液分泌が下がり、胃粘膜の酸に対する抵抗性が減弱して胃粘膜傷害を引き起こす。この問題を解決するために、非ステロイド系抗炎症薬としてCOX-2選択的阻害薬セレコキシブ（セレコックス®）などが開発され、NSAIDs潰瘍予防として使用されている(4.1.2項参照)。

消化性潰瘍の薬物治療変遷を見ると、1980年以前は制酸薬や抗コリン薬、防御因子増強薬などを併用して投与されていた。1980年代には**H_2受容体拮抗薬**が、さらに1990年代に入ってより強力な胃酸分泌抑制作用をもつ**プロトンポンプ阻害薬**(proton pump inhibitor；**PPI**)が登場し、潰瘍の治癒率は向上した。2010年代には、カリウムイオン競合型アシッドブロッカー(P-CAB)が登場した。

潰瘍の成因としてピロリ菌感染の寄与が明らかになると、アメリカでは

1997年にはピロリ菌に対する除菌療法が認可された．一方，日本でも2000年からランソプラゾール，アモキシシリン，クラリスロマイシンの3剤併用が保険適用となった．現在では，ボノプラザン，アモキシシリン，クラリスロマイシンの3剤併用が第一選択と考えられている．

消化性潰瘍薬は，攻撃因子抑制薬と防御因子増強薬とに大別される．これについては次節以降で詳しく説明する．

アモキシシリン
ペニシリン系の抗生物質．

クラリスロマイシン
マクロライド系抗生物質．

12.2 攻撃因子抑制薬

12.2.1 ヒスタミンH_2受容体拮抗薬

ヒスタミンにはH_1，H_2，H_3，およびH_4の四つの受容体が存在する．このうち，H_2受容体は胃壁の壁細胞に存在する．ヒスタミンがH_2受容体に結合すると，アデニル酸サイクラーゼが活性化される（図12.2）．その結果，細胞内サイクリックAMP(cAMP)濃度上昇が起こり，プロテインキナーゼが活性化される．引き続きH^+，K^+-ATPアーゼ（プロトンポンプともいう）が活性化され，水素イオンが塩酸の形で胃腔内に放出される．このため，H_2作用を阻害すれば胃酸の分泌を抑えることができる．

ヒスタミンH_2受容体拮抗薬（H_2-blocker，医療現場ではH_2ブロッカーとよばれることが多い）はおもに胃に存在するH_2受容体に働き，強力に胃酸分泌を抑制する．H_2受容体拮抗薬が臨床で使用されてから胃潰瘍の外科手術は激減した．現在，ヒスタミンH_2受容体拮抗薬として，シメチジン(タガメット®)，ラニチジン(ザンタック®)，ファモチジン(ガスター®)，ニザチジン(アシノン®)，ロキサチジン酢酸エステル(アルタット®)，ラフチジン(プロテカジン®)がある（図12.3）．

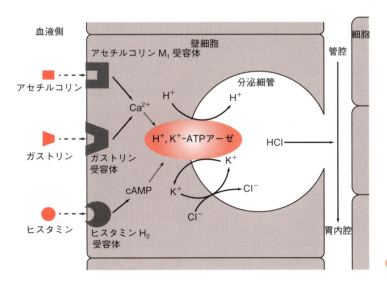

図12.2 壁細胞における酸分泌機構

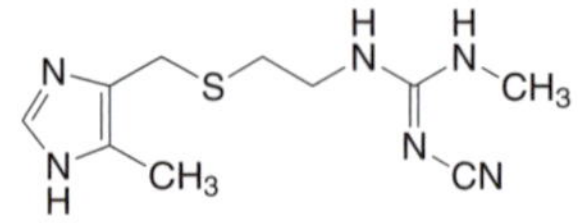

シメチジン

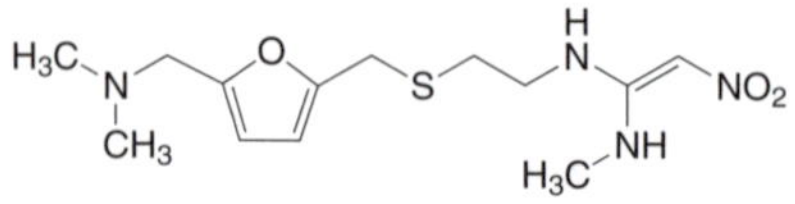

ラニチジン
（ラニチジン塩酸塩）

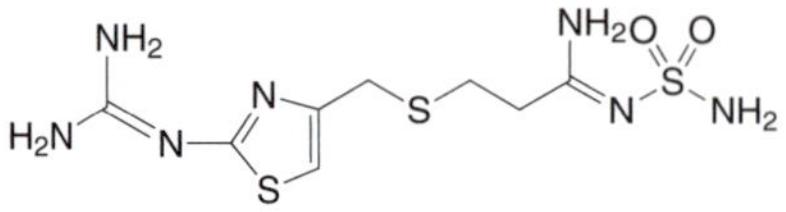

ファモチジン

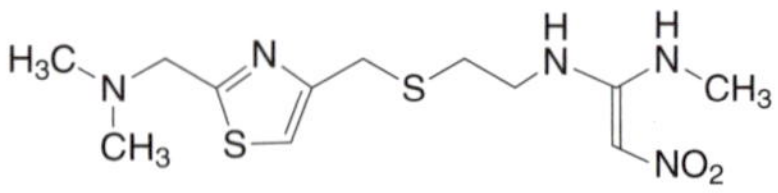

ニザチジン

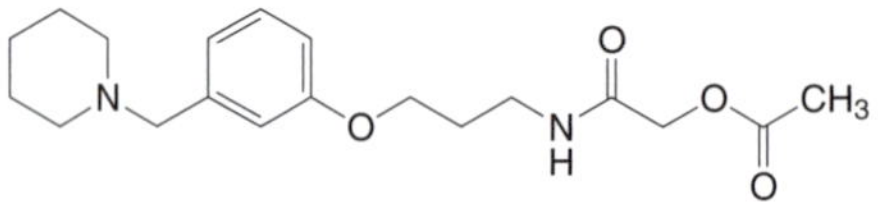

ロキサチジン酢酸エステル
（ロキサチジン酢酸エステル塩酸塩）

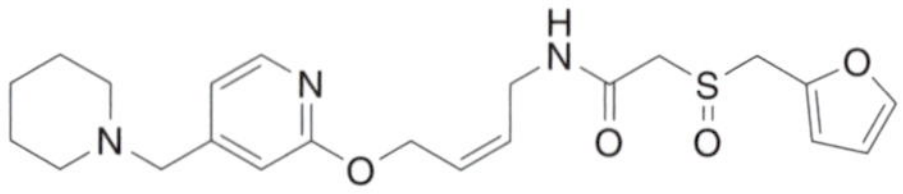

ラフチジン

図12.3　ヒスタミンH₂受容体拮抗薬

　1964 年，イギリス SK & F 社（現 グラクソスミスクライン株式会社；GSK）の J. Black と M. Parson らは，ヒスタミン自体をリード化合物とする，ヒスタミン誘発胃酸分泌抑制薬の探索を開始した．いまでこそヒスタミンには 4 種類の受容体が存在することがわかっているが，1960 年代当時は 1 種類の受容体（現在のヒスタミン H₁ 受容体）しか存在が想定されていなかった．しかし，ヒスタミン H₁ 受容体拮抗薬を大量に投与しても胃酸分泌刺激に対する抑制効果が得られなかった．このため，SK & F 社は胃にほかのヒスタミン受容体（当時はヒスタミン非 H₁ 受容体とよばれていた）が存在することを想定した．そして，ヒスタミン非 H₁ 受容体拮抗薬の創製に成功すれば，ヒスタミン非 H₁ 受容体の存在を立証できるという学問的興味，ならびにその薬物が胃酸分泌に関連する疾患に対しても効果を発揮するのではないかという実用的観点から研究に着手した．

　ヒスタミンの 4 位にメチル基を導入した 4-メチルヒスタミンは，ヒスタミン H₂ 選択的活性化薬であった．このことから，4 位へのメチル基導入によってヒスタミン受容体選択性を示すことが示唆された〔図 12.4(a)〕．最初のヒスタミン H₂ 拮抗活性は水溶性置換基を導入した N-α-グアニルヒスタミンに認められたが，その活性はきわめて弱いものであった（のちにこの化合物は部分作動薬であることが判明した）．次に塩基性の強いグアニジノ基を中性のチオウレア基に変換し，最初のヒスタミン誘発胃酸分泌抑制化合物ブリママイドを見いだした．しかし，ブリママイドは経口吸収性が低く，臨床応用には至らなかった．

　ところで，ヒスタミンには互変異性体 A および B が存在するが，A が優勢である．4 位にメチル基を導入することによって，互変異性体 B が優勢に

リード化合物
特定疾病の発病メカニズムを対象として，既知化合物のデータベースまたはその目的にそって合成された新規化合物群のなかから選ばれた化合物．

部分作動薬
パーシャルアゴニストともいう．受容体に結合しアゴニスト活性を示すが，完全なアゴニストよりは作用が弱い化合物．

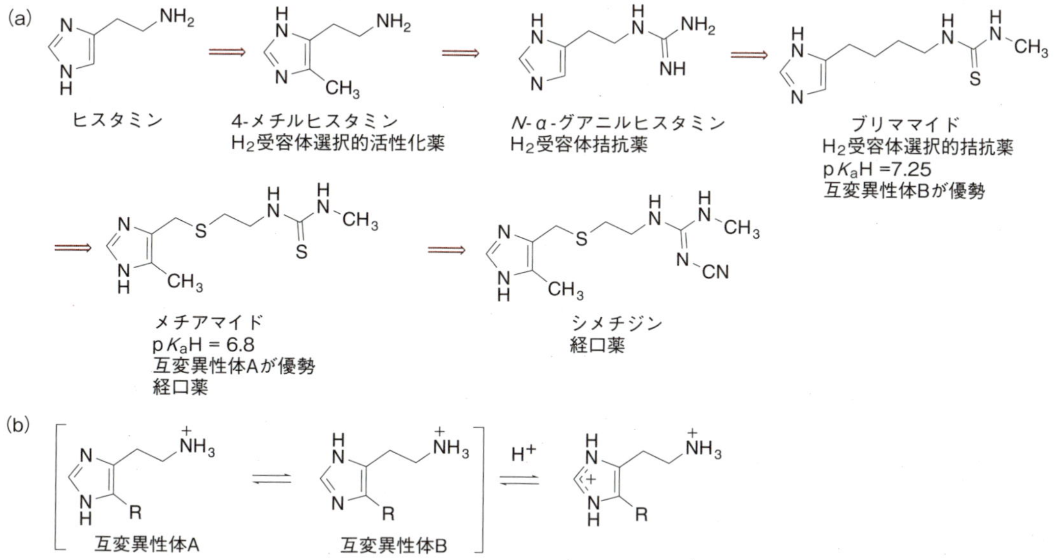

図12.4 シメチジンの創製(a)とヒスタミンの互変異性およびプロトン化(b)

転じ，イミダゾール環のpK_aH（共役酸のpK_a）も5.9から7.4へ変化する．すなわち，置換基導入により図12.4(b)の3種の平衡が移動するが，ヒスタミンH$_2$受容体に対する結合には互変異性体Aが重要であることが示唆されている．互変異性体Bが優勢のブリママイドの経口吸収性が低い原因は，イミダゾール環のpK_aHが7.25と塩基性が高いことに起因すると考えられた．4位にメチル基を導入し，さらにメチレン基の生物学的等価体として電子求引性基の硫黄原子へ変換したメチアマイドは，イミダゾール環の塩基性が減弱し，より好ましい互変異性体Aを取ることで，ブリママイドよりも活性が10倍増強され，経口投与で胃潰瘍を治癒することに成功した．1972年にイギリスでメチアマイドの臨床試験が開始された．しかし，顆粒球減少症という副作用が報告され，臨床試験は中止された．この副作用の原因をチオウレア基が存在するためと推定した研究者らは，それに代わる置換基を探索し，グアニジン部分の塩基性を減少させることを思考して電子求引性基を導入し，シアノグアニジノ基をもつシメチジンの創製に成功した〔図12.4(a)〕．シメチジンは1976年にイギリスで発売されて以来，多くの国で発売され，日本では1982年に発売されている．シメチジンの合成を図12.5に示した．

シメチジンはヒスタミンH$_2$受容体拮抗薬として高い評価を得ていたが，作用持続時間が短く，薬物代謝酵素阻害作用や抗男性ホルモン作用を示すなどの課題も明らかとなった．そこで，さらに有効なヒスタミンH$_2$受容体拮抗薬の創製を目指した改良研究が展開された．現在では，先に示した六つの薬物が臨床使用されるに至っている．

山之内製薬株式会社（現 アステラス製薬株式会社）はシメチジン以上に活

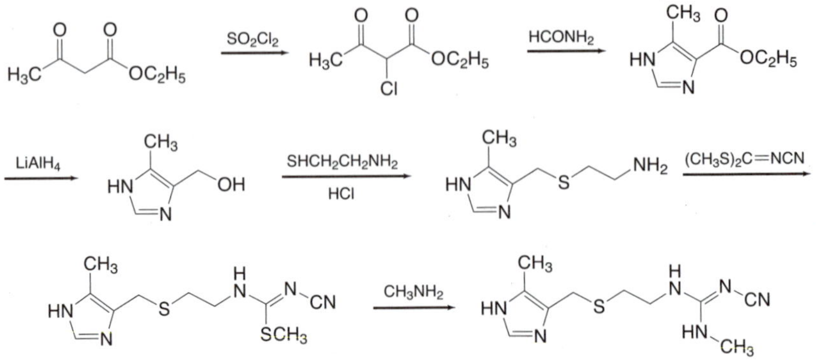

図12.5 シメチジンの合成

性が高く，かつ副作用の軽減された薬物創製を目指して，ヒスタミン H_2 受容体拮抗薬の有効性が判明していない早期から研究を開始した．手始めにシメチジンのシアノグアニジン部をアミジンに変換し，さらにイミダゾール部をピリジン環に変換した(図12.6)．そして，シメチジンと同じ発想で，アミジン窒素上電子密度の減少を期待して導入した N-カルバモイル誘導体がシメチジンの10分の1ではあるが，ヒスタミン H_2 受容体拮抗作用を示すことを見いだした(図12.7)．

次にピリジン環をほかの複素芳香環に変換した N-カルバモイルアミジン誘導体をそれぞれ合成し，イミダゾール体，アミノエチリデンアミノチアゾール体，2-グアニジノチアゾール体がシメチジンと同等以上の活性をもつことを見いだした．とくに2-グアニジノチアゾール体はシメチジンよりも数十倍強いヒスタミン H_2 受容体拮抗作用を示し注目されたが，この化合物は化学的にやや不安定で，製造上に課題があることがわかった．また，体内動態も悪く，急性毒性(ネズミ)もやや高いことから，さらに構造を変換させる必要があった．

シアノ基やカルバモイル基と物理化学的特性のよく似た置換基(化学的等価体)としてスルファモイル基に着目し，さらに誘導体を合成したところ，N,N-無置換スルファモイル基をもつ2-グアニジノチアゾール体であるファ

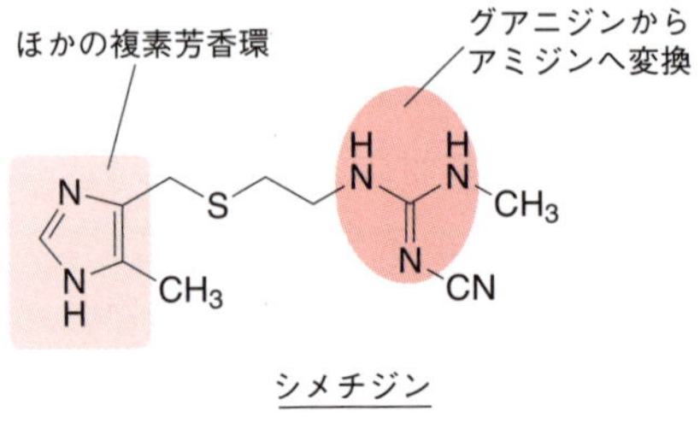

図12.6 シメチジンの変換

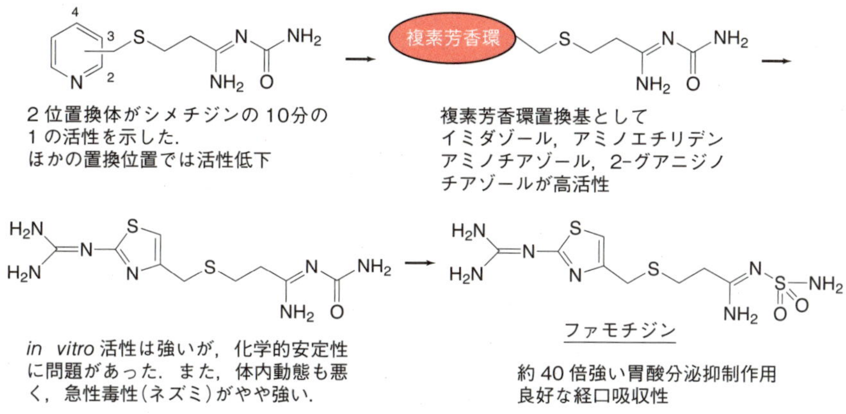
複素芳香環
2 位置換体がシメチジンの 10分の
1 の活性を示した.
ほかの置換位置では活性低下
複素芳香環置換基として
イミダゾール，アミノエチリデン
アミノチアゾール，2-グアニジノ
チアゾールが高活性
in vitro 活性は強いが，化学的安定性
に問題があった．また，体内動態も悪
く，急性毒性(ネズミ)がやや強い.
ファモチジン
約 40 倍強い胃酸分泌抑制作用
良好な経口吸収性

図 12.7 ファモチジンの創製

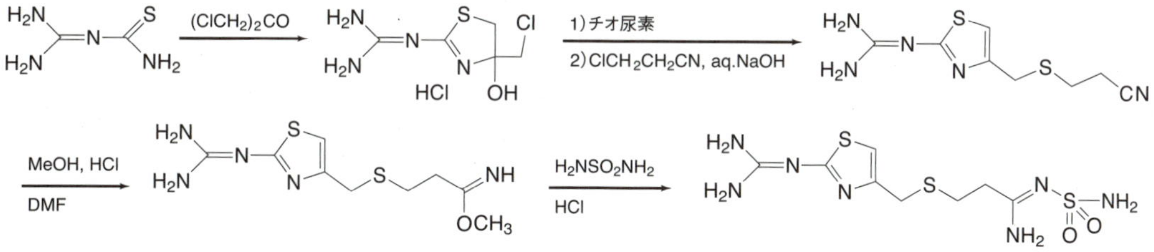
(ClCH2)2CO
1)チオ尿素
2)ClCH2CH2CN, aq.NaOH
MeOH, HCl
DMF
H2NSO2NH2
HCl

図 12.8 ファモチジンの合成

モチジンがシメチジンよりも数十倍活性が高く，加えて体内動態も良好であると示された．日本ではファモチジンは 1985 年に発売された．図 12.8 に合成法を示した.

12.2.2 プロトンポンプ阻害薬

胃壁の壁細胞にはヒスタミン H_2 受容体のほかに胃酸分泌にかかわるムスカリン性アセチルコリン M_1 受容体とガストリン受容体が存在する．したがって，H_2 受容体拮抗薬のみでは本来生理的胃酸分泌を完全に止めることはできない．実際，H_2 受容体拮抗薬が有効でない例も報告された.

胃酸分泌に関する情報伝達経路は，ヒスタミン，アセチルコリンおよびガストリンの各リガンドがそれぞれの受容体に結合して活性化され，それらの情報はセカンドメッセンジャーを介して最終的にプロトンポンプを活性化し，胃酸を分泌する．つまり，このプロトンポンプ自体の阻害薬(PPI)は胃酸分泌情報伝達をその最下流で遮断するきわめて強力な胃酸分泌抑制薬である．現在国内で販売されている PPI としてオメプラゾール(オメプラール®)，ランソプラゾール(タケプロン®)，ラベプラゾール(パリエット®)，エソメプラゾール(ネキシウム®)がある(図 12.9)．PPI は共通してスルホキシドをもつ．この硫黄原子には非共有電子対が存在し，したがって硫黄は不斉原子で

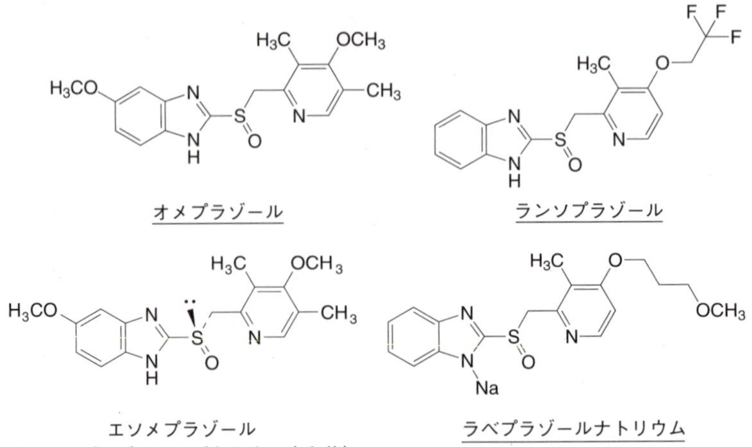

図12.9 プロトンポンプ阻害薬

ある．なお RS 表記において，原子番号順に優先順位をつけるが，スルホキシドの非共有電子対は最も低い優先順位になる．オメプラゾール，ランソプラゾール，ラベプラゾールは，ラセミ体として開発された．それに対してエソメプラゾールは，オメプラゾールからのキラルスイッチ（ラセミックスイッチ）であり，S 体のユートマーである．つまり，エソメプラゾールの代謝において，遺伝子多型が存在する CYP2C19 の寄与がオメプラゾールと比較して少ない一方，CYP3A4 の寄与が大きい．したがって，エソメプラゾールは個体差が少ない安定した臨床効果が期待される．

　スウェーデンの A. B. Hassle 社（現在の AstraZeneca 社）は，1966 年より胃酸分泌抑制薬の研究を開始した．研究着手した当初はカルバメート類を研究していたが，1972 年からは動物モデルで胃酸分泌抑制作用の認められた 2-ピリジルチオアセトアミドをリード化合物とする構造展開に方針転換した（図12.10）．ほどなく強力な胃酸分泌抑制作用を示す 2-(2-ピリジル)メチルチオベンズイミダゾールを，さらにその酸化体であるチモプラゾールを見い

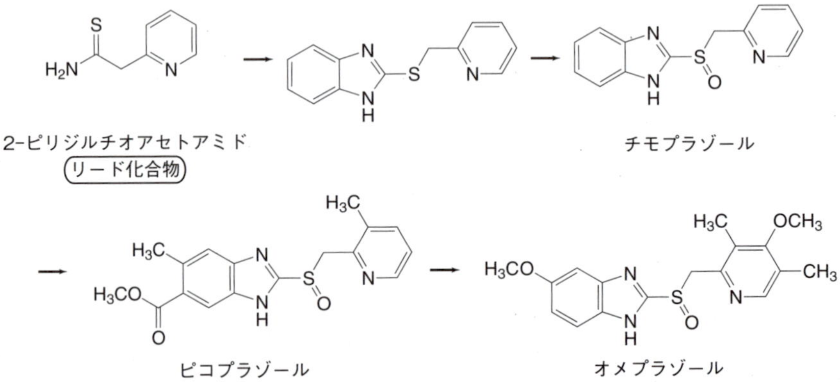

図12.10 オメプラゾールの創製

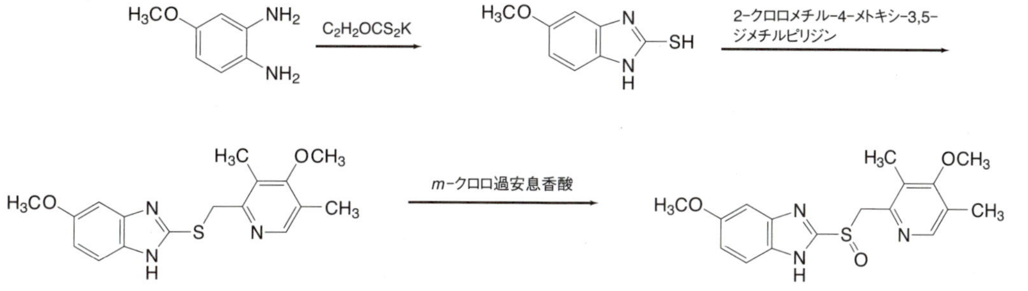

図 12.11 オメプラゾールの合成

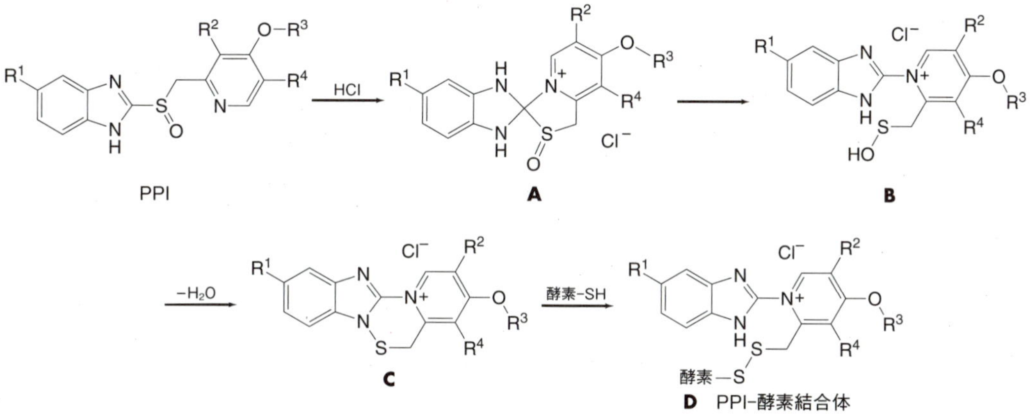

図 12.12 PPI の推定活性発現機構

だした．ついで構造変換をしてピコプラゾールを見いだし，最終的には1979年にオメプラゾールの創製に成功した．日本では1991年に発売された．図 12.11 に合成法を示した．

PPI の基本構造は 2-[(2-ピリジルメチル)スルフィニル]ベンズイミダゾール（PSB 骨格）であり，PPI の作用機構には PSB 骨格の特異的な転位反応にある（図 12.12）．すなわち，PSB 骨格をもつ化合物は酸性条件下で環化してスピロ体 **A** を形成し，ついで転位反応が起こりスルフェン酸誘導体 **B** となる．さらに分子内脱水環化反応により，スルフェンアミド体 **C** を生成する．この **C** は H^+, K^+-ATP アーゼの活性中心に存在するシステイン残基の遊離チオール基と共有結合を形成し，安定なジスルフィド結合体 **D** を生成する．このため，H^+, K^+-ATP アーゼの活性が長時間にわたり非競合的に阻害される．したがって，PSB 化合物はそれ自体活性を示さず，生体内において活性化され作用を発現するプロドラッグと考えることができる．活性本体である **C** はアキラルな化合物であるため，PPI のスルホキシドの光学活性体には H^+, K^+-ATP アーゼに対する薬効に差がないと考えられる．しかし先述のとおり，オメプラゾールの光学活性体は代謝速度が異なり，S 体がユートマーであることが明らかになった．医薬品の立体化学が標的分子に対する薬

効に重要であることは自明であるが，立体化学が薬物動態においても重要である事例といえる．

12.2.3　カリウムイオン競合型アシッドブロッカー(P-CAB)

臨床データの蓄積とともに，これまでのPPIで症状をコントロールできない胃食道逆流症患者やPPIを用いた除菌療法でピロリ菌の除菌率低下が報告されるなど，2000年ごろからPPIによる治療の課題が明らかになってきた．具体的には，① PPIは酸性条件下で活性本体に変換された後にH^+, K^+-ATPアーゼに作用するプロドラッグであり，酸性溶液中で不安定で腸溶製剤として投与する必要があるため，胃運動の個体差によって作用発現時間が一定しない．② 遺伝子多型のある代謝酵素CYP2C19による代謝を受けるため，血中動態および抑制作用に比較的大きな個人差が生じる．③ 夜間の酸逆流を十分に抑制できない．④ 効果の立ち上がりが遅く，最大効果を得るためには数日間の服用を必要とする，といった点である．このような背景のもと，カリウムイオン競合型アシッドブロッカー(P-CAB)の創製研究が，武田薬品工業株式会社で実施された(図12.13)．

PPIとP-CABの標的は同一であるが，PPIがH^+, K^+-ATPアーゼに対する不可逆的阻害薬のプロドラッグであるのに対して，P-CABはK^+イオンと競合してH^+, K^+-ATPアーゼとイオン結合を形成することにより機能的に酵素活性を阻害する特徴をもつ．ハイスループットスクリーニング(HTS)により，酸に安定で，H^+, K^+-ATPアーゼ阻害作用(IC_{50}：540 nmol L^{-1})をもつヒット化合物 **A** が得られたが，Na^+, K^+-ATPアーゼに対する選択性は不十分であった．塩基性部分をエチル基からメチル基に変換した化合物 **B** は，活性が約10倍向上し，ラット静脈投与による酸分泌阻害活性が認められ，Na^+, K^+-ATPアーゼに対する選択性も向上した．フェニル基の置換基をメチル基からメトキシ基に変換した類縁体 **C** は，さらに強い酸分泌阻害活性が認められたが，細胞傷害性，human ether-a-go-go gene(hERG)チャネル阻害など毒性発現につながるリスクが判明した．毒性特性を改善すべく脂溶性の指標Log D 値を下げる分子設計によって，hERG阻害を示さず，イヌ経口投与による酸分泌阻害活性を示すボノプラザンを見いだした．2018年に，H^+, K^+-ATPアーゼとボノプラザンの複合体X線結晶構造が明らかになった(図12.14)．ボノプラザンは，胃管腔側のイオン結合部位に，イオンの通路を塞ぐように結合していた．この結合様式は，ボノプラザンとK^+の競合阻害作用を説明できるものであった．

ボノプラザン(タケキャブ®)はPPIとは異なり胃酸による活性化が不要で，分泌細管に速やかに移行し作用発現が速い．H^+, K^+-ATPアーゼを可逆的に阻害することで，PPIよりも強力な酸分泌抑制作用を示す．CYP2C19の

12.2 攻撃因子抑制薬　235

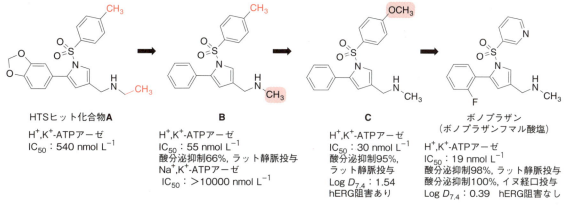

図 12.13　ボノプラザンの創製

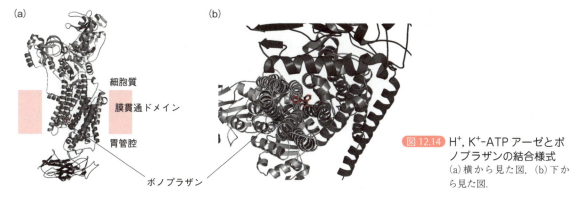

図 12.14　H$^+$, K$^+$-ATPアーゼとボノプラザンの結合様式
(a) 横から見た図，(b) 下から見た図．

遺伝子多型の影響を受けにくいため，作用に個人差が少ない．さらに，ボノプラザンは分泌細管に長時間滞留する特長をもつが，この作用機序は，ボノプラザンの物理化学的特性から説明できる．ボノプラザンの Log $D_{7.4}$ は 0.39，塩基性部分の pK_aH は 9.3 である．中性付近の環境下ではボノプラザンの大部分がイオン型として存在するが，非常に良好な膜透過性を示す．一方酸性環境下では分子型の存在比率がさらに下がり，膜透過性が低下するため，酸性環境下の分泌細管に長時間留まることができると考えられている．

Advanced　胃酸分泌プロトンポンプ

胃酸は，胃粘膜壁細胞原形質膜に限局するプロトンポンプ（H$^+$, K$^+$-ATPアーゼ）によって分泌されている．このプロトンポンプは，ATPを加水分解するときのエネルギーを用いて細胞内のH$^+$を細胞外へ，細胞外のK$^+$を細胞内へと交換する形で輸送するH$^+$, K$^+$-ATPアーゼである．このとき細胞の外へと輸送されるH$^+$が胃酸に相当する．胃酸分泌が活性化されると，胃管腔のpHは0.8に至ることもある．しかし胃壁細胞内のpHはほぼ中性に維持され，細胞の内外には約100万倍のプロトンの濃度

勾配がつくられることになる．プロトンポンプはαサブユニットとβサブユニットより構成される複合体であり，αサブユニットはATP結合や触媒反応に関与している．一方，βサブユニットはαサブユニットの機能維持に関与している．

12.3 防御因子増強薬

12.3.1 プロスタグランジン誘導体

胃壁は粘膜から産生される粘液，エネルギー供給源の粘膜血流，プロスタグランジン，pH調節にかかわる重炭酸塩，組織損傷にかかわる増殖因子で保護されている．これら防御因子を増強することにより，胃壁の傷害である潰瘍を防ぐことができるはずであるという発想から開発されている薬物がプロスタグランジン誘導体である．

プロスタグランジンは細胞膜構成脂質であるアラキドン酸から生合成されるケミカルメディエーターで，ほとんどすべての組織で生合成され，その各作用部位で活性を発現する．とくに胃粘膜で産生されるプロスタグランジン（PGE_1，PGE_2）は，胃酸分泌抑制，粘液分泌促進，粘膜血流改善などの，いわゆる胃粘膜保護作用を示す．攻撃側因子として，非ステロイド性抗炎症薬（NSAIDs）があげられるが，NSAIDsによる胃粘膜傷害の発症原因として，プロスタグランジン産生阻害が重要である．PGE_1誘導体として，現在ミソプロストール（サイトテック®）が上市されている（図12.15）．

ケミカルメディエーター
炎症細胞から産生分泌される化学物質の総称．

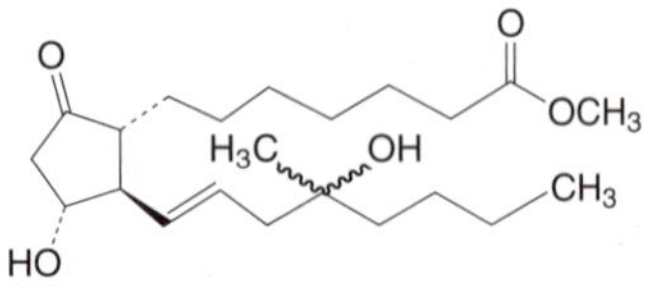

ミソプロストール

図12.15 プロスタグランジン誘導体

12.3.2 レバミピド

レバミピド（ムコスタ®）は胃炎・胃潰瘍治療薬であり，内因性プロスタグランジン増加作用と胃粘膜傷害の発症因子の一つであるフリーラジカル抑制作用をもつ．

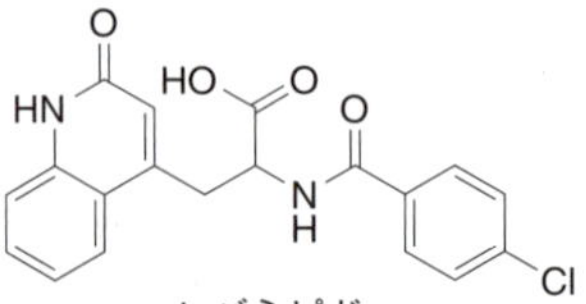

レバミピド

章末問題

1．潰瘍の成因について記せ．
2．胃酸分泌に関与する三つの受容体の名称を記せ．
3．攻撃因子を2種類記せ．
4．攻撃因子抑制薬は作用機作から3種類に大別される．それぞれの名称を記せ．
5．現在，日本でプロトンポンプ阻害薬として承認されている薬物の名称を記せ．
6．胃粘膜で産生されるプロスタグランジンの名称および作用を記せ．

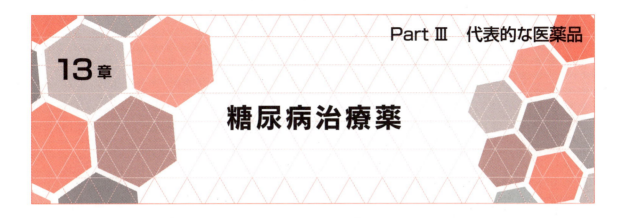

Part Ⅲ　代表的な医薬品

13章　糖尿病治療薬

❖ 本章の目標 ❖
- 糖尿病の病態を理解する．
- 糖尿病が2種類に大別されることを理解する．
- 糖尿病治療薬の作用機作を理解する．

13.1　糖尿病とその治療薬

　糖尿病とは，血糖値の高い状態が続く代謝性の疾患である．糖尿病は血糖降下ホルモンである**インスリン**作用の相対的および絶対的な不足によって引き起こされる．高血糖による典型的な症状としては，口渇，多飲，多尿，さらには体重減少や体のだるさなどがある．糖尿病患者は年々増加しており，全世界で5億人に達する．

　高血糖状態が長期間にわたって続くと，糖尿病特有の合併症（**糖尿病性合併症**）となる．糖尿病の3大合併症は網膜症，腎症，神経障害である．網膜症が進行すると，視力が低下したり失明することもある．また腎症が進行すると，むくみや腎機能障害による腎不全に至ることもある．神経障害としては，手足のしびれや痛み，あるいは逆に感覚が鈍くなること，また，胃腸運動の異常により下痢や便秘などが起こる．糖尿病が長期間続くと，動脈硬化症も進む．冠動脈や脳動脈，下肢動脈などの血管が動脈硬化症に陥ると，その結果として心筋梗塞や脳梗塞，脳卒中，閉塞性動脈硬化症などが引き起こされ，生命予後にかかわる重要な問題となる．

　このように，糖尿病は放っておくと命にかかわる非常に恐い病気である．しかし，血糖値を上手にコントロールしていれば，このような合併症は予防でき，食事療法や運動療法とともに薬物療法による治療も有効である．

　糖尿病は**1型糖尿病**と**2型糖尿病**に分類される．1型糖尿病はインスリン依存性であり，膵β細胞が自己免疫機構の破綻によって破壊され，インスリ

膵 β 細胞
膵臓のランゲルハンス島に存在する細胞．血糖値を感知し，インスリンを血液中に分泌する．

ンが絶対的に欠乏したために起こる糖尿病であり，インスリンを補給する必要がある．糖尿病患者に占める割合は数％と少ない．

一方，2型糖尿病は，分泌されるインスリンの量は必ずしも少なくはないのに，何らかの原因で標的臓器である筋肉や肝臓で十分に作用しない(**インスリン抵抗性**)ために起こる糖尿病で，90％以上の患者がこの2型糖尿病である．原因として，高度経済成長がもたらした生活様式の問題，とくに「過食」，「運動不足」，「ストレス」，「肥満」などが考えられている．

13.2 抗糖尿病薬

糖尿病の治療では，血糖値をコントロールするために食事療法や運動療法が大切であるが，それだけで完璧なコントロールが必ずしもできるわけではない．食事療法や運動療法の効果を引きだし，血糖をコントロールして血管や細胞の傷害を防ぐためには，薬物療法が重要な鍵を握っている．抗糖尿病薬は，ⅰ）**インスリン製剤**，ⅱ）**GLP-1受容体作動薬**，ⅲ）**DPP-4阻害薬**，ⅳ）**スルホニル尿素薬**，ⅴ）**ビグアナイド薬**，ⅵ）**グリミン系**，ⅶ）**SGLT2阻害薬**，ⅷ）**α-グルコシダーゼ阻害薬**，ⅸ）**速効型インスリン分泌刺激薬(グリニド薬)**，ⅹ）**インスリン抵抗性改善薬**，に大別される．

13.2.1 インスリン製剤

膵臓でインスリンがほとんど分泌されなくなる1型糖尿病では，肝臓からの糖放出を抑制しながら制御している"基礎分泌"と，糖濃度が上昇すると分泌され，肝，筋，脂肪におけるインスリン依存性糖取り込みにかかわる"追加分泌"がともにほとんどなくなっているため，インスリン療法が治療の基本となる．患者の血糖値状態などに合わせ，さまざまなインスリン製剤を使い分ける必要がある．皮下に注射したあとの効果の発現開始時間やピーク，持続時間の差によって，超速効型(作用発現時間15分,作用持続3～5時間)，速効型，中間型，持続型(作用発現時間2～3時間，作用持続24時間)の4種類があり，またそれらを混ぜ合わせた混合製剤もよく用いられている．

13.2.2 GLP-1受容体作動薬

インクレチンは食物の摂取に伴って消化管から血中に放出され，インスリン分泌を促進するホルモンの総称である．インクレチンの一種であるGLP-1(glucagon-like peptide-1)は，血糖依存的に膵β細胞のインスリン分泌を亢進し，血糖上昇作用のあるグルカゴン分泌を抑制する．2型糖尿病患者ではGLP-1の分泌能が低下していることが報告されている．インスリン分泌促進薬として，後述するスルホニル尿素薬やグリニド薬が用いられてい

るが，GLP-1は血中グルコース濃度に依存してインスリン分泌を促すため，低血糖の発現リスクが低い糖尿病薬として期待された．しかし活性型のGLP-1*はペプチド構造であり，生体内でジペプチジルペプチダーゼ4(DPP-4)により速やかに分解され，半減期は2分以内と非常に短い．この短い半減期を改善したGLP-1受容体作動薬(GLP-1アナログ)であるエキセナチド(バイエッタ®)，リキシセナチド(リキスミア®)，リラグルチド(ビクトーザ®)，セマグルチド(オゼンピック®とリベルサス®)が臨床で使用されている(図13.1)．エキセナチドはアメリカオオトカゲの唾液腺から発見されたペプチドであるエキセンジン-4の構造を参考に合成された薬剤であり，1日2回皮下投与で効果を示す．エクセンジン-4は，GLP-1とアミノ酸配列の相同性が高いが，DPP-4が加水分解するN末端から2番目のアミノ酸が，エクセンジン-4ではグリシン，活性型GLP-1ではアラニンである．このためエクセンジン-4は，DPP-4に対する抵抗性をもち，皮下注射後の半減期が長い．リキシセナチドはC末端に連続したリジン残基をもつ．このような塩基性オリゴペプチドは細胞膜を透過する性質をもつため，膜透過シグナ

＊GLP-1(7-36)アミド：37アミノ酸からなるGLP-1のN末端の6アミノ酸とC末端の1アミノ酸が切断された30アミノ酸からなるペプチドで，C末端がアミド．

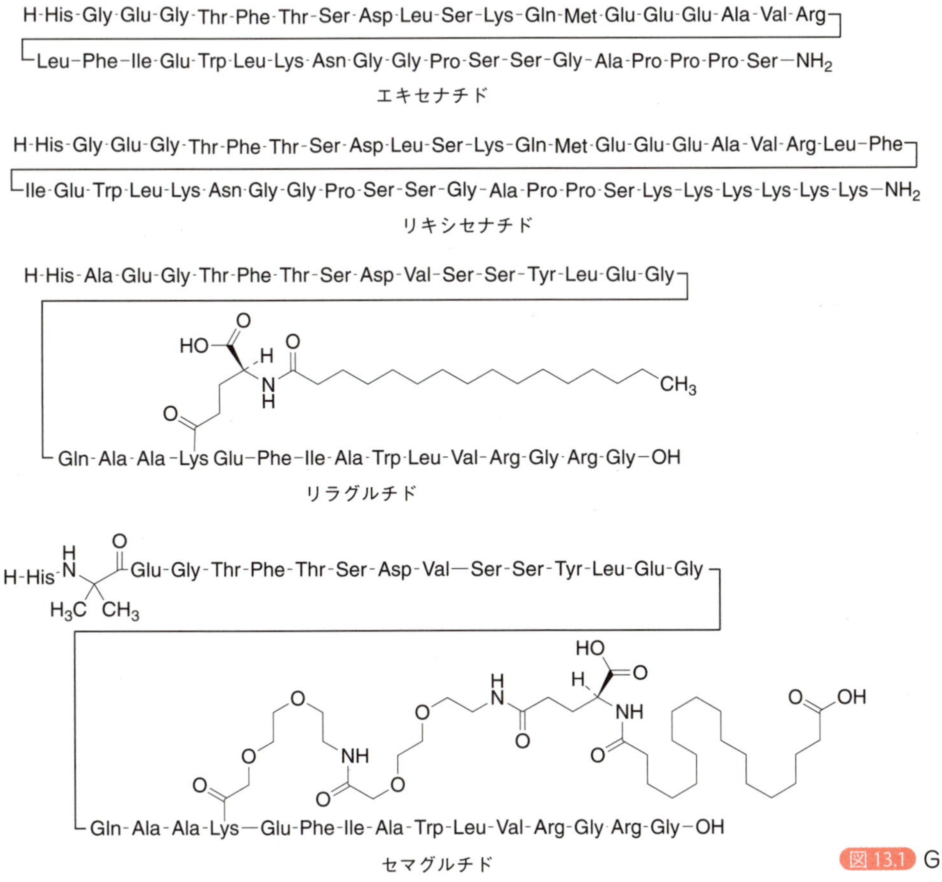
H-His-Gly-Glu-Gly-Thr-Phe-Thr-Ser-Asp-Leu-Ser-Lys-Gln-Met-Glu-Glu-Glu-Ala-Val-Arg
Leu-Phe-Ile-Glu-Trp-Leu-Lys-Asn-Gly-Gly-Pro-Ser-Ser-Gly-Ala-Pro-Pro-Pro-Ser-NH2
エキセナチド
H-His-Gly-Glu-Gly-Thr-Phe-Thr-Ser-Asp-Leu-Ser-Lys-Gln-Met-Glu-Glu-Glu-Ala-Val-Arg-Leu-Phe
Ile-Glu-Trp-Leu-Lys-Asn-Gly-Gly-Pro-Ser-Ser-Gly-Ala-Pro-Pro-Ser-Lys-Lys-Lys-Lys-Lys-Lys-NH2
リキシセナチド
H-His-Ala-Glu-Gly-Thr-Phe-Thr-Ser-Asp-Val-Ser-Ser-Tyr-Leu-Glu-Gly
Gln-Ala-Ala-Lys Glu-Phe-Ile-Ala-Trp-Leu-Val-Arg-Gly-Arg-Gly-OH
リラグルチド
H-His
Glu-Gly-Thr-Phe-Thr-Ser-Asp-Val-Ser-Ser-Tyr-Leu-Glu-Gly
Gln-Ala-Ala-Lys-Glu-Phe-Ile-Ala-Trp-Leu-Val-Arg-Gly-Arg-Gly-OH
セマグルチド
図13.1 GLP-1受容体作動薬

ルとして利用されている．リキシセナチドも塩基性オリゴペプチド連結の成功例である．リラグルチドは活性型 GLP-1 の 28 番目のリジンをアルギニンに置換し，かつ 20 番目のリジン残基に N-パルミトイルグルタミン酸を側鎖として結合させた構造をもち，1 日 1 回皮下投与が可能になった．これは，側鎖脂肪酸の影響でアルブミンに強く結合し，DPP-4 に対する安定性を示すことで作用が持続すると考えられている．リラグルチドの創製過程において，アミノ酸置換，側鎖脂肪酸，側鎖導入部位，リンカーを検討した．リジン 2 残基に側鎖を導入すると，1 残基に側鎖を導入するよりも GLP-1 受容体結合活性が減弱した．また脂肪酸とペプチドのリンカーとしてグルタミン酸を用いることにより，受容体結合活性に及ぼす影響が少ないことが明らかとなった．セマグルチドは週 1 回の皮下投与（オゼンピック®）や 1 日 1 回の経口投与（リベルサス®）を可能にした．これを達成するために，活性型 GLP-1 の 20 番目のリジンにリラグルチドよりも長いリンカーを挿入し，その先に炭素数 18 の脂肪二酸を導入することで，アルブミン結合能をさらに亢進させた．また，DPP-4 に対する安定性をさらに向上させるために，DPP-4 の加水分解部位である N 末端から 2 番目のアミノ酸をアラニンから非天然アミノ酸である 2,2-ジメチルグリシンに置換した．

13.2.3　DPP-4 阻害薬

　前述のように GLP-1 受容体作動薬の経口薬も現在では登場したが，当初はペプチド構造のため GLP-1 受容体を活性化する薬は注射薬になるものと考えられていた．このことから，GLP-1 受容体作動薬の創薬研究と並行して，GLP-1 を代謝する DPP-4 阻害薬の創薬研究も実施された．メルク社は，2006 年にファーストインクラスとなるシタグリプチン（ジャヌビア®）を創出した．その後，ビルダグリプチン（エクア®），アログリプチン（ネシーナ®），リナグリプチン（トラゼンタ®），テネリグリプチン（テネリア®），アナグリプチン（スイニー®），サキサグリプチン（オングリザ®），トレラグリプチン（ザファテック®）が臨床で使用されている（図 13.2）．トレラグリプチンはアログリプチンのフェニル基にフッ素原子を導入することにより，DPP-4 阻害活性が増強され，組織移行性も改善された持続型製剤であり，1 週間に 1 回経口投与をするだけでよい．

　テネリグリプチンは田辺三菱製薬株式会社によって創出された純国産の DPP-4 阻害薬である．DPP-4 阻害化合物 **A** は，シアノピロリジン構造をもつ（図 13.3）．シアノピロリジン構造はほかのいくつかの DPP-4 阻害薬にも共通する構造であり，シアノ基が触媒活性中心のセリン 630 と共有結合することが知られている．化合物 **A** は化学的安定性に課題があり，水溶液中でプロリンの窒素が分子内求核反応して環状化合物 **B** を生じることが明らか

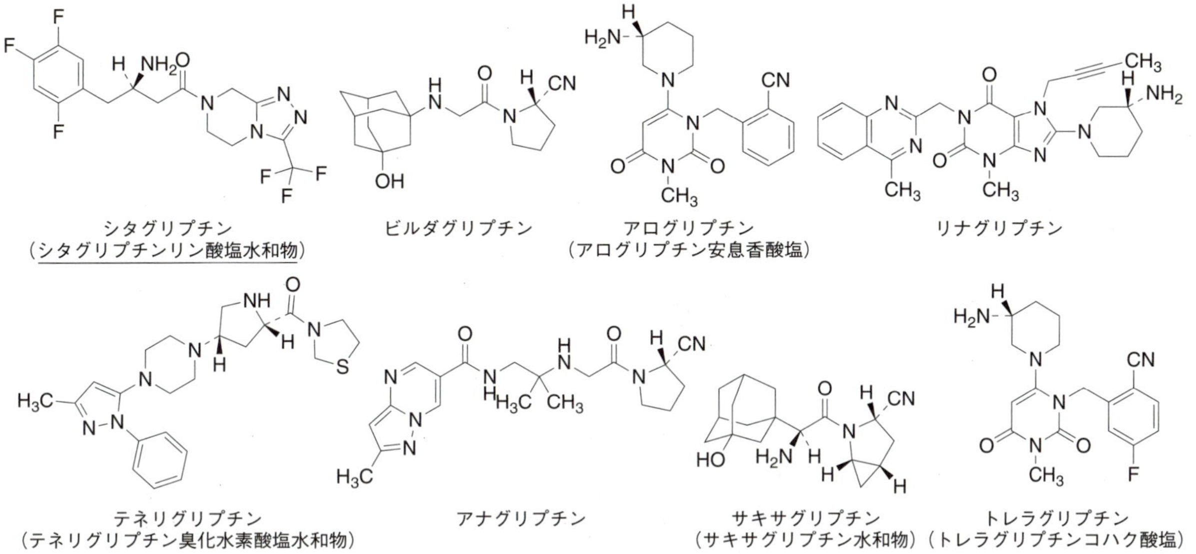

シタグリプチン
（シタグリプチンリン酸塩水和物）

ビルダグリプチン

アログリプチン
（アログリプチン安息香酸塩）

リナグリプチン

テネリグリプチン
（テネリグリプチン臭化水素酸塩水和物）

アナグリプチン

サキサグリプチン
（サキサグリプチン水和物）

トレラグリプチン
（トレラグリプチンコハク酸塩）

図 13.2　DPP-4 阻害薬

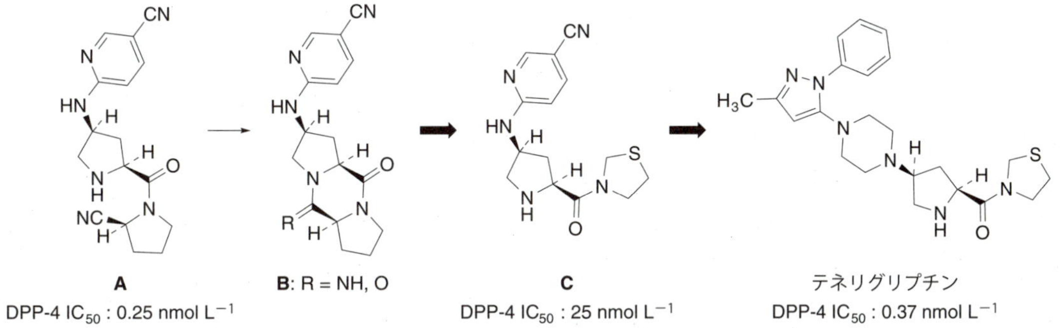

A
DPP-4 IC$_{50}$：0.25 nmol L^{-1}

B：R = NH, O

C
DPP-4 IC$_{50}$：25 nmol L^{-1}

テネリグリプチン
DPP-4 IC$_{50}$：0.37 nmol L^{-1}

図 13.3　テネリグリプチンの創製

になった．シアノピロリジン構造をチアゾリジン構造に変換した **C** は，活性が **A** と比較すると 100 倍減弱したものの，対応するピロリジン構造の化合物より 20 倍以上強い活性を示し，硫黄原子導入の重要性が示唆された．プロリン γ 位の構造活性相関を解析し，最終的にテネリグリプチンが創製された．テネリグリプチンは DPP-8 および DPP-9 に対して 700 倍以上の DPP-4 選択性を示す．また，肝臓・腎臓二つの経路で体内から消失する特徴をもつため，腎障害者あるいは肝障害者においても血中薬物濃度が著明に上昇しないことが明らかになった．

　DPP-4 とテネリグリプチンの複合体 X 線結晶構造解析を図 13.4 に示した．触媒活性中心のセリン 630 を含む S$_1$ サブサイトとチアゾリジン環が疎水的な相互作用を形成し，S$_2$ サブサイトに結合するプロリン環上のアミノ基はグルタミン酸 205, グルタミン酸 206 とイオン結合を形成する．また，テネリグリプチンのカルボニル基はアスパラギン 710 と水素結合を形成する．一

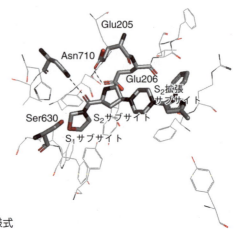

図 13.4　DPP-4 とテネリグリプチンの結合様式

方，（フェニルピラゾリル）ピペラジニル基は，基質ペプチドの結合には関与しない S_2 拡張サブサイトに結合する．DPP-8，DPP-9 に対してテネリグリプチンが 700 倍以上の選択性を示す理由として，DPP-8，DPP-9 は疎水性ポケットである S_2 拡張サブサイトが存在しないことが考えられる．国内で使用されている DPP-4 阻害薬は，DPP-4 との結合様式の違いから 3 種類に分類できる．クラス 1 は S_1，S_2 サブサイトに結合し，触媒作用を担うセリン 630 に共有結合するビルダグリプチン，サキサグリプチンである．クラス 2 は S_1，S_2 サブサイトに加えて，アログリプチンは S_1' サブサイトに，リナグリプチンはさらに S_2' サブサイトに結合する．クラス 3 に分類されるテネリグリプチンとシタグリプチンは，S_1，S_2 サブサイトに加えて，基質ペプチドの結合には関与しない S_2 拡張サブサイトに結合する．

13.2.4　スルホニル尿素薬

　グルコースは，膵 β 細胞上の糖輸送担体を介して細胞内に取り込まれる（図 13.5）．その結果，K_{ATP} チャネルが閉鎖し，細胞膜の脱分極が生じる．この電位変化により電位依存性 Ca^{2+} チャネルが活性化され，細胞内への Ca^{2+} 流入が増加し，インスリンが分泌される．**スルホニル尿素薬（SU 薬）**は膵 β 細胞膜上に存在するスルホニル尿素受容体（sulfonylurea receptor 1；SUR1）に結合し，糖代謝を介さずに K_{ATP} チャネル活性を抑制してインスリンを分泌させる薬物で，経口血糖降下薬のなかで最も古くから使用されている．現在，スルホニル尿素薬の第一世代薬としては，トルブタミド（ラスチノン®），クロルプロパミド（アベマイド®），第二世代薬としてはグリベンクラミド（オイグルコン®），グリピジド（グルコトロール®），第三世代薬としてグリメピリド（アマリール®）など多数の薬物がある．スルホニル尿素薬はもともと，抗菌薬を開発している過程で創製されたスルホンアミド系薬物が，副作用と

糖輸送担体
グルコースが細胞膜を通過して細胞内に取り込むための糖輸送膜タンパク質．

K_{ATP} チャネル
細胞内 ATP 濃度によって開閉が調節されるチャネル．

Ca^{2+} チャネル
細胞膜にあるイオン輸送性タンパク質の一つで，Ca^{2+} イオンの流入経路．

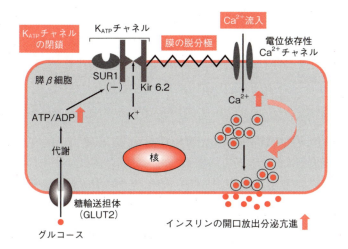

図13.5 膵β細胞でのグルコースによるインスリン分泌機構

して血糖降下作用を示したことに着目し，副作用を主作用に転じさせた創薬の成功例である．

スルホニル尿素薬の基本構造は図13.6に示すとおり，細胞膜透過性に寄与する構造（R^1基，R^2基）とSUR1への結合に関与するスルホンアミド基を尿素構造で結合させたものである．膵β細胞内に存在すると考えられている

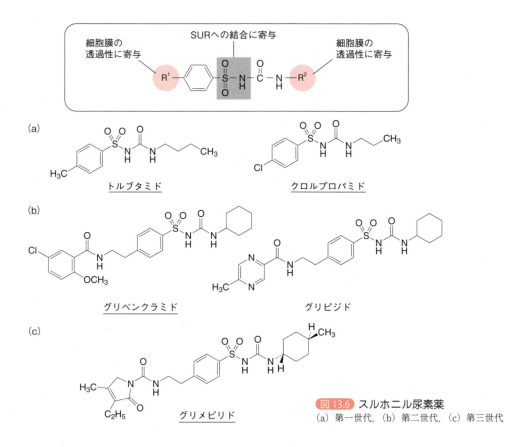

図13.6 スルホニル尿素薬
(a) 第一世代，(b) 第二世代，(c) 第三世代

SUR1へいかに効率よく到達させるか，いかに強く結合させるかという観点から，多様な R^1 置換基，R^2 置換基をもつ化合物が創製され，実際多くのスルホニル尿素薬が臨床で使用されている．スルホニル尿素薬は現在第三世代までの3種類があり，世代が上がるにつれて作用力価は強くなる．

13.2.5 ビグアナイド薬

中世ヨーロッパでは糖尿病の治療に Goat's rue（植物）を用いていた．この植物の薬効成分はグアニジンであったが，毒性が強いため，そのままの形では用いることができなかった．1950年代にグアニジンが2分子縮合したビグアナイド薬が合成され，臨床応用されるようになった非常に歴史の長い医薬品である．これまでに3種類のビグアナイド薬（フェンホルミン，ブホルミン，メトホルミン）が臨床使用されてきた（図13.7）．ところが，フェンホルミンによる致死的な乳酸アシドーシスの副作用が相ついで報告され，多くの国でフェンホルミンは使用中止となり，ビグアナイド薬の使用は敬遠されてきた．しかし，メトホルミンは乳酸アシドーシスをほとんど引き起こさないこと，大規模な臨床試験で糖尿病の新規発症に対して予防効果が認められたこと，その主要な標的分子が，糖や脂質代謝を調節する鍵となる AMP 活性化プロテインキナーゼ（AMP-activated protein kinase；AMPK）であることから，再び注目を集めた．

乳酸アシドーシス
過剰の乳酸によって血液が酸性化した状態．

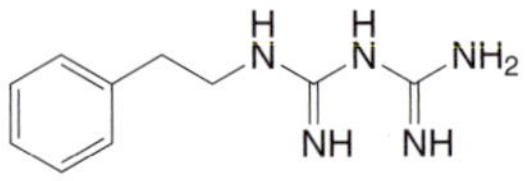

フェンホルミン

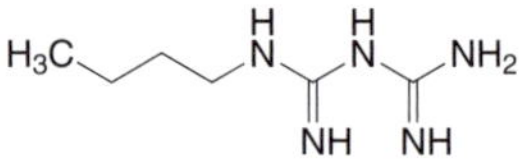

ブホルミン
（ブホルミン塩酸塩）

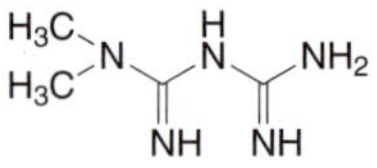

メトホルミン
（メトホルミン塩酸塩）

図 13.7 ビグアナイド薬

13.2.6 グリミン系

イメグリミン（ツイミーグ®）はグリミン系とよばれる新規メカニズムの経口血糖降下薬であり，2021年に発売された（図13.8）．NAD^+ の生成に関与するニコチンアミドホスホリボシルトランスフェラーゼ遺伝子の発現亢進，ミトコンドリア呼吸鎖複合体Ⅰの競合阻害作用を介する① 血中グルコース濃度に依存した膵β細胞のインスリン分泌促進と② 肝臓・骨格筋での糖代謝改善（糖新生抑制・糖取り込み能改善）という二つのメカニズムで血糖降下を示す．これまでの糖尿病治療薬は，インスリン分泌の促進，インスリン抵抗性の改善（後述），のいずれかに作用するものであったが，イメグリミンは両作用とも併せもち，血糖降下作用を示す．

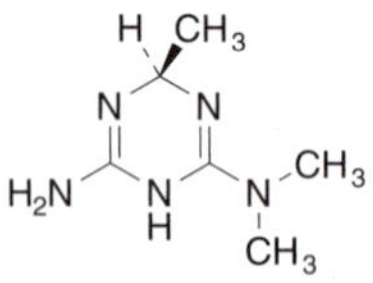

イメグリミン
（イメグリミン塩酸塩）

13.2.7 SGLT2 阻害薬

血液が腎糸球体でこし出されて原尿となる（図13.8①）．糸球体で濾過された原尿中の糖は，ナトリウム−グルコース共輸送体（SGLT）によって血液中へ再吸収される（②）．SGLTにはサブタイプが存在するが，SGLT2が90％，SGLT1が10％の糖再吸収を担う．健常人の尿中に糖はほとんど含まれないが，糖排泄閾値を超えて再吸収されなかった糖は，尿糖として排出さ

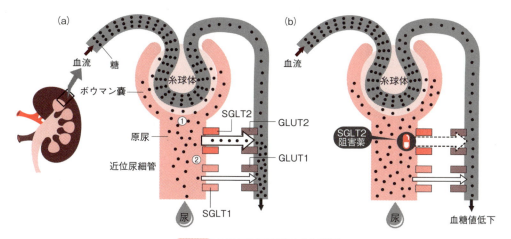

図 13.8 SGLT2 阻害薬の作用機序
(a)高血糖時の尿糖排泄，(b)SGLT2 阻害薬投与時の尿糖排泄．
医療情報科学研究所 編，『薬がみえる vol.3』，メディックメディア(2016)，p.31 を改変．

れる．SGLT2 阻害薬は，SGLT2 による腎尿細管における糖の再吸収を阻害し，尿中に糖を排泄する薬である．

　天然物フロリジンは，動物の尿糖排泄を促進する作用をもつことが古くから知られていたが，のちに SGLT1 と SGLT2 に対する非選択的阻害薬であることが明らかとなった(図 13.9)．消化管の β-グルコシダーゼによって容易に分解されるため，フロリジンは経口活性をもたなかった．また，食物由来のグルコースは小腸に多く発現している SGLT1 によって血中に吸収されるため，SGLT1 阻害は小腸内へのグルコースの滞留・下痢を引き起こす．これらの課題を解決すべく，代謝的に安定な SGLT2 選択的阻害薬の探索研究が行われた．寿製薬株式会社はフェニル C-グルコシド誘導体 **A** が SGLT2 阻害活性をもち，動物実験において尿糖排泄促進作用があることを見いだした．アステラス製薬株式会社と寿製薬株式会社は，2002 年に SGLT2 阻害薬

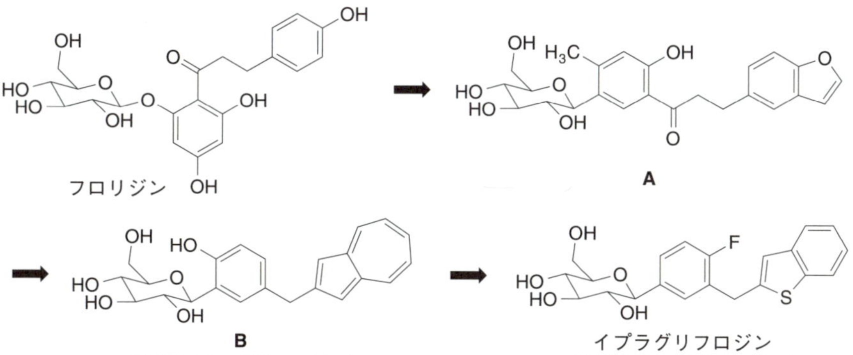

フロリジン

A

B
SGLT2 IC$_{50}$: 8.9 nmol L^{-1}
SGLT1に対する選択性280倍

イプラグリフロジン
SGLT2 IC$_{50}$: 7.4 nmol L^{-1}
SGLT1に対する選択性254倍

図 13.9 イプラグリフロジンの創製

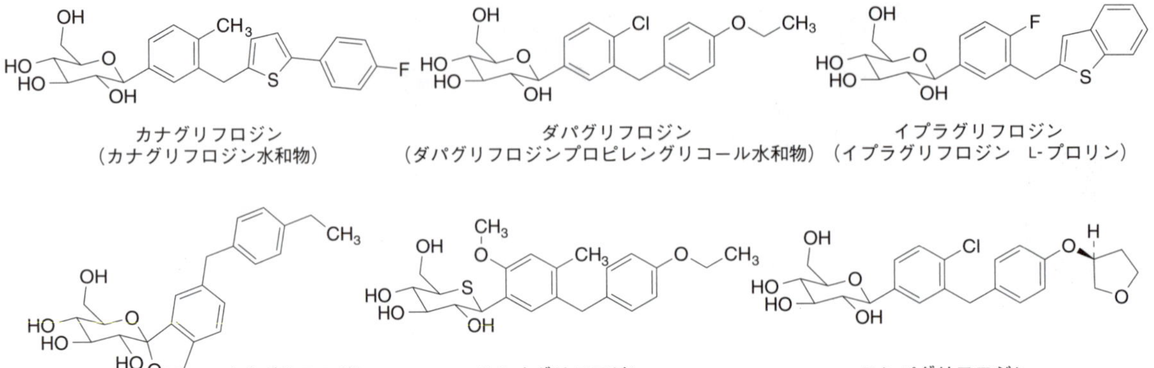

図 13.10 SGLT2 阻害薬

構造式：カナグリフロジン（カナグリフロジン水和物）、ダパグリフロジン（ダパグリフロジンプロピレングリコール水和物）、イプラグリフロジン（イプラグリフロジン L-プロリン）、トホグリフロジン（トホグリフロジン水和物）、ルセオグリフロジン（ルセオグリフロジン水和物）、エンパグリフロジン

に関する共同研究を開始した．アグリコン部分を変換したところ，アズレンを含む化合物 B に強い SGLT2 阻害活性と，SGLT1 に対する高い選択性が確認された．しかしこの化合物 B のフリー体の結晶形が転移することが明らかになるとともに，原薬の合成が比較的困難であった．バックアップ化合物の探索にて，ベンジルベンゾチオフェン構造をもつ化合物が得られたが，このフリー体の結晶は，非化学量論的な水和物を形成することが明らかになった．中性であるこの化合物と別の化合物との共結晶の形成を検討した結果，L-プロリンの共結晶（イプラグリフロジン L-プロリン）が得られた．

　イプラグリフロジン（スーグラ®）が国内初の SGLT2 阻害薬として発売されたのち，現在ではカナグリフロジン（カナグル®），ダパグリフロジン（フォシーガ®），トホグリフロジン（デベルザ®），ルセオグリフロジン（ルセフィ®），エンパグリフロジン（ジャディアンス®）が臨床で用いられている（図 13.10）．このすべてがフェニル C-グルコシド類縁体である．

13.2.8 α-グルコシダーゼ阻害薬

　食事により摂取された炭水化物は唾液および膵液の α-アミラーゼによって，オリゴ糖に分解される．オリゴ糖はさらに小腸粘膜の α-グルコシダーゼ（二糖水解酵素）であるマルターゼなどによりブドウ糖に分解され，小腸の上部でそのほとんどが吸収され，食後の血糖が上昇する．この α-グルコシダーゼを阻害すれば炭水化物の消化吸収が遅くなり，インスリン初期分泌が低下した糖尿病でも食後の急峻な血糖上昇を抑えることができる．さらに，2型糖尿病発症の早期に見られる食後の遅延過剰型インスリン分泌が是正されることも多く，高インスリン血症を改善する．α-グルコシダーゼ阻害薬として，現在ボグリボース（ベイスン®）やアカルボース（グルコバイ®），ミグリトール（セイブル®）がある（図 13.11）．

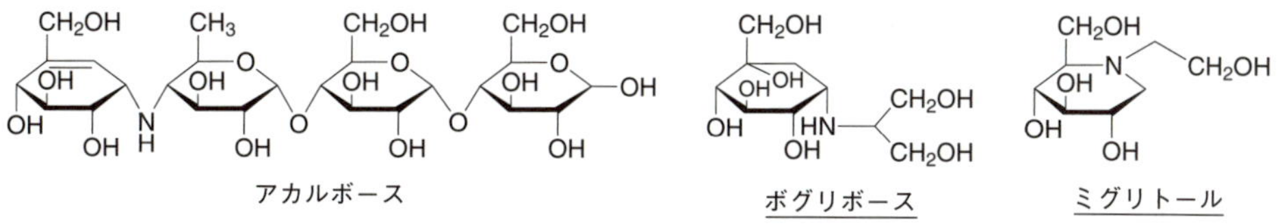

図 13.11 α-グルコシダーゼ阻害薬

13.2.9 グリニド系速効型インスリン分泌刺激薬

速効型インスリン分泌刺激薬は，従来のスルホニル尿素薬と異なりスルホニル尿素基本骨格をもたない．しかし，スルホニル尿素薬と同様SUR1に結合し，その薬理作用を発揮する．結合はスルホニル尿素薬に比べてはるかに弱いが，インスリン分泌促進作用が急激であり，血糖降下作用発現が速い．また受容体結合が弱いため，血液中からすみやかに消失する．そのため，インスリン分泌量は少ない．現在，速効型インスリン分泌刺激薬として，ナテグリニド(スターシス®)およびミチグリニド(グルファスト®)がある(図13.12)．

味の素株式会社は，1980年代に研究所内化合物をスクリーニングし，DL-*N*-ベンゾイルフェニルアラニンが弱いながら血糖降下作用を示すことを見いだした．DL-*N*-ベンゾイルフェニルアラニンはラセミ体であるが，D体が活性本体であることを明らかにした(図13.13)．また，フェニルアラニン部分，ベンゾイル基部分の構造を修飾し，ベンゼン環よりもシクロヘキサン環のほうが活性が強いことも明らかにした．さらに置換基変換をしてシクロヘキサン環4位にイソプロピル基をもつ化合物が，リード化合物の約300倍活性が強いことを見いだし，ナテグリニドの創製に成功した．ナテグリニド

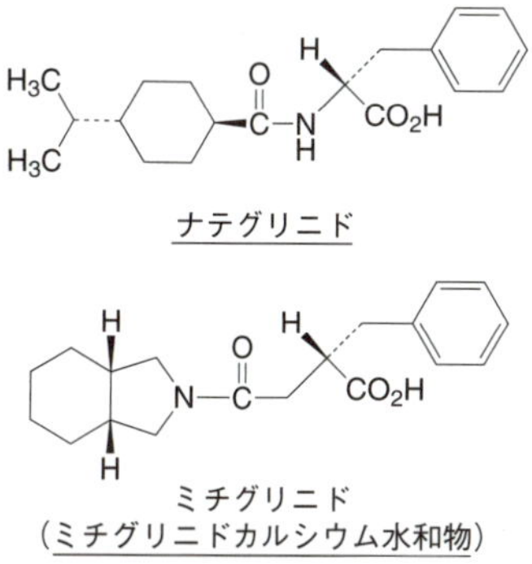

図 13.12 速効型インスリン分泌刺激薬

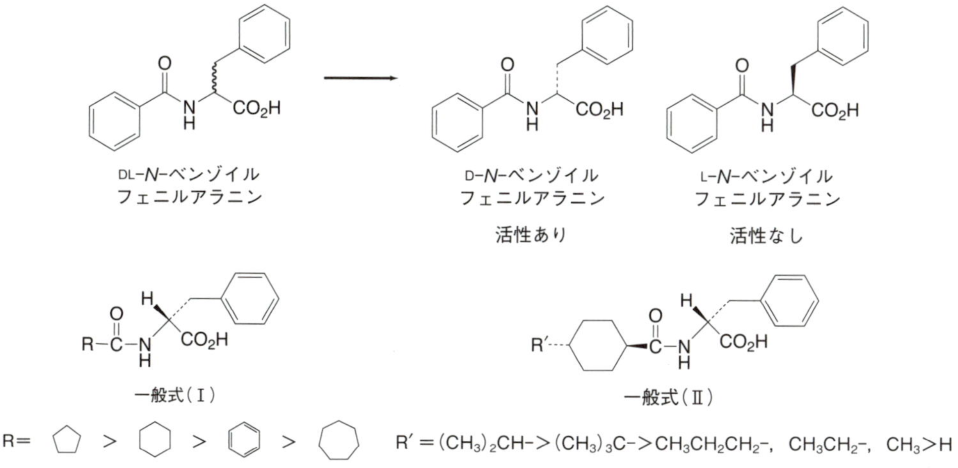

図 13.13 ナテグリニド誘導体の構造活性相関

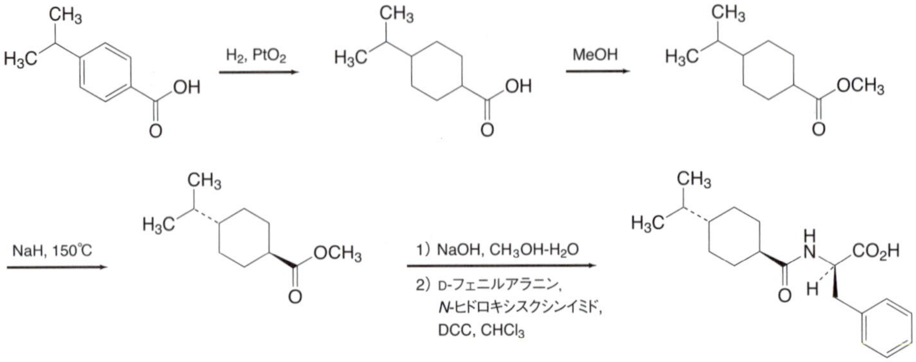

図 13.14 ナテグリニド誘導体の合成

は 1999 年に発売された．合成法は図 13.14 に示した．

13.2.10 インスリン抵抗性改善薬

インスリン抵抗性改善薬は，脂肪細胞分化や脂肪蓄積の主要調節因子であるペルオキシソーム増殖剤活性化受容体(peroxisome proliferator-activated receptor；PPAR)のサブタイプPPARγに対する作動薬である．これにより，脂肪細胞の分化を促進したり，糖輸送担体やリポプロテインリパーゼなどの発現を増大させたり，インスリン抵抗性惹起因子である腫瘍壊死因子α(tumor necrosis factor-α；TNF-α)産生を減少させる．その結果，末梢(筋肉組織，脂肪組織)および肝臓におけるインスリン抵抗性を改善する．さらに，末梢では糖の取り込みおよび糖の利用を促進し，肝臓では糖の放出を抑制することで血糖値を低下させる．現在，インスリン抵抗性改善薬として，ピオグリタゾン(アクトス®)およびロシグリタゾン(アバンディア®)がある(図 13.15)．

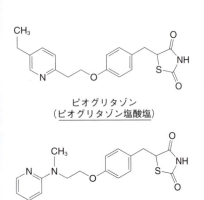

図 13.15 インスリン抵抗性改善薬

Advanced　ペルオキシソーム増殖剤活性化受容体

ペルオキシソーム増殖剤活性化受容体(PPAR)はリガンド依存性の転写因子である．三つのサブタイプ(α，γ，δ)が同定されており，とくにPPAR αおよびγに関して詳細な研究が進展している．

PPAR αは肝臓のような脂肪酸異化能の高い組織に分布していて，脂肪酸の代謝や輸送に関連する遺伝子，コレステロールや中性脂肪の代謝に関連する遺伝子の発現を制御している．PPAR γは白色脂肪組織や褐色脂肪組織に顕在し，脂肪細胞の分化誘導に対して中心的な役割を果たしており，成熟した脂肪細胞での脂肪の貯蔵を亢進させている．

一方，PPAR δは骨格筋を含め各組織に普遍的に発現しているが，その機能に関しては不明な点が多かった．しかし，2001 年以降急速に研究が進み，

飢餓や長期間の運動でグルコース代謝から脂肪酸代謝へと代謝経路の方向付けを行う因子，飢餓時のエネルギー産生に関する中心的転写因子，インスリン抵抗性改善因子といった役割が報告された．

武田薬品工業株式会社は，1970年代初頭，脂質低下薬クロフィブラートをリード化合物とした合成研究の過程で，KKA^{y}マウスの中性脂質だけでなく血糖も低下させる2-クロロ-3-フェニルプロピオン酸誘導体AL-294を見いだした（図13.16）．しかし，AL-294は糖尿病治療薬として開発するには血糖降下作用が弱く，また液体であるという物性上の課題もあった．

KKA^{y}マウス
若齢期から肥満と糖尿病を発症するマウスで，ヒトの成人型糖尿病と似た病状を示す．

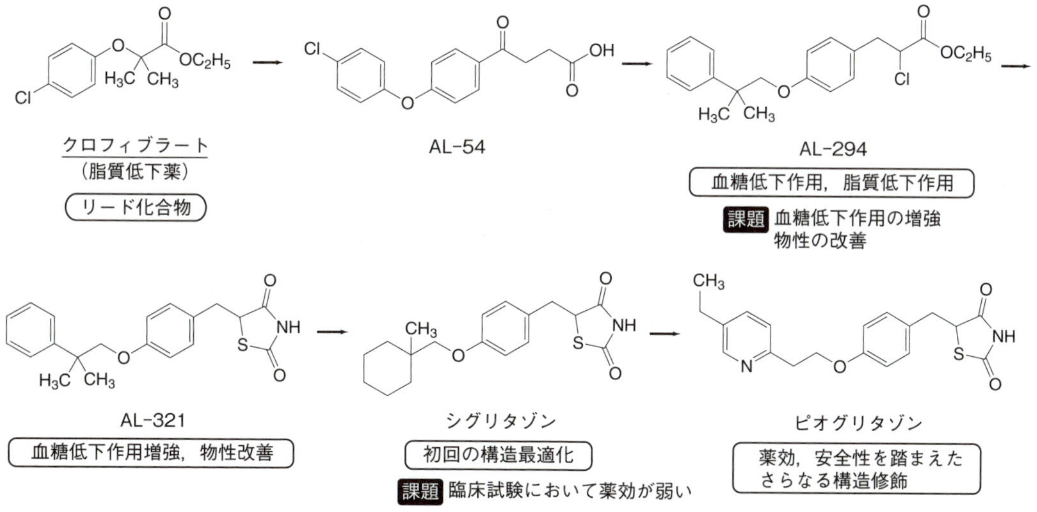

図13.16 ピオグリタゾンの創製

そこで，結晶性の良好なカルボキシ基の生物学的等価体(7章)であるチアゾリジン-2,4-ジオン構造で修飾し，作用を増強したAL-321を見いだした．AL-321の構造最適化の結果として選定された化合物がシグリタゾンで，1981年に臨床試験が開始された．しかし，残念なことに薬効が弱いことが判明した．さらに活性を増強させるために再度構造最適化を検討し，多数の化合物について安全性試験を実施し，ピオグリタゾンの創製に成功した．ピオグリタゾンは日本では1999年に発売された．合成法は図13.17に示した．

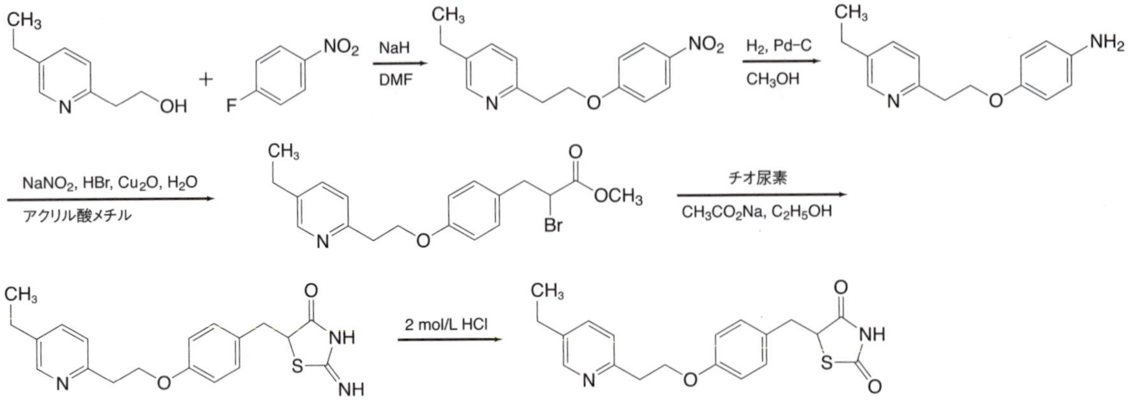

図13.17 ピオグリタゾンの合成

章末問題

1. 高血糖による典型的な症状を五つ記せ．
2. 糖尿病の3大合併症の名称を記せ．
3. 1型糖尿病について説明せよ．
4. 2型糖尿病について説明せよ．
5. GLP-1受容体作動薬とDPP-4阻害薬について，作用機序の共通点と相違点を記せ．
6. スルホニル尿素薬の作用機構を記せ．
7. SGLT2阻害薬の作用機序を記せ．
8. α-グルコシダーゼ阻害薬の名称を三つ記せ．
9. インスリン抵抗性改善薬の結合する分子標的の名称を記せ．

14章 抗菌薬と抗真菌薬

Part Ⅲ　代表的な医薬品

❖ 本章の目標 ❖

- 抗菌薬および抗真菌薬の種類と構造的な特徴を学ぶ．
- 抗菌薬および抗真菌薬の選択毒性はどのように発現されるかを学ぶ．
- 抗菌薬の作用メカニズムのうち，代謝阻害とはどのようなものかを学ぶ．
- 抗菌薬の発展の歴史を通して，細菌感染症との戦いには絶え間ない努力と叡智が必要であることを学ぶ．
- 抗真菌薬の開発にあたり，抗菌薬の場合とは異なり，どのようなことに留意して開発が進められているかについて学ぶ．

14.1 抗菌薬

14.1.1 細菌感染症と抗菌薬

　細菌感染症に対する医薬化学の貢献は特筆に値する．20世紀初頭まで人類は結核や梅毒，腸チフス，ジフテリア，ハンセン病，ガス壊疽，破傷風，淋病など多くの細菌感染症に対し，戦うすべをもたなかった．しかし，いまやわれわれは抗菌薬という驚異的な抑止力をもっている．抗菌薬は動物細胞よりも標的細菌の細胞に対してより強い毒性を示す．このような**選択毒性**（selective toxicity）は抗菌薬の最も大切な条件である．宿主と病原微生物の構造や代謝系の差異を利用し，病原微生物に対してより強く作用する化合物が抗菌薬の候補となる．

　細菌と動物細胞の相違点は以下のように概観できる．

1. 動物細胞には細胞膜のみ存在するが，細菌の細胞には細胞膜と細胞壁がある → **細胞壁合成阻害薬**：ペニシリン，セファロスポリン，あるいはバンコマイシンなど．
2. 細菌の細胞には明確な核がない．
3. 細菌は生命維持のための必須ビタミン類を自前で生合成する酵素系をもつ → **代謝拮抗薬**：サルファ剤

4. 動物リボソーム（40Sおよび60S）と細菌リボソーム（30Sおよび50S）の違い → タンパク質合成阻害薬：クロラムフェニコール，マクロライド系抗生物質，アミノグリコシド系抗生物質，テトラサイクリン系抗生物質，オキサゾリジノン系合成抗菌薬．
5. 核酸の転写や複製にかかわる酵素の違い → DNAジャイレースおよびトポイソメラーゼIVの阻害：キノロン系抗菌薬，ニューキノロン系合成抗菌薬．

14.2　β-ラクタム系抗生物質

β-ラクタム
ラクタムは環状アミドの総称．β-ラクタムではアミド窒素原子がβ位にあるので，四員環となる．

　細菌の細胞壁合成を阻害する医薬品の一つである**β-ラクタム系抗生物質**（β-lactam antibiotics）は，四員環ラクタム（**β-ラクタム**，β-lactam）骨格をもつ．そのほとんどは，四員環ラクタム環がもう一つの環と縮環構成をとる．β-ラクタム系抗生物質は**ペニシリン**（penicillin）類に見られるような四員環ラクタム＋五員環の縮環構成のものと，**セファロスポリン**（cephalosporin）類に見られるような四員環ラクタム＋六員環の縮環構成のものの，大きく二つに分類される．

　四員環ラクタム＋五員環の縮環構成のものにはさらに4種類あり，ペニシリンのようなペナム骨格のもの，二重結合を含むペネム，硫黄原子が酸素原子に置き換わったオキサペナム，あるいは炭素原子に置き換わりかつ二重結合をもつカルバペネムに分けられる（図14.1）．四員環ラクタム＋六員環の縮環構成のものには，セフェム，オキサセフェム，カルバセフェムの3種類がある．一方，二環性ではないモノバクタムとよばれるβ-ラクタム骨格だけからなる誘導体もあるので，基本的な構造は8種類である．

　細菌の細胞壁はペプチドグリカン構造である．すなわち，**N-アセチルムラミン酸**（N-acetylmuramic acid；**NAM**）と**N-アセチルグルコサミン**

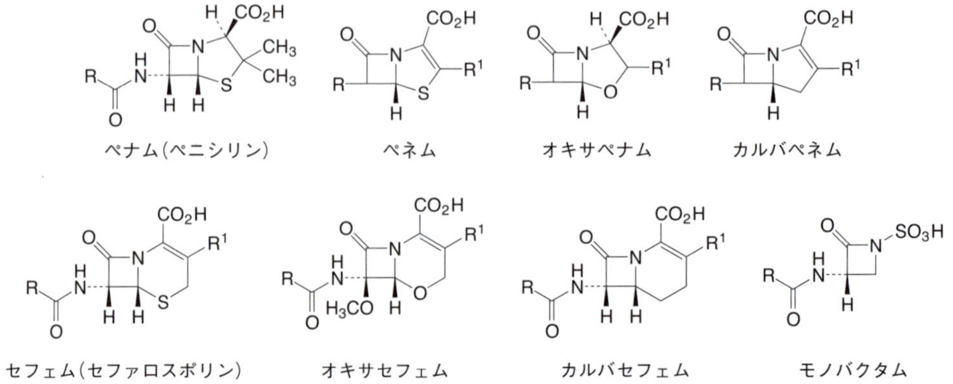

ペナム（ペニシリン）　　ペネム　　オキサペナム　　カルバペネム

セフェム（セファロスポリン）　　オキサセフェム　　カルバセフェム　　モノバクタム

図14.1　β-ラクタム系抗生物質の基本構造

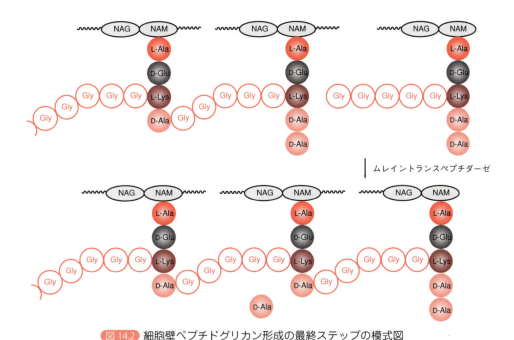

図 14.2 細胞壁ペプチドグリカン形成の最終ステップの模式図

（N-acetylglucosamine；**NAG**）からなる糖鎖バックボーンがあり，ペプチド鎖が NAM 糖に結合している．この細胞壁を合成する最終段階では，ムレイントランスペプチダーゼとよばれる酵素により，ペプチド鎖末端の 2 連続した D-アラニンのうち最終の D-アラニンと，別のペプチド鎖の中盤に位置する L-リシンの側鎖からペプチド結合で伸びた 5 連続のグリシンの N 末端とが付け替わる．さらに，別の糖鎖バックボーンと連結していく．これを繰り返して細胞壁の網目構造が構築される（図 14.2）．

　ペニシリン類やセファロスポリン類が阻害するのは，この最終段階である．ムレイントランスペプチダーゼの働きが阻害されると，細胞壁の網目状構造を正しく築くことができない．その結果，塩濃度の高い細胞内部へ浸透圧により水が浸入し，細胞は膨潤・破裂する．

　なぜペニシリンやセファロスポリンはムレイントランスペプチダーゼの作用を阻害できるのか．ムレイントランスペプチダーゼが本来取り込むはずのペプチド鎖末端の D-Ala-D-Ala-CO$_2$H がとる構造と，ペニシリンの 6 位側鎖のアミド結合-β-ラクタム環-2 位のカルボキシ基までがとるコンフォメーションは非常に似ている．そのため，ペプチドを転移させるために D-Ala-D-Ala-CO$_2$H が入る酵素の基質ポケットにペニシリンが代わりにはまり込み，酵素の求核性基（ヒドロキシ基）が β-ラクタム環を開環しながら反応してアシル化される．この酵素は**トランスペプチダーゼ**（transpeptidase）であるのでアシル化されたのち，活性中心付近には水分子が入れないようになっ

トランスペプチダーゼ
ペプチド転移反応を触媒する酵素．中間にアシル化酵素を形成する．

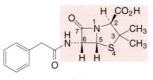

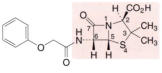

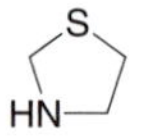

ている．水分子がないので，アシル化された酵素が加水分解されて復活する速度は非常に遅く，ムレイントランスペプチダーゼは事実上失活する．

14.2.1 ペニシリン

1877年，Pasteur（パスツール）とJoubert（ジュベール）は，あるカビ類が細菌を殺す毒性物質を産生することを発見した*．1928年にFleming（フレミング）は青カビ（*Penicillium* の一種）のコロニーのまわりではバクテリアのコロニーが死滅していることに気づいた．1938年にFlorey（フローリー）とChain（チェイン）が凍結乾燥法を利用してペニシリンを単離し，1944年にはアメリカで大量生産に至った．1945年にD. C. Hodgkin（ホジキン）によりX線構造解析がなされ，構造が確定した．1957年にはJ. C. Sheehan（シーハン）によるペニシリンの全合成が達成された．翌年，Beecham社がペニシリン生合成中間体**6-アミノペニシラン酸**（6-aminopenicillanic acid；6-APA）を単離した（図14.3）．6-APAのアミノ基をアシル化することでさまざまな半合成ペニシリンが合成できる．この優れた誘導体研究の出発原料を得たことがその後の広範囲なペニシリン誘導体研究へとつながった．

＊ 1章，6章も参照．

ペニシリンG
（ベンジルペニシリンカリウム）

ペニシリンV

図14.3 ペニシリンGおよびペニシリンV
色アミで示した部分は共通する6-アミノペニシラン酸（6-APA）．

チアゾリジン
チアゾールを完全水素化した次のような構造．

ペニシリンはβ-ラクタム環とチアゾリジン（thiazolidine）環が縮環した二環性の構造で，システインとバリンから生合成される．側鎖のアシル基は発酵培地の組成で変化する．アメリカにおける最初の大量生産では，トウモロコシ由来のフェニル酢酸（$C_6H_5CH_2CO_2H$）が培地に多く含まれていたため，側鎖Rはベンジル基（ペニシリンGとよばれる）であった．これは発酵培地にフェノキシカルボン酸（$C_6H_5OCH_2CO_2H$）を添加すれば，側鎖Rが$C_6H_5OCH_2$のペニシリンVを生産できることを意味する．さらに，より効率のよい方法として前述のペニシリン生合成中間体の6-APAまでを発酵で生産し，酸塩化物によるアシル化反応でさまざまなペニシリン誘導体が合成された（図14.4）．また，ペニシリンGやVからペニシリンアシラーゼとよばれる酵素で加水分解する方法もある．現在では，より効率のよい方法として化学的な脱アシル化により6-APAを合成している（セファロスポリンCからの7-ACAの合成法，図14.8を参照）．

6位アミド側鎖の構造変換は，図14.4の方法でいろいろ検討できる．抗菌活性の発現には，β-ラクタム環と遊離のカルボキシ基は必須であるが，

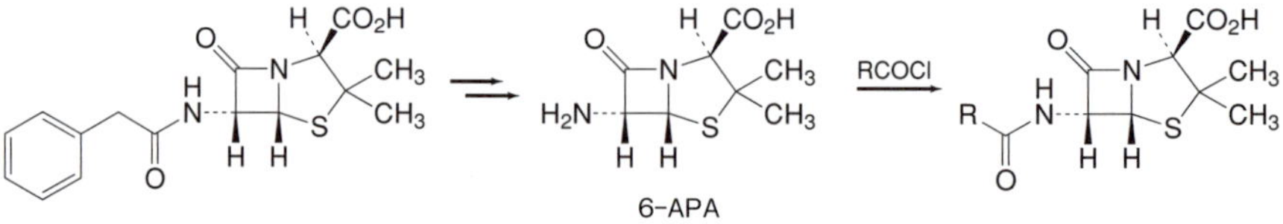

図14.4 ペニシリンGの側鎖アミドの加水分解で得られる6-APA
6-APAのアシル化でさまざまなペニシリン誘導体が合成できる．

硫黄原子は必須ではないこと，β-ラクタム環の5,6-シスの立体化学は抗菌活性の発現にとって重要であること，などがわかった．

ペニシリンGは酸に弱く，胃酸で加水分解されるので，経口投与はできない．一般のアミド結合の窒素と異なり，ペニシリンのβ-ラクタム環では窒素の非共有電子対は窒素原子上に局在化している．このアミドのカルボニル基はアミド結合では例外的に求核攻撃を受けやすい．二環性のひずみのために，環のつなぎ目がsp^2窒素構造を含む共鳴寄与構造をとれないことが理由である．β-ラクタム環が求核攻撃を受け開環すると，β-ラクタム環部分のひずみは解消され安定な化合物になる．

このβ-ラクタム環の開裂には，6位のアミド結合が**隣接基関与**(neighboring-group participation)する．すなわち，図14.5のようにアミドカルボニル基がβ-ラクタム環のアミドカルボニル基を分子内で求核攻撃し，そののち数ステップを経て，ペニシラン酸とペニシレン酸に分解する．

そこで，この分子内反応を起こりにくくするには，アシル基のR部分に電子求引性の置換基を設定し，アミドのカルボニル基の酸素上の電子密度を低減させるとよい，と推測できる．実際，ペニシリンVは電気陰性度の大きな酸素原子が6位のアミド側鎖上α位に存在するため，隣接基関与を抑えることができる．その結果，経口投与も可能である．しかし，ペニシリンVもG同様ペニシリン分解酵素で分解されやすく，またアレルギー反応を起こす人もいることから，さらなる改良が研究された．半合成ペニシリンであるアンピシリンの側鎖α位のアミノ基や，クロキサシリンのイソキサゾール(isoxazole)環などは，電子求引性基として作用している．その結果，いずれも6位アミド側鎖のカルボニル基の酸素上の電子密度を低減し，隣接基関与を抑えて，胃酸による加水分解を遅らせるので，いずれも経口投与が可能である．

アンピシリンはアミノ基とカルボキシ基を同時にもつため，消化管で吸収されにくい．吸収率の低さを改善するために，アンピシリンのカルボキシ基を比較的大きな置換基でエステル化し，親油性を向上させて吸収率を上げたのがアンピシリンの**プロドラッグ**(prodrug)として開発されたタランピシリンやバカンピシリンである．消化管で吸収されたのち，代謝過程で加水分解を受けてアンピシリンが遊離し，抗菌作用を発揮する．

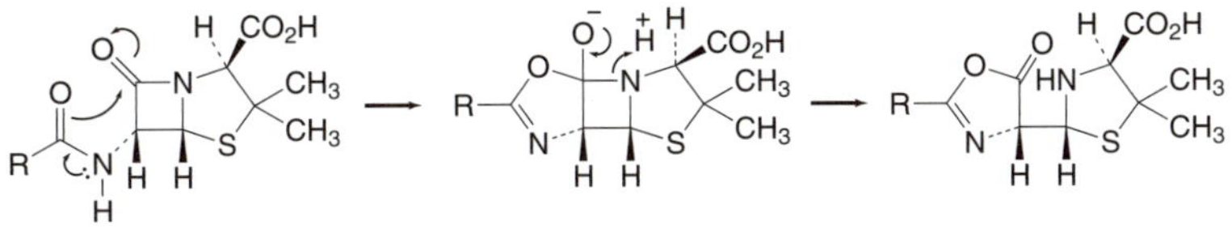

図14.5 6位の隣接基関与によるβ-ラクタム環の開裂機構

隣接基関与

反応点の近傍の官能基が分子内で脱離基を押しだすのを助けている場合などを指す．隣接基補助(neighboring-group assistance, anchimeric assistance)，隣接基効果(neighboring-group effect, anchimeric effect)なども類語．たとえば，アスピリンが中性，あるいはアルカリ性で容易に加水分解を受けサリチル酸に変換される過程は*o*-位に位置するカルボキシ基(カルボキシイオン)の隣接基関与によるものである．

イソキサゾール

次のような五員環の芳香族複素環．

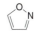

プロドラッグ

活性な薬物の膜透過性が悪かったり，酸に不安定であったり，また作用時間が短かったりといった場合に，イオン化する官能基を一時だけ化学的に保護して，血液中などで酵素によって加水分解されることで本来の活性ある薬物に変換されるよう設計された，それ自身ではほとんど不活性な薬物誘導体．たとえば，消化管からの吸収を高めるためにカルボキシ基をエステル化するなどである．

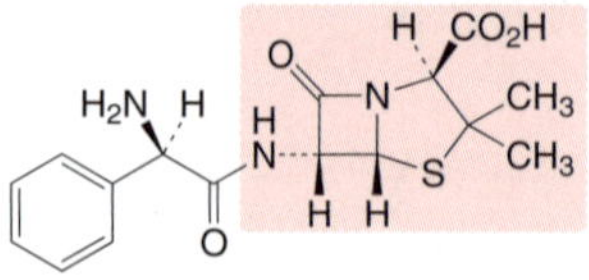

アンピシリン
(アンピシリンナトリウム)

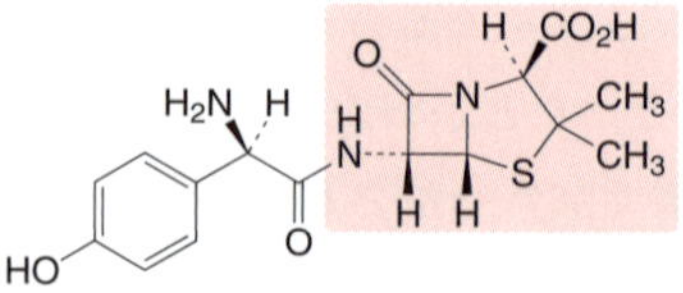

アモキシシリン

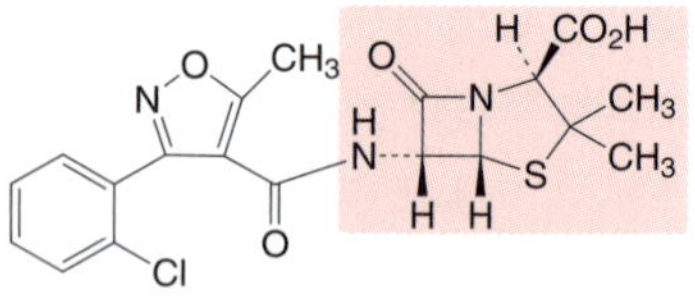

クロキサシリン
(クロキサシリンナトリウム)

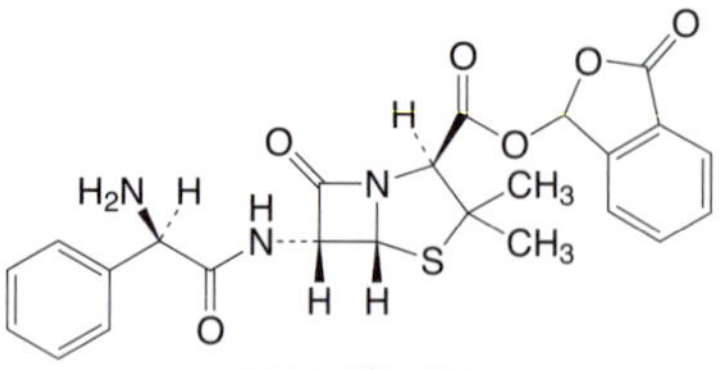

タランピシリン
(タランピシリン塩酸塩)

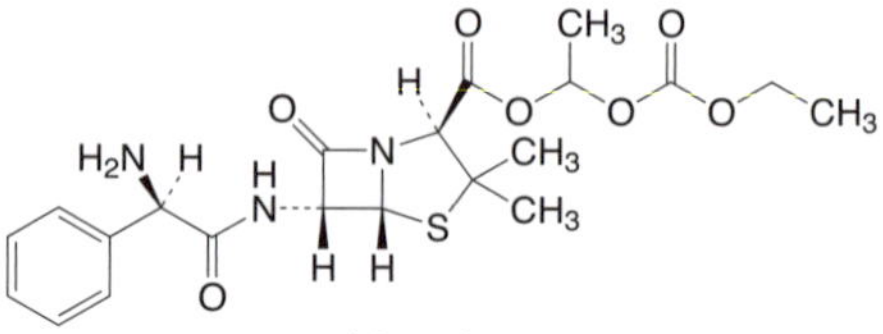

バカンピシリン
(バカンピシリン塩酸塩)

β-ラクタマーゼ
β-ラクタム環を加水分解する酵素．耐性菌（すべてではない）はそのβ-ラクタム系抗生物質に対してこの酵素を獲得し，β-ラクタム環を加水分解して抗菌力を消失させる．薬物の抗菌スペクトルにも影響する．

ところで，β-ラクタム環は酸に弱いだけではない．**β-ラクタマーゼ**（β-lactamase, **ペニシリナーゼ**）はペニシリンのβ-ラクタム環の加水分解反応を触媒する酵素で，黄色ブドウ球菌のようなペニシリン耐性菌はこの酵素を産生し，薬剤耐性を示す（図 14.6）．

この問題を解決するには，β-ラクタマーゼの活性部位にβ-ラクタム系薬剤が基質として取り込まれないように，かさ高くなる分子設計をすればよい．しかし，細胞壁を合成する前述のムレイントランスペプチダーゼとは反応できる設計でなければならない．これらの点を解決した最初の成功例がメチシリンである．オルト位の二つのメトキシ基はβ-ラクタマーゼによる加水分解を避けるために必須である．ただし，側鎖上に電子求引性基がなく，酸に対して弱いため，経口投与ではなく注射剤として使用されてきたが，メチシリン耐性黄色ブドウ球菌（MRSA）のような耐性菌が出現し，現在では使用されていない．酸にもβ-ラクタマーゼにも抵抗する誘導体として，イソキサゾール環をもつオキサシリン，クロキサシリン（前述），ジクロキサシリンなどが開発された．

以上，見てきたペニシリン類は，一般にグラム陽性菌に対して抗菌活性を示す．一方，グラム陰性菌は細胞壁の外側にもう一層（脂肪，糖，タンパク質が混成している）あり，この外側の表面が＋か－に電荷を帯びている．過剰のホスファチジルグリセロールが存在すると全体的に－荷電となり，ペニ

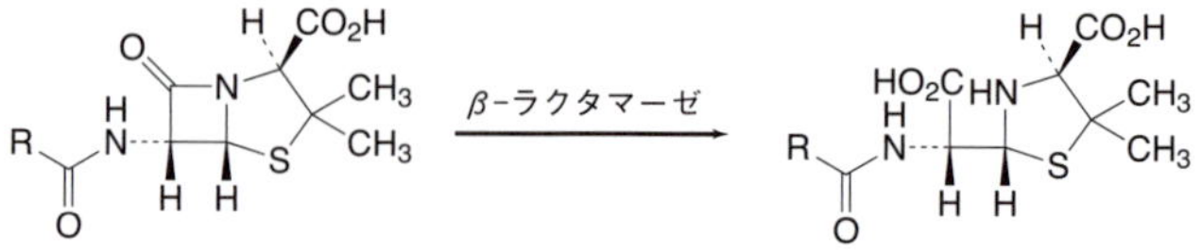

図 14.6　β-ラクタマーゼによる不活化

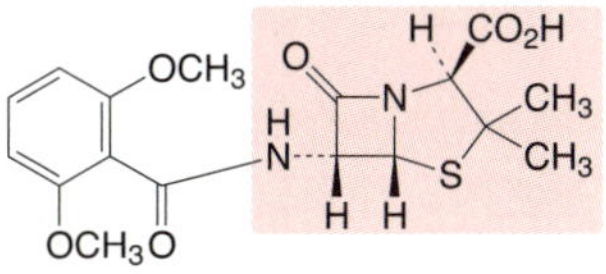

メチシリン 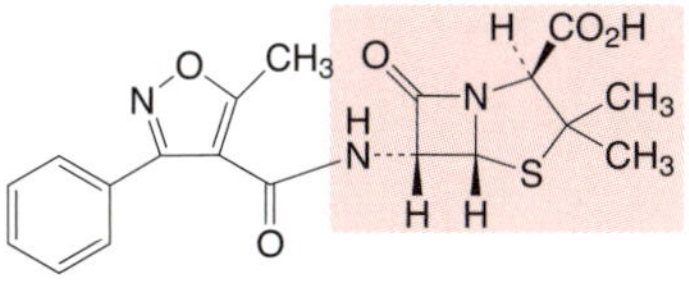　　　　　　　　　オキサシリン 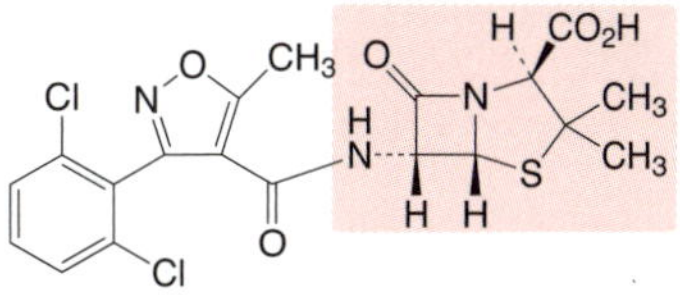　　　　　　　　ジクロキサシリン
（ジクロキサシリンナトリウム）

シリン類は遊離のカルボキシ基をもつため，これがイオン化していると反発して接近には不利である．外壁と細胞壁の間にはβ-ラクタマーゼが存在し，ペニシリンは外壁をうまく透過しても細胞壁の手前で加水分解される．これらの理由でグラム陰性菌に対しては活性が弱く，抗菌スペクトルが狭いといわれている．

抗菌スペクトルの広いβ-ラクタム系抗生物質として，前述のアンピシリンやアモキシシリンが知られている．これらはグラム陰性菌に対しても活性であるが，β-ラクタマーゼには弱いので，β-ラクタマーゼを産生しないグラム陰性菌に有効である．先に述べたように，これらは経口投与が可能である．

14.2.2　セファロスポリン

セファロスポリンはβ-ラクタム環に六員環のジヒドロチアジン環が縮環した二環性構造である．このため，五員環が縮環したペニシリン類よりもβ-ラクタム環にかかるひずみは多少低減されている．生合成的にはペニシリン類と同じく，この二環はシステインとバリンからなる．最初に開発されたセファロスポリンは1948年にサルジニア島の下水中のカビから単離されたセファロスポリンCである（図14.7）．

セファロスポリンCはペニシリンGと比較して，酸による加水分解がされにくく，β-ラクタマーゼ（この場合，セファロスポリナーゼとよばれる）に対し安定であるが，経口では吸収されない．アレルギー反応の危険性は低い．グラム陽性菌にはあまり有効でないがグラム陰性菌にはいくぶん有効である，といった特徴が見いだされた．半合成ペニシリン類縁体と同様に，半合成セファロスポリンの研究が開始された．

7-アシルアミノ側鎖の研究は，**7-アミノセファロスポラン酸**（7-amino-cephalosporanic acid；7-ACA）のN-アシル化を検討すればよい．これはペ

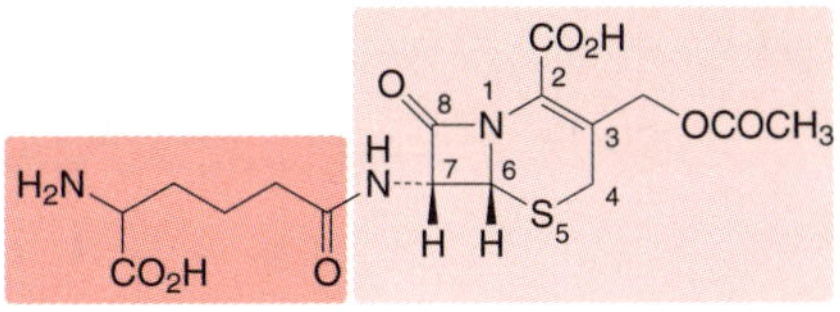

図14.7　セファロスポリンCの構造
右のうすい色アミ部分は7-アミノセファロスポラン酸（7-ACA）．

14章 抗菌薬と抗真菌薬

イミノクロリド
次のような部分構造をとる.

$$\underset{R^1 \quad R^2}{N=C-Cl}$$

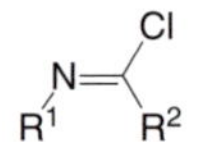

イミノエーテル
次のような部分構造をとる.

$$\underset{R^1 \quad R^2}{N=C-O-R^3}$$

ニシリンと同じ発想であるが，セファロスポリン C を酵素で加水分解しても 7-ACA は得られなかった．きわめて反応性の高い β-ラクタム環構造をそのまま維持しつつ，側鎖の安定なアミド結合を選択的に加水分解するのは至難の業であるが，有機合成の段階で二つの解決策が示された（図 14.8）．一つはカルボキシ基を保護し，イミノクロリド（imino chloride）経由で加水分解する方法で，ペニシリン G から半合成ペニシリンの原料となる 6-APA を化学合成する経路と同じである．もう一つはジアゾ化して分子内閉環しイミノエーテル（imino ether）に導く方法で，セファロスポリン C の 7 位側鎖の構造をたくみに利用している．いずれの方法も，β-ラクタム環の窒素原子（構造上カルボニル基に非共有電子対を流し込めない）と側鎖につく一般的なアミド結合の窒素原子の性質の差をうまく利用したものである．

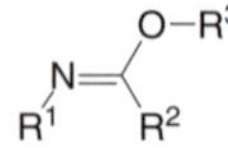

これまでに 7-ACA を利用して数多くの半合成セファロスポリンが合成された．第一世代の代表例はセファロチンとセファレキシンである（図 14.9a）．ペニシリン耐性菌を含むグラム陽性菌，サルモネラ菌，大腸菌など，一部のグラム陰性菌に有効である．

第二世代では，グラム陰性菌への抗菌スペクトルを広げたセフォキシチンや，経口用セフェムとしてカルボキシ基をエステル化したセフロキシム アキセチルなどが開発された（図 14.9b）．セフォキシチンの構造のもととなった天然物はセファマイシン C で，7α 位にメトキシ基が置換し，3 位末端にはアセチル基ではなくカルバモイル基が結合している．セフォキシチンのような 7α-メトキシ置換体は β-ラクタマーゼ（セファロスポリナーゼ）に対しかなり安定である．

第三世代では，グラム陰性菌（緑膿菌を含む）に対する抗菌力の著しい増強

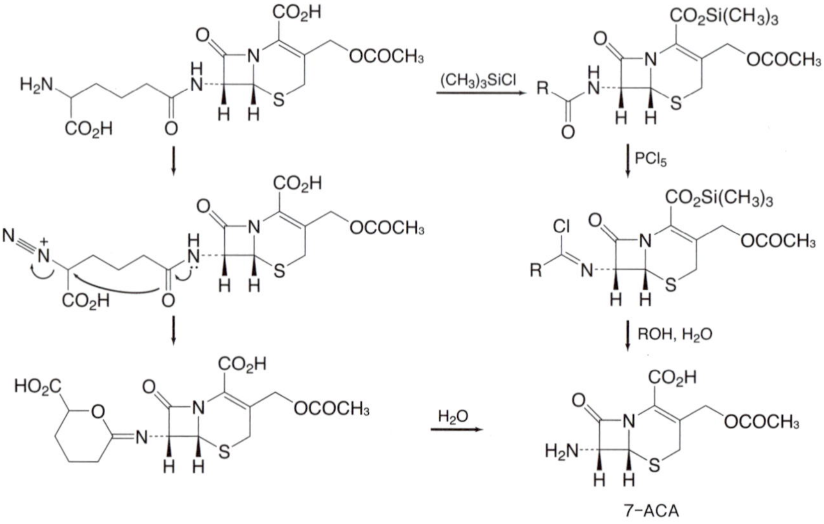

図 14.8 7-ACA の合成ルート

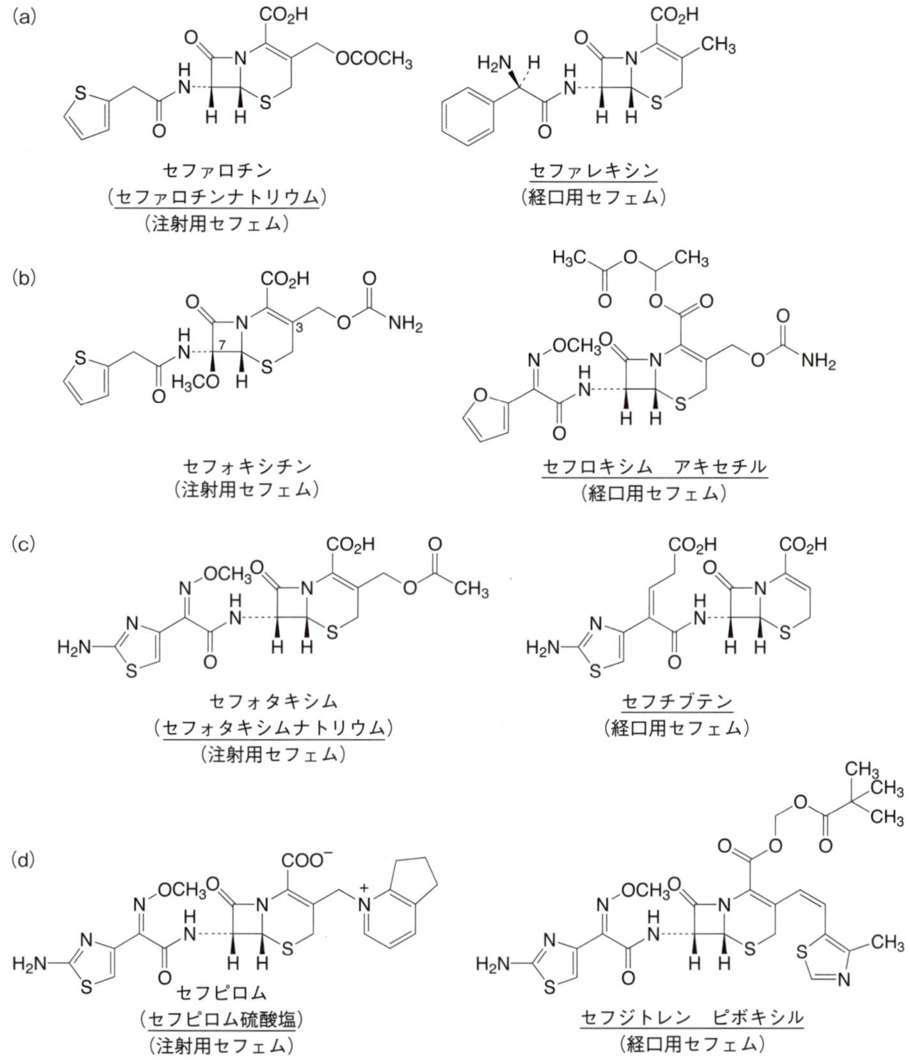

図 14.9 半合成セファロスポリン
(a) 第一世代, (b) 第二世代, (c) 第三世代, (d) 第四世代.

と抗菌スペクトルのさらなる拡大が図られた.セフォタキシムやセフチブテンに見られるアミノチアゾール環の特徴は,細菌の外膜を透過する性質の向上に寄与すると考えられている(図14.9c).セフォタキシムのメトキシイミノ基はZ配置である.β-ラクタマーゼに対しても安定である.

その後も精力的に研究が進められ,第三世代でも効果がでにくい黄色ブドウ球菌を含むグラム陽性菌や,緑膿菌などのグラム陰性菌まで幅広い抗菌スペクトルと強力な抗菌活性をもつセフピロムやセフジトレン ピボキシルといった第四世代のセフェムが開発された(図14.9d).

チアゾール

次のような五員環の芳香族複素環.

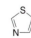

14.2.3 カルバペネム

カルバペネムは環内に硫黄原子がなく(環外にある)，6位のアシルアミノ基もない特異な構造である．6位にヒドロキシエチル基が結合しているが，6位の立体化学はペニシリン類とは逆で，5, 6位の水素原子はトランスの関係にある．2, 3位の不飽和結合は環のひずみを増大させ，β-ラクタムの反応性をさらに高める効果がある．カルバペネム系抗生物質は，最初にチエナマイシン(thienamycin)が天然から単離された(Merck社，1976)．チエナマイシンはグラム陽性菌から緑膿菌を含むグラム陰性菌に対して強力な抗菌活性を示す(図14.10)．また，β-ラクタマーゼに高い抵抗性を示す．これは6位側鎖の1-ヒドロキシエチル基によると考えられている．

チエナマイシンは低毒性であるが，化学的に不安定で胃腸からは吸収されない．側鎖のアミノ基を化学修飾して，より安定なイミペネムやパニペネム，メロペネムが開発された．メロペネムは4位をメチル化(立体化学は4R)してあるため，イミペネムやパニペネムといった従来のカルバペネム系抗生物質とは異なり，ヒトの腎臓に存在するデヒドロペプチダーゼⅠに対して安定である．

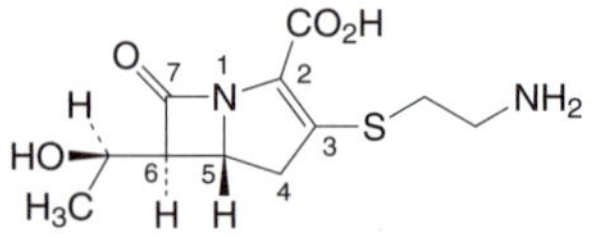

チエナマイシン

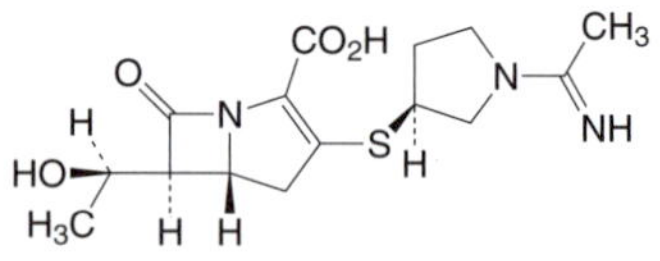

パニペネム

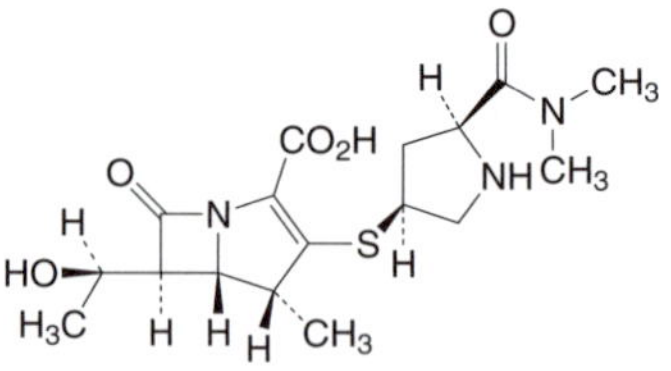

メロペネム

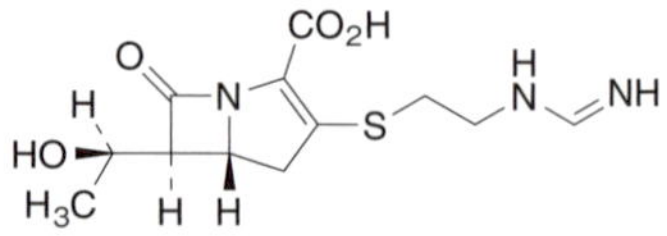

イミペネム

図14.10 カルバペネム系抗生物質

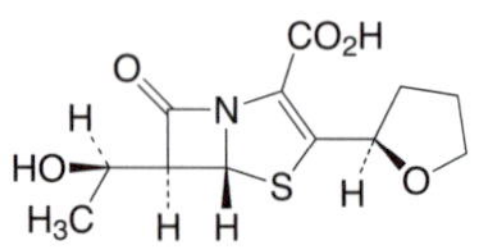

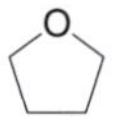

ファロペネム
(ファロペネムナトリウム)

テトラヒドロフラン
フランを完全水素化した次のような構造．

14.2.4 ペ ネ ム

ペネム系β-ラクタムは，天然にはない骨格である．すなわち，ペニシリンとセファロスポリンのハイブリッド型の構造である．局方医薬品では，たとえばファロペネムがあげられる．β-ラクタマーゼ阻害活性をもち，β-ラクタマーゼ産生菌に対しても優れた抗菌力を発揮する．経口投与が可能で，グラム陽性菌と緑膿菌を除くグラム陰性菌に対して広範で強力な抗菌作用を示す．テトラヒドロフラン(tetrahydrofuran)環上の不斉炭素はR配置がよい．

14.2.5 オキサセフェム

オキサセフェム系抗生物質は，セフェムの硫黄原子を酸素原子に変換した化合物で，1970年代に開発された．オキサセフェム系化合物はセファロスポリンに比べて，グラム陰性菌に対して飛躍的に優れた抗菌活性を示す．

ラタモキセフはベンジルペニシリンを出発原料として母核を開環し，硫黄原子の代わりに酸素原子を組み込んで閉環することにより合成された(図14.11)．7位のメトキシ基とアミド側鎖によって，セファロスポリナーゼに対して安定になるため，緑膿菌に対しても抗菌活性を示す．アミド側鎖上の不斉炭素はRとSの1：1の混合物である．すなわち，ラタモキセフはジアステレオマー混合物である．3位のメチルテトラゾール基は，グラム陰性桿菌全般に対する抗菌力を強化する．また，ラタモキセフはブドウ球菌に対する抗菌力があまり強くなかったため，それを解決するフロモキセフが開発された．ラタモキセフ同様，3位からテトラゾール(tetrazole)環へはチオメチル基が介在する．

テトラゾール
次のような五員環の芳香族複素環．

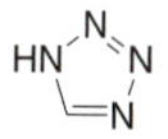

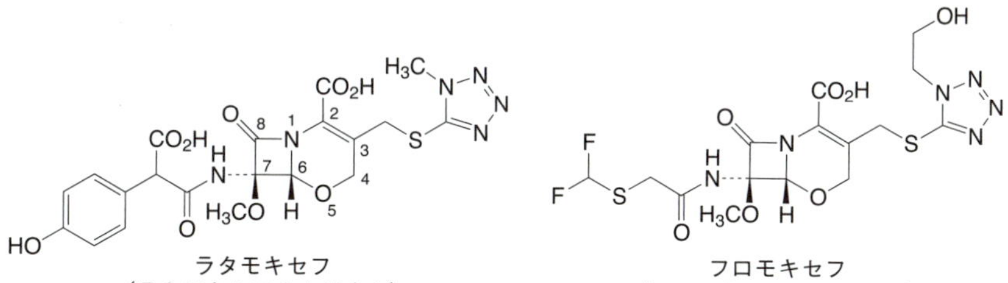

ラタモキセフ
(ラタモキセフナトリウム)

フロモキセフ
(フロモキセフナトリウム)

図14.11 オキサセフェム系抗生物質

14.2.6 モノバクタム

天然物からβ-ラクタム骨格だけからなるβ-ラクタム単環のノカルジシンAなどが単離された．緑膿菌を含むグラム陰性菌に対して狭い範囲の抗菌スペクトルを示す．しかし，そのままでは実用化に至らず，医薬品としてはアズトレオナムやカルモナムが開発された．好気性のグラム陰性桿菌に対してきわめて優れた抗菌力を示すが，グラム陽性菌および嫌気性菌に対してはほとんど抗菌力を示さない．

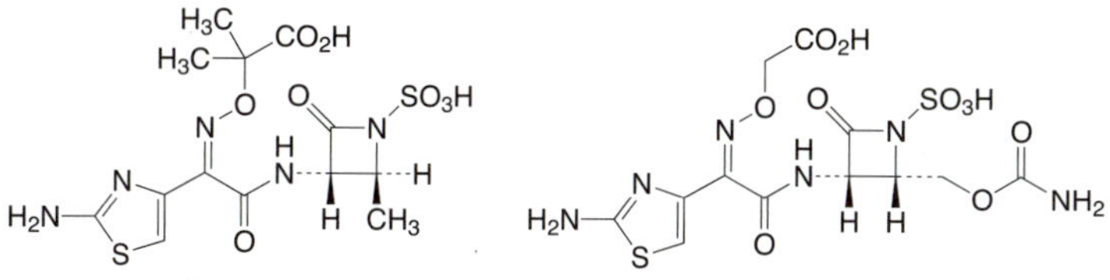

アズトレオナム

カルモナム
(カルモナムナトリウム)

14.2.7 β-ラクタマーゼ阻害薬

　β-ラクタム環がオキサゾリジン環と縮環構成をとるクラブラン酸は，それ自体の抗菌作用が弱いため，抗菌薬として単独では利用できない．ところが，非常に多種類のβ-ラクタマーゼに対して強い阻害活性を示すので，β-ラクタマーゼ阻害薬として使用されている．

　クラブラン酸はβ-ラクタマーゼの活性部位にはまり込み，セリン残基のヒドロキシ基でβ-ラクタム環を開環(ここまではペニシリンと同じ)させ，残るビニルエーテル構造を活用して酵素の別のアミノ酸残基のアミノ基と反応し，最終的にはβ-ラクタマーゼの活性部位を非可逆的にアルキル化する．それゆえ，クラブラン酸の二重結合は重要な官能基といえる．

　クラブラン酸はβ-ラクタマーゼに不安定な薬剤と組み合わせて使用する．複合抗生物質製剤として，アモキシシリン・クラブラン酸カリウムなどがある．

　スルバクタムはアンピシリンやセフォペラゾン(セファロスポリン系第三世代)の配合剤として，また日本発のタゾバクタムはピペラシリン(広域ペニシリン)の配合剤として使用され，β-ラクタマーゼによるβ-ラクタム加水分解を防ぎ，耐性を示すβ-ラクタマーゼ産生菌に対しても抗菌力を示す効果がある．

　近年，新規骨格をもつβ-ラクタマーゼ阻害薬レレバクタムが開発された．レレバクタムはβ-ラクタム環の代わりに含窒素ビシクロ環(1,6-diazabicyclo[3.2.1]octane)を基本骨格とし，N-スルホキシカルバモイル基をもつ化合物で，広い範囲のβ-ラクタマーゼを阻害する．とくに，カルバペネム系抗菌薬のβ-ラクタム環を不活化するβ-ラクタマーゼ(カルバペネマーゼ)をも阻害する．既存のイミペネム・シラスタチン配合剤にレレバクタムを組み合わせた配合剤として販売されている．レレバクタム・イミペネム・シラスタチン配合剤は，カルバペネム耐性グラム陰性菌による感染症を対象として用いられる．なお，シラスタチンは腎でのデヒドロペプチダーゼⅠによるイミペネム代謝不活化を抑制し，イミペネム起因の腎毒性を低減する効果がある．

14.3 合成抗菌薬

14.3.1 スルホンアミド系抗菌薬

　化学的に合成された抗菌薬としては，代表的なものにスルファミンを原点とするスルホンアミド系とナリジクス酸を原点とするキノロン系がある．**スルホンアミド系抗菌薬**は**サルファ剤**として1930年代から使われている．その登場によって「代謝拮抗」という作用機構として重要な概念が確立した．

　サルファ剤は葉酸(folic acid)の生合成で利用されるp-アミノ安息香酸

（*p*-aminobenzoic acid；PABA）と構造がよく似ている．このため，細菌がPABAと間違えて酵素にサルファ剤を取り込み，葉酸の生合成を阻害する．一方，ヒトは葉酸を生合成しないので，サルファ剤による生合成阻害の影響は受けない．ただし，現在では，ほとんどの病原菌がサルファ剤耐性を獲得しているため，その使用頻度は低くなっている．

　トリメトプリムは葉酸からテトラヒドロ葉酸への還元酵素を阻害する抗菌剤である．これとスルホンアミド系抗菌薬のスルファメトキサゾールとを組み合わせると，一つの生合成経路に対して二つの異なる酵素を阻害する効果的な抗菌薬となり，実用化されている．

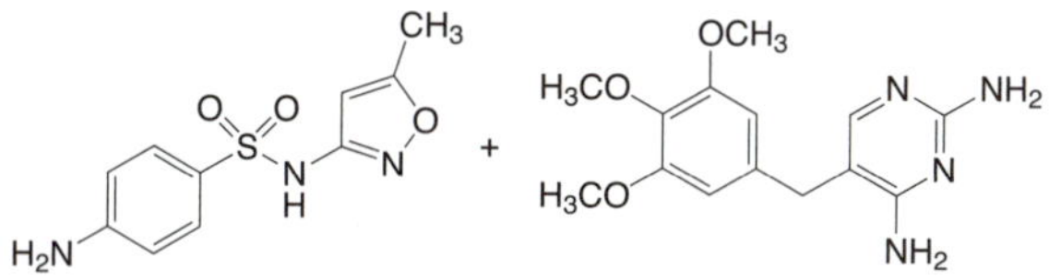

スルファメトキサゾール・トリメトプリム

14.3.2 キノロンカルボン酸系

　キノロン系抗菌薬は，4-ピリドン-3-カルボン酸を基本骨格とする合成化学療法剤である．ペニシリン耐性菌に対しても，その作用メカニズムの違いから有効な抗菌活性を示す．キノロンカルボン酸系の薬物で最初の化合物であるナリジクス酸〔基本骨格として 1,8-**ナフチリジン**（naphthyridine）骨格〕は，グラム陰性菌に有効な抗菌薬であったが，代謝されやすく，またまもなく耐性菌が出現した（図 14.12）．そこで 6 位にフッ素原子，7 位にピペラジノ基を導入すると，耐性菌の出現が遅く，グラム陽性菌からグラム陰性菌まできわめて広範囲の抗菌スペクトルをもつノルフロキサシンやシプロフロキサシンのような誘導体〔基本骨格として**キノリン**（quinoline）骨格〕が見いだされた．これらを**ニューキノロン系**抗菌薬とよぶ．三環系キノロン剤のレボフロキサシンには，S 配置の不斉炭素が存在する．ラセミ体のオフロキサシンは医薬品として使われているが，抗菌活性は主として S 体にある．これまでの抗菌薬に比べ抗菌力が強く，また組織移行性がよい．経口で難治性の感

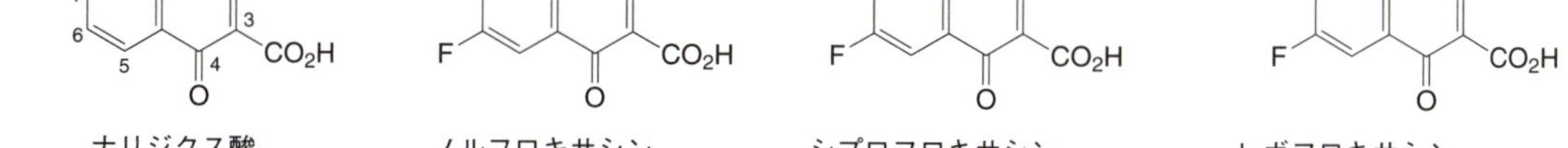

ナリジクス酸　　ノルフロキサシン　　シプロフロキサシン　　レボフロキサシン

図 14.12　キノロン系抗菌薬
上記のうちナリジクス酸以外はニューキノロン系抗菌薬ともいう．

葉酸
構造としてはプテリジン環，*p*-アミノ安息香酸，グルタミン酸を含む．プリンヌクレオチド合成でホルミル基を 2 度にわたりプリン環形成のために供給する補酵素として，10 位の窒素原子がホルミル化を受けた N^{10}-ホルミルテトラヒドロ葉酸が働く．テトラヒドロ葉酸は葉酸から 2 段階にわたりジヒドロ葉酸レダクターゼによって還元されて生成し，テトラヒドロ葉酸のN10 位にホルミル基を供給するのはセリンである．

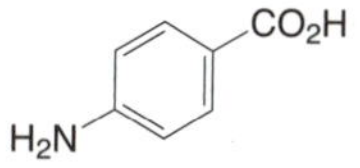

p-アミノ安息香酸

ナフチリジン
二つのピリジンが縮合した形式で 6 種類の異性体がある．

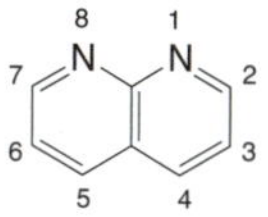

1,8-ナフチリジン

キノリン
ベンゼン環がピリジンと縮合した二環性芳香族化合物．イソキノリンはその異性体．

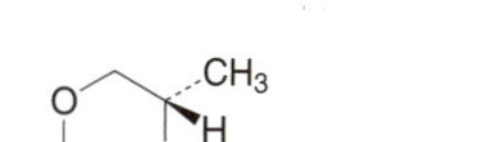

キノリン　　イソキノリン

COLUMN　予想外に困難だった β-ラクタム環の形成

ペニシリンを発見，単離，そして抗菌薬として光をあてた功績で，A. Fleming, H. W. Florey と E. B. Chain は 1945 年にノーベル医学生理学賞を受賞した．一方，J. C. Sheehan らの研究グループ (MIT) がペニシリン全合成に集中しはじめたのは，X 線の構造解析でその構造が証明された後の 1948 年ごろとされる．

単独の四員環 β-ラクタムそのものは，通常，とくに不安定物質とは見なされないし，分子量 350 程度の化学構造から受ける印象は，そう複雑そうでもない．しかし，ペニシリン V 全合成で乗り越えなければならなかったのは，β-アミノ酸から β-ラクタム環への閉環ステップである．「四員環ラクタム＋五員環」の二環性 β-ラクタムが異常なほど構造化学的に不安定なため，1940 〜 50 年代の有機合成化学では予想以上に困難であった．そのため，化学合成法は発酵法による実用的供給ルートに出遅れた．

6 位のアミノ基をフタルイミドの形で導入し，のちに β-ラクタム環を構成するカルボン酸側を tert-ブチルエステルとして合成ルートに乗せた (化合物 **A**)．温和な条件で除去できる保護基を活用したことになる．フタルイミド部分はヒドラジンで処理してアミノ基へと変換し，tert-ブチルエステルは有機溶媒中塩化水素で無水条件下にカルボン酸に変換した．化合物 **B** はペニシラミンとよばれ，ラセミ体のバリンから光学分割の工程を含め数工程をかけて合成された．

チアゾリジン閉環反応 (**A** + **B**) では，理論的には四つのジアステレオマーが生成する可能性がある．実際には，目的の **C** とその 6 位に関する異性体がおもに得られた．この異性体に対しては塩基性条件下での異性化反応を利用して必要な **C** に変換することができ，結局 **C** が主生成物となった．6 位のアミド側鎖を導入し，tert-ブチル基を除去した．ほぼ中性条件下で **E** からジシクロヘキシルカルボジイミド (DCC) を用いてアミド結合を形成する β-ラクタム環閉環反応は，当時この合成ルートのハイライトであったが，その閉環収率は 10 〜 12 % であった．

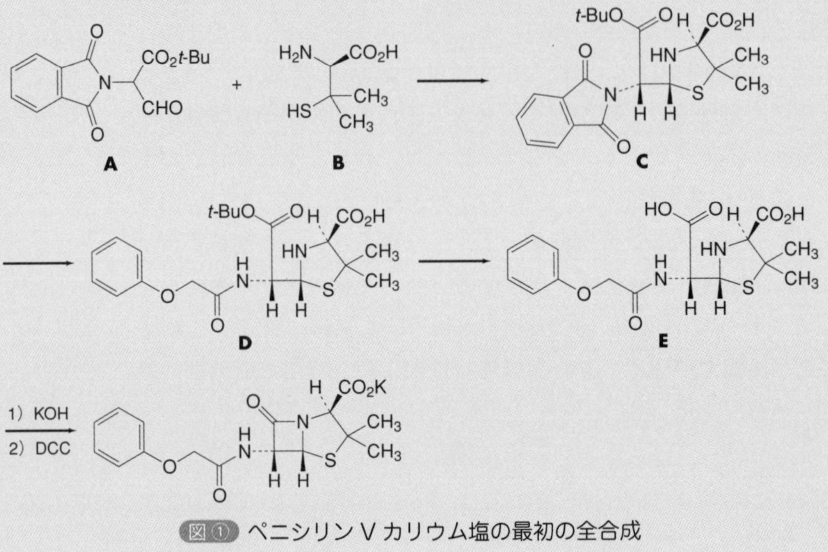

図① ペニシリン V カリウム塩の最初の全合成

染症にも効果を示す.

　細菌(原核細胞)のDNAは環状二本鎖である．通常それらがさらにらせんを形成して超らせん構造をとったり，環状DNAが鎖のように連なったり(カテネーション)している．細菌がDNAを複製する際には，この超らせん構造をほぐし，カテネーション構造は単環状に変換しなくてはならない．

　キノロン系抗菌薬の標的酵素は細菌の2種類のⅡ型**トポイソメラーゼ**(topoisomerase)，**DNAジャイレース**(DNA gyrase)および**トポイソメラーゼⅣ**である．これらの酵素が超らせん構造やカテネーション構造をとるDNA二本鎖をいったん切断して，切れ目を入れ，緩んだ単環状の二本鎖DNAとなるよう再結合させることではじめてDNA複製が可能となる．DNAジャイレースが超らせん構造の弛緩に，トポイソメラーゼⅣが互いに輪を形成したカテネーションDNAを単環状にするデカテネーションの働きを担う．

　キノロン類はこれらの酵素によりいったん切断されたDNAとその酵素からなる複合体に結合し，切断されたDNAが再結合するのを阻害する．すなわち，細菌のDNA複製過程を阻害する．

　キノロン類の3位のカルボキシ基と4位のカルボニル基は，DNAジャイレースに結合するために必須の組合せである．さらに，6位のフッ素および7位の五～六員環の脂環式複素環置換基が活性を向上させる．また，ナリジクス酸のナフチリジン骨格をもつ誘導体よりもノルフロキサシンに見られるキノリン骨格のほうが母核としての作用が強いとされる．哺乳類などの真核細胞にはDNAジャイレースやトポイソメラーゼⅣはなく，代わりにトポイソメラーゼⅡがある．両酵素の構造には大きな相違があるため，抗菌薬としての選択毒性が現れる．

14.4　マクロライド系抗生物質

　マクロライド系抗生物質は14，15，16員環の大環状ラクトンに糖やアミノ糖が結合した構造である．天然体は放線菌により産生される．糖残基が抗菌活性に重要である．

　14員環ラクトンにはエリスロマイシンやクラリスロマイシン(エリスロマイシンを*O*-メチル化した誘導体)がある(図14.13)．15員環ラクトンにはアジスロマイシン(エリスロマイシンの9位と10位の間に窒素原子を導入して15員環に環拡大した半合成アザライド系マクロライド)，16員環ラクトンにはロキタマイシンなどがある．これらの抗生物質は，細菌のリボソーム(ribosome)の50Sサブユニットに結合し，tRNAに結合している伸長ペプチド鎖がアミノアシル部位からペプチジル部位に転移するのを阻害する．比

トポイソメラーゼ
DNAの転写や複製領域では高度にねじれたらせん構造をほどき構造を弛緩させる必要があり，一方，複製されていない領域はその超らせん構造を保ってコンパクトに核内に収容しておく必要がある．トポイソメラーゼはこのDNAの全体的形体(トポロジー)変化を触媒する酵素である．トポイソメラーゼⅠは片側の鎖を切断し，回転して再結合することにより，ねじれを一つ巻き戻す．トポイソメラーゼⅡは二量体を形成してDNAに結合し，二本鎖を切断してそれぞれ回転させ再結合する．この場合ねじれが二つ変化する．

DNAジャイレース
AとB二つのサブユニットからなりA_2B_2ヘテロ四量体構造をとる．超らせんDNAの二本鎖のリン酸ジエステル結合を切断し，回転してDNAを巻き戻し，断片を再結合することで超らせん構造をほぐす(正の超らせん構造に対し，負の超らせんを導入する活性がある)．このときATPを必要とする．この過程は可逆的である．

リボソーム
大きさの異なる二つのサブユニットからなり，それぞれのサブユニットが複数のリボソームRNA(rRNA)とタンパク質から構成される．タンパク質合成の場である．

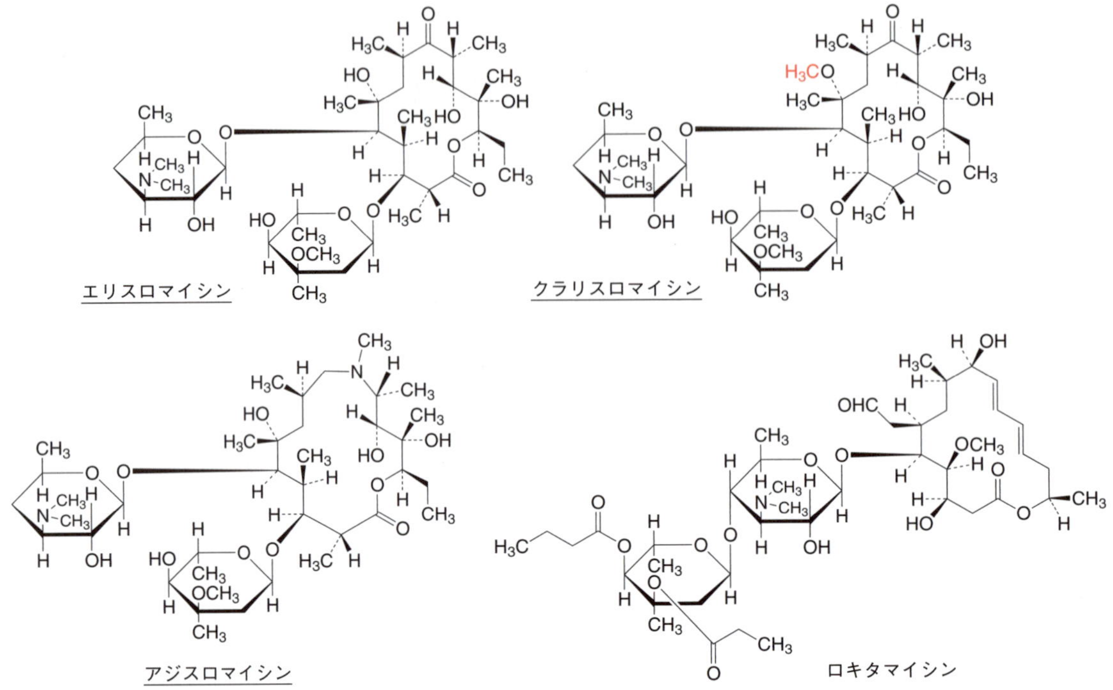

エリスロマイシン   クラリスロマイシン

アジスロマイシン   ロキタマイシン

図 14.13 マクロライド系抗生物質
色で示した部分は O-メチル化された箇所を示す.

較的副作用が少なく, 抗菌スペクトルも広い.

14.5 クロラムフェニコール

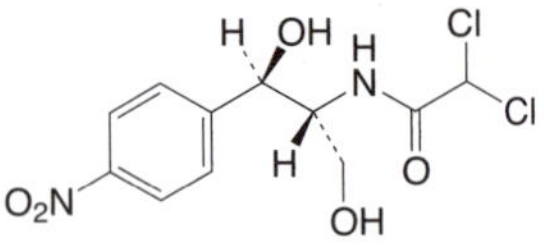

クロラムフェニコールは放線菌の一種から単離されたが, 現在では化学的に合成して使用されている. 二つの不斉炭素があり, (R,R)-配置のみが活性をもつ. 細菌リボソームの50Sサブユニットに結合し, ペプチド転移反応を阻害するタンパク質合成阻害剤である. 広範囲の抗菌スペクトルをもち, とくに赤痢菌, サルモネラ菌などのグラム陰性桿菌や発疹チフスなどのリケッチアに対して強い抗菌作用を示す.

14.6 アミノグリコシド系抗生物質

アミノグリコシド系抗生物質はアミノ糖を含む配糖体抗生物質で, ストレプトマイシンやカナマイシンなどがある. これらは抗酸菌である結核菌にも有効である. 細菌リボソームの30Sサブユニットに結合してタンパク質合成の開始, およびペプチド鎖の伸長を阻害する.

カナマイシンは梅澤濱夫らにより1957年に単離された, 日本発の記念碑

ストレプトマイシン
(ストレプトマイシン硫酸塩)　　カナマイシン
(カナマイシン一硫酸塩，カナマイシン硫酸塩)

的な抗生物質である．ほかに，ゲンタマイシンやトブラマイシン，アミカシン(カナマイシンから半合成)などがある．これらはグラム陽性菌，グラム陰性菌，緑膿菌にも強力な抗菌作用を示す．

14.7　グリコペプチド系抗生物質

　バンコマイシンは近年臨床において深刻な問題となっているメチシリン耐性黄色ブドウ球菌(methicillin-resistant *Staphylococcus aureus*；MRSA)に対して優れた抗菌力が認められ，黄色ブドウ球菌感染治療の最後の切り札とされたグリコペプチド系抗生物質である．ペニシリンやセファロスポリン(ムレイントランスペプチダーゼのアシル化：酵素に対する化学修飾)とは異なる作用機構をもつ．

　細胞壁の合成材料で酵素の基質となるムレインモノマー(murein monomer)に巨大なバンコマイシンが結合するため，細胞壁(ペプチドグリカン)へムレインモノマーが組み込まれず生合成できなくなる．ムレインモノマー部分のNAM(*N*-アセチルムラミン酸)にはペンタペプチド基が結合しており，その末端はD-Ala-D-Ala である(図14.2参照)．バンコマイシンがその末端へおもに水素結合で結合するため，ムレイントランスペプチダーゼによるムレインモノマー部分のD-Ala-D-Ala の認識ができなくなる．その結果，細胞壁の生合成が阻害されると考えられている．

　現在ではバンコマイシン耐性菌さえもすでに出現し，大きな問題となっている．バンコマイシン類縁体であるテイコプラニンもグリコペプチド系抗生物質である．

メチシリン耐性黄色ブドウ球菌
β-ラクタム系抗生物質の標的タンパク質であるペニシリン結合タンパク質(PBP：細胞壁合成に関与する酵素群)が，薬剤に結合しないように変異することで，メチシリンはもとよりほとんどのβ-ラクタム系抗生物質に対し耐性を獲得した．院内感染のおもな原因菌である．

ムレインモノマー

細胞壁を構成するための単位．*N*-アセチルムラミン酸（NAM）にL-アラニン，D-グルタミン酸，L-リシン，その先に二つのD-アラニンが結合し，さらにNAMに*N*-アセチルグルコサミン（NAG）が結合した構造をもつ．これは脂質担体により細胞膜を横切って細胞外に輸送され，細胞壁合成の場に引き渡される．

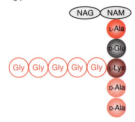

ムレインモノマー（模式図）

バンコマイシン
（バンコマイシン塩酸塩）

14.8 オキサゾリジノン系合成抗菌薬

日本では2001年より発売され，合成抗菌薬としては新規なオキサゾリジノン骨格をもつリネゾリドは，作用メカニズムが従来の抗菌薬とは異なり，細菌リボソーム50Sサブユニットと特異的に結合し，機能性70S開始複合体の形成を阻害する．すなわち，細菌のタンパク質合成過程の初期段階に作用し，タンパク質合成を阻害する．新しいクラスの抗菌薬として，メチシリン耐性黄色ブドウ球菌（MRSA）やバンコマイシン耐性腸球菌（VRE）に対しても抗菌活性を示す点で重要である．

2018年にはテジゾリドリン酸エステルが開発された．活性体であるテジゾリドはリネゾリドに比べオキサゾリジノン環3位の置換基が延長され，また5位はアセトアミドメチル基からヒドロキシメチル基に変更されている．これらの構造変換により抗菌活性が向上し，かつ，ある種のリネゾリド耐性菌にも効果を発揮する．テジゾリドリン酸エステルはリネゾリドと同様に経口投与と静脈注射が可能な抗MRSA薬である．テジゾリドリン酸エステルは水溶性の向上と消化管吸収の向上を目的にしたテジゾリドのプロドラッグであり，投与後体内に広く分布するアルカリホスファターゼによって速やかに脱リン酸化し，活性体であるテジゾリドとなる．

さらなる耐性菌の発生を防ぐべく，安易な使用を慎むべき薬剤とされている．

リネゾリド　　　　　　　　　　　　　　　テジゾリド

テジゾリドリン酸エステル

14.9 抗真菌薬

14.9.1 抗真菌薬の概要

　真菌はカビや酵母，キノコに代表される生物で，真核生物に分類される．すなわち，真菌の細胞には動物細胞と同様に核膜に囲まれた核があり，ミトコンドリアや小胞体などの細胞内小器官も存在する．細胞膜はリン脂質二重層とエルゴステロールから構成されており，エルゴステロールはヒトの細胞膜には存在しないので抗真菌薬の標的の一つとなる．さらにヒト細胞と異なるのは，真菌はグルカン（1,3-β-D-グルカンと 1,6-β-D-グルカン），マンナン，キチンなどの多糖類を主成分とする細胞壁をもつことであり，このグルカンも抗真菌薬の標的の一つとなる．

　真菌感染症は，感染部位によって皮膚（表在性）真菌感染症と深在性真菌感染症の二つに分類することができる．**皮膚真菌感染症**はいわゆる爪白癬（水虫）や皮膚カンジダ症などに代表される疾患であり，おもに白癬菌など皮膚や粘膜に存在する真菌によって引き起こされる．かつては真菌感染症といえば皮膚真菌感染症がほとんどであったが，高度侵襲化医療技術の向上や，骨髄移植，臓器移植後の免疫抑制剤の適用，あるいはがん治療などの医療の高度化によって，体の深部に真菌が感染する**深在性真菌感染症**の罹患が拡大してきた．病原菌としてはカンジダ属だけでなく，アスペルギルス属，クリプトコックス属の真菌があげられる．深在性真菌感染症は一般に症状は重篤で，いったん発症すると致命的であることが多く，効率的な抗真菌薬の開発が期待されている．

　歴史的にはグリセオフルビンが近代的な抗真菌薬の始まりとされている．グリセオフルビンは 1939 年に *Penicillium griseofulvum* から単離され，皮膚糸状菌に対してのみ抗真菌活性を示す．経口薬として日本で臨床に供されたのは 1962 年であるが，現在は販売されていない．

エルゴステロール

コレステロール

グリセオフルビン

14.9.2 ポリエン系抗真菌薬

アムホテリシンBに代表されるポリエン系抗真菌薬は疎水性の高いポリエン部と，ヒドロキシ基などの極性基が多数ある部位およびデオキシアミノ糖という親水性の高い部分の両方からなる．ポリエン系抗真菌薬はそのポリエン部を介してエルゴステロールと複合体を形成し，この複合体が真菌細胞膜内で，ポリエン系抗真菌薬の親水性部位が内側になるようにして集合し，細胞膜に「穴」を開けるような高次構造をとる．そしてこの「穴」を介した物質移動(K^+や栄養物質の漏出，水やNa^+の流入など)が細胞破壊をもたらすと考えられている．このような機構から真菌に対して広く抗真菌作用をもつ．なお，ヒト細胞膜内にあるコレステロールもエルゴステロールと構造が類似しており，弱いながらもポリエン系抗真菌薬と同形の複合体を形成することが知られている．そのためヒト細胞膜への効果も無視はできず，貧血，腎・心毒性などの有害作用が発現してしまう．

アムホテリシンB

14.9.3 アゾール系合成抗真菌薬

1944年にベンズイミダゾール誘導体が抗真菌活性をもつと報告されたのがアゾール系合成抗真菌薬開発の端緒とされている．その後1958年にクロルミダゾールが販売されて以来，イミダゾールをもつ抗真菌薬の開発が盛んに行われ，クロトリマゾールおよびミコナゾールなどのイミダゾール系合成抗真菌薬が開発された(図14.14)．ラノコナゾールはほかのイミダゾール系合成抗真菌薬とは骨格が異なり，ビニルイミダゾール構造をもつ．

続いてケトコナゾールが開発された．ケトコナゾールは基本骨格として1,3-ジオキソラン環をもち，より長大な側鎖をその環上にもつ．二つの不斉炭素があり四つの立体異性体が存在するが，ジオキソラン環の2位のイミダゾリルメチル基と4位の側鎖がシスの関係にある，より活性が高い異性体がラセミ体として用いられている．

ケトコナゾールよりもさらに優れた薬物の開発が進められた結果，イトラコナゾールが開発された．ケトコナゾールのイミダゾール環を1,2,4-トリアゾール環へ変換したことが大きな特徴である．1,2,4-トリアゾール誘導体は

1,3-ジオキソラン

1,2,4-トリアゾール

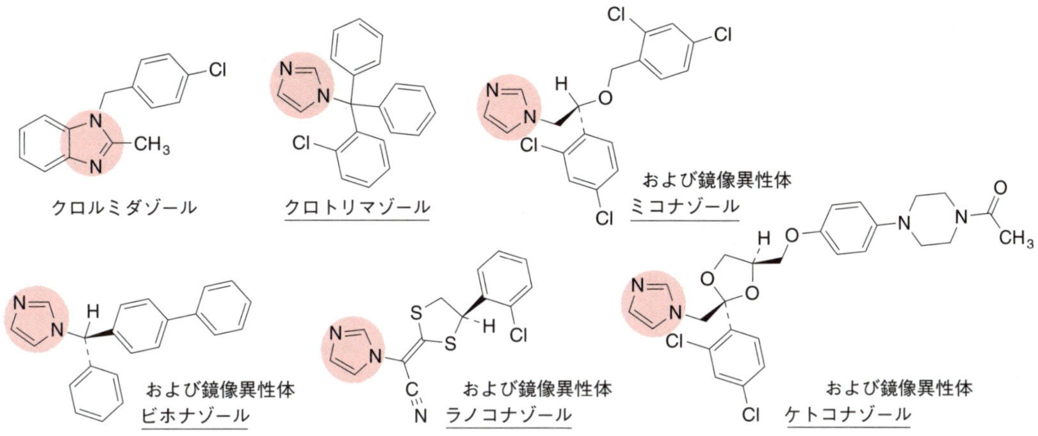

図 14.14 イミダゾール系合成抗真菌薬

イミダゾール誘導体とほぼ同様の活性をもつ一方で，電子密度がイミダゾールに比べ低いため酸化や抱合を受けにくくなる．ののち，アゾールとして 1,2,4-トリアゾール環をもつ抗真菌薬が開発されることになった．イトラコナゾールは三つの不斉炭素をもち八つの立体異性体が考えられるが，ケトコナゾールと同様に 1,3-ジオキソラン環の 2 位のトリアゾリルメチル基と 4 位の側鎖がシスの関係にある異性体の抗真菌活性がより高い．そのため側鎖 sec-ブチル基の立体配置も合わせ 4 種の立体異性体の混合物として使用されている．

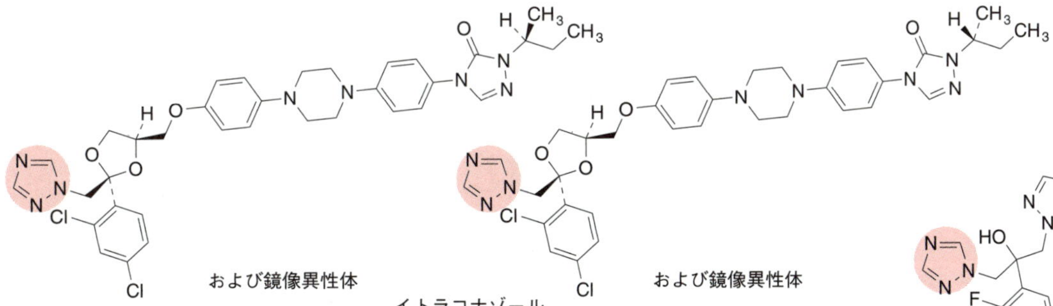

イトラコナゾールが開発されたのと同時期にフルコナゾールが開発された．ホスフルコナゾールは第三級アルコールをリン酸化することにより水溶性を向上させたプロドラッグで，注射剤として使われている．

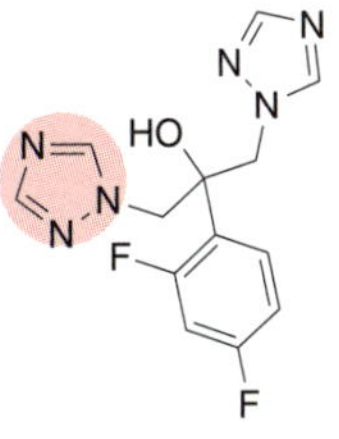

耐性菌への対策などを目的にさらなる抗真菌薬の開発が進められ，ボリコナゾールが開発された．ボリコナゾールの構造上の特徴はリンカー部分に分岐したメチル基を導入したこと，そしてより活性の高い鏡像異性体を単一製剤化したことである．

アゾール系合成抗真菌薬の一般的な構造を図 14.15 に示す．

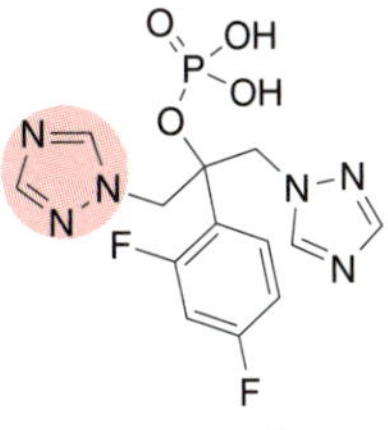

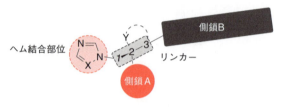

図14.15 アゾール系合成抗真菌薬の一般的な構造

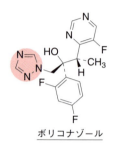

ボリコナゾール

　アゾール系合成抗真菌薬は一般に，ヘム結合部位と二つの側鎖AおよびBが3～4原子分のリンカーで結合する構造である．ヘム結合部位はアゾール系合成抗真菌薬のコア部位であり，そのイミダゾールの3位窒素あるいはトリアゾールの4位窒素がステロール14α-脱メチル化酵素（CYP51）のヘム鉄に配位することによって酵素活性が阻害される．この酵素活性の阻害により真菌細胞膜中のエルゴステロールを枯渇させることが，アゾール系合成抗真菌薬の抗真菌作用のおもな機序である．

　側鎖Aには一般にハロゲン化フェニル基が該当し，抗真菌作用に必須の構造とされる．側鎖Bはミコナゾールやフルコナゾールなどのように芳香環一つのみである場合と，イトラコナゾールなどのように直線状に環が配列した構造の場合がある．

　リンカーの原子2に結合しているYには一般に水素原子もしくはヒドロキシ基が該当する．とくにヒドロキシ基には抗真菌作用を向上させる効果がある一方で，プロドラッグへの誘導体化の足掛かりとしても活用される．また置換基Yとともに環を形成することもある（ケトコナゾール・イトラコナゾール）．さらにボリコナゾールのように原子3にメチル基を結合させて不斉炭素を導入した医薬品も増えており，側鎖Bの配向を制御する役割があるとされている．作用機序から容易に類推できるように，これらの医薬品はヒトCYP3A4などほかのCYPにも結合し，その酵素活性を阻害することによって誘起される多くの有害作用や薬物相互作用を引き起こすことも知られている．

14.9.4　キャンディン系抗真菌薬

　キャンディン系抗真菌薬の構造上の特徴としては，六つのアミノ酸からなるヘキサペプチドがヘミアミナール構造（ミカファンギン）もしくはアミナール構造（カスポファンギン）によって環をなす構造がある．現在日本ではミカファンギンとカスポファンギンの2種が使われている（図14.16）．キャンディン系抗真菌薬は真菌細胞壁の大半を占める1,3-β-D-グルカンを合成する酵素を非競合的に阻害する．

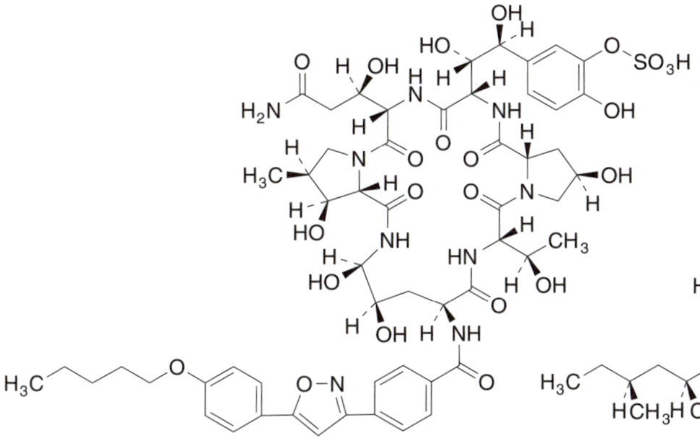

ミカファンギン

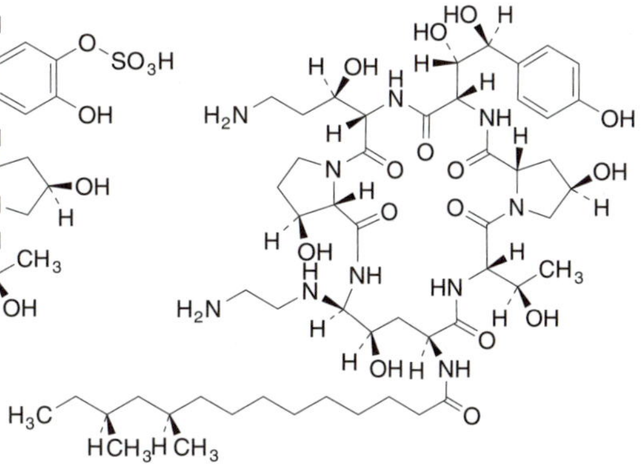

カスポファンギン

図 14.16 キャンディン系抗真菌薬

キャンディン系抗真菌薬は分子量が大きいために経口では吸収されず，注射剤として使われる．カンジダ属およびアスペルギルス属による真菌感染症が適応である．一方で作用機序から類推されるように，細胞壁に 1,3-β-D-グルカンを含まない菌には無効である．たとえば 1,6-β-D-グルカンが細胞壁多糖の主成分であるクリプトコックス属の真菌に対して，キャンディン系抗真菌薬は無効である．

14.9.5 アリルアミン系およびベンジルアミン系合成抗真菌薬

現在日本国内で販売されているのはテルビナフィンとブテナフィンである．これらの薬物のひな型となったのがナフチフィン（国内未発売）であり，基本骨格として第三級 1-ナフチルメチルアミンをもち，アミノ基上の置換基としてアリル基（ナフチフィン，テルビナフィン）もしくはベンジル基（ブテナフィン）が結合している．これらは真菌のスクアレンエポキシダーゼを阻害することでエルゴステロール合成を阻害する．

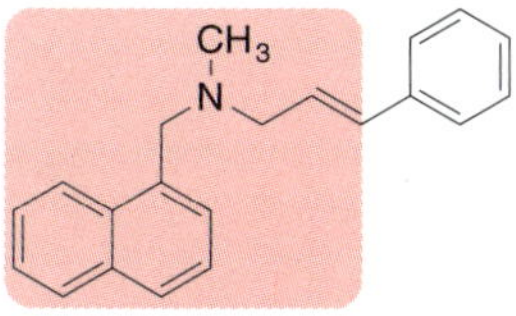

ナフチフィン

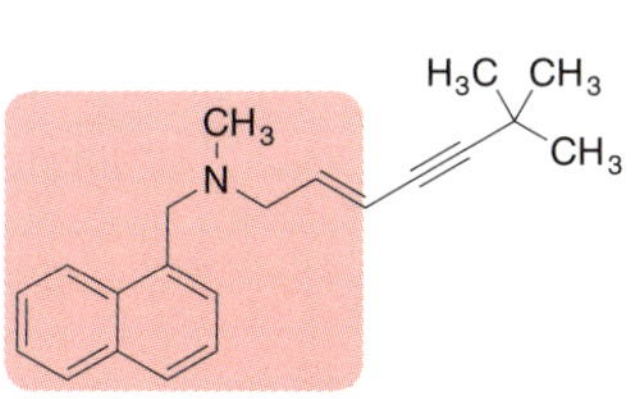

テルビナフィン

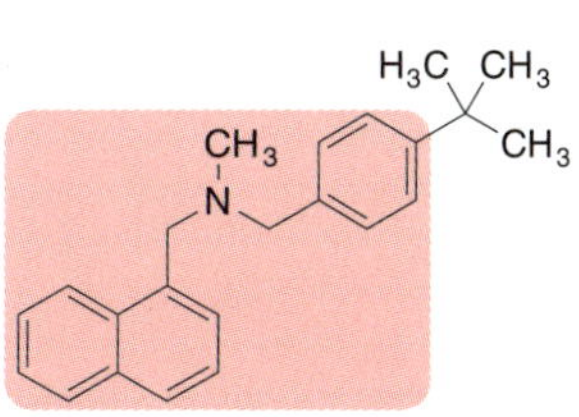

ブテナフィン

トルナフタートおよびリラナフタートといったチオカルバメート系合成抗真菌薬（図 14.17）も，真菌のスクアレンエポキシダーゼを阻害する．

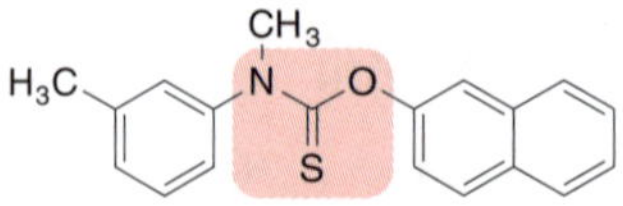

トルナフタート

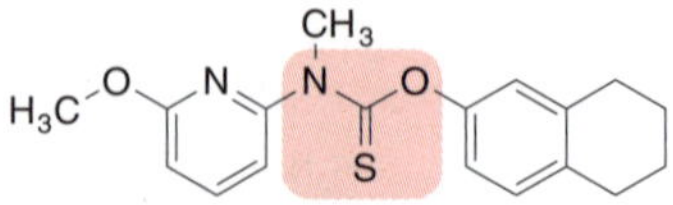

リラナフタート

図 14.17 チオカルバメート系合成抗真菌薬

14.9.6 モルホリン系合成抗真菌薬

アモロルフィンはエルゴステロール生合成にかかわる酵素のうち，ステロール C14-還元酵素とステロール C8-C7 異性化酵素を阻害する．

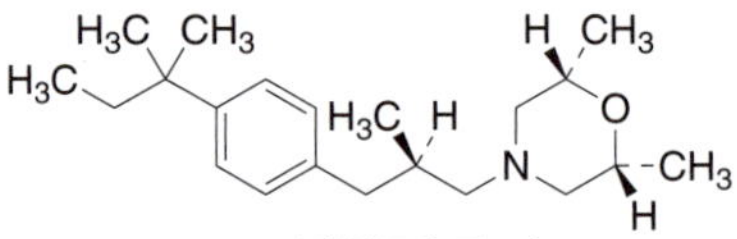

アモロルフィン　および鏡像異性体

14.9.7 フルオロピリミジン系合成抗真菌薬

フルシトシンはシトシンの5位にフッ素原子が結合したものである．フルシトシンは真菌細胞内のシトシン脱アミノ化酵素によってフルオロウラシル(5-FU)に変換され，細胞内で5-フルオロデオキシウリジン一リン酸に変換されたものがチミジル酸合成酵素を阻害するとともに，5-フルオロウリジン三リン酸に変換されたものがRNA合成経路に取り込まれ，これらの核酸合成を阻害することにより抗真菌作用を発揮する．シトシン脱アミノ化酵素はヒト細胞内にはほとんど存在しないので，フルシトシンは高い真菌選択性をもつ．

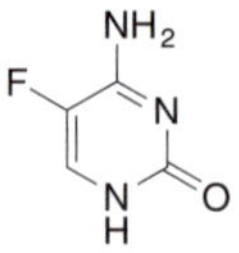

フルシトシン

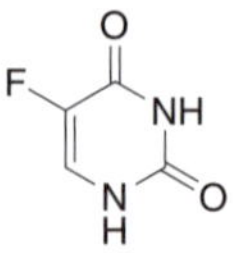

フルオロウラシル

章末問題

1. ペニシリンとセファロスポリンの構造上の共通点および相違点は何か.

2. β-ラクタム系抗生物質の抗菌作用の選択性は何に基づくものか.

3. クラブラン酸の β-ラクタマーゼの活性部位における阻害活性発現メカニズムを考えよ.

4. キノロンカルボン酸系合成抗菌薬の抗菌作用選択性は,どのように説明されるか.

5. タンパク質合成阻害により抗菌活性を発現する薬物をあげよ.

6. p.264 のコラムの化合物 E から DCC を利用する閉環反応では収率が悪い.このとき予想される副生成物は何か.

7. イトラコナゾールとシンバスタチンは併用禁忌である.その理由をイトラコナゾールの抗真菌作用の機序に基づいて説明せよ.

8. イミダゾールに比べて 1,2,4-トリアゾールは酸化的代謝を受けにくい.この反応性の違いを説明せよ.

Part III　代表的な医薬品

15章 がん治療薬

❖ 本章の目標 ❖
- がん治療薬の種類と構造的特徴およびその作用機序を学ぶ．
- 薬剤のがん細胞に対する作用選択性をどのように高めるかを学ぶ．
- 特定のがんについて，がん分子標的薬や抗体医薬ではどのような戦略に基づいて取り組まれているかを学ぶ．

15.1　がんと化学療法

　　　　　　　1981年以来，40年以上ものあいだ，がんは日本人の死因の第1位を占めている．14章でみてきたように，抗菌薬がヒトと細菌の生命の営みと成り立ちの差を特異的に突くのとは異なり，がんはヒトの正常細胞から発生するため，がん細胞に対する選択毒性の実現は難しい．がん治療薬を用いたがん化学療法は外科手術や放射線療法と組み合わされ，治療成績の向上に大きく貢献しているものの，現在多用されているがん治療薬の大部分は，がん細胞の増殖能の高さに着目して細胞増殖過程を阻害するものであり，正常細胞に対しても強い傷害性を示すので副作用が大きい．1980～90年代から細胞がん化メカニズムの解明が進み，正常細胞のがん化やがん細胞の悪性化に直接関与する分子が明らかになってくると，こうした分子をターゲットとするホルモン療法薬やがん分子標的薬，抗体医薬が開発されるようになった．がん治療薬はだんだんと進化しており，一層の叡智と研究努力が集積されつつある．また，特定の遺伝子の転写や翻訳を阻害したり，特定のタンパク質に結合してその作用を抑制したりするような核酸医薬の研究も進められている．

　がん治療薬は作用メカニズムから大きく次のように分類される（表15.1）．このうち，ナチュラルキラー細胞や，T細胞の活性を高めて抗腫瘍効果を亢進する免疫賦活薬については，ここでは詳しく説明しない．

表 15.1　がん治療薬の作用による分類

分類	名称
A　細胞傷害性がん治療薬	
1. アルキル化薬	
ナイトロジェンマスタード系	シクロホスファミド，イホスファミド，メルファラン
エチレンイミン系	チオテパ
アルキルスルホナート系	ブスルファン
ニトロソウレア系	ニムスチン，カルムスチン，ストレプトゾシン
トリアゼン系	ダカルバジン，テモゾロミド
抗腫瘍性抗生物質	マイトマイシンC
2. 白金錯体	シスプラチン，カルボプラチン，オキサリプラチン
3. インターカレーター	ダウノルビシン，ドキソルビシン，エピルビシン，アクチノマイシンD
4. DNA切断分子	ブレオマイシン，ジノスタチン　スチマラマー
5. 代謝拮抗薬	
ピリミジン拮抗薬	フルオロウラシル，テガフール，カペシタビン，シタラビン，ゲムシタビン
プリン拮抗薬	メルカプトプリン，ペントスタチン
葉酸代謝拮抗薬	メトトレキサート，ペメトレキセド
6. トポイソメラーゼ阻害薬	イリノテカン，エトポシド
7. 微小管重合／脱重合阻害薬	
ビンカアルカロイド	ビンブラスチン，ビンクリスチン，ビノレルビン
その他の重合阻害薬	エリブリン
タキサン系	パクリタキセル，ドセタキセル，カバジタキセル
B　ホルモン療法薬・がん分子標的薬・抗体医薬	
8. ホルモン療法薬	
LH-RHアナログ	リュープロレリン，ゴセレリン，デガレリクス
抗アンドロゲン薬	クロルマジノン，ビカルタミド，フルタミド，エンザルタミド，エチニルエストラジオール
CYP17阻害薬	アビラテロン
アロマターゼ阻害薬	エキセメスタン，アナストロゾール，レトロゾール
抗エストロゲン薬	タモキシフェン，トレミフェン，フルベストラント
9. がん分子標的薬	
キナーゼ阻害薬	イマチニブ，ゲフィチニブ，エルロチニブ，アファチニブ，オシメルチニブ，クリゾチニブ，アレクチニブ，ロルラチニブ，スニチニブ，ソラフェニブ，レゴラフェニブ，エベロリムス，パルボシクリブ，アベマシクリブ
DNAメチル化酵素阻害薬	アザシチジン
HDAC阻害薬	ボリノスタット，パノビノスタット
PARP阻害薬	オラパリブ
プロテアソーム阻害薬	ボルテゾミブ，イキサゾミブ，カルフィルゾミブ
分化誘導療法薬	トレチノイン，タミバロテン，ベキサロテン
免疫調節薬	サリドマイド，レナリドミド，ポマリドミド
10. 抗体医薬	
抗HER2抗体	トラスツズマブ，ペルツズマブ
抗EGFR抗体	セツキシマブ，パニツムマブ
抗VEGF抗体	ベバシズマブ
抗CD20抗体	リツキシマブ，オビヌツズマブ
抗CTLA-4抗体	イピリムマブ
抗PD1抗体	ニボルマブ，ペムブロリズマブ
抗PD-L1抗体	アベルマブ，アテゾリズマブ，デュルバルマブ
抗体薬物複合体（ADC）	トラスツズマブ　エムタンシン，ゲムツズマブ　オゾガマイシン，ポラツズマブ　ベドチン
C　核酸医薬，その他	
11. 核酸医薬	デコイオリゴ核酸，アンチセンス核酸，siRNA，miRNA，アプタマー
12. 免疫賦活薬	インターフェロン，多糖類(PSK)

15.2 アルキル化薬

ニトロソウレア
尿素(urea)の一方の窒素原子がニトロソ化された構造。アルキルイソシアナートの脱離と脱水を経て、アルキルジアゾニウムイオンを生成する。アルキルジアゾニウムイオンのN₂基は脱離能が高いため、強力なアルキル化剤として作用する。

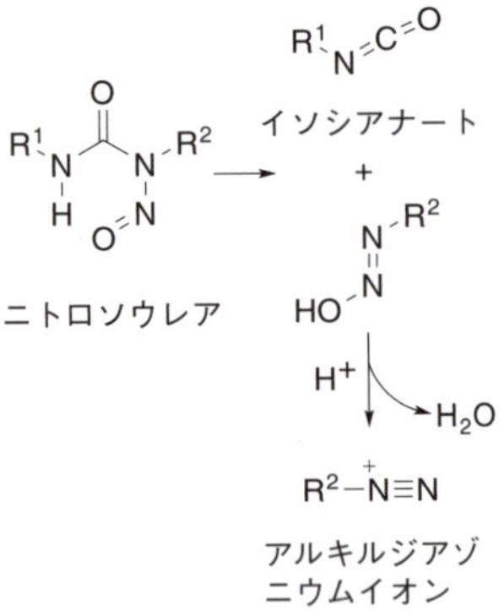

トリアゼン
$R^1(R^2)N-N=N-R^3$ という一般式で表される窒素化合物。生体内で酵素的、または非酵素的な過程により $R^1(H)N-N=N-R^3$ という構造を生じると、窒素-窒素結合の開裂を経てアルキルジアゾニウムイオン $R^1-N^+≡N$ とアミン R^3-NH_2 を生ずる。

キノン
キノイド構造をもつ芳香族化合物関連のジケトンの名称に接尾語としてつける。p-ベンゾキノン(左), 1,4-ナフトキノン(右)など。

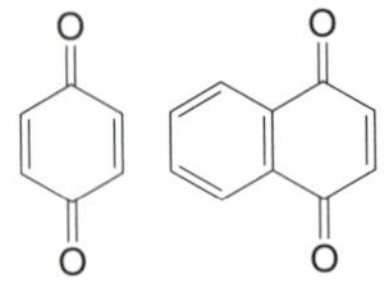

アルキル化薬(alkylating agent)はおもにDNAのグアニン塩基7位の窒素原子や6位の酸素原子と反応してこれらをアルキル化し，化合物によってはさらにもう1分子の核酸塩基と共有結合を形成することによりDNA鎖間あるいはDNA鎖内に架橋構造を形成してDNAの複製や転写ができないようにする．グアニン以外の塩基にも結合し，またDNAではなく，RNAや細胞内タンパク質と反応する場合もある．

シクロホスファミド(cyclophosphamide)は，第一次世界大戦で毒ガスとして使用された**ナイトロジェンマスタード**(nitrogen mustard)をもとに開発された第一級ハロゲン化アルキルである(図15.1)．生体内で代謝活性化を受けてノルナイトロジェンマスタードなどの活性代謝物を生成し，エチレンイミニウムカチオン中間体を経由してアルキル化薬として作用すると考えられる．イホスファミド(ifosfamide)も同様の作用機序に基づく．メルファラン(melphalan)は，ナイトロジェンマスタードにL-フェニルアラニンを結合させたものである．チオテパ(thiotepa)の窒素を含む三員環はひずみがかかっているため，求核的な生体分子と反応してアルキル化が進行する．ブスルファン(busulfan)は核酸およびタンパク質のスルファニル基(-SH)と結合し，2個の求核部位をアルキル化すると考えられており，おもに骨髄に細胞毒として作用する(図15.2)．

ニトロソウレア(nitrosourea)系アルキル化薬のニムスチン(nimustine)，カルムスチン(carmustine)，ストレプトゾシン(streptozocin)やトリアゼン(triazene)系アルキル化薬のダカルバジン(dacarbazine)，テモゾロミド(temozolomide)は，生体内で酵素的，もしくは非酵素的な過程を経てアルキルジアゾニウムイオンを生じ，DNAのグアニン塩基の7位の窒素原子や6位の酸素原子をアルキル化する(図15.3)．

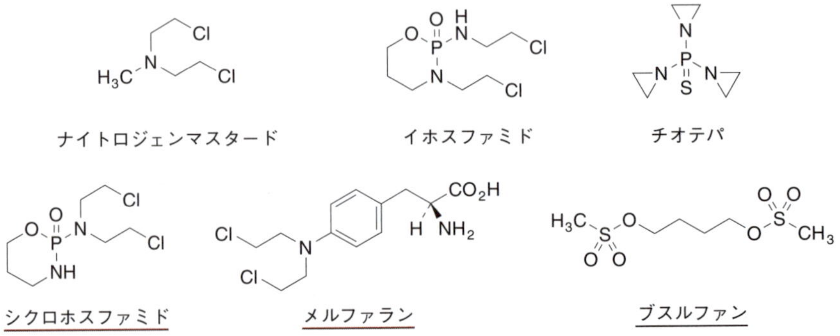

図15.1 ナイトロジェンマスタード系およびアルキルスルホナート系アルキル化薬

また，抗腫瘍性抗生物質(antitumor antibiotics)であるマイトマイシンC(mitomycin C)は構造的に特徴のある三つの部分，すなわちキノン(quinone)部位(生体内で還元されて分子が活性型となる)，窒素を含む三員環部位(アルキル化反応をつかさどる)，ウレタン(urethane)部位(アルキル化反応をつかさどる)を含み，おもに二本鎖DNAのグアニン塩基2位に結合するアミノ基をアルキル化して架橋を形成し，DNAの複製を阻害する(図15.4, p.280).

ウレタン
炭酸のアミド誘導体の一つで，carbamic ester(カルバミン酸 RNHCO$_2$H のエステル)である．

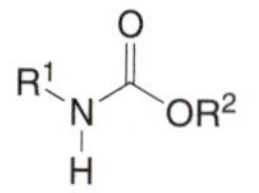

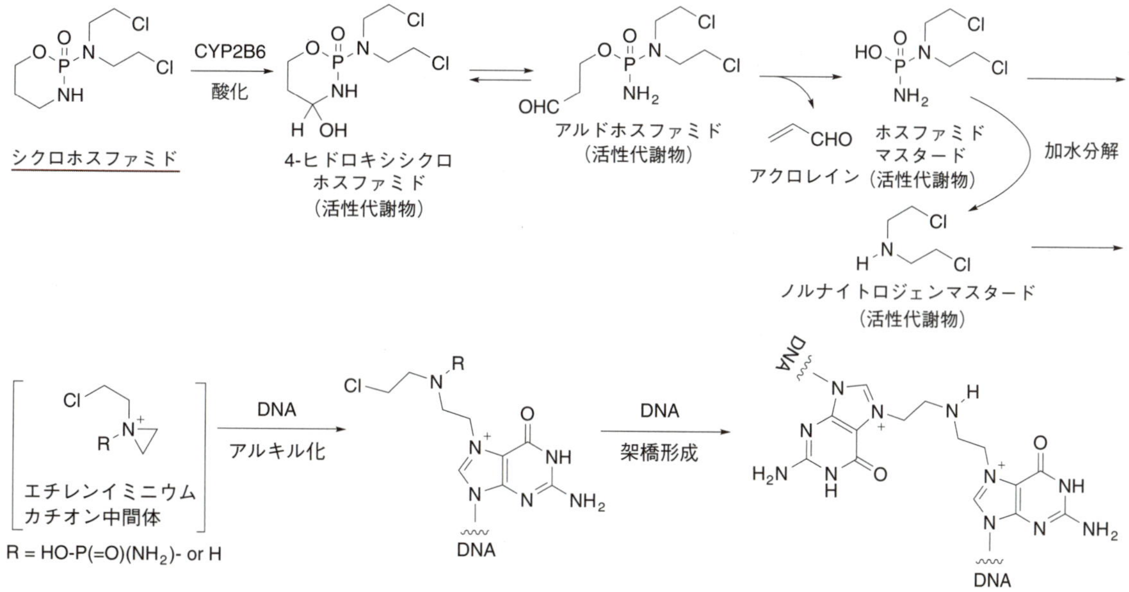

図15.2 ナイトロジェンマスタード系およびアルキルスルホナート系アルキル化薬の作用機序

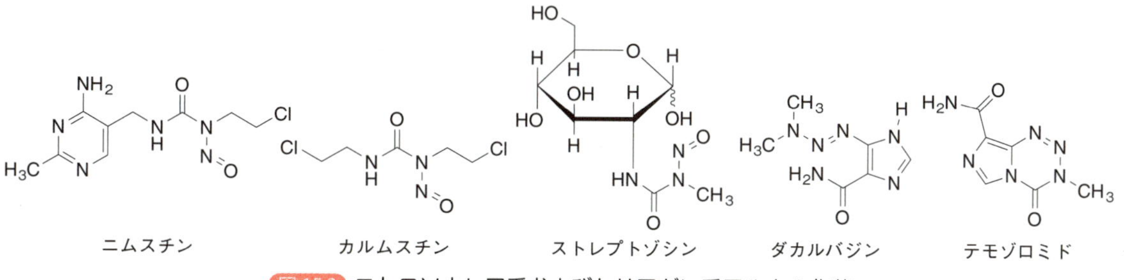

図15.3 ニトロソウレア系およびトリアゼン系アルキル化薬

15.3 白金錯体

シスプラチン(cisplatin)，カルボプラチン(carboplatin)，オキサリプラチン(oxaliplatin)は，脱離しやすいアニオン性配位子2個と担体となる窒素配位子2個が，それぞれシス配置をとる平面4配位型の白金(II)錯体である(図

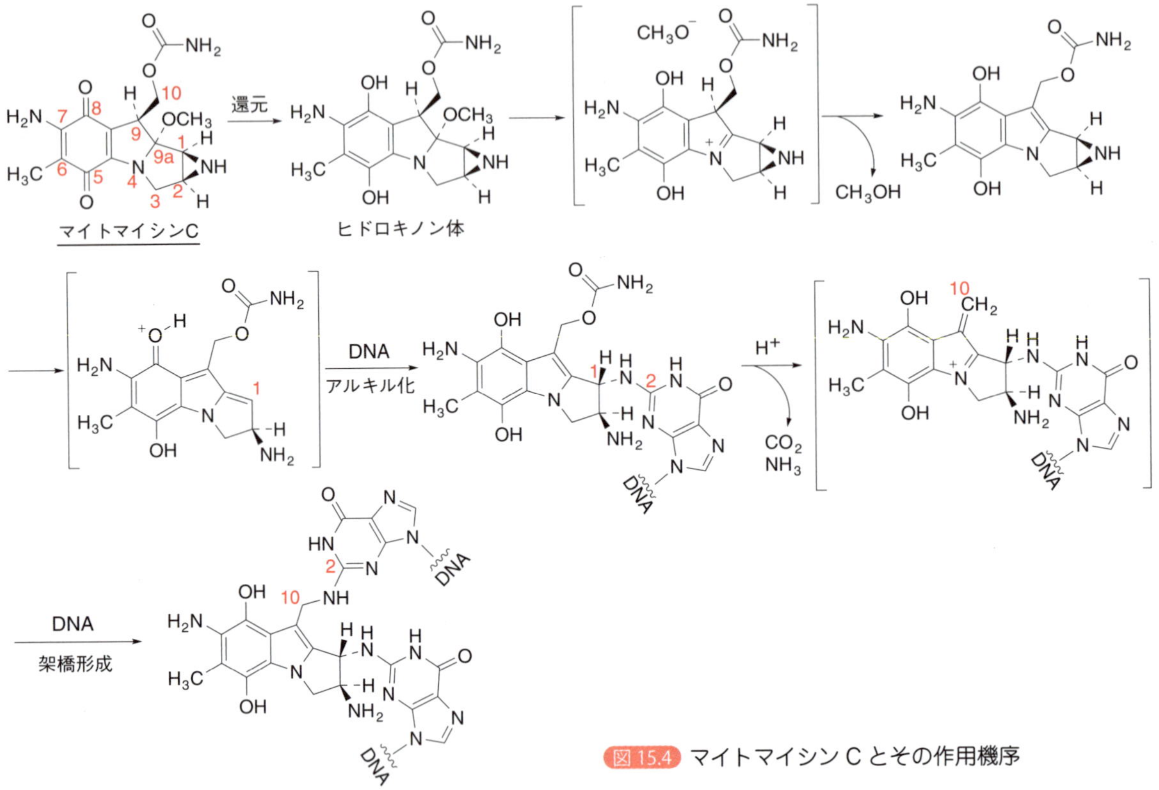

図15.4 マイトマイシンCとその作用機序

15.5).これらは錯体全体としては電荷を帯びないために細胞膜を透過しやすい.がん細胞内に取り込まれると塩素原子,または酸素原子が水と配位子交換して正電荷を帯びたアクア錯体となるため,負電荷を帯びたリン酸イオンが豊富に存在する核内に移行しやすくなる.アクア錯体の配位子である水は,核内で2個のグアニン塩基の7位窒素と置き換わり,DNA鎖内あるいはDNA鎖間で白金原子を介して架橋を形成する.その結果,DNAの複製や転写が阻害されるため,これらの白金錯体は抗がん活性を発揮する.なお,シスプラチンは,近位尿細管細胞の基底膜に存在するカチオントランスポーター OCT2 を介して尿細管に取り込まれるために腎毒性を示す.オキサリプラチンも OCT2 を介して尿細管に取り込まれるが,シスプラチンとは異なり尿細管の管腔膜に存在するカチオントランスポーター MATE2 により効率的に排出される.また,カルボプラチンは OCT2 の基質とはならない.そのため,これらの薬物の腎毒性はシスプラチンに比べて軽度である.

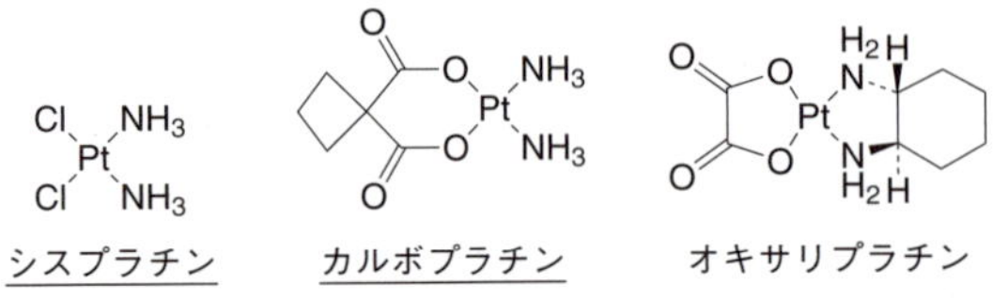

図15.5 白金錯体

15.4 インターカレーター (intercalator)

アントラサイクリン (anthracycline) 系抗生物質に分類されるダウノルビシン (daunorubicin, 別名ダウノマイシン daunomycin), ドキソルビシン (doxorubicin, 別名アドリアマイシン adriamycin), エピルビシン (epirubicin, ドキソルビシンの糖部 4 位エピマーで, 心毒性を低減), アムルビシン (amrubicin) などは, 平面多環構造の部分で二本鎖 DNA の塩基対の重なりのあいだに**インターカレーション** (intercalation) により入り込む. その結果, アントラサイクリン系抗がん薬は二本鎖 DNA を安定化し, **RNA ポリメラーゼ** (RNA polymerase) や DNA ポリメラーゼが阻害される. アクチノマイシン D (actinomycin D) も平面多環構造のフェノキサジン (phenoxazine) 骨格で DNA にインターカレートし, 環状ペプチド部分は DNA のグアニン塩基を認識して複合体をつくる. この複合体形成により DNA 依存性 RNA ポリメラーゼを阻害するため, RNA の生成が抑制される (図 15.6).

インターカレーション
DNA の重なり合った塩基対間に, 平坦な環状化合物が入り込むこと. 可逆的な弱い相互作用であるが, この様式で結合し, DNA 構造をゆがめて, 二本鎖を部分的に巻き戻す DNA 結合性薬物がある.

RNA ポリメラーゼ
この酵素により二本鎖 DNA (一時的に一本鎖に分離) を鋳型に 5′ から 3′ 方向に RNA が転写, 合成される. 真核生物では役割別に 3 種類あり, mRNA を合成するのは RNA ポリメラーゼⅡである.

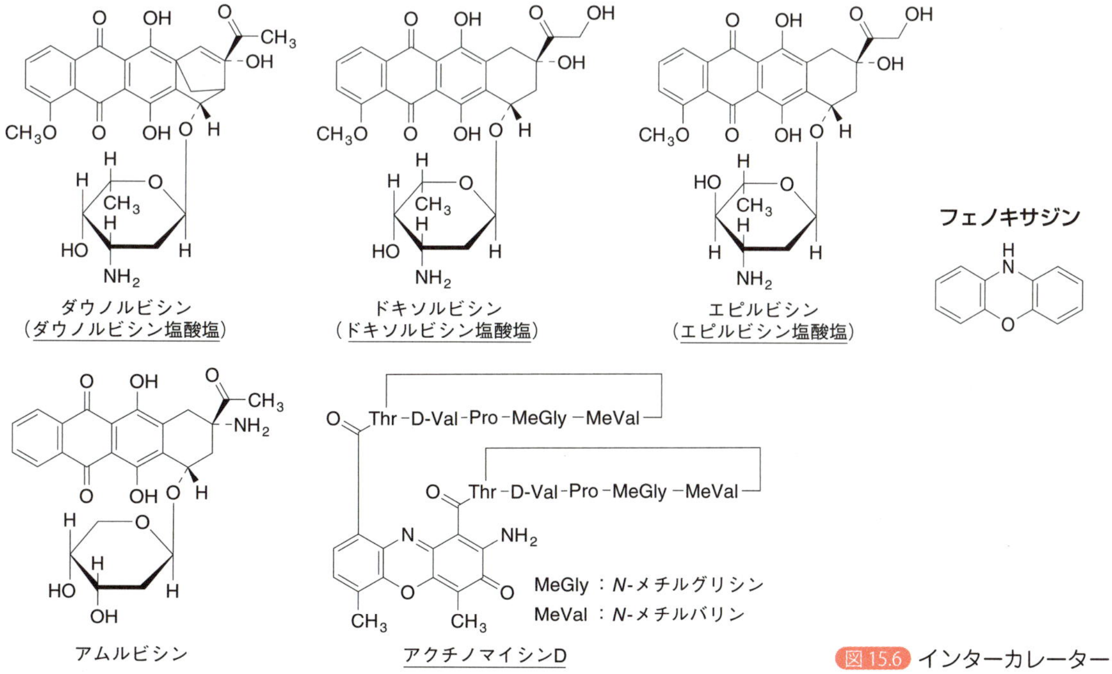

図 15.6 インターカレーター

15.5 DNA 切断分子

抗腫瘍性抗生物質 (antitumor antibiotics) であるブレオマイシン (bleomycin) はグリコペプチド構造をもち, ピリミジン環からヒスチジンのイミダゾール環にかけての窒素原子を利用して 2 価の鉄錯体を形成する (図 15.7). 第六配位座で分子状酸素を還元的に活性化して活性酸素を発生させ,

リン酸ジエステル結合
ここでは DNA, RNA の一次構造を担うため，一つのリン酸にヌクレオシドの 5′-ヒドロキシ基と別のヌクレオシドの 3′-ヒドロキシ基をエステル構造を介して結び，これを繰り返して巨大鎖状分子となるときの結合様式．

クロモフォア
物質の発色の原因となる原子団，発色団．長い共役系構造をとると，一つの原子団として扱われる．

おもに DNA のデオキシリボース部分の 4′ 位の水素原子をラジカル的に引き抜く．これが引き金となって DNA 鎖が切断される．ビチアゾール部分は DNA にインターカレートすると考えられており，その先の末端アミン部分（ブレオマイシン A_2 では末端が硫黄）が正に荷電し，DNA のリン酸ジエステル結合(phospho-diester linkage)の負電荷と静電的に引き合う．DNA 結合部位と DNA を切断する錯体部位は，適度な長さのリンカーで結ばれている．

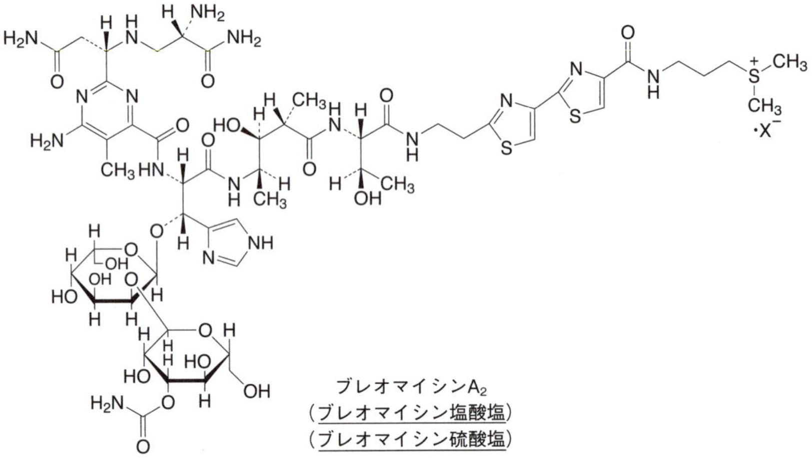

図 15.7 ブレオマイシン A_2
（ブレオマイシン塩酸塩）
（ブレオマイシン硫酸塩）

　ブレオマイシンの構造は，のちに DNA を人工的に切断する分子を設計するときの重要な鍵となった．製剤中のブレオマイシンは側鎖のアミン部分が異なる A 成分 7 種と B 成分 6 種からなる混合物である．主成分はブレオマイシン A_2 で，55〜70％を占める．

　ラジカル反応をきっかけに DNA を切断する抗がん剤には，ほかにジノスタチン スチマラマー(zinostatin stimalamer)がある．エンジイン構造をもつクロモフォア(chromophore)部分が自ら炭素ラジカル構造を形成する（図 15.8）．エンジイン構造の変化にともなってラジカルが発生するものであり，触媒的ではない点がブレオマイシンとは異なる．

アポプロテイン
アポタンパク質．補因子の欠けたタンパク質．

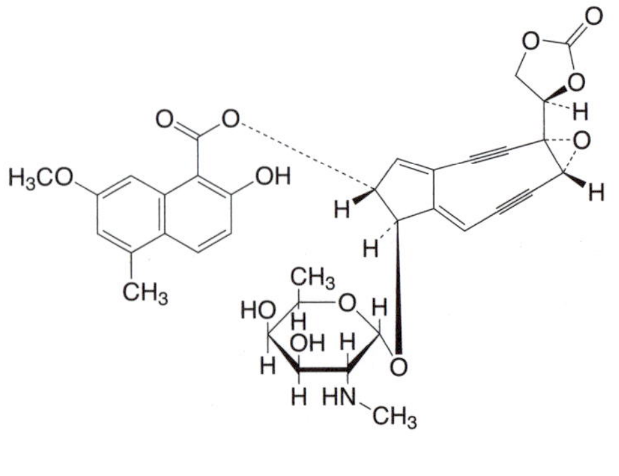

図 15.8 ジノスタチン　スチマラマーのクロモフォア部分
ジノスタチンはクロモフォア部分がアポプロテイン(113 個のアミノ酸よりなるポリペプチド，apoprotein)内に収まっているため安定化している．アポプロテイン部はさらにスチレン-マレイン酸交互共重合体 2 分子が結合し，平均分子量 15,000 の物質である．

COLUMN　問題：ブレオマイシンはβ-ラクタム環を有するか？

　もし薬剤師国家試験問題に「ブレオマイシンはβ-ラクタム環を有する」と出題されれば，現代の受験者は「誤」を選ぶだろう．ブレオマイシン(p.282参照)がβ-ラクタム系抗生物質であるとは習わなかったのが理由だろうか．では，本当に「誤」であることの根拠はどのようにして示されるのだろう？

　ブレオマイシンは1966年に *Streptomyces verticillus* の培養液から発見され，1原子の銅に配位した青色粉末として得られた．かねてから水溶性塩基性抗生物質の研究に着目していた梅澤濱夫(国産初の抗生物質カナマイシンの発見者としても著名)らはマウスのエーリッヒがんに対し強い抗がん活性を示すフレオマイシンを1956年に見いだしていた．しかし，イヌにおける動物実験で腎毒性が強いことが判明し，類縁化合物の探索研究が続けられた結果，化合物としてより安定なブレオマイシンの発見につながった．しかし当時の科学技術では，これだけの分子量の天然物に対してその構造決定はそう簡単には進まず，10年以上経て，ようやく1978年に現在の構造が提出された．ブレオマイシンに対し条件を変えて酸性で加水分解し，その分解産物を丹念に調べると，ブレオマイシンA$_2$に関して七つのアミノ酸(新規な異常アミノ酸を含む)と二糖(L-グロースとD-マンノース誘導体)が存在することがわかった．ついで，それらの結合順序を決め，元素分析の結果から窒素原子の数を加味して，仮定的に最初の構造が提唱された．構造決定に関しては当時の最先端の科学と技術が投入されたが，当初，その構造にはβ-ラクタム環の存在が想定されていた(どこにその可能性があるか？)．そののち，ブレオマイシンの生合成中間体の銅錯体についてX線結晶解析がなされ，その結果が現在われわれが目にするブレオマイシンの構造に修正する際の大きな決め手となった．1981年には有機合成による全合成が達成され，その化学構造は確証されるに至った．したがって，「ブレオマイシンはβ-ラクタム環を有する」という正誤問題は，正解は「誤」であるが，発見当時を思い起こせば，実はたいへん難しい問題であったといえる．

1972年に発表された最初の構造
(一部分のみ記載)

15.6　代謝拮抗薬

　代謝拮抗薬(antimetabolite)は核酸の構成成分である塩基やヌクレオシド，ヌクレオチドや核酸合成時に補酵素として働く葉酸とよく似た構造をもち，核酸合成を阻害する．

　フルオロウラシル(fluorouracil，5-FU)は生体内で5-フルオロデオキシウリジン一リン酸(5-FdUMP)となり，デオキシウリジン一リン酸(dUMP)と競合してチミジル酸合成酵素(thymidylate synthase；TS)を不可逆的に阻害することで，DNA合成を抑制する(p.296のコラム参照)．ほかの抗がん剤と併用すると，制がん効果が増すことが知られている．テガフール(tegafur)やドキシフルリジン(doxifluridine，5′-DFUR)，カペシタビン(capecitabine)

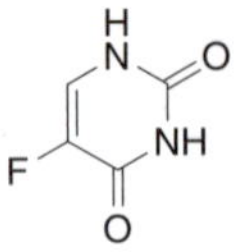

フルオロウラシル

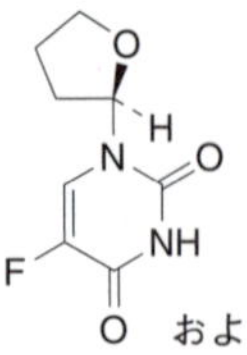

および鏡像異性体

テガフール

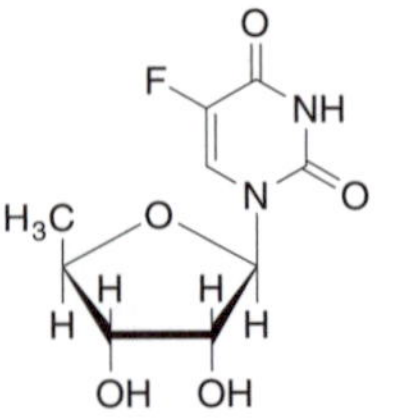

ドキシフルリジン

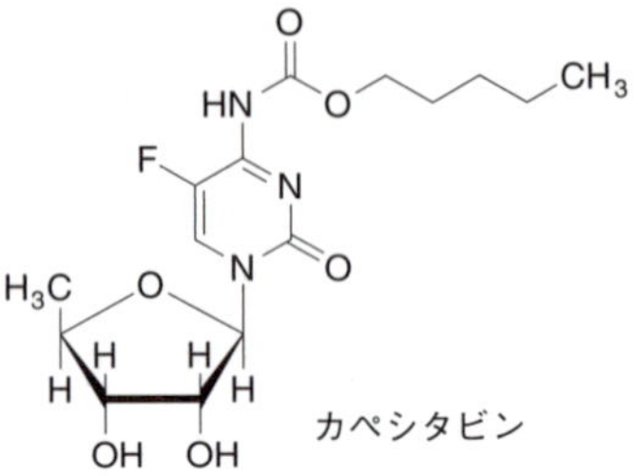

カペシタビン

図 15.9 フルオロウラシルとそのプロドラッグ

は，いずれも 5-FU のプロドラッグである（図 15.9）.

テガフールは肝ミクロソームの薬物代謝酵素により，体内でゆっくりと 5-FU に変換されるため，血中濃度が持続されるという利点をもつ．テガフール・ウラシルのようにウラシル塩基と混合させて使用することもある．ドキシフルリジンは，がん細胞内で高い活性をもつピリミジンヌクレオシドホスホリラーゼによって 5-FU に変換されるため，より選択的に抗がん作用を示す．カペシタビンも生体内で代謝を受け，最終的には腫瘍組織に高レベルで存在するチミジンホスホリラーゼにより活性体である 5-FU に変換されることにより抗腫瘍効果を発揮する.

シタラビン（cytarabine）はシトシンアラビノシド（Ara-C）ともいう．シチジンやデオキシシチジンに構造がよく似ており，体内でリン酸化されてシトシンアラビノシド三リン酸（Ara-CTP）となり，**DNA ポリメラーゼ**（DNA polymerase）を阻害することで DNA 合成を阻害する．ゲムシタビン（gemcitabine, dFdC）も三リン酸化物（dFdCTP）となり，本来の基質デオキシシチジン三リン酸（dCTP）と競合して DNA ポリメラーゼの活性を阻害する（図 15.10）.

DNA ポリメラーゼ
一本鎖 DNA の 3′ 末端にデオキシリボヌクレオチドの伸長を触媒する酵素.

アポトーシス
管理・制御された細胞死.

メルカプトプリン（mercaptopurine）は体内で 6-チオイノシン酸に変換され，プリン塩基生合成の初期段階を阻害する．ペントスタチン（pentostatin）もアデノシンの構造類縁体であり，アデノシンデアミナーゼを阻害するプリン代謝拮抗薬である（図 15.11）.

メトトレキサート（methotrexate）はジヒドロ葉酸還元酵素（dihydrofolate reductase）に結合し，ジヒドロ葉酸からテトラヒドロ葉酸（tetrahydrofolic

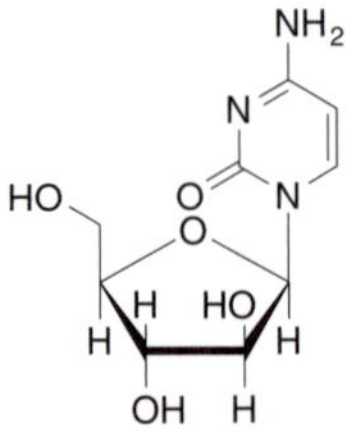

シタラビン

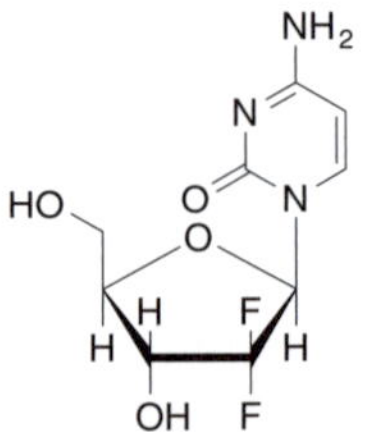

ゲムシタビン

図 15.10 シトシン代謝拮抗薬

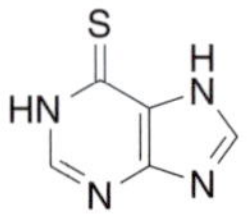

メルカプトプリン

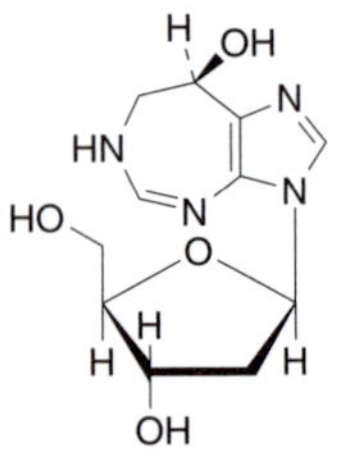

ペントスタチン

図 15.11 プリン代謝拮抗薬

acid)への還元を妨げる．その結果，チミジル酸合成酵素が阻害され，最終的にはDNA生合成が阻害される．ペメトレキセド（pemetrexed）もジヒドロ葉酸還元酵素を阻害するため，葉酸代謝拮抗薬に分類されるが，同時にチミジル酸合成酵素とグリシンアミドリボヌクレオチドホルミル転移酵素（glycinamide ribonucleotide transformylase）も阻害することが知られている（図15.12）．

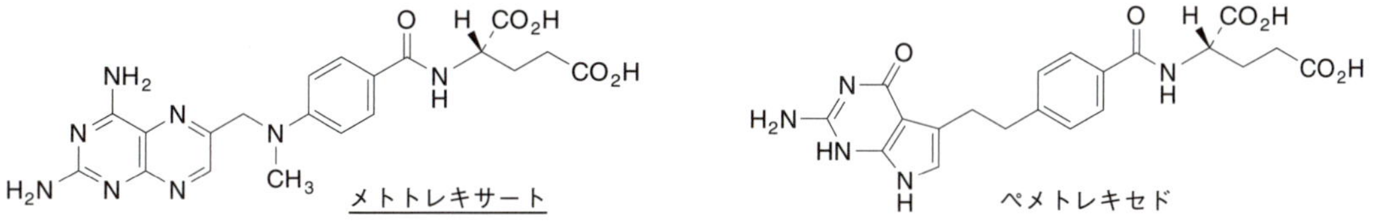

図15.12 葉酸代謝拮抗薬

15.7 トポイソメラーゼ阻害薬

　イリノテカン（irinotecan）はヌマミズキ科カンレンボク（*Camptotheca acuminata*）から得られたキノリンアルカロイドであるカンプトテシン（camptothecin）の誘導体であり，DNAトポイソメラーゼⅠ（DNA topoisomerase Ⅰ）を阻害してDNA複製を抑制する．エトポシド（etoposide）はメギ科ポドフィルム（*Podophyllum*）属の植物の根茎から得られるポドフィロトキシン（podophyllotoxin）の半合成誘導体であり，DNAトポイソメラーゼⅡと結合して安定な複合体を形成してしまうため，切断されたDNAが再結合できなくなる（図15.13）．

トポイソメラーゼ
クロマチンのDNAは，二重らせん構造をとる二本鎖DNAがさらにねじれて折りたたまれた構造をとる．トポイソメラーゼは，DNAの切断と再結合を行うことにより，局所的にねじれを解消してDNAの複製や転写，修復を可能にする役割を担う酵素である．二本鎖DNAのうち，片方の鎖のみを切断して再結合するDNAトポイソメラーゼⅠと，両方の鎖を切断して再結合するDNAトポイソメラーゼⅡがある．

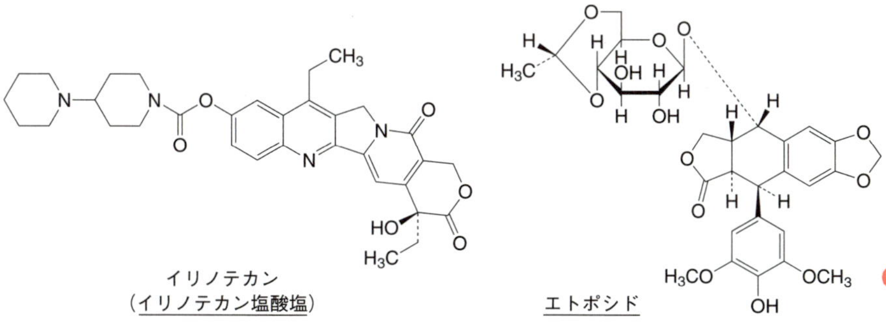

図15.13 トポイソメラーゼ阻害薬

15.8 微小管重合阻害薬

　キョウチクトウ科ニチニチソウ（*Catharanthus roseus*；旧学名 *Vinca rosea*）由来のアルカロイド（ビンカアルカロイド Vinca alkaloides）であるビンブラスチン（vinblastine）およびビンクリスチン（vincristine）は，紡錘体（spindle, mitotic spindle）を形成している微小管のチューブリンに結合する

紡錘体
微小管からなり，有糸分裂の前期の終わりに構成され，終期に分散する分裂装置の一成分．一部は染色体の運動に関与する．

ことにより，細胞周期を分裂中期で停止させる．ビノレルビン(vinorelbine)は半合成された医薬品で，非小細胞肺がんの治療薬として用いられる．ビンブラスチンなどと同様にチューブリンに選択的に作用し，その重合を阻害する(図 15.14)．

エリブリン(eribulin)はクロイソカイメン(*Halichondria okadai*)から単離された複雑な構造のポリエーテル系化合物，ハリコンドリン B(halichondrin B)をもとに開発された医薬品で，微小管の伸長する先端に結合して重合を阻害する．乳がんや悪性軟部腫瘍の治療薬として用いられる(図 15.15)．

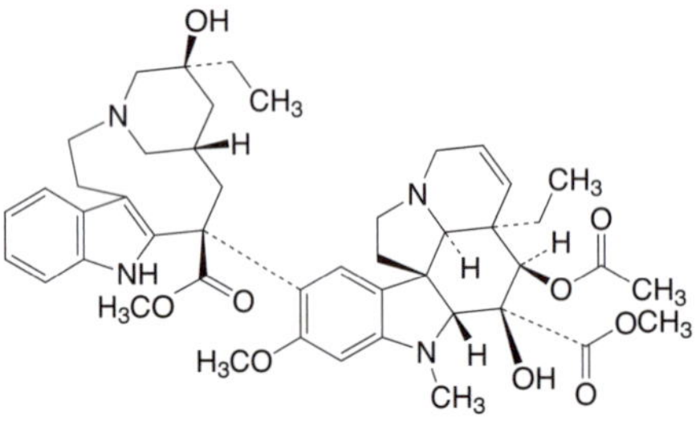

図 15.14 ビンカアルカロイド系微小管重合阻害薬

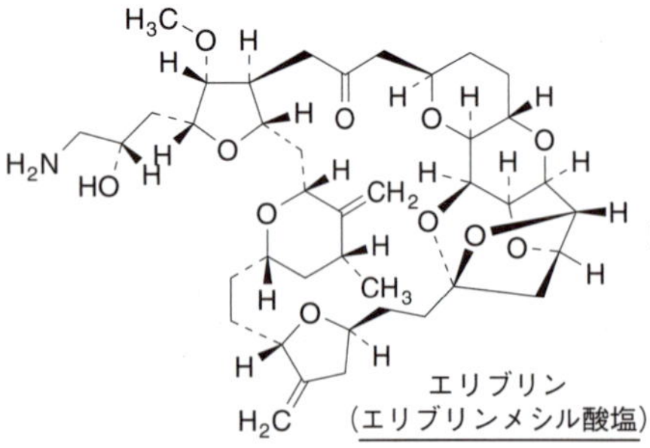

ビンブラスチン
(ビンブラスチン硫酸塩)

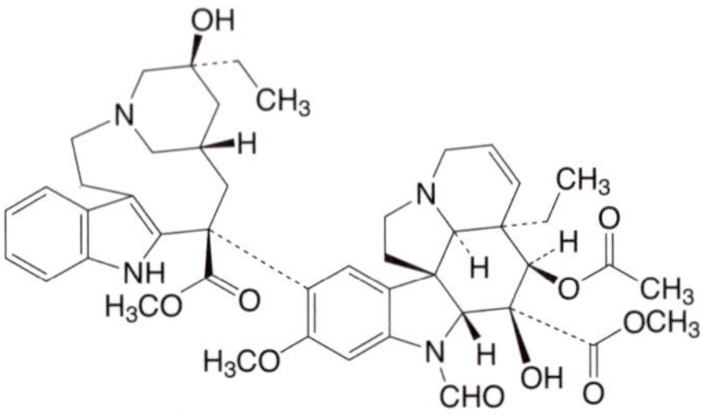

ビンクリスチン
(ビンクリスチン硫酸塩)

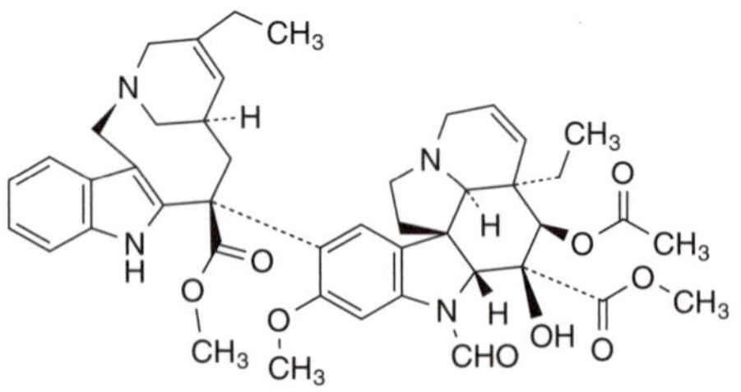

ビノレルビン

エリブリン
(エリブリンメシル酸塩)

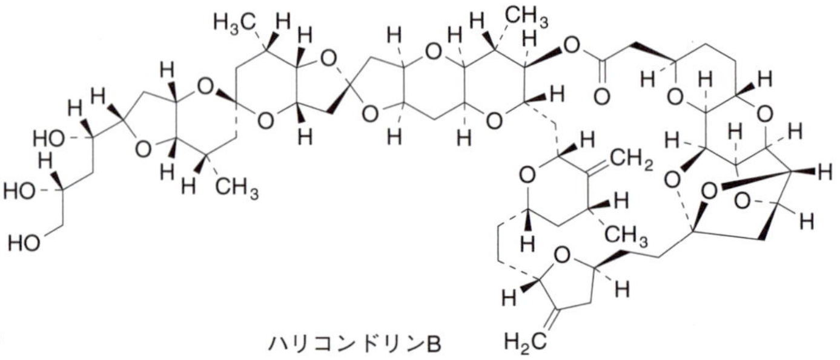

ハリコンドリン B

図 15.15 エリブリンとハリコンドリン B

15.9 微小管重合促進・脱重合阻害薬(タキサン系抗がん薬)

イチイ科タイヘイヨウイチイ(*Taxus brevifolia*)の樹皮から単離されたパクリタキセル(paclitaxel)は，タキサン骨格をもつジテルペノイドである．

水にきわめて溶けにくいため，ポリオキシエチレンヒマシ油および無水エタノールに溶解した注射剤として使用されている．添加物による過敏症を予防するため，パクリタキセルの投与時にはステロイド薬や抗ヒスタミン薬の前投与が行われる．パクリタキセルをヒト血清アルブミンに結合させてナノ粒子化した製剤（アブラキサン®）も開発されており，生理食塩水に懸濁して投与することが可能となって抗アレルギー薬の前投与が必須でなくなるとともに，点滴時間も短縮され，アルコール過敏症患者への投与も可能になった．ドセタキセル（docetaxel）は，パクリタキセルの水溶性を向上させるために開発された類縁体である．また，カバジタキセル（cabazitaxel）もパクリタキセルの類縁体であり，去勢抵抗性前立腺がん（castration-resistant prostate cancer；CRPC）の治療薬として用いられている．いずれもチューブリンの重合促進とともに，脱重合を阻害することにより微小管を過度に安定化するため，紡錘体が機能障害を起こし，細胞分裂が阻害される（図 15.16）．

去勢抵抗性前立腺がん

外科的治療やホルモン療法などによってアンドロゲンの分泌を抑制している（血清中のテストステロン濃度が 50 ng/dL 未満である）にもかかわらず進行，増悪する前立腺がん．

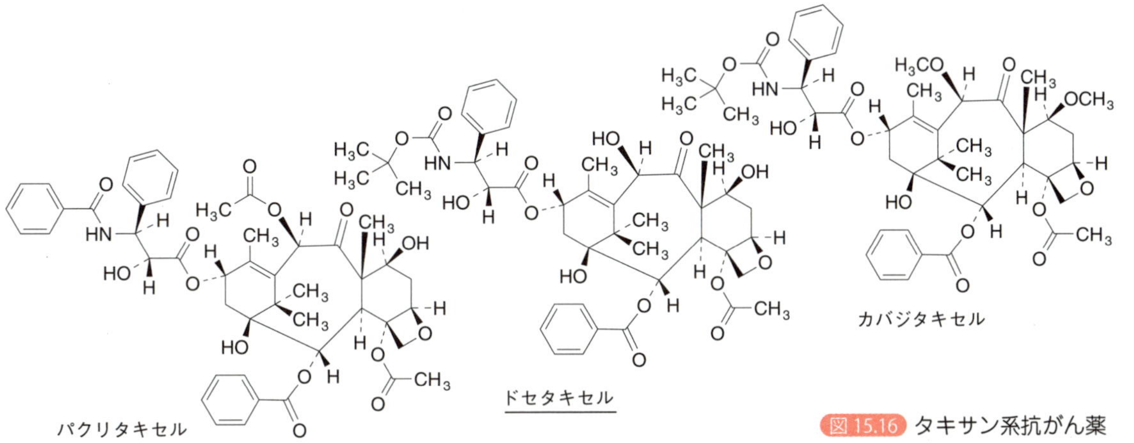

図 15.16 タキサン系抗がん薬

15.10 ホルモン療法薬

前立腺がんや乳がんのように，がん細胞がアンドロゲン（androgen）やエストロゲン（estrogen）のような性ホルモンに依存して増殖する場合は，こうしたホルモンの産生を抑制する薬物，あるいはホルモンの作用を遮断する薬物による治療が有効である．具体的には，黄体形成ホルモン放出ホルモン（luteinizing hormone-releasing hormone；LH-RH）受容体の強力な作動薬であるゴセレリン（goserelin）やリュープロレリン（leuprorelin）を利用してLH-RH 受容体を持続的に刺激して脱感作させ，精巣でのアンドロゲンの産生や卵巣でのエストロゲンの産生を抑制するほか（図 15.17），アンドロゲンからエストロゲンを産生する酵素アロマターゼ（aromatase）の阻害薬（エキセメスタン exemestane，アナストロゾール anastrozole，レトロゾール

黄体形成ホルモン放出ホルモン

性腺刺激ホルモン放出ホルモン（gonadotropin-releasing hormone；GnRH）ともいう．視床下部で産生され，脳下垂体での黄体形成ホルモン（LH）や卵胞刺激ホルモンの合成および分泌を促す．その結果，女性では卵巣でのエストロゲンの産生が，男性では精巣でのアンドロゲン（テストステロン）の産生が促進される．

letrozole)（図15.18）によってもエストロゲンの産生が抑制される．デガレリクス（degarelix）は性腺刺激ホルモン放出ホルモン（GnRH）受容体拮抗薬であり（図15.19），下垂体のGnRH受容体と可逆的に結合して下垂体からの黄体形成ホルモン（LH）の放出を抑制し，精巣からのテストステロンの分泌を抑制する．抗アンドロゲン薬，抗エストロゲン薬は性ホルモンと拮抗してがん細胞の増殖シグナルを遮断する．

抗アンドロゲン薬としては，アンドロゲン受容体遮断薬であるクロルマジノン酢酸エステル（chlormadinone acetate），フルタミド（flutamide），ビカルタミド（bicalutamide）やエンザルタミド（enzalutamide），CYP17A1を不可逆的に阻害してアンドロゲンの産生を抑制するアビラテロン（abiraterone，プロドラッグである酢酸エステルとして投与），アンドロゲンの分泌を抑制するエストロゲン様薬であるエチニルエストラジオール（ethynylestradiol）などがあげられる（図15.20）．なお，エンザルタミドは，テストステロンのアンドロゲン受容体（androgen receptor：AR）への結合を

CYP17A1
副腎皮質においてプレグネノロンやプロゲステロンの17位を酸化する酵素．その結果，生成した17α-ヒドロキシプレグネノロンや17α-ヒドロキシプロゲステロンは，さらに17位と20位のC-C結合の酸化的開裂，および17位のケトンの還元を経て，テストステロンなどのアンドロゲンに変換される．そのためCYP17A1阻害薬により，アンドロゲンの産生が抑制される．

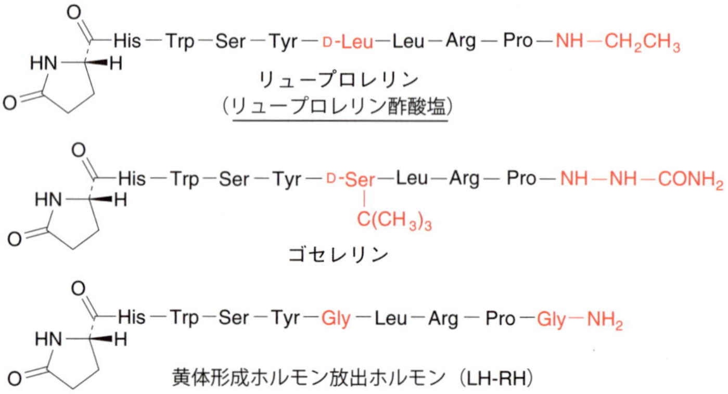

図15.17 LH-RH受容体作動薬（スーパーアゴニスト）と天然型LH-RHのアミノ酸配列

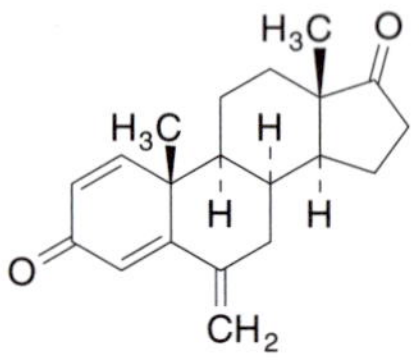

エキセメスタン

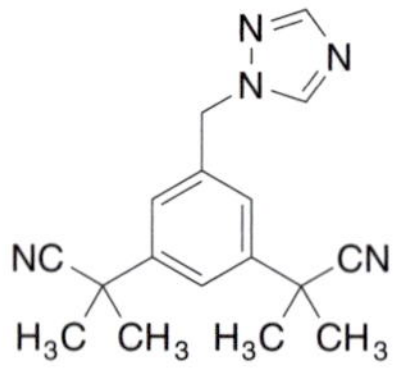

アナストロゾール

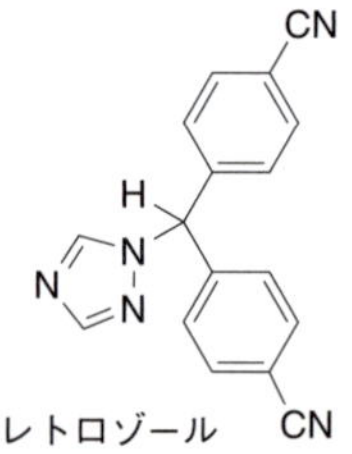

レトロゾール

図15.18 アロマターゼ阻害薬

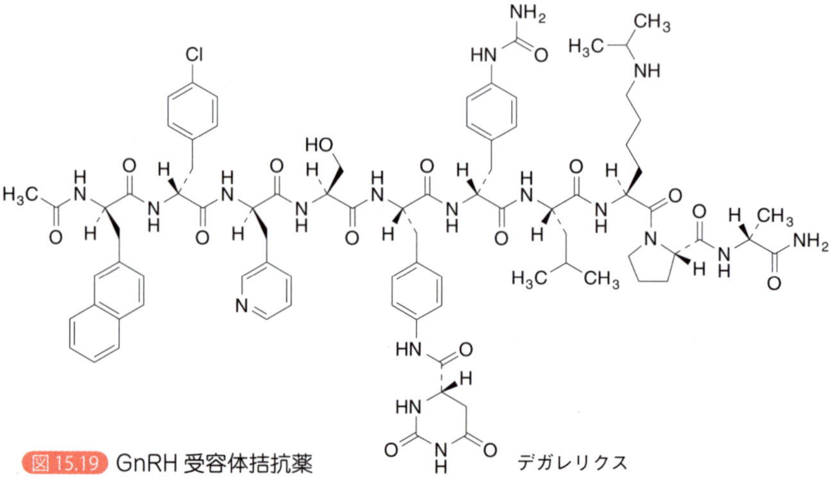

図15.19 GnRH受容体拮抗薬

デガレリクス

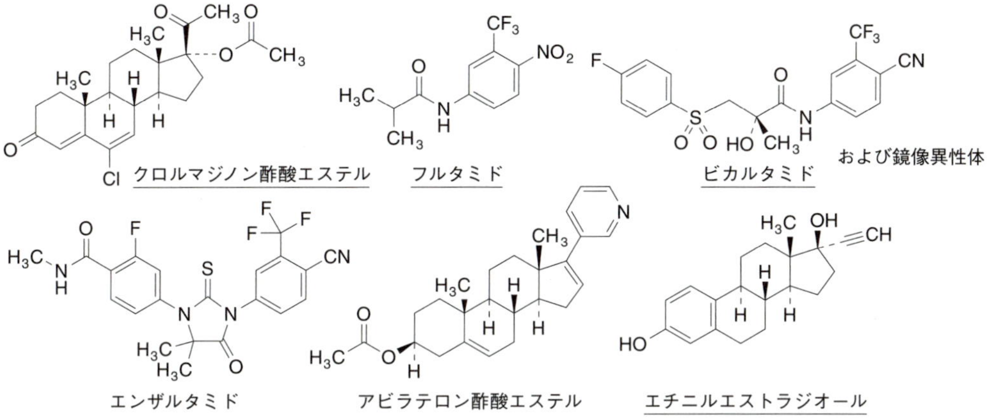

図 15.20 アンドロゲン受容体遮断薬，CYP17A1 阻害薬，およびエストロゲン様薬

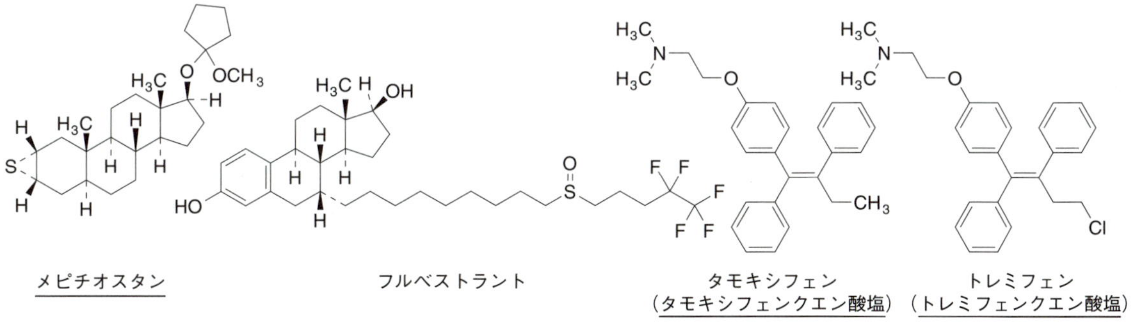

図 15.21 抗エストロゲン薬

阻害するだけでなく，AR の核内への移行や，AR と DNA 上の転写因子結合領域との結合も阻害する．

他方，抗エストロゲン薬としては，ステロイド系のエストロゲン受容体拮抗薬であるメピチオスタン（mepitiostane）やフルベストラント（fulvestrant）があげられる．このほか，非ステロイド系化合物ながら部分的にエストロゲン作用ももつタモキシフェン（tamoxifen）やトレミフェン（toremifene）などの選択的エストロゲン受容体調整薬（selective estrogen receptor modulator：SERM）は，子宮内膜，骨，肝臓では部分作動薬として作用する一方で，乳腺では拮抗薬として働くため，乳がん治療薬として用いられる（図 15.21）．

15.11 がん分子標的薬

がん細胞の変異遺伝子や変異遺伝子が生成する変異タンパク質に直接作用して抗がん活性を発現する薬物をがん分子標的薬*という（6 章 p.121 も参照）．これまでの抗がん剤に比べてがん細胞にかなり選択的に作用できる．シグナル伝達に重要なチロシンキナーゼ（tyrosine kinase）などを阻害する．

* 15.12 節で説明する抗体医薬も含めて分子標的とする場合もあるが，本書では低分子化合物のみに限定．

* 「-tinib」はチロシンキナーゼ阻害薬を示すステム．

　ゲフィチニブ(gefitinib)*は非小細胞肺がんで多く発現される上皮増殖因子受容体(EGFR, HER1, 6章 p.95 参照)に特異的なチロシンキナーゼ阻害薬である．EGFR はリン酸化を受けて活性化され，細胞増殖シグナルを核へと伝える細胞膜貫通型の受容体である．EGFR をリン酸化するためには，EGFR が ATP と結合する必要がある．ゲフィチニブは，変異によって恒常的に活性化された EGFR チロシンキナーゼの ATP 結合部位で ATP と競合的に結合してリン酸化を阻害し，がん細胞の増殖，浸潤，転移などの悪性化に関連するシグナル伝達を遮断する．第二世代のエルロチニブ(erlotinib)，アファチニブ(afatinib)や第三世代のオシメルチニブ(osimertinib)も同様の作用機序に基づく選択的 EGFR 阻害薬であり，腫瘍細胞の増殖を抑制する．また，ラパチニブ(lapatinib)は HER1 および HER2 の 2 種類の EGFR を阻害する(図 15.22)．

　ALK 融合遺伝子の転座によって受容体型チロシンキナーゼである ALK 融合タンパク質が活性化されると発がんにつながる．ALK 融合タンパク質

COLUMN　ステロイド系？　それとも非ステロイド系？　ホルモン療法薬あれこれ

　ステロイド系の抗エストロゲン薬であるメピチオスタンはプロドラッグである．経口投与後にアセタール部分が加水分解を受けてエピチオスタノール(epitiostanol)となり，乳腺や子宮などの標的器官においてエストロゲンが受容体に結合するのを競合的に阻害して，エストロゲン作用を抑制する(図①)．

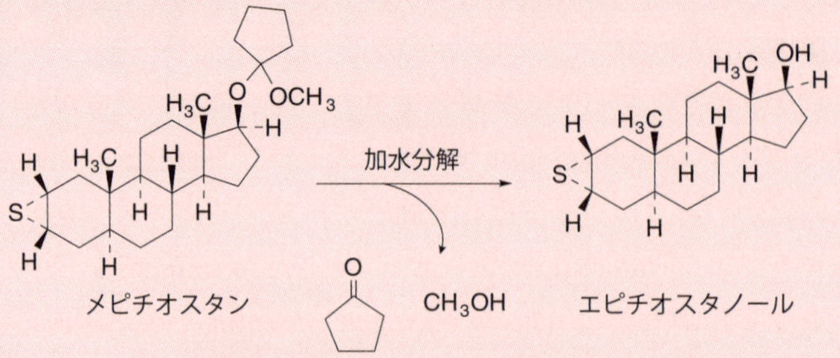

図①　メピチオスタンの代謝活性化

　一方，タモキシフェンは非ステロイド系抗エストロゲン薬である．タモキシフェンもエストロゲン受容体に結合するが，受容体が正常に構造変化せず転写因子として機能できなくなるため，卵胞ホルモン依存性である乳がんの治療に適用される．比較的副作用が少なく，経口剤として使用できる．タモキシフェンのような trans-スチルベン(trans-stilbene)誘導体とステロイド骨格は，一見まったく異なる構造に見えるが，非ステロイド系の合成卵胞ホルモンの出発点は，trans-ジエチルスチルベストロール(diethylstilbestrol；DES)という物質である(図②)．三次元的には，DES はエストラジオールと立体構造がよく似ており，これらはエストロゲン受容体に結合してアゴニストとして作用する．そのため，切迫早産の治療薬としてアメリカでは広く使用された．とこ

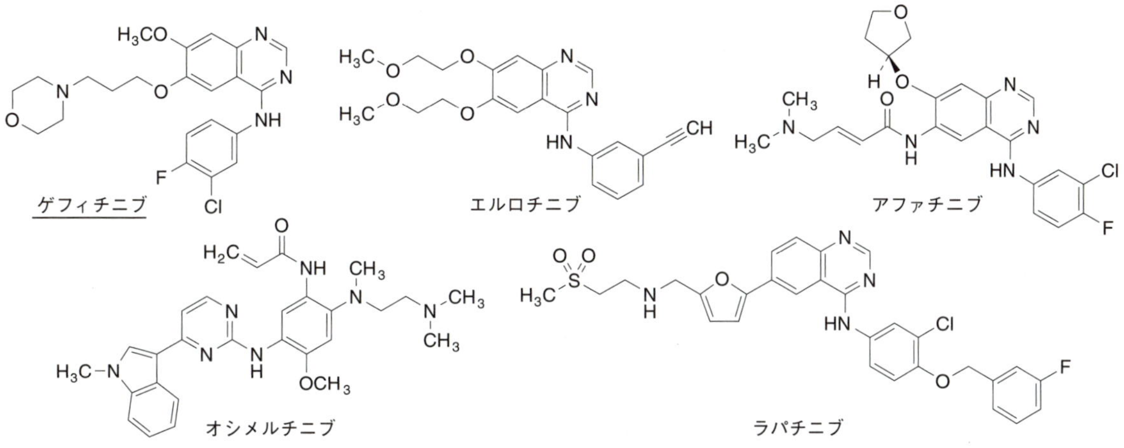

図15.22 EGFR 阻害薬

を分子標的とするチロシンキナーゼ阻害薬としては，第一世代のクリゾチニブ（crizotinib），第二世代のアレクチニブ（alectinib）やセリチニブ（ceritinib），第三世代のロルラチニブ（lorlatinib）やブリグチニブ（brigatinib）があげられ

ろが，生まれた子供について詳細に追跡調査をしたところ，DES に子宮内曝露されるとその影響（副作用）は女子に強くでることが確認され，DES は日本では第9改正日本薬局方で削除された．DES を化学修飾したタモキシフェンはエストロゲン受容体（estrogen receptor；ER）に結合するにもかかわらず，アミノ側鎖とフェニル基があるため ER に結合した際の構造変化はエストロゲンが ER に結合した場合と異なる．タモキシフェン-ER 複合体は，乳腺では転写共役因子のコリプレッサーと複合体を形成して転写を抑制するため，細胞増殖を抑制する．子宮内膜や骨では転写共役因子のコアクチベーターと複合体を形成して転写を促進して細胞増殖を促すため，子宮内膜がんの発生増加のリスクを伴う反面，骨粗しょう症に対しては予防効果を示す．

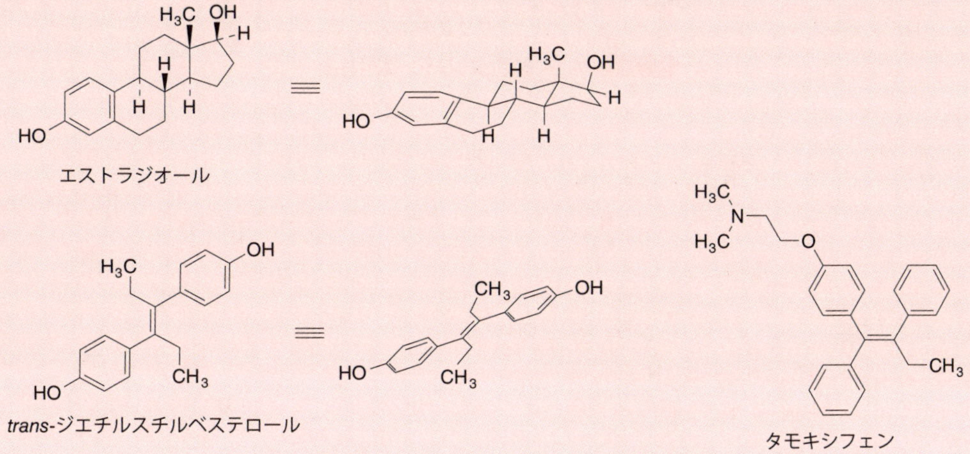

図② エストラジオールと SERM の立体構造

る．クリゾチニブは ROS1 融合遺伝子から生じる変異型チロシンキナーゼの阻害薬としても使用される(図 15.23)．

他方，イマチニブ(imatinib)，ニロチニブ(nilotinib)，ダサチニブ(dasatinib)，ポナチニブ(ponatinib)は，慢性骨髄性白血病に常時発現しているチロシンキナーゼ(Bcr-Abl チロシンキナーゼ)に対して ATP が結合するのを阻害することにより，リン酸化による増殖シグナルを止めて抗がん作用を発揮する(図 15.24)．

ソラフェニブ(sorafenib)[*1]やレゴラフェニブ(regorafenib)は，腫瘍細胞増殖と腫瘍血管新生に関与するいくつかのキナーゼを標的とするマルチキナーゼ阻害薬(multi-kinase inhibitors)である．スニチニブ(sunitinib)も血管内皮増殖因子受容体(vascular endothelial growth factor receptor；VEGFR)や血小板由来増殖因子受容体(platelet-derived growth factor receptor；PDGFR)などを標的とし，複数の腫瘍増殖因子受容体を同時に阻害すること

*1 「-rafenib」は Raf キナーゼ阻害薬を示すステム．

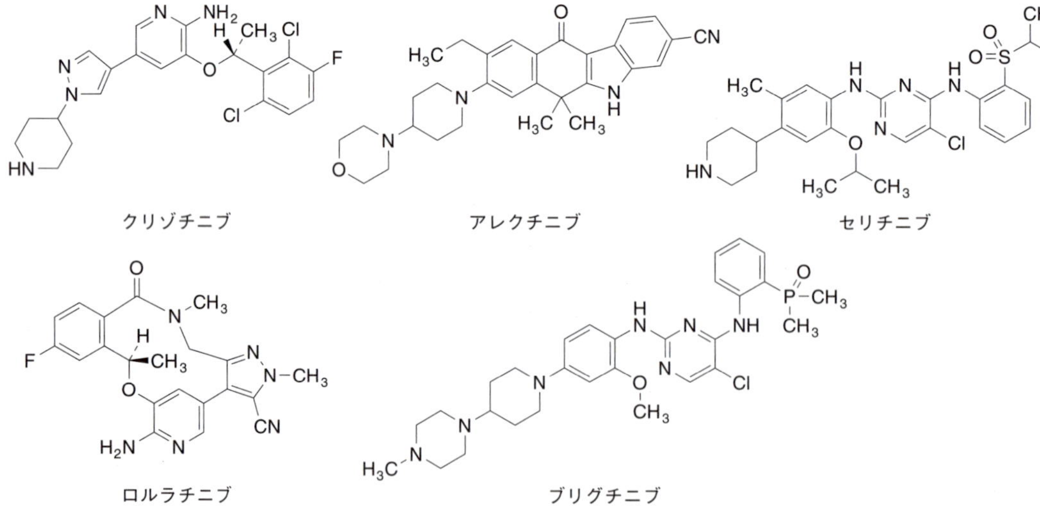

クリゾチニブ　　アレクチニブ　　セリチニブ

ロルラチニブ　　ブリグチニブ

図 15.23　ALK 融合タンパク質阻害薬

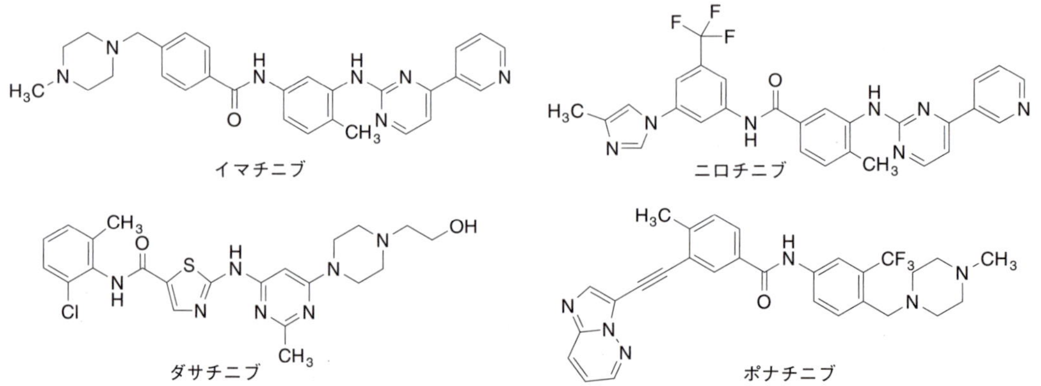

イマチニブ　　ニロチニブ

ダサチニブ　　ポナチニブ

図 15.24　Bcr-Abl チロシンキナーゼ阻害薬

15.11 がん分子標的薬

で作用する(図15.25).

　パルボシクリブ(palbociclib)[*2]やアベマシクリブ(abemaciclib)は，細胞周期依存的キナーゼであるサイクリン依存性キナーゼ(cyclin-dependent kinase)CDK4/6の阻害薬であり，ホルモン受容体陽性でHER2陰性の手術不能または再発乳がんの治療のために他のホルモン療法薬と併用される．また，細胞増殖や成長にかかわるセリン／トレオニンキナーゼであるmTOR (mammalian target of rapamycin)の阻害薬エベロリムス(everolimus)も，アロマターゼ阻害薬エキセメスタンと併用で，ホルモン受容体陽性の閉経後進行乳がんの治療などに用いられる(図15.26).

　がん細胞では遺伝子変異などの異常のほかに，DNAのメチル化やヒストンのアセチル化などのエピジェネティクスの状態が正常細胞とは異なることが知られており，前者にかかわるDNAメチル化酵素の阻害薬であるアザシチジン(azacitidine)は骨髄異形成症候群，後者にかかわるヒストン脱アセチル化酵素(histone deacetylase；HDAC)の阻害薬であるボリノスタット(vorinostat)やパノビノスタット(panobinostat)はそれぞれ，皮膚T細胞性リンパ腫や多発性骨髄腫の治療薬として用いられている．また，タンパク質

*2 「-ciclib」はサイクリン依存性キナーゼ阻害薬を示すステム．

エピジェネティクス
DNAの塩基配列自体の変化を伴わずに，シトシンのメチル化やヒストンタンパク質の化学修飾などの後天的な変化によって遺伝子の発現を制御する機構．

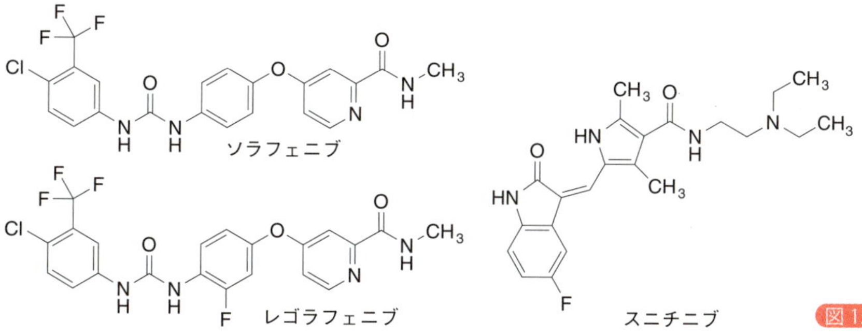

図15.25 マルチキナーゼ阻害薬（ソラフェニブ，レゴラフェニブ，スニチニブ）

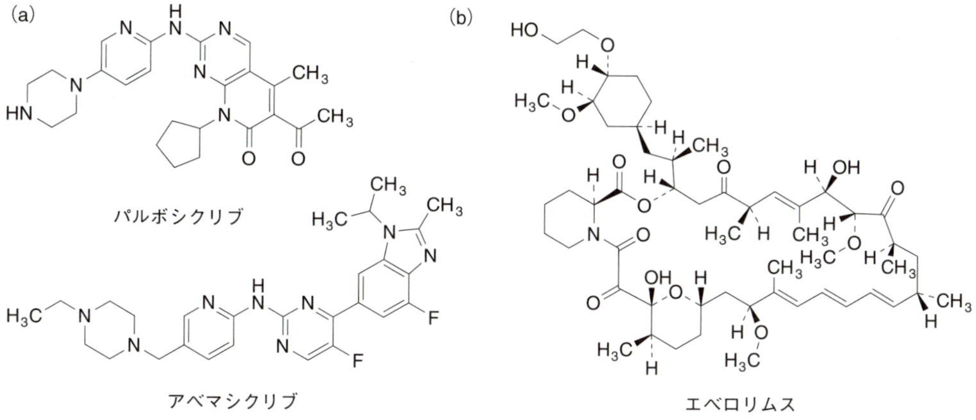

図15.26 サイクリン依存性キナーゼCDK4/6阻害薬(a)(パルボシクリブ，アベマシクリブ)とmTOR阻害薬(b)(エベロリムス)

ポリ（ADP-リボシル）化

タンパク質のグルタミン酸残基やアスパラギン酸残基に，NAD⁺依存的にADP-リボースを連鎖的に導入する反応．この反応を触媒するPARP-1やPARP-2はDNA損傷の修復に関与する酵素である．がん抑制遺伝子 *BRCA1/2* の変異により相同組換え修復機能を失ったがん細胞はPARPを阻害することで死に至る．

プロテアソーム

真核生物において，細胞内で不要となったタンパク質にユビキチン（ubiquitin）という76個のアミノ酸からなるタンパク質が結合すると，プロテアソームとよばれるATP依存性プロテアーゼ活性をもつ分子量250万にも及ぶ巨大なタンパク質複合体が認識して分解する．

*1 「-zomib」はプロテアソーム阻害薬を示すステム．

小胞体ストレス

小胞体の内腔に異常なタンパク質が蓄積した状態のこと．

サイトカイン

細胞から放出されて細胞間の相互作用を媒介するタンパク質性因子．

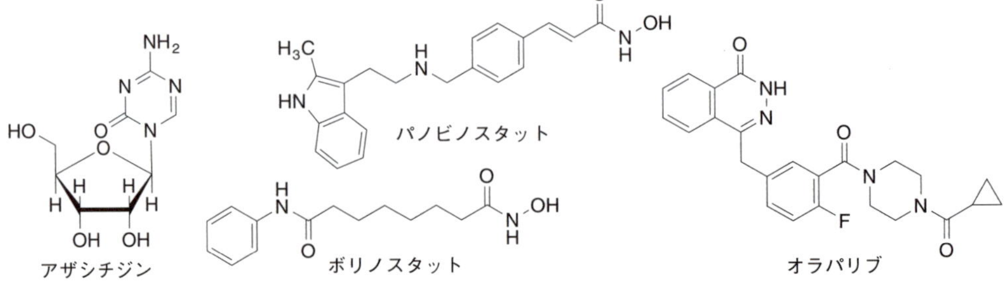

の翻訳後修飾の一つであるポリ（ADP-リボシル）化を触媒するポリ（ADP-リボシル）化酵素〔poly（ADP-ribose）polymerase；PARP〕の阻害薬であるオラパリブ（olaparib）は，白金製剤感受性の再発卵巣がんや *BCRA* 遺伝子変異陽性の卵巣がんの維持療法などに用いられる（図15.27）．

骨髄腫のように分泌タンパク質の多い腫瘍細胞では細胞増殖にかかわるタンパク質や細胞死を抑制するために働くタンパク質が過剰に産生される．そのため，細胞内で不要となったタンパク質を分解するプロテアソーム（proteasome）の働きを阻害すると，正常細胞に比べて異常なタンパク質の蓄積が進み，細胞内の小胞体ストレス（endoplasmic reticulum stress）が惹起されて容易にアポトーシスが誘導される．ボルテゾミブ（bortezomib）*1 やイキサゾミブ（ixazomib）は，ボロン酸部分でプロテアソームのβ5サブユニットの活性中心のトレオニンのヒドロキシ基と結合してプロテアソームを可逆的に阻害する．また，カルフィルゾミブ（carfilzomib）は，エポキシケトン部位が同じくプロテアソームのβ5サブユニットの活性中心のトレオニンと不可逆的に共有結合を形成するため，ボルテゾミブに耐性を示すがん細胞株においても細胞傷害活性を示す（図15.28）．

急性前骨髄球性白血病（acute promyelocytic leukemia：APL）は，15番染色体のPML遺伝子と17番染色体のRARα遺伝子のあいだで転座が起こり，その結果生じたPML-RARαキメラ遺伝子の産物の影響で前骨髄球の分化が阻害され，がん化が進行する．トレチノイン（tretinoin，別名 all-*trans* retinoic acid：ATRA）や合成レチノイドであるタミバロテン（tamibarotene）は，白血病細胞に対して分化誘導を促進する．また，ベキサロテン（bexarotene）はレチノイドX受容体に結合し，転写を活性化することにより腫瘍細胞のアポトーシスを誘導して増殖を抑制するため，皮膚T細胞性リンパ腫の治療に用いられる（図15.29）．

このほか，サリドマイド（thalidomide），レナリドミド（lenalidomide），ポマリドミド（pomalidomide）はT細胞を刺激してIL-2やインターフェロン-γなどのサイトカインを誘導する免疫調節薬（immunomodulatory drugs）であり，難治性の多発性骨髄腫の治療に用いられる（図15.30）．

図15.27 エピジェネティクスにかかわる分子標的薬

アザシチジン　ボリノスタット　パノビノスタット　オラパリブ

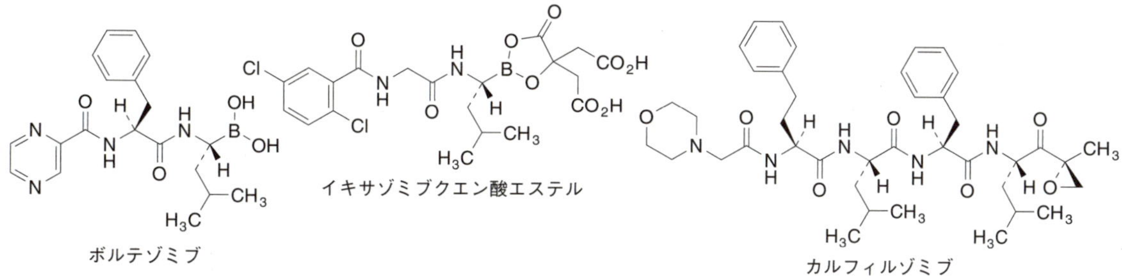

図15.28 プロテアソーム阻害薬

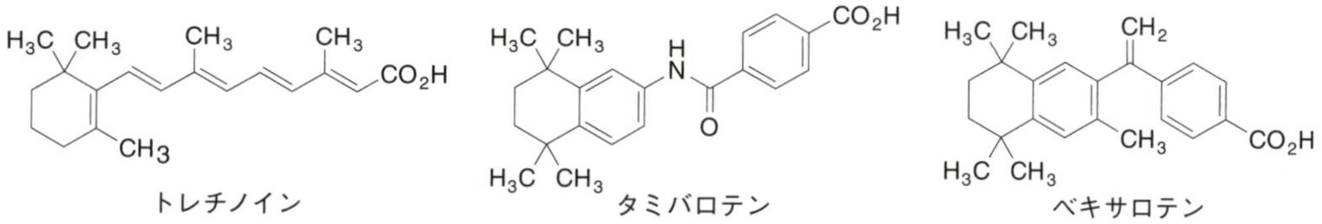

図15.29 分化誘導療法薬

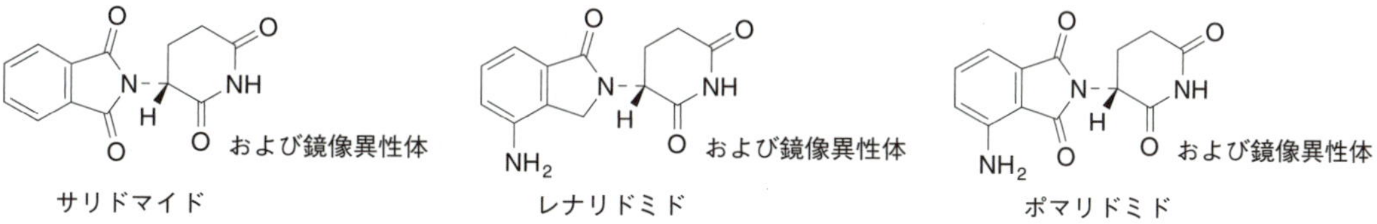

図15.30 免疫調節薬

15.12 抗体医薬

　抗がん作用を示す抗体の本質はタンパク質であるが，広い意味では前述のがん分子標的薬(低分子量の医薬品)と同じ範疇に含められる．これらは，がん細胞の増殖や分化にかかわる細胞外タンパク質に対する抗体であり，それらの機能を特異的に阻害する薬剤である．このように，がん細胞で特異的に過剰発現しているタンパク質を狙い打ちできれば，高選択的な抗がん剤となりうる．

　トラスツズマブ(trastuzumab)[*2]やペルツズマブ(pertuzumab)は，乳がん細胞上のヒト上皮増殖因子受容体2(human epidermal growth factor receptor type 2；HER2)とよばれる上皮増殖因子受容体(EGFR)を抗原として認識し，結合するヒト化モノクローナル抗体である．HER2は約25%の乳がん患者のがん細胞表面に発現している．トラスツズマブが乳がん細胞へ結合すると免疫系細胞が結合部位へ集まるため，がん細胞を特異的に攻撃することができる．HER2を過剰発現している患者に対してのみ治療効果が高い．セツキシマブ(cetuximab)[*3]やパニツムマブ(panitumumab)もEGFRを抗原として認識し，結合するモノクローナル抗体である．

[*2] 「-mab」はモノクローナル抗体であることを表すステム．「-zumab」は，抗原認識部位はマウス由来の配列であり，それ以外はすべてヒト由来の配列であるヒト化抗体であることを表す．またサブステムの「-tu-」は，がん細胞を標的とする抗体であることを表す．

[*3] 「-ximab」は，抗体の可変領域はマウス由来の配列で，それ以外はヒト由来の配列であるキメラ抗体であることを表す．

COLUMN　フルオロウラシルの作用機序：共有結合を形成する医薬品である理由

ピリミジン塩基の de novo 合成では，ウリジン一リン酸（UMP）からウリジン三リン酸（UTP）やシチジン三リン酸（CTP）を経てシトシンが，デオキシウリジン一リン酸（dUMP）からチミジン一リン酸（チミジル酸，dTMP）を経てチミンが生合成される．このうち，後者の過程では，デオキシウリジン一リン酸（dUMP）に対してチミジル酸合成酵素（TS）の 146 番目のシステイン残基のスルファニル基（−SH）を求核剤とするマイケル反応（Michael reaction）が進行する．その結果生じたエノラートイオンが，求核剤として 5,10-メチレンテトラヒドロ葉酸由来のイミニウムカチオンを攻撃するマンニッヒ反応（Mannich reaction）が進行し，TS-dUMP-メチレンテトラヒドロ葉酸 3 成分複合体（**A**）を形成する．続いて，TS 内の塩基性アミノ酸残基が α 位のプロトンを引き抜く E1cb 反応が進行してテトラヒドロ葉酸が脱離して新たな共役エキソメチレン体（**B**）を生成する．さらに，脱離したテトラヒドロ葉酸からジヒドロ葉酸とヒドリドイオンが生成し，このヒドリドイオンが共役エキソメチレン体（**B**）に求核付加してエノラートイオンを生じる．その後，マイケル反応の逆反応が進行して TS が脱離し，dTMP が生成する．なお，ジヒドロ葉酸は NADH により還元されて再びテトラヒドロ葉酸となり，さらにセリン由来のホルムアルデヒドと反応して 5,10-メチレンテトラヒドロ葉酸が再生する〔図①(a)〕．

このチミジル酸の生合成の過程で，本来の基質である dUMP と競合して 5-FU から生成した 5-FdUMP が取り込まれると，上記と同様の反応経路により TS-5-FdUMP-メチレンテトラヒドロ葉酸 3 成分複合体が生成する．この複合体ではカルボニル基の α 位に水素原子ではなく，フッ素原子が結合している．フッ素はカチオンが不安定なため，塩基によって引き抜くことができず，E1cb 反応が進行しない．その結果，3 成分複合体がそのまま安定化されてしまい，TS が本来の反応を触媒することができなくなる〔図①(b)〕．なお，5-FdUMP に対して TS のシステイン残基がマイケル付加したエノラートイオンの段階では逆反応が進行しうるが，そこに 5,10-メチレンテトラヒドロ葉酸が反応して 3 成分複合体を形成すると，もはや逆反応が進行しなくなる．細胞内に存在する 5,10-メチレンテトラヒドロ葉酸の量には限りがあるため，5-FU とともにレボホリナート（levofolinate）を投与すると，細胞内の 5,10-メチレンテトラヒドロ葉酸が増加して 3 成分複合体の形成が円滑に進行する．後述の FOLFOX 療法や FOLFIRI 療法において *l*-フォリン酸[†]を使用するのは，5-FU の細胞毒性を増強して治療効果を上げるためである．

このように，5-FU の代謝物である 5-FdUMP が標的酵素である TS と共有結合を形成する過程を正しく理解するには，ピリミジンの代謝過程に関する生化学上の知識とともに，マイケル反応やマンニッヒ反応を理解していることが求められる．薬剤師が患者や他職種の医療従事者から FOLFOX 療法や FOLFIRI 療法においてレボホリナートを使用する理由を問われた場合，上述のような背景を理解していなければ，説得力のある回答をすることはできない．薬剤師に化学の理解が必要とされるゆえんである．

[†]　レボホリナート（levofolinate），*l*-ロイコボリン（*l*-leucovorin）ともいう．通常はカルシウム塩として点滴静注で用いられる．なお，同じ目的でラセミ体のホリナート（folinate, *dl*-フォリン酸，*dl*-ロイコボリン）を使用することもあるが，その場合，*d* 体は 3 成分複合体形成には寄与しない．

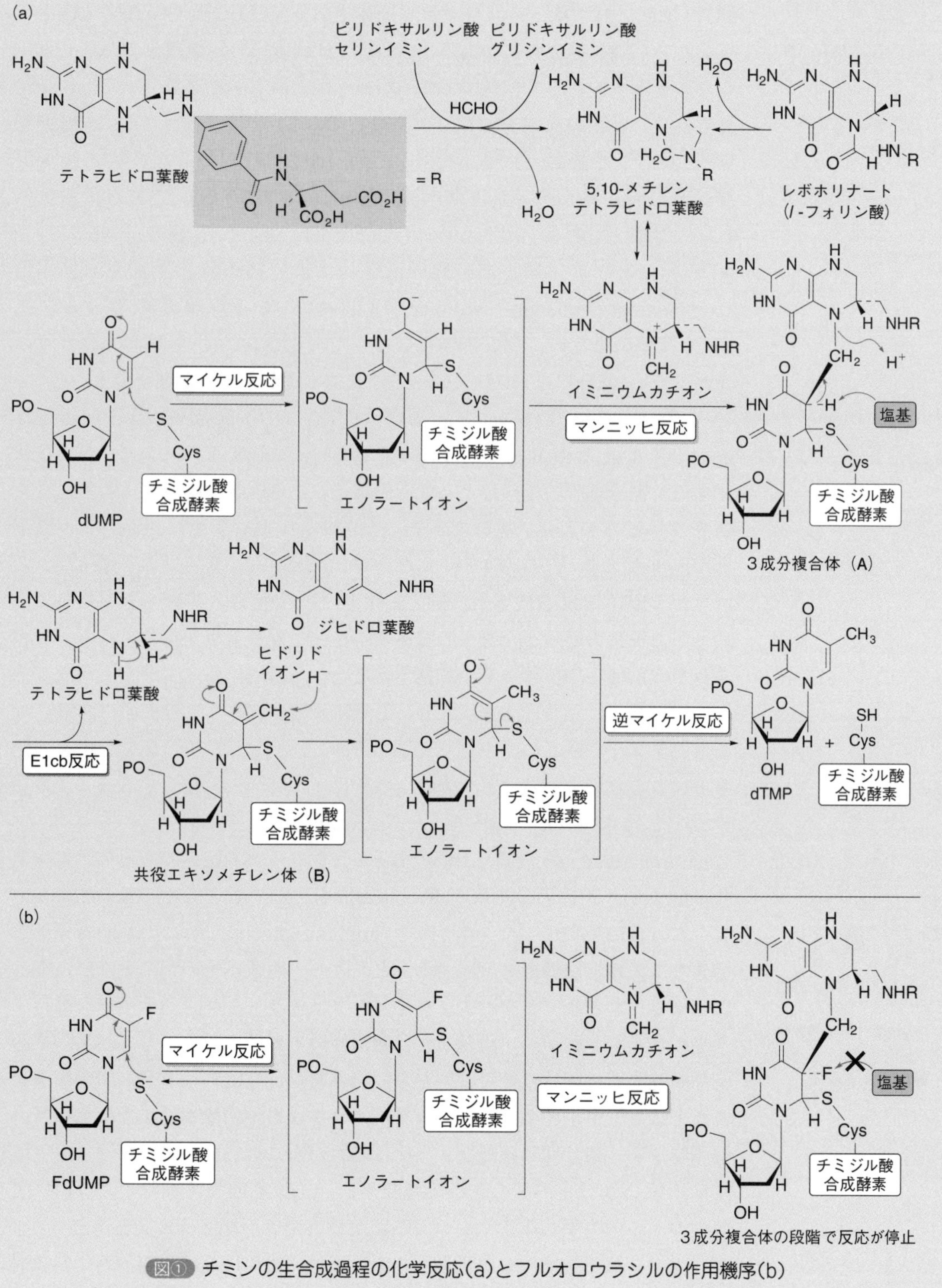

図① チミンの生合成過程の化学反応(a)とフルオロウラシルの作用機序(b)

リツキシマブ（rituximab）やオビヌツズマブ（obinutuzumab）[*1]は、ヒトCD20抗原に対するモノクローナル抗体であり、CD20陽性のB細胞性ホジキンリンパ腫に治療効果がある。CD20はB細胞にのみ発現しており、カルシウムチャネルとして機能する4回膜貫通型の膜タンパク質である。B細胞性悪性リンパ腫の95％にCD20が発現している。リツキシマブはこのCD20を抗原として認識して結合するため、がん細胞は、マクロファージ（macrophage）やナチュラルキラー細胞（natural killer cell；NK cell）の抗体依存性細胞障害作用（antibody-dependent cell-mediated cytotoxicity；ADCC）および補体系古典経路の活性化による補体依存性細胞障害作用（complement-dependent cytotoxicity；CDC）によって攻撃を受ける。抗CD20抗体のように、抗原抗体複合体が内在化されにくい（細胞内にとりこまれにくい）場合には、ADCCやCDCによる抗がん作用が期待できる。

ベバシズマブ（bevacizumab）[*2]は、血管内皮増殖因子（vascular endothelial growth factor；VEGF）に特異的に結合するモノクローナル抗体である。腫瘍細胞の増殖にとって、栄養補給や老廃物を排泄するため血管を新生させるのが大切な過程である。なかでも、血管新生にかかわるVEGFとVEGF受容体（VEGFR）を介するシグナル伝達系が重要である。ベバシズマブがVEGFに結合すると、VEGFはVEGF受容体に結合できなくなるため、がん細胞の増殖と全身への転移に不可欠な血管新生が抑制される。このような作用機序の抗体薬を中和抗体薬という。

がん細胞は、活性化されたCD4$^+$T細胞やCD8$^+$T細胞の表面に誘導される共抑制分子PD-1のリガンドであるPD-L1、またはPD-L2を発現し、免疫系による攻撃を回避する。そのため、PD-1に特異的に結合するモノクローナル抗体であるニボルマブ（nivolumab）、ペムブロリズマブ（pembrolizumab）や、PD-L1に対するモノクローナル抗体であるアベルマブ（avelumab）、アテゾリズマブ（atezolizumab）、デュルバルマブ（durvalumab）は、これらの免疫チェックポイント（immune checkpoint）にかかわる分子を阻害して免疫抑制機構を解除することにより、生体本来のがん免疫反応を活性化する。ニボルマブやペムブロリズマブはメラノーマ、切除不能な進行・再発の非小細胞肺がん、再発または難治性の古典的ホジキンリンパ腫、根治切除不能または転移性の腎細胞がん、再発または遠隔転移を起こす頭頸部がんなどに対して承認されている。アベルマブは根治切除不能または転移性の腎細胞がん、根治切除不能なメルケル細胞がんに対して、アテゾリズマブは切除不能な進行・再発の非小細胞肺がん、切除不能な肝細胞がん、PD-L1陽性のホルモン受容体陰性かつHER2陰性の手術不能又は再発乳がん、デュルバルマブは切除不能な局所進行の非小細胞肺がんにおける根治的化学放射線療法後の維持療法と進展型小細胞肺がんに対して、それぞれ承認されてい

[*1] 「-umab」は、すべてヒト由来の配列であるヒト抗体であることを表す。サブステムの「-tum-」（この場合、母音であるuが連続するのを避けてmを補っている）は、がん細胞を標的とする抗体であることを表す。

[*2] サブステムの「-ci-」（または「-c-」）は心臓血管系を標的とする抗体であることを表す。

免疫チェックポイント
T細胞において、自己に対する免疫応答を抑制して、過剰な免疫反応が起こらないように制御する機構。がん細胞はこれを「悪用」することにより、免疫反応を回避する。

COLUMN　がん分子標的薬とマイケル反応：再び，医薬品と共有結合について

　第一世代の EGFR チロシンキナーゼ阻害薬ゲフィチニブと，第二世代のアファチニブ，第三世代のオシメルチニブは，いずれも変異により恒常的に活性化された EGFR チロシンキナーゼの ATP 結合部位に入り込み，キナーゼとしての酵素活性を競合的に阻害することが知られている．ゲフィチニブは，EGFR 変異陽性の進行性肺がんの治療に用いられて顕著な治療効果を発揮するが，EGFR の 790 番目のトレオニンがメチオニンに変異することにより，ATP 結合部位における ATP の親和性が増大して耐性が生じることが知られている．これに対して，分子内にアクリル酸アミド構造をもつアファチニブやオシメルチニブでは，ATP 結合部位に位置する 797 番目のシステイン残基のスルファニル基（−SH）が求核剤としてアクリル酸アミドに付加するマイケル反応が進行し，ATP 結合部位内で共有結合を形成する（図①）．その結果，EGFR は ATP と結合できなくなりキナーゼ活性が不可逆的に阻害されるため，これらの薬物は T790M[†] 変異陽性の EGFR 活性型変異体に対しても抗がん作用を示す．

　生体分子と共有結合を形成する医薬品について改めて考えてみよう．おそらく最も有名な例はペニシリンであり，最も古い例はアスピリンではないだろうか．これらはともに酵素の活性中心近傍のセリン残基をエステル化することが知られているが，前者はカビが産生する天然化合物であり，もとより人間が設計したわけではない．アスピリンは合成医薬品ではあるが，作用機序が解明されたのはずっと後のことであり，アセチル基の供与体として作用することを意図したものではない．このほか，プロトンポンプ阻害剤であるオメプラゾールも標的酵素と共有結合を形成するが，複雑な転位反応を介した作用機序が解明されたのは開発後である．上述の分子標的薬は創薬の段階から標的分子に特異的に共有結合を形成し，標的外の生体成分との予期せぬ反応を極力起こさないように綿密に分子設計された化合物である．21 世紀を迎えて計算化学と構造生物学のコラボレーションから画期的な薬が創生されるようになったのは瞠目すべきできごとといえよう．

[†] タンパク質におけるミスセンス変異（特定のアミノ酸が別のアミノ酸に置き換わる変異）の表記法で，790 番目のアミノ酸がトレオニン（T）からメチオニン（M）に置換されていることを示している．

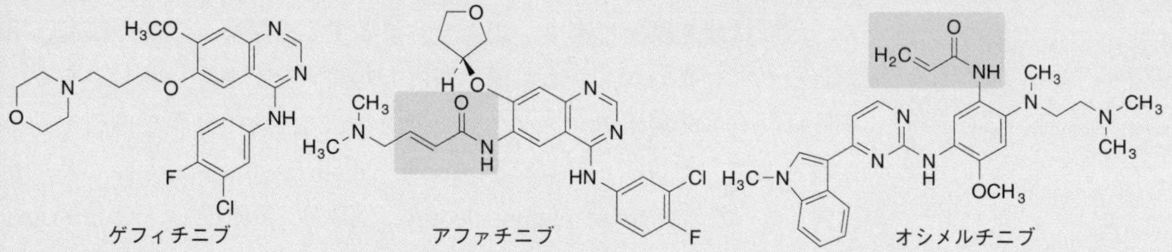

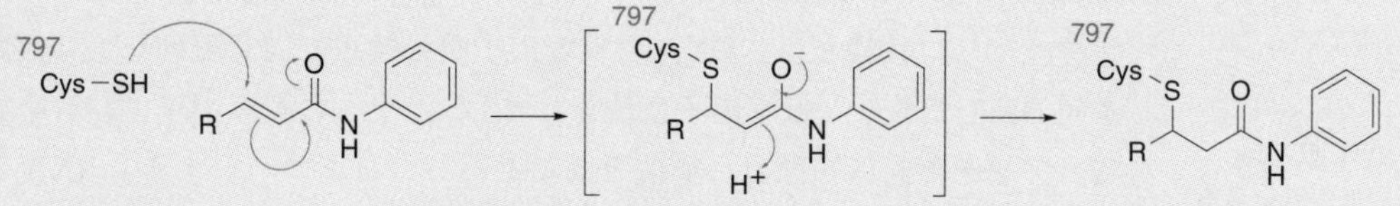

図① アクリル酸アミドへのマイケル反応

る．免疫チェックポイント分子としては，ほかに細胞障害性 T リンパ球抗原 4（CTLA-4）が知られており，抗 CTLA-4 抗体のイピリムマブ

オゾガマイシン
図15.8に示したジノスタチン スチマラマーのクロモフォアと類似のエンジイン構造をもつ天然化合物カリケアマイシン(calicheamicin)の誘導体.

ベドチン
モノメチルアウリスタチンE(monomethylauristatin E；MMAE)ともいう.インド洋に生息するアメフラシの一種から得られた抗腫瘍活性ペプチド,ドラスタチン10(dolastatin 10)の誘導体.毒性が強すぎるため,単独では医薬品として用いられない.

ベンダムスチン

RNA干渉
20数塩基対程度の短い二本鎖RNAが,相補的な配列をもつmRNAと特異的に結合して分解する現象.これにより特定のmRNAの翻訳を阻害し,そのmRNAがコードするタンパク質をノックダウンできる.

(ipilimumab)が根治切除不能な悪性黒色腫,腎細胞がん,結腸・直腸がん,非小細胞肺がん,悪性中皮腫に対して承認されている.

このほか,がん細胞表層の特異的な腫瘍抗原を認識する抗体に強力な細胞傷害性分子を結合させた抗体-薬物複合体(antigen drug conjugate；ADC)の開発も進んでいる.これは抗体を抗がん薬としてではなく,薬物送達のためのキャリアとして応用するものである.抗HER2抗体であるトラスツズマブのリジン残基上に,非切断型のリンカーを介して微小管重合阻害薬であるエムタンシン(emtansine)をランダムに結合させたトラスツズマブ エムタンシンは,トラスツズマブ単独では奏功しない症例においても有効性が示されている.また,抗原抗体複合体が内在化されやすいモノクローナル抗体に強い細胞毒性をもつ分子を結合させたADCも臨床で用いられている.抗CD33抗体にエンジイン系化合物を結合させたゲムツズマブ オゾガマイシン(gemtuzumab ozogamicin)は,再発または難治性のCD33陽性急性骨髄性白血病に適応がある.抗CD79b抗体に微小管重合阻害作用を有する化合物を結合させたポラツズマブ ベドチン(polatuzumab vedotin)は,再発または難治性のびまん性大細胞型B細胞リンパ腫に対して,リツキシマブおよびナイトロジェンマスタード系アルキル化薬ベンダムスチン(bendamustine)と併用で用いられる.

15.13 核酸医薬

核酸医薬(oligonucleotide therapeutics)とは,DNAやRNA,もしくはそれらの構造類縁体として化学合成され,体外から導入される医薬品の総称である.現在は研究段階にあり,がんを対象とする医薬品としての臨床応用はまだ行われていないが,がん治療に向けて基礎研究が進められつつある.がん細胞に特有に発現するタンパク質を標的として,その発現を抑制するための手段として,デコイオリゴ核酸(decoy oligodeoxynucleotides),アンチセンス核酸(antisense oligonucleotide；ASO),siRNA(small interfering RNA),miRNA(micro RNA),アプタマー(aptamers)などが考えられる.デコイオリゴ核酸とは,DNAの転写因子結合領域と同じ配列をもつ短い二本鎖DNAであり,転写因子に結合してDNA上への転写因子の結合を妨げる.アンチセンス核酸は,標的となるタンパク質をコードするmRNAと相補的な15～30塩基対程度の一本鎖RNA(またはDNA),もしくは生体内での安定性を高めるために(デオキシ)リボース部分を改変した構造類縁体である.標的となるmRNAに特異的に結合することにより,タンパク質への翻訳過程を妨げる.siRNA(small interfering RNA)は,化学合成された20数塩基対の短い二本鎖RNAであり,RNA干渉(RNA interference)を利用

して標的となる mRNA の分解を促進する (p.50 参照). miRNA は, 20 ~ 25 塩基からなる非コード RNA である. ゲノム DNA から転写された後, 二度のプロセシングを経て二本鎖 miRNA が生成し, アルゴノート (Argonaute) などのタンパク質とともに RNA 誘導サイレンシング複合体 (RNA-induced silencing complex; RISC) を形成する. その後, 一方の鎖が分解され, 残った一本鎖の miRNA が相補的な配列をもつ標的 mRNA に結合し, その結果, mRNA は分解される. がん細胞で多く発現する miRNA のアンチセンス配列や, がん細胞で発現量の減少している miRNA を外部から投与することにより, がん細胞における miRNA の発現状況を正常細胞に近づけることが治療効果につながると期待される. アプタマーは, 標的となるタンパク質に特異的に結合して, その機能をノックダウンすることができる一本鎖 RNA (または DNA) であり, 分子量は 5 万程度と抗体医薬品 (分子量は 15 万程度) に比べれば小さい. こうした核酸医薬を臨床応用するためには, 標的組織まで安定に送達する技術の開発が欠かせない. また, がん分子標的薬と同様, 標的タンパク質の選び方も重要である.

15.14 臓器別のがん治療薬

これまで見てきたように, 多様ながん治療薬が研究, 開発されている. 次に臓器別のがん治療薬について概観する. なお, 必要に応じてレジメンの名称をあげる場合があるが, 本書では使用されるがん治療薬の名称を示すにとどめる. レジメンごとの投与計画の詳細については薬物治療学の成書を参照されたい.

15.14.1 胃がん治療薬

胃がんに対する治療薬として, ステージⅡやⅢの症例ではテガフール・ギメラシル・オテラシルカリウムが推奨される (図 15.31). ギメラシルはおもに肝臓でテガフールがフルオロウラシル (5-FU) 以外に代謝されるのを防ぎ, オテラシルカリウムは消化管内での 5-フルオロヌクレオチドの生成を抑制して 5-FU の消化器毒性を軽減する. 進行再発時の治療には, HER2 陰性の場合はテガフール・ギメラシル・オテラシルカリウム (TS-1 療法*) とシスプラチンの併用が, HER2 陽性の場合はトラスツズマブ, 5-FU (またはカペシタビン) とシスプラチンの併用が推奨される.

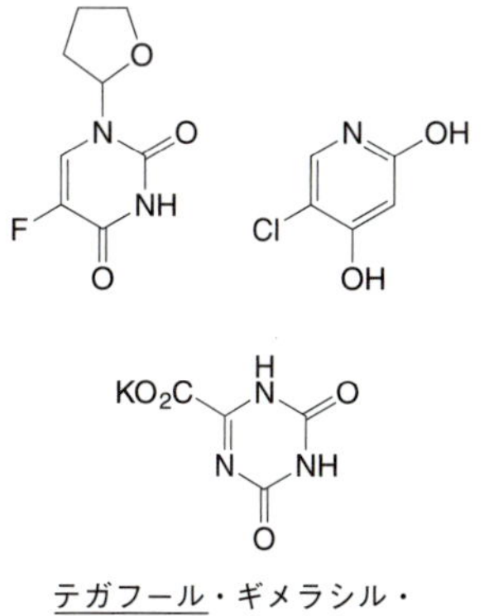

15.14.2 大腸がん治療薬

早期の大腸がんは手術による切除が可能であるが, リンパ節への転移があると補助化学療法が必要となる場合があり, テガフール・ギメラシル・オテ

レジメン
抗がん薬だけでなく, 輸液や支持療法薬も含めて, どのような順序でどれだけの量を投与し, どの程度の休薬期間を空けるかまでを含めた, 時系列的な治療計画のこと.

テガフール・ギメラシル・オテラシルカリウム

図 15.31 TS-1®(テガフール・ギメラシル・オテラシルカリウム)

* S-1 療法ともいう.

ラシルカリウムやカペシタビンが投与される．進行再発がんでは，FOLFOX療法(レボホリナートカルシウム，5-FU，オキサリプラチンの併用)，FOLFIRI療法(レボホリナートカルシウム，5-FU，イリノテカンの併用)や，カペシタビンとオキサリプラチンの併用療法などが行われるほか，ベバシズマブ，セツキシマブ，パニツムマブなどの抗体医薬を組み合わせることもある．

15.14.3　肺がん治療薬

肺がんは全体の9割を占める非小細胞肺がんと，小細胞肺がんに分けられる．非小細胞肺がんは早期の場合には外科的治療が行われるが，進行再発の扁平上皮がんではペムブロリズマブ単剤による治療や白金製剤の併用が推奨される．進行再発であり扁平上皮がんでない場合には，*EGFR*や*ALK*の遺伝子の変異について調べ，EGFR変異陽性の症例ではゲフィチニブやエルロチニブの単剤投与，またはカルボプラチン，パクリタキセル，ベバシズマブの併用などが推奨される(この三剤の併用は腺がんに対しても用いられる)．*ALK*転座陽性の症例ではクリゾチニブ単剤や白金製剤の併用が推奨される．

他方，小細胞肺がんは進行や転移がはやく悪性度が高いとされるが，化学療法に対する感受性は高い．肺門部に限局される場合には放射線治療と並行して化学療法を，限局されずに進展した場合には化学療法を行うのが標準的である．おもなレジメンとして，シスプラチンとエトポシドによるPE療法やシスプラチンとイリノテカンによるPI療法が推奨される．

15.14.4　乳がん治療薬

乳がんの治療に際しては，組織学的診断に加えてホルモン受容体やHER2に関して陽性か否かを確認して治療方針が決定される．早期の場合，外科的切除が基本となるが，ホルモン受容体やHER2に関して陰性の場合，術前や術後の補助化学療法としてしばしば，5-FU，エピルビシン，シクロホスファミドが併用される(FEC療法)．ホルモン受容体陽性の場合，抗エストロゲン薬(タモキシフェン)に加えて，閉経前の患者ではLH-RH受容体アゴニスト(リュープロレリンやゴセレリン)が，閉経後の患者ではアロマターゼ阻害薬(アナストロゾール)が使用されることが多い．HER2陽性の場合には抗HER2抗体であるトラスツズマブを併用する．トレミフェンはタモキシフェンと同様の作用機序を示すが，タモキシフェンが閉経前と閉経後の患者の両方に使用されるのとは異なり，もっぱら閉経後の患者のみに用いられる．

進行がんや再発の場合，第一選択ではアントラサイクリン系治療薬(エピルビシン，ドキソルビシン)，第二選択ではタキサン系治療薬(ドセタキセル)が使用され，HER2陽性の場合にはトラスツズマブやペルツズマブが併用さ

れる．これらの抗体医薬は血液脳関門を通過できないため，脳への転移がある場合や，抗HER2抗体を含む治療歴のある進行性乳がんの患者に対して，低分子の分子標的薬であるラパチニブをカペシタビンと併用する場合もある．

15.14.5　子宮がん・卵巣がん治療薬

子宮がんの治療も外科的切除か放射線療法が基本となるが，補助療法や再発例での治療法として化学療法も行われる．子宮体がんではドキソルビシンとシスプラチンを併用するAP療法が，子宮頸がんではシスプラチンを含む多剤併用療法が実施されることが多い．卵巣がんの化学療法としては，パクリタキセルとカルボプラチンによるTC療法が標準的であり，二次治療にはドキソルビシンのリポソーム製剤やゲムシタビンなどが用いられる．

15.14.6　前立腺がん治療薬

前立腺がんも乳がんと同様に性ホルモン依存性疾患であり，早期では外科手術や放射線療法が主体となるが，進行がんに対してはホルモン療法が実施される．黄体形成ホルモン放出ホルモン(LH-RH)受容体のスーパーアゴニストであるリュープロレリンやゴセレリンは強力なホルモン分泌活性を示すため，逆に性腺機能の抑制が働き前立腺がんの治療薬として使用される．近年は性腺刺激ホルモン放出ホルモン(GnRH)アンタゴニストであるデガレリクスも使用されるようになった．抗アンドロゲン薬としてはステロイド性のクロルマジノン酢酸エステルや，非ステロイド性のビカルタミド，フルタミド，エンザルタミドが用いられる．また，去勢抵抗性の前立腺がん(CRPC)ではタキサン系のドセタキセルと副腎皮質ホルモン製剤であるプレドニゾロンを併用するDP療法も行われる．ドセタキセルに対して抵抗性を示す腫瘍に対してはカバジタキセルとプレドニゾロンを併用する．

章末問題

1. 細胞傷害性がん治療薬とがん分子標的薬の共通点と相違点を説明せよ．
2. DNAと共有結合を形成する医薬品に共通してみられる構造的特徴を説明せよ．
3. イホスファミドの副作用として，出血性膀胱炎が知られている．これを予防するためにメスナ($HS-CH_2-CH_2-SO_3Na$)が投与される．メスナは，イホスファミドが生体内で代謝を受けて活性化される過程で生じて出血性膀胱炎の原因となる化合物と反応し，その化合物を無毒化する．出血性膀胱炎の原因が生成する反応の機構と，この化合物の無毒化の反応の機構を考え，構造式を用いて説明せよ．
4. テガフールやカペシタビンが生体内でフルオロウラシルに変換される機構を説明せよ．
5. 抗がん抗体医薬について，キメラ抗体，ヒト化抗体，ヒト抗体に分類せよ．

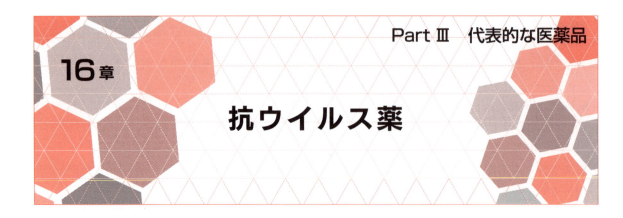

16章 抗ウイルス薬

Part Ⅲ 代表的な医薬品

❖ **本章の目標** ❖
- 各ウイルスに存在する創薬のターゲットとなる特徴あるタンパク質(酵素)について学ぶ.
- 現在の抗ウイルス薬の問題点がどのようなものか学ぶ.

16.1　抗エイズ薬

16.1.1　エイズと抗エイズ薬

　後天性免疫不全症候群(acquired immunodeficiency syndrome;AIDS)は,免疫防御機構をつかさどるヘルパー T 細胞が破壊され,免疫機構が働かなくなり,日和見感染症(カリニ肺炎,カンジダ食道炎,サイトメガロウイルス感染症,トキソプラズマ症など)や悪性腫瘍(カポジ肉腫,悪性リンパ腫),神経障害などを併発してやがて死に至る病気である.原因は**レトロウイルス**(retrovirus)の一種である**ヒト免疫不全ウイルス**(human immunodeficiency virus;HIV)の感染によるものである.HIV には大きく分けて HIV-1 と HIV-2 の 2 種類がある.HIV-2 はおもに西アフリカ地域で流行していて地域性があり,HIV-1 と比べ感染力が弱く,またウイルス複製の速度が遅く,エイズを発症するまでの潜伏期間が長いとされている.世界中に蔓延しているのは HIV-1 であり,本章ではおもに HIV-1 を念頭に置いて述べる.

　HIV は RNA ウイルスの一種であり,宿主となるヘルパー T 細胞の表面にある CD4 とよばれる糖タンパク質を認識し,吸着,その後侵入する.HIV は自己の遺伝子 RNA(一本鎖が 2 本ある)と**逆転写酵素**(reverse transcriptase),**インテグラーゼ**(integrase),**プロテアーゼ**(protease)をもち,宿主細胞のなかで自己の RNA(HIV のゲノム)から逆転写酵素を利用して二本鎖 DNA を合成する.この DNA は HIV のもつ酵素インテグラーゼの作用で,宿主 DNA に組み込まれる.この状態は**プロウイルス**とよばれる.ついで宿主内では宿主の RNA ポリメラーゼⅡにより転写が起こって HIV の

レトロウイルス
真核細胞に感染する RNA ウイルスの一種で逆転写酵素をもつもの.

逆転写酵素
RNA を鋳型として DNA 鎖の合成を触媒する DNA ポリメラーゼの一種.

プロテアーゼ
タンパク質のペプチド結合を加水分解する酵素.

RNAが産生され，宿主のタンパク質合成経路を使用してHIVタンパク質の前駆物質が生合成される．前駆物質はHIV自身のHIVプロテアーゼにより切断され，ウイルスに必要なHIVタンパク質となる．必要な構成成分がそろうと新しいウイルス粒子ができ，ヘルパーT細胞から出芽する．

現在の抗エイズ薬には**HIV逆転写酵素の阻害薬**(HIV reverse transcriptase inhibitor)と**HIVプロテアーゼ阻害薬**(HIV protease inhibitor)，HIVインテグラーゼ阻害薬(HIV integrase strand transfer inhibitor)，侵入阻害薬(CCR5阻害薬)があり，延命と死亡率の低下に貢献している．しかし，HIVは突然変異を頻繁に起こし，容易に薬剤耐性を獲得するため，よりすぐれた抗エイズ薬の研究開発が期待されている．

16.1.2　逆転写酵素阻害薬
（a）核酸系

HIVにとって重要な逆転写酵素は，ヒトには存在しない．したがって，**逆転写酵素阻害薬**が選択的な抗エイズ薬となりうる．最初の抗エイズ薬はジドブジン(zidovudine, AZT：アジドチミジン，正確には3′-アジド-3′-デオキシチミジン)で，チミジンの3′位ヒドロキシ基をアジド基に置換したものである*．

ジドブジンの5′位ヒドロキシ基が宿主のリン酸化酵素の基質となり，チミジンキナーゼ，チミジル酸キナーゼ(TMPキナーゼ)，ピリミジンヌクレオシド二リン酸キナーゼにより順次リン酸化され，ジドブジン5′-三リン酸となる(図16.1)．これが本来の基質であるチミジン5′-三リン酸と競合するため，結果としてHIV逆転写酵素を阻害する．さらに，伸長中のDNA鎖3′末端にジドブジン5′-三リン酸が反応して伸長鎖に取り込まれると，3′位にヒドロキシ基をもたないジドブジンの3′末端に次のヌクレオチド三リン

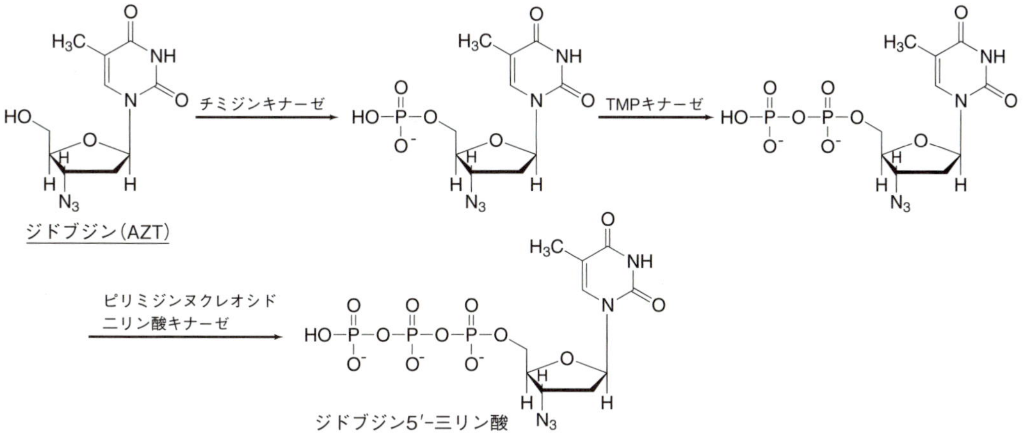

＊　核酸では塩基部と区別するために，糖部の位置番号にプライム記号′をつける．

図16.1　ジドブジンの5′-三リン酸への代謝

COLUMN　AZTの生い立ち

「抗エイズ薬第一号」であるAZT（ジドブジン）は最初から抗エイズ薬を意図して合成された核酸誘導体というわけではなく，エイズが社会問題になる1980年代以前からすでに存在していた．

3′-アジド-3′-デオキシチミジン（すなわちAZT）は，1964年に3′-アミノ-3′-デオキシチミジン塩酸塩の合成中間体として最初に論文に登場した（図①）．この論文では，5′位のヒドロキシ基をトリチル基で保護した1-(2′-デオキシ-β-D-リキソフラノシル)チミン **A** の3′-ヒドロキシ基をメシル化して脱離能をもたせた **B** を N_3^-, I^-, $C_6H_5CO_2^-$ などの求核反応剤と反応させるとどうなるか，とくに環状になった糖類の第二級ヒドロキシ基に脱離能をもたせたときの隣接基関与のない単純な求核置換反応の反応性について，当時関心事になっていたようである．

B を LiN_3 と DMF 中 100 ℃ で3時間加熱することによって N_3^- による S_N2 反応が進行する．すなわち 3′ 位の α 方向からアジド化される．

ついで，5′位のトリチル基を酸性条件下で注意深く除去することで，AZTが誕生した．

トリチル基は酸性条件下で容易に除去できる保護基である．ところが，AZTの2′-デオキシ糖部と塩基部をつなぐ N-グリコシド結合は酸性条件に非常に弱いため，低温で1当量のHClをクロロホルム中で作用させてトリチル基を脱保護している．こうして合成されたAZTであるが，抗がん剤としての活性評価では期待に応えられなかったようである．

1985年にAZTが抗HIV活性をもつことが発表されると，塩基部を他の核酸塩基（シトシン，アデニン，グアニン，ヒポキサンチンなど）で置き換えた核酸誘導体についても一通り合成され，抗HIV活性について検討された．しかし，ウラシル誘導体に弱い活性が認められただけで，3′-アジド基との組合せではAZTにみられるチミン塩基が最も高かった．

現在では，もちろん，より効率のよいAZT合成法が数種類開発されている．

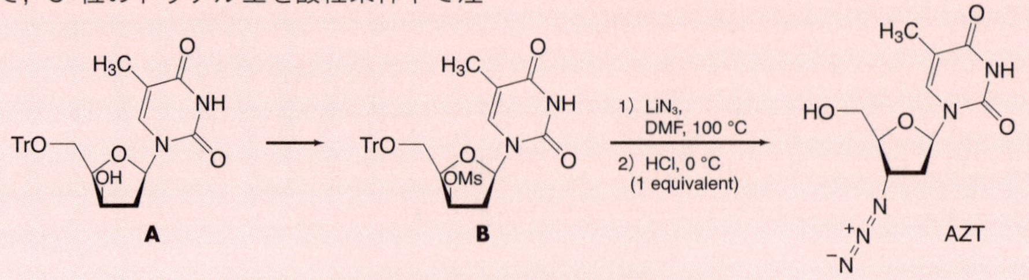

図① AZTの最初の合成法

酸は結合できず，DNA鎖伸長が停止する．すなわち，鎖伸長反応の終結剤としても働く．

このような 2′,3′-ジデオキシリボヌクレオシド構造は，HIV逆転写酵素阻害薬にはしばしば見られるが，5′-リン酸化酵素群の基質となり 5′-三リン酸に変換されることが重要である．

ヌクレオシドの糖部フラノース環に相当する五員環に硫黄原子を導入したラミブジンも開発された．ラミブジン（lamivudine）はオキサチオラン（1,3-oxathiolane）環にシス配置でシトシン塩基とヒドロキシメチル基が置換

オキサチオラン環
O, Sを1個ずつ含む飽和五員環．

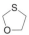

図 16.2 核酸系逆転写酵素阻害薬

したものである．逆転写酵素に対する阻害活性は図 16.2 に示した立体化学（塩基の結合した炭素が S，ヒドロキシメチル基の結合した炭素が R）のものが強いため，光学活性体の形で医薬品として使われている．また，ラミブジンの 5 位フッ素化誘導体のエムトリシタビンも使われている．プリン塩基では炭素環ヌクレオシド誘導体のアバカビル，ヌクレオシド糖部が開環したアシクロ核酸誘導体のテノホビルが知られている．アバカビルは細胞内で塩基部分がグアニン塩基へと変換されてカルボビルとなり，これが三リン酸化されて活性型となる．テノホビルは細胞内で**ホスホン酸**部分がリン酸化され，テノホビル二リン酸へと活性化される．テノホビルは経口吸収性が悪いため，実際にはテノホビル　ジソプロキシルまたはテノホビル　アラフェナミドとしてプロドラッグ化して使用されている．

リン酸とホスホン酸

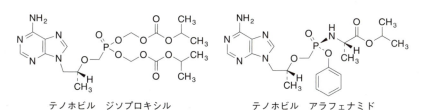

(b) 非核酸系

非核酸系の逆転写酵素阻害薬では，ネビラピン，エファビレンツ，エトラビリン，リルピビリン，ドラビリンが知られている（図 16.3）．これらの薬物は，核酸系逆転写酵素阻害薬とは作用様式が異なり，逆転写酵素の疎水性ポケット部分に結合して逆転写酵素の触媒活性を阻害する．

非核酸系の逆転写酵素阻害薬は核酸系逆転写酵素阻害薬に対して耐性を獲得した HIV-1 の突然変異株に対しても有効とされる．ネビラピンとエファビレンツは逆転写酵素上の結合部位がほぼ同じであるため，交差耐性*を示すことが多い．これに対して，エトラビリンには交差耐性が少ない．エトラビリン分子が柔軟で複数の立体配座をとるので，逆転写酵素の結合ポケット内での配置や配向を変えることができるためと考えられている．リルピビリンもエトラビリンと同じ骨格をもつ．ドラビリンは既存の非核酸系逆転写阻害薬に耐性をもつウイルスに対しても有効である．

* ある薬物に対して耐性が生じた際に，その薬物と類似の構造や共通の作用機序をもつ別の薬物に対しても耐性を獲得することを交差耐性という．

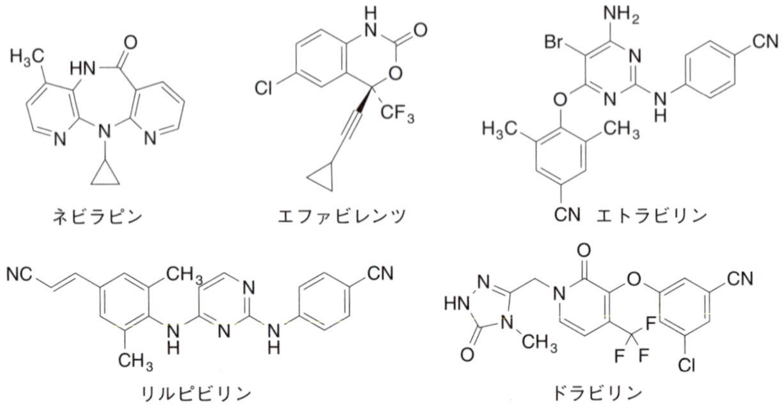

図 16.3 非核酸系逆転写酵素阻害薬

16.1.3 HIV プロテアーゼ阻害薬

　HIV プロテアーゼは，プロウイルスの状態から遺伝子発現により生産される HIV タンパク質前駆物質を適切に切断して HIV に必要な機能性タンパク質に仕上げる酵素である．ペプチド結合のうちのチロシン，またはフェニルアラニンとプロリンの間を切断する．この酵素を阻害すれば，未成熟なタンパク質ばかりで機能しないので，HIV の増殖を抑えることができる．

　HIV プロテアーゼはレニンと同様，アスパラギン酸プロテアーゼの一種である．これまでにアスパラギン酸プロアテーゼの研究によって得られた知見をもとに，基質が酵素で加水分解を受けるときの遷移状態を研究して，HIV プロテアーゼ阻害薬がデザインされた．ペプチド性化合物から生体内で加水分解を受け難く，より安定な非ペプチド性化合物まで，アタザナビル，ホスアンプレナビル，ダルナビル，ロピナビル，リトナビルなどが HIV プロテアーゼ阻害薬として開発された(図 16.4)．

　アタザナビルは 1 日 1 回の投与で十分な血中濃度が維持できる．服用回数の低減化は，医療の現場で患者にとっても医療チームにとっても重要で価値がある．ホスアンプレナビルはアンプレナビルのプロドラッグで，消化管上皮から吸収される過程でリン酸エステルが加水分解されてアンプレナビルに変換される．ダルナビルはきわめて薬剤耐性ウイルスができにくい HIV プロテアーゼ阻害薬である．リトナビルは抗ウイルス薬としての作用よりもその代謝酵素 CYP3A4 阻害作用を利用した薬物動態学的増強因子(ブースター)としてほかのプロテアーゼ阻害薬の分解を抑制し血中濃度を高める目的で使われることが多い．リトナビルを改良したコビシスタットも同様の目的で使われている．

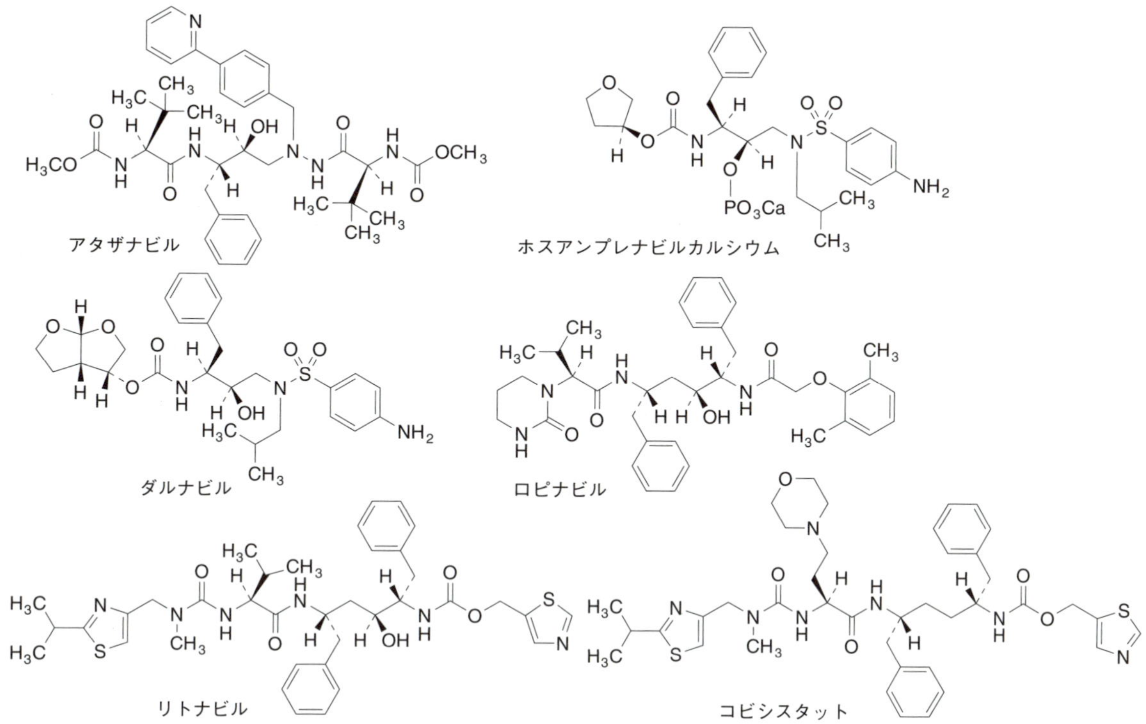

図 16.4 HIV プロテアーゼ阻害薬

16.1.4 HIV インテグラーゼ阻害薬

　HIV インテグラーゼは HIV-1 の DNA を宿主細胞ゲノムに組み込む過程を触媒する．インテグラーゼの阻害によって宿主細胞ゲノムに組み込まれなかった HIV は，感染性ウイルス粒子を新たに産生することができないため，HIV の増殖が抑えられる．ラルテグラビルは最初に開発されたインテグラーゼ阻害薬で，2007 年にアメリカで承認後，2008 年に日本でも承認された（図 16.5）．エルビテグラビル，ドルテグラビル，ビクテグラビルが使われている．

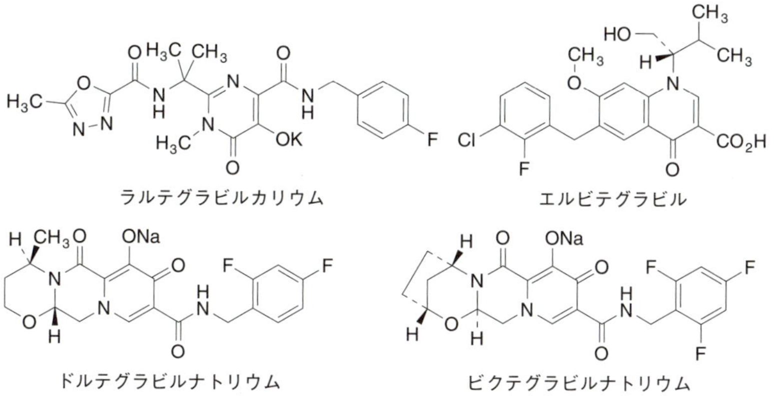

図 16.5 HIV インテグラーゼ阻害薬

そのほか，侵入阻害薬としてマラビロクが開発され，2007年にアメリカで承認後，2008年には日本でも承認された．ただし，HIVのうちCCR5指向性*のものに対してのみ有効であるため，使用時には指向性検査が必要である．

＊ HIVは細胞に侵入する際に細胞表面のCD4分子のほかにケモカイン受容体を利用する．HIVが使用するケモカイン受容体にはC-Cケモカイン受容体5(CC chemokine receptor 5: CCR5)とC-X-Cケモカイン受容体4(CXCR4)があり，それによってHIVはCCR5指向性，CXCR4指向性，CCR5/CXCR4二重指向性に分けられる．

マラビロク

　一般に，エイズ治療には抗エイズ薬を単独で使用するよりも，多剤併用療法が効果的である．たとえば，核酸系の逆転写酵素阻害薬とHIVプロテアーゼ阻害薬を組み合わせる方法などがある．しかし，これらの治療法では宿主DNAにいったん組み込まれてしまったウイルスDNAを除去するわけではないので，HIVが活発に活動しないように，生涯抗エイズ薬を規則正しく服用しなければならない．

16.2　B型肝炎治療薬

　B型肝炎はB型肝炎ウイルス(hepatitis B virus；HBV)の肝臓への感染が原因で起こる病気である．出産時，あるいは乳幼児期にHBVに感染すると高い確率で持続感染となり，その感染者が発症したのが慢性肝炎である．一方，成人がHBVに感染した場合は急性肝炎を発症したのちに多くは自然治癒するが，一部は慢性肝炎に移行する．慢性肝炎の状態が続くと肝硬変や肝がんに進行するリスクが高まるため，治療が必要になる．

　HBVはDNAウイルスであるが，そのライフサイクルにRNAからDNAへの逆転写過程を含むため核酸アナログ型の逆転写酵素阻害薬が治療に使われている．そのうちラミブジン，テノホビル ジソプロキシル，テノホビル アラフェナミドは抗エイズ薬としても使われている(図16.2)．アデホビルは，プロドラッグ化して経口吸収率を改善したアデホビル ピボキシルとして使われている(図16.6)．ラミブジンとエンテカビルは細胞内で5′-三リン酸化されて活性体となる．テノホビルとアデホビルはそれぞれのプロドラッグが加水分解されて親化合物となったのち，ホスホン酸部分に2個のリン酸基が結合して活性体となる．

　核酸アナログ型逆転写酵素阻害薬によりウイルス増殖を抑制することができるようになったが，体内から完全にウイルスを排除することはできない．そのため，服薬を中断すると再びHBVが増殖して肝炎が再燃するリスクが

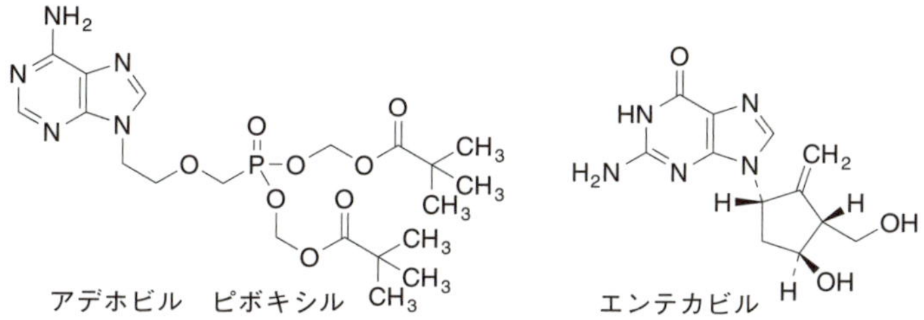

図16.6 核酸系逆転写酵素阻害薬
ラミブジンとテノホビルのプロドラッグは図16.2を参照.

あり，薬を飲み続けなくてはならない．

B型肝炎の治療には核酸アナログのほかにインターフェロンも使われている．インターフェロンには免疫賦活作用があり，治療例では投与終了後も抗ウイルス効果が持続するという利点がある．しかし，限られた患者にしか効果がなく，副作用が強いのが難点である．

より優れた治療薬を求めて，ウイルス侵入阻害薬，ウイルスカプシド集合阻害薬，HBs抗原分泌阻害薬，ウイルスRNAやDNAを標的とする方法などの研究が進んでおり，新しい機序の抗HBV薬の登場が待たれる．

HBs抗原
ウイルスのエンベロープを構成するタンパク質．

16.3　C型肝炎治療薬

C型肝炎ウイルス(hepatitis C virus；HCV)はRNAウイルスの一種で，C型肝炎は血液や血液製剤を主たる感染経路として体内に侵入したHCVの肝臓への感染が原因で起こる．C型肝炎は慢性化しやすく，治療せずに放置すると持続感染したまま肝硬変や肝がんを発症するリスクが高い．

C型肝炎治療に最初に使用されたのはB型肝炎治療で実績のあったインターフェロンで，リバビリンとの併用で治療効果が向上する．リバビリンは細胞内でリン酸化を受けてリバビリン三リン酸となり，GTPがHCV由来RNA依存性RNAポリメラーゼによってウイルスRNAに取り込まれるのを阻害する．また，リバビリン三リン酸がウイルスRNAに取り込まれるとウイルスのRNAゲノムが不安定になることも抗ウイルス作用に寄与していると考えられているが，詳細な作用機序は明らかになっていない．

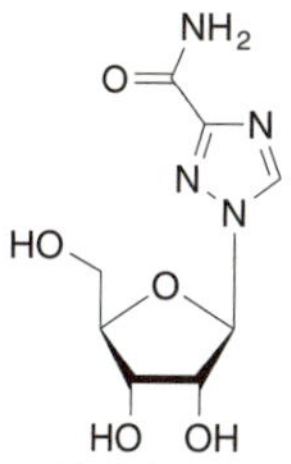

インターフェロンによる治療は一定の成果を上げていたが，副作用が強く患者の負担が大きいため，インターフェロンを用いない治療法が求められた．このような状況で経口型抗ウイルス薬DAAs(Direct-acting antivirals)が登場し，その進歩により現在ではC型肝炎は経口薬で治せるようになった．

HCVのライフサイクルにはDNAの状態が含まれない．HCVのRNAゲノムのうちウイルス粒子に取り込まれない非構造タンパク質領域はNS2～NS5Bに分けられ，そのうちNS3/4A，NS5A，NS5B領域がDAAsの標的

リバビリン

である．NS3/4A タンパク質はプロテアーゼ活性をもち，その阻害薬としてグラゾプレビル，グレカプレビルが使われている(図 16.7)．NS5A タンパク質は複製複合体の形成に重要で，ウイルス複製を制御していると考えられており，阻害薬としてエルバスビルやピブレンタスビル，レジパスビル，ベルパタスビルがある(図 16.8)．NS5B タンパク質は RNA 依存性 RNA ポリメラーゼ活性をもち，阻害薬としてソホスブビルがある(図 16.9)．ソホスブビルは肝細胞内代謝により活性代謝物であるウリジン三リン酸型に変換されるヌクレオチドプロドラッグ(**プロチド**)である．ソホスブビルの活性代謝物は NS5B ポリメラーゼによってヌクレオチドの代わりに RNA に取り込まれ，HCV RNA 鎖の伸長反応を停止させることで，NS5B ポリメラーゼを阻害する．「グラゾプレビルとエルバスビル」，「グレカプレビルとピブレンタスビル」，「レジパスビルとソホスブビル」，「ベルパタスビルとソホスブビル」

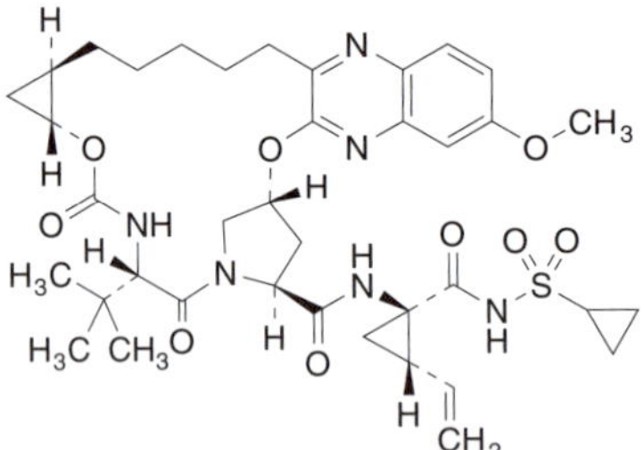

グラゾプレビル 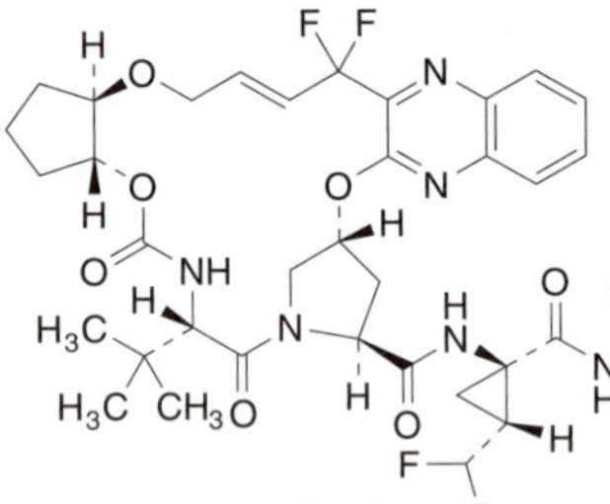　　　　グレカプレビル

図 16.7　NS3/4A プロテアーゼ阻害薬

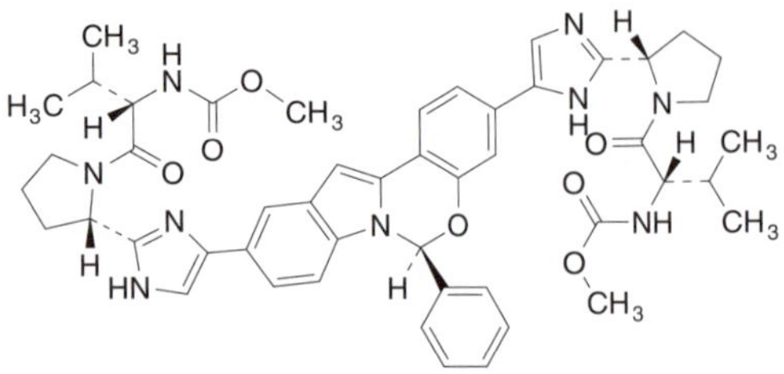

エルバスビル 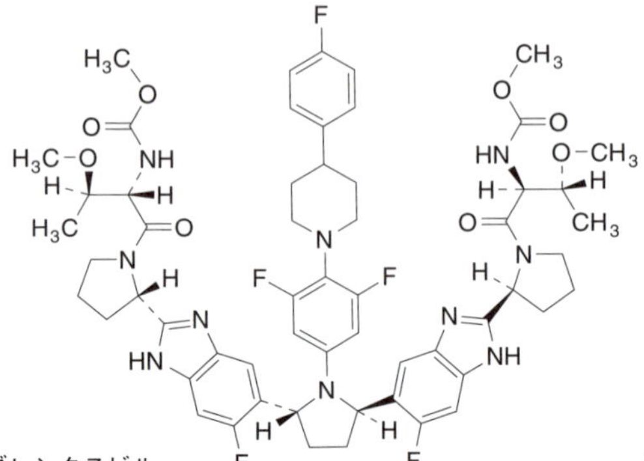　　　ピブレンタスビル

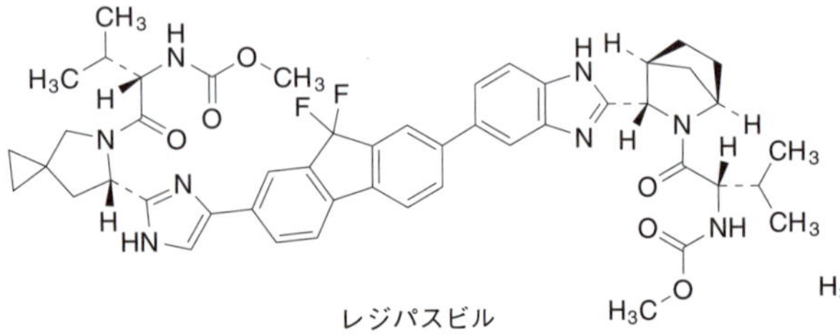

レジパスビル 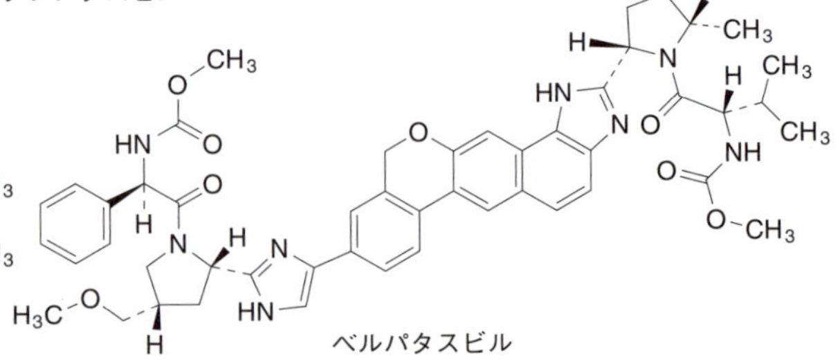　　　ベルパタスビル

図 16.8　NS5A 阻害薬

COLUMN　プロチド法

ヌクレオシド型の酵素阻害薬は三リン酸化されて活性を発現するが，天然ヌクレオシドとは構造が異なるため，細胞性またはウイルス性キナーゼによる最初のリン酸化反応が遅い．そこであらかじめ一リン酸化したヌクレオチド体のリン酸部分をアミノ酸（アラニン）のアミノ基およびフェノールで修飾して細胞に取り込まれやすくしたプロドラッグが開発された．ヌクレオチドのプロドラッグなのでプロチド（ProTide：Prodrug + nucleoTide）とよばれる．リン酸に相当する部分がホスホン酸になっている場合もプロチドに含まれる．ソホスブビル，テノホビル アラフェナミド，レムデシビルなどがその例である．

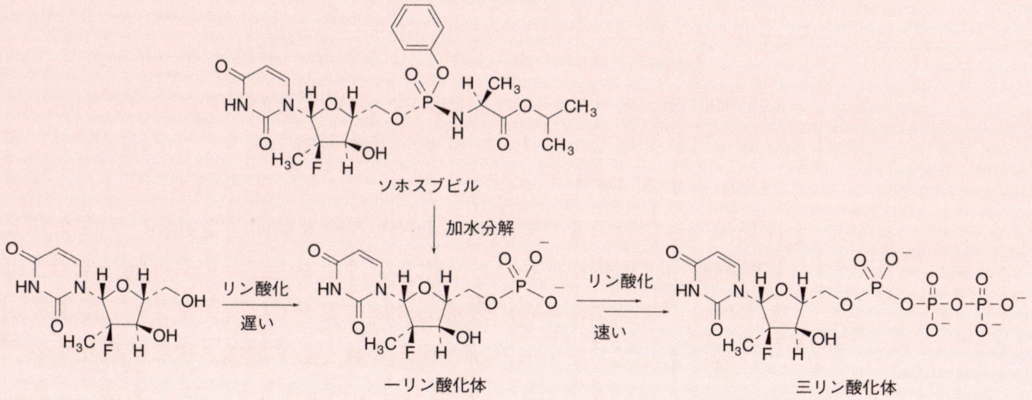

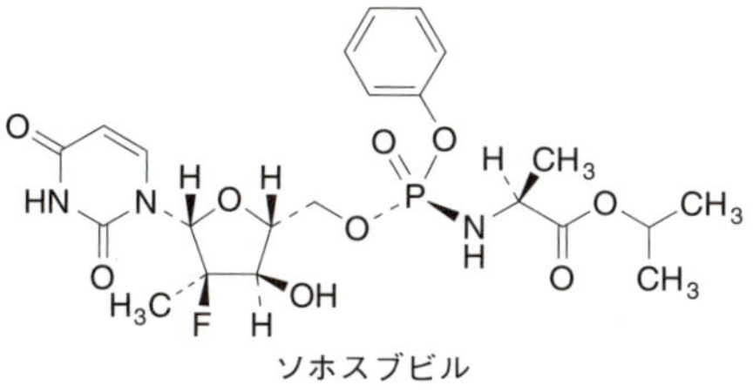

図16.9　NS5B ポリメラーゼ阻害薬

の組合せで配合剤として使用される．なお，インターフェロンとの併用を前提として承認されたほかの DAAs は現在すべて販売中止となっている．

16.4　抗ヘルペスウイルス薬

ヘルペスウイルスは DNA ウイルスで，感染症の治療にはおもに DNA ポリメラーゼ阻害薬が使われている．単純ヘルペスウイルス（herpes simplex virus；HSV）は HSV-1 と HSV-2 の 2 種類があり，HSV-1 はおもに口腔感染症，HSV-2 は性器感染症を引き起こす．水痘・帯状疱疹ウイルス（varicella-zoster virus；VZV）は水疱瘡や帯状疱疹の原因ウイルスであり，

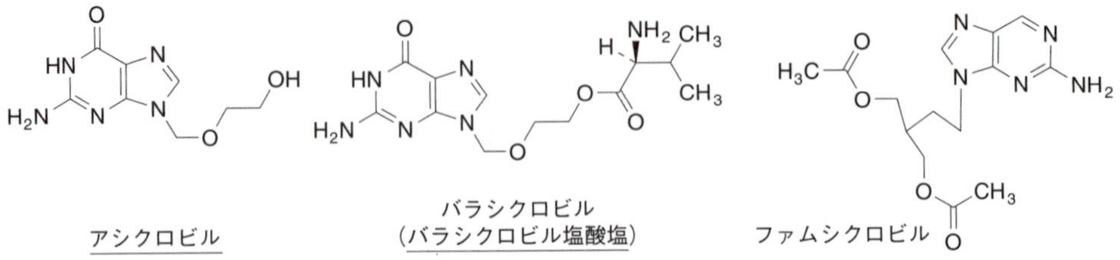

図 16.10 抗ヘルペスウイルス薬（その 1）

サイトメガロウイルス（cytomegalovirus；CMV）は免疫力が低下した患者に重篤な肺炎，網膜炎，胃腸炎を引き起こす．これらのウイルスはいずれもヘルペスウイルスに属する．

　アシクロビルはウイルスのチミジンキナーゼにより一リン酸化されたのち，細胞性キナーゼによってさらにリン酸化されてアシクロビル三リン酸となる．アシクロビル三リン酸は dGTP と競合してウイルス DNA ポリメラーゼを阻害する．また，アシクロビル三リン酸を取り込んだウイルス DNA 鎖は伸長できないので，ウイルス DNA の複製は阻害される．アシクロビルは正常細胞中では最初の一リン酸化を受けないので，正常細胞への毒性はきわめて低い．アシクロビルの塩基部分はチミンではなくグアニンであるが，ウイルスのチミジンキナーゼはこれを基質として認識してリン酸化する．バラシクロビルはアシクロビルの L-バリンエステルで，アシクロビルの経口吸収性を改善したプロドラッグである（図 16.10）．分子内にペプチド結合をもたないが小腸のペプチドトランスポーター PEPT1 によって認識され，吸収される．PEPT1 は，ジペプチドやトリペプチドの吸収が本来の役割であるが，類似構造の薬物も輸送する．小腸や肝臓での初回通過効果によりアシクロビルに変換されて抗ウイルス作用を発現する．ファムシクロビルは経口投与後，脱アセチル化による 6-デオキシペンシクロビルを経て，ペンシクロビルに酸化される（図 16.11）．そののち，アシクロビルと同様の経路で三リン酸化され，dGTP と競合的に拮抗することにより，ウイルス DNA ポリメラーゼ阻害作用を示す．ただし，DNA 鎖の伸長を停止させる作用はない．

　ビダラビンはアデノシンのリボースをアラビノースに置き換えたヌクレオシドで，ara-A ともいう（図 16.12）．単純ヘルペス脳炎や免疫抑制患者にお

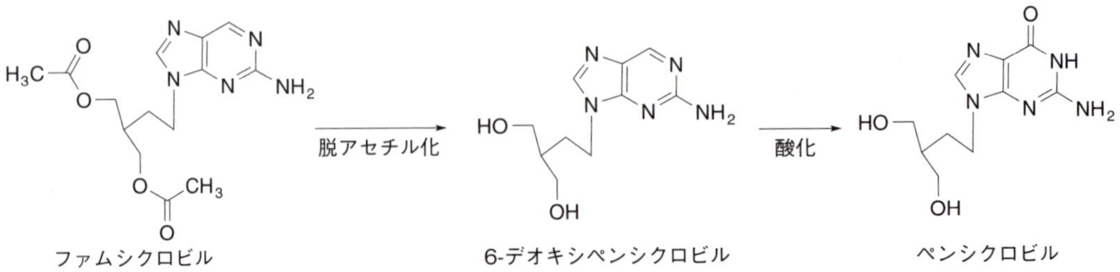

図 16.11 ファムシクロビルの代謝

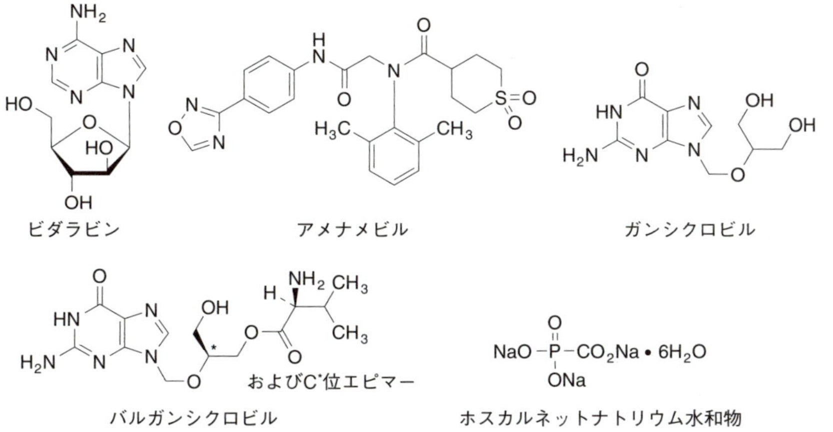

図 16.12 抗ヘルペスウイルス薬(その 2)

ける帯状疱疹の治療に用いられる．ウイルスの DNA 依存性 DNA ポリメラーゼを強力に阻害することで抗ウイルス作用が発現すると推察されており，チミジンキナーゼに変異や欠損のあるウイルスに対しても有効である．ビダラビンと似た構造の薬にアデニン塩基がシトシン塩基に置き換わったシタラビン(ara-C)があるが，こちらはがん治療薬である．

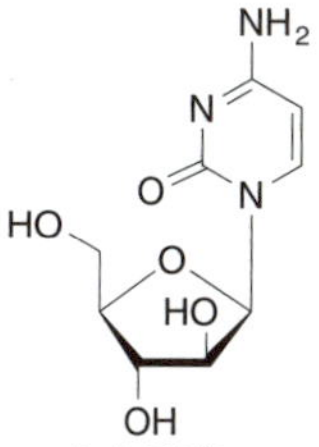

アメナメビルはヘルペスウイルスのヘリカーゼ・プライマーゼ複合体の活性を阻害することで，二本鎖 DNA の開裂(ヘリカーゼ活性)および RNA プライマーの合成(プライマーゼ活性)を抑制し，抗ウイルス作用を示す．既存の経口抗ヘルペスウイルス薬と作用機序が異なり，核酸類似体であるアシクロビルと交差耐性を示さない．

ガンシクロビルはヘルペスウイルス全般に有効であるが，副作用が強く HIV 感染や臓器移植，悪性腫瘍などで免疫低下した患者の重篤なサイトメガロウイルス感染症の治療に限定して使われる．ガンシクロビルはサイトメガロウイルス感染細胞内においてウイルス由来のプロテインキナーゼ(UL97)によって一リン酸化され，さらに細胞に存在するプロテインキナーゼによってリン酸化されガンシクロビル三リン酸となる．ガンシクロビル三リン酸はウイルス DNA ポリメラーゼの dGTP の取り込みを競合的に阻害し，ガンシクロビル三リン酸が DNA に取り込まれ，ウイルス DNA の延長を停止または制限することによって DNA 鎖の複製を阻害する．バルガンシクロビルはガンシクロビルの L-バリンエステル体で，ガンシクロビルの経口吸収性を改善したプロドラッグである．経口投与後に腸管および肝臓のエステラーゼにより速やかに加水分解され，ガンシクロビルに変換される．

ホスカルネットはウイルスの DNA ポリメラーゼのピロリン酸結合部位に直接作用することにより DNA ポリメラーゼ活性を抑制し，サイトメガロウイルスの増殖を抑制する．作用機序が違うため，ほかの抗ヘルペスウイルス

薬と交差耐性は生じにくい．ただし，腎毒性など重篤な副作用があるので，サイトメガロウイルス感染が確認された患者において，治療上の有益性と危険性について十分に考慮したうえで投与するかどうかを判断する必要がある．

16.5　抗インフルエンザウイルス薬

インフルエンザウイルスはRNAを遺伝子とするウイルスで，急性呼吸器疾患の原因ウイルスである．

ウイルス表面にあるノイラミニダーゼは，新しく形成されたウイルス粒子が感染細胞から遊離する際に細胞表面のシアル酸との結合を切断する酵素である．ノイラミニダーゼ阻害薬はウイルス粒子の細胞外への放出を抑制することでウイルスの増殖を抑制する．現在使われているノイラミニダーゼ阻害薬はオセルタミビル，ペラミビル，ザナミビル，ラニナミビルオクタン酸エステルである（図16.13）．オセルタミビルは経口薬で，カルボキシ基をエチルエステル化することで経口吸収性を向上させたプロドラッグある．エステルが加水分解されたカルボン酸が活性代謝物である．ペラミビルは点滴薬で，ザナミビルやラニナミビルオクタン酸エステルは吸入薬である．ラニナミビルオクタン酸エステルはプロドラッグであり，加水分解により活性代謝物ラニナミビルに変換されて抗ウイルス作用を示す．

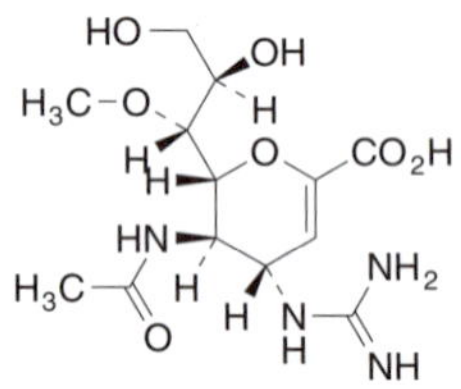

キャップ依存性エンドヌクレアーゼ阻害薬のバロキサビル　マルボキシルもプロドラッグで，小腸や血液，肝臓中のエステラーゼによって速やかに加水分解され，バロキサビルに変換される．キャップ依存性エンドヌクレアーゼはウイルス増殖に必須の酵素で，宿主細胞由来のmRNA前駆体からキャッ

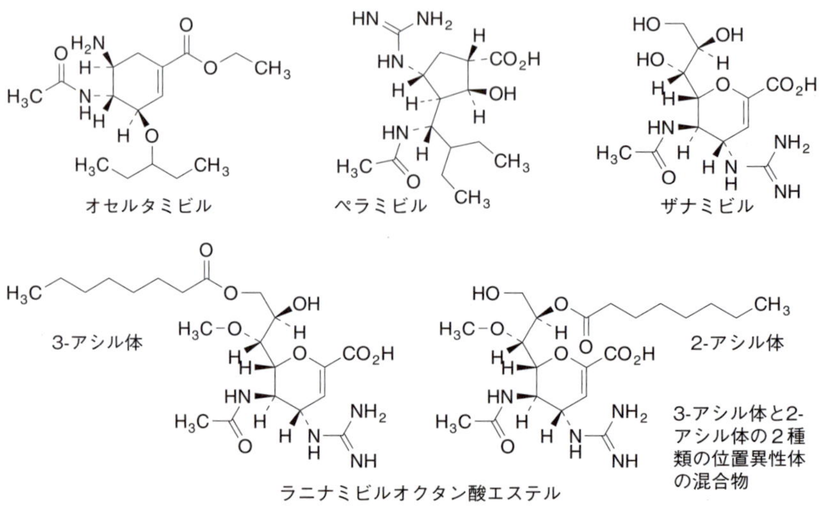

図16.13　ノイラミニダーゼ阻害薬

バロキサビル　マルボキシル　　　バロキサビル

プ構造を含んだ RNA 断片を切りだし(cap-snatching), この RNA 断片をプライマーとしてウイルス mRNA を合成する.

　RNA 依存性 RNA ポリメラーゼ阻害薬のファビピラビルは動物実験で催奇形性が認められており, ほかの抗インフルエンザウイルス薬が効かず国が必要と判断した場合にのみ投与が検討される. ほかの RNA ウイルスにも有効で, 新型コロナウイルス治療薬としても検討された. アマンタジンはエンベロープの融合・脱殻を阻害し, ウイルス核酸の宿主細胞への輸送を妨げ, ウイルスの増殖を阻害する. A 型インフルエンザウイルスにのみ有効で, B 型インフルエンザウイルスには無効である. ただし, ウイルスが耐性化しているため, 現在はほとんど使用されない. なお, 抗ウイルス薬であると同時にパーキンソン症候群にも有効である.

ファビピラビル

アマンタジン
(アマンタジン塩酸塩)

16.6　抗新型コロナウイルス感染症薬

　新型コロナウイルス(severe acute respiratory syndrome coronavirus 2；SARS-CoV-2)は 2019 年 12 月に中国の武漢で広まった感染症(coronavirus disease 2019；COVID-19)の原因となる RNA ウイルスで, 全世界規模のパンデミックを引き起こした. 感染力の強い未知のウイルスであったため当初の治療は困難をきわめたが, COVID-19 についての知見が集積されるにつれて治療法が改善され, 薬物治療では抗ウイルス薬, 抗体医薬, 免疫調整薬, 免疫抑制薬, 抗凝固薬などが使われている. 驚異的な速さで開発された mRNA ワクチンの効果はすばらしく, 副反応の問題はあるものの感染拡大や重症化の抑制に大きく貢献した. しかし, ワクチンでかなりの予防効果が期待できるとしても感染してしまった場合には治療が必要であり, 抗ウイルス薬への期待は大きい.

　実用化されている抗ウイルス薬は RNA 依存性 RNA ポリメラーゼ阻害薬とプロテアーゼ阻害薬である. レムデシビルはアデノシンモノヌクレオチド(AMP)類似構造のヌクレオチドプロドラッグ(プロチド)で点滴薬として使用される(図 16.14). 細胞内で加水分解による代謝とリン酸化を経てアデノシン三リン酸(ATP)型の活性体となる. レムデシビルの活性代謝物は, RNA 依存性 RNA ポリメラーゼによって ATP と競合してウイルス RNA に

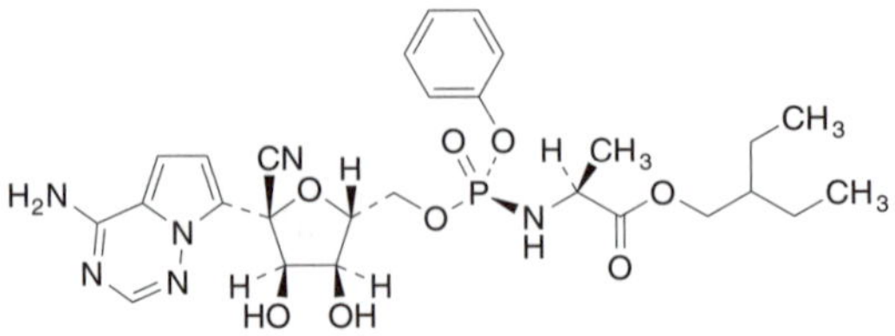

レムデシビル 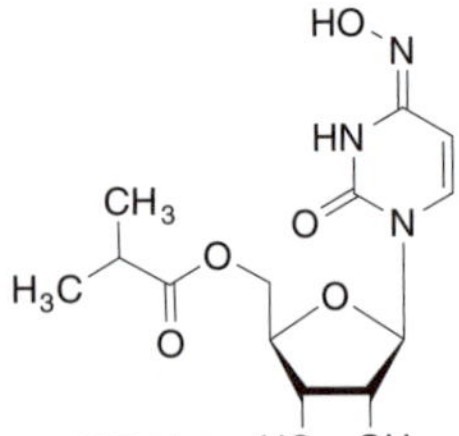　モルヌピラビル

図 16.14　RNA 依存性 RNA ポリメラーゼ阻害薬

取り込まれ，RNA 鎖の伸長反応を取込みから少し遅れて停止させる．本来はエボラ出血熱の治療薬として開発されたが，抗 SARS-CoV-2 作用をもつことがわかり，2020 年 5 月に特例承認され，2021 年 10 月には一般流通が開始された．モルヌピラビルは 2021 年 12 月に特例承認されたリボヌクレオシドアナログで，シトシン塩基のアミノ基がオキシム構造になった N-ヒドロキシシチジン(NHC)をプロドラッグ化したものである．経口投与が可能で細胞内で三リン酸化されウイルス由来 RNA 依存性 RNA ポリメラーゼによってウイルス RNA に取り込まれ，ウイルスゲノムの配列に変異を導入し，ウイルスの増殖を阻害する．

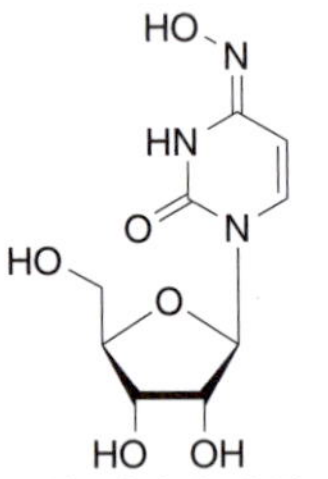

N-ヒドロキシシチジン

また，ほかのウイルスでの成功例に学び，コロナウイルスのプロテアーゼを標的とした阻害薬が開発された．コロナウイルスのタンパク質は巨大なポリタンパク質として翻訳されたのち，複数の断片に切断されることで機能をもったウイルスタンパク質となる．ニルマトレビルは 2002 年に発生した SARS の原因ウイルスである SARS-CoV-1 のプロテアーゼを阻害する小分子として見いだされた化合物を改良して経口吸収性を向上させたもので，ウイルスプロテアーゼを阻害してウイルスの増殖を抑える(図 16.15)．ニルマトレビルは代謝酵素 CYP3A による代謝を受けるため，治療で使用する際は薬物の血中濃度を高める目的で代謝酵素阻害薬としてリトナビルを併用する*．エンシトレルビルは日本で開発された経口投与可能な非ペプチド型プロテアーゼ阻害薬で，ニルマトレビルとはまったく異なる構造であり，承認が待たれている．

*　リトナビル(図 16.4)は通常 HIV プロテアーゼ阻害薬の薬物動態学的増強因子(ブースター)して使用されるが，ニルマトレビルに対しても同様のブースター効果が得られる．

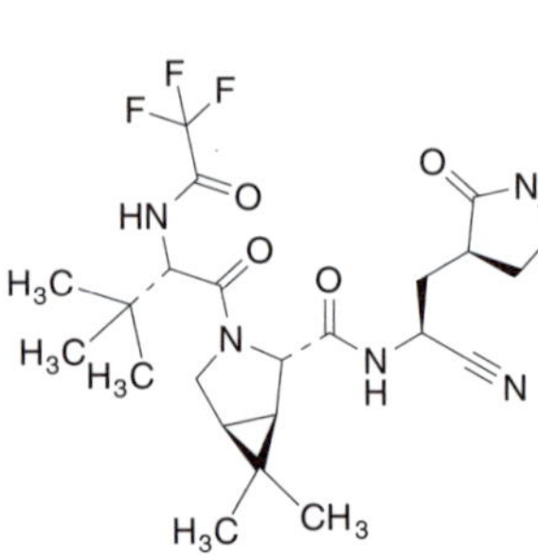

ニルマトレビル 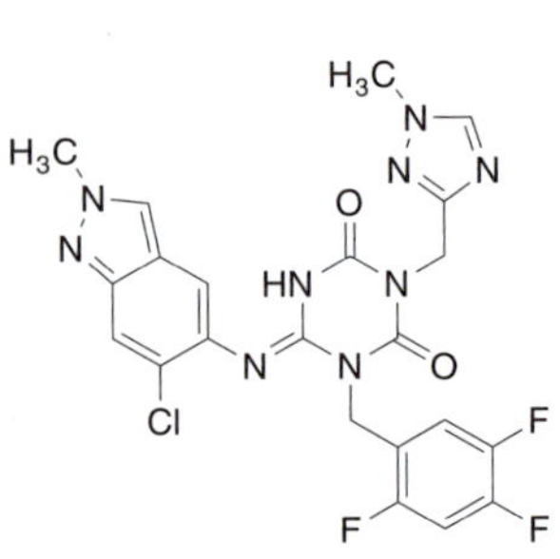　エンシトレルビル

図 16.15　プロテアーゼ阻害薬

章末問題

1. 現在の抗エイズ薬の大きな問題点は何か．
2. HIV 逆転写酵素阻害薬のうち，核酸系とよばれるものはどのような化合物か．
3. HIV 逆転写酵素阻害薬のうち，非核酸系とよばれるものはどのような化合物か．
4. HIV プロテアーゼ阻害薬は何をもとに設計されたものか．
5. ウイルス感染のメカニズムから，今後の抗エイズ薬の開発に重要な点は何か．
6. B 型肝炎治療薬のなかには抗エイズ薬と共通のものがあるのはなぜか．
7. プロチド法について説明せよ．
8. アシクロビルが HSV に対してすぐれた選択毒性を発揮するのはなぜか．

Part Ⅲ　代表的な医薬品

17章 超高齢社会と骨粗鬆症治療薬

❖ 本章の目標 ❖
- 骨粗鬆症はどのようなメカニズムで起こる病気かを学ぶ．
- 骨粗鬆症の治療薬および予防について学ぶ．

超高齢社会
65歳以上の高齢者の割合が全人口の21％を超えた社会．

　日本は高齢者(65歳以上)人口が総人口の28％を超え，さらにこの数値は高まりつつある．超高齢社会に入ってからすでに10年余りが経過し，がんや循環器障害はもとより，認知症や骨粗鬆症などの治療を必要とする世代の人口比がきわめて高い．75歳以上の後期高齢者では複数の疾患を患ったまま生活を送ることが少なくない現状であり，やがて避けることができない死を迎える．なるべくなら認知症や寝たきりにならない長い健康寿命が望まれる．アルツハイマー型痴呆症治療薬については8章に述べられているので，本章では骨粗鬆症治療薬について説明する．

17.1　骨粗鬆症とその治療薬

破骨細胞
骨髄中の造血幹細胞から分化する．酸を分泌して無機質を溶解し，またプロテアーゼを分泌して骨基質タンパク質を消化し，骨を破壊吸収する多核の大型細胞．

骨芽細胞
間葉系幹細胞から分化する骨形成細胞である．有機骨基質(Ⅰ型コラーゲンが主体)を産生分泌する．有機骨基質は石灰化して硬い骨基質が形成される．

　正常な骨はつねに**破骨細胞**(osteoclast)による骨吸収(骨の破壊)と，**骨芽細胞**(osteoblast)による骨形成(骨の新生)がバランスよく協調することでその構造を維持している．そして，たえず「リモデリング(再構築)」という新陳代謝が起こり，その骨の質と強度を維持している．骨形成は骨吸収の起こった部位で始まる．骨形成にはつねに骨吸収が先行するという連携した過程であり，それぞれが独立して起こる現象ではない．骨粗鬆症の発症メカニズムについては多くの原因が複雑に関係し，いまだ解明されていない点もあるが，加齢や閉経による女性ホルモン(エストロゲンは骨吸収を抑制し，かつ骨芽細胞を活発にして骨形成を促進する働きがある)の急激な低下，酸化ストレス，カルシウム摂取量の低下，運動不足，日光浴の不足，喫煙，過剰な飲酒などがおもな要因とされている．

　骨粗鬆症では骨量が減少し，骨密度の低下と骨質の劣化により骨強度が低

下した疾患であり，骨折リスクが増大する．閉経後などにホルモンバランスが変化すると，骨吸収と骨形成の協調が乱れ，結果として骨吸収が骨形成のペースに勝る．女性では，閉経後の約10年間で骨量が約10%も減少する．

椎体(vertebral body)骨折が最も頻度の高い骨粗鬆症性骨折で，椎体の一つが骨折すると，二つ目以降の骨折が起こりやすい．また，骨量が減少すると，若いころには考えられないようなちょっとしたはずみで骨折しやすくなる．70歳以降に多くなる大腿骨頸部骨折では長期の安静状態が必要なため，より運動不足になることからさらに骨量が減少するという悪循環に陥り，「寝たきり」の原因にもなる．要介護および要支援が必要となる要因の上位には，骨折・転倒があげられている．

近年，寿命が延び高齢者人口が増えてきた．寿命が延びることはすばらしいが，高齢者のQOL(quality of life：生活の質)を考えると，骨粗鬆症はとくに警戒すべき疾病の一つである．今日，日本には1300万人近い骨粗鬆症患者がいると推定されている(女性980万人，男性300万人程度)．

骨粗鬆症は原発性骨粗鬆症(閉経や加齢が主要因)と続発性骨粗鬆症(関節リウマチ，甲状腺機能亢進症，糖尿病など特定の病気や，ステロイド剤など薬剤が主要因)に分けられる．原発性骨粗鬆症は「閉経後骨粗鬆症」と「男性骨粗鬆症」に分けられる．いわゆる「骨粗鬆症」の約90%は原発性骨粗鬆症である．骨粗鬆症は自覚症状がなく，その多くが症状の現れないままに進行してしまう．

骨の増加と維持にはさまざまなホルモンが関与している．第二次性徴以降に分泌される性ホルモンは骨の成長および成熟に重要な働きをするが，高齢者ではそれらの分泌は低下している．一方，副甲状腺ホルモン(parathyroid hormone；PTH)は通常は血液中のカルシウムが不足すると分泌され，骨吸収を促進する働きがある．すなわち，骨を溶かしてカルシウムを供給するわけである．高齢者ではカルシウムの摂取が不足する傾向がみられるため，血中カルシウム濃度の恒常性を維持しようと副甲状腺ホルモンが分泌され，骨吸収が促進される．高齢者では骨吸収を抑える働きのあるカルシトニン(calcitonin)の分泌が低下するため，やはり骨吸収が進む．活性型ビタミンD_3は小腸でのカルシウム吸収を促進し，血中カルシウム濃度を一定に保つ働きをしている．骨粗鬆症薬はこれらのホルモンの働きに関連している．

閉経後骨粗鬆症は，女性の閉経によって，骨形成を進め，また骨吸収を抑える働きがあるエストロゲンが分泌されにくくなり，骨吸収が促進されるため起こる．男性骨粗鬆症でも，エストロゲンやアンドロゲンといった性ホルモンの産生低下が発症にかかわっている．

加齢によって，ⅰ)骨をつくる骨芽細胞の働きが減弱化する，ⅱ)腎臓の働きが低下して活性型ビタミンD_3の生産量が低下する(p.326のコラム参

椎体
背骨を構成する円筒状の骨．

副甲状腺ホルモン(PTH)
副甲状腺から分泌される84のアミノ酸からなるポリペプチド．骨に作用して骨吸収を引き起こし，骨中のカルシウムを血中に放出させ，かつ，腎遠位尿細管でのカルシウムの再吸収を促進することにより，血中カルシウム濃度の維持に重要な役割を果たす．

カルシトニン
哺乳類では甲状腺より分泌される．破骨細胞に直接働き，骨を溶かすのを抑制するペプチドホルモン．

表17.1 骨粗鬆症治療薬の分類

種類	名称
1. エストロゲン製剤	エストラジオール，エストリオール，結合型エストロゲン
2. 選択的エストロゲン受容体モジュレーター(SERM)	ラロキシフェン，バゼドキシフェン
3. カルシトニン製剤	エルカトニン，カルシトニン サケ
4. 活性型ビタミン D_3 製剤	アルファカルシドール(1α-ヒドロキシビタミン D_3)，カルシトリオール(活性型ビタミン D_3)，エルデカルシトール
5. カルシウム補給剤	リン酸水素カルシウム($CaHPO_4$)，L-アスパラギン酸カルシウム
6. ビスホスホネート製剤	エチドロン酸，アレンドロン酸，リセドロン酸，ミノドロン酸
7. イソフラボン製剤	イプリフラボン
8. ビタミン K 製剤	メナテトレノン(ビタミン K_2)
9. 副甲状腺ホルモン	テリパラチド
10. 抗 RANKL モノクローナル抗体製剤	デノスマブ
11. 抗スクレロスチンモノクローナル抗体製剤	ロモソズマブ

照)，ⅲ) 食事の量が少なくなることからカルシウムの吸収量が低下する，といったことも骨粗鬆症の発症に関係する．

骨粗鬆症の治療薬を分類して表 17.1 に示した．

17.2 エストロゲン製剤

分泌されにくくなった卵胞ホルモン(エストロン，エストラジオール，エストリオール)を補充するために臨床で使用されている代表的なエストロゲンには図 17.1 のように 3 種類ある．エストロゲン製剤は骨吸収を抑制し，骨形成を促進する効果があり，閉経後骨粗鬆症患者の骨折予防効果を示す．一方，乳がんや子宮内膜のがん化リスク，血栓形成のリスクがある．

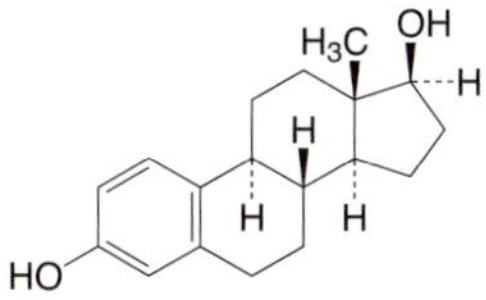

エストラジオール* 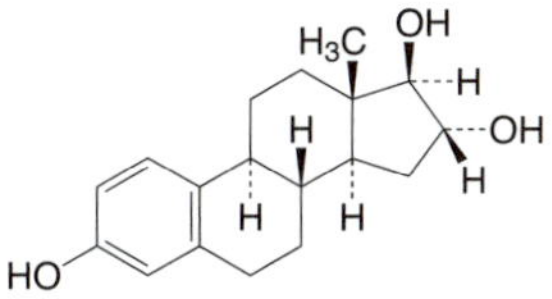　　エストリオール

*医薬品としては安息香酸エステルとして使用され，局方にはエストラジオール安息香酸エステルとして収載されている．

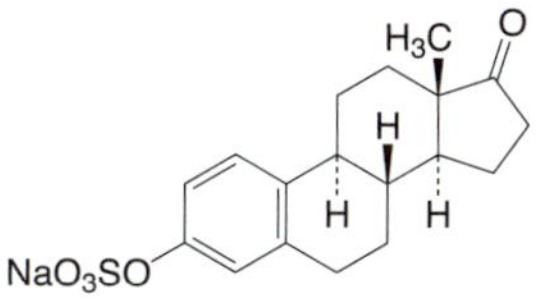

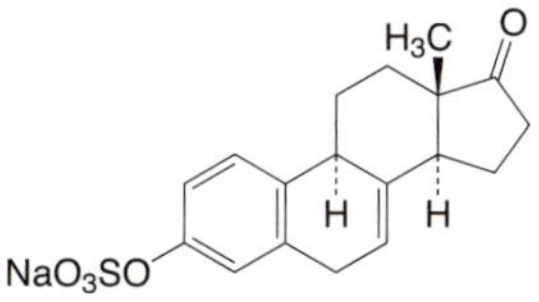

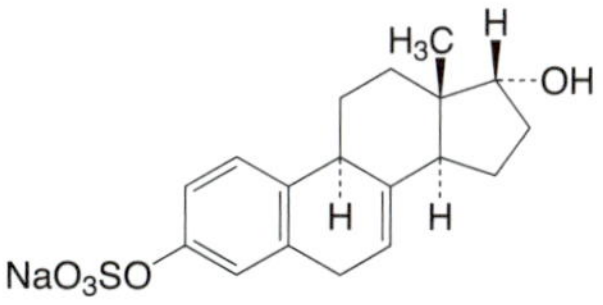

結合型エストロゲン

図17.1 エストロゲン製剤

17.3　選択的エストロゲン受容体モジュレーター(SERM)

　選択的エストロゲン受容体モジュレーター(selective estrogen receptor modulator；SERM)であるラロキシフェンやバゼドキシフェンは，エストロゲン受容体に結合して組織選択的に作用を発現する．骨のエストロゲン受容体に対してはアゴニスト作用を示すため，骨吸収を抑制し，骨量増加，骨微細構造の改善などにより骨強度を高め，有意な椎体骨折予防効果を示す．一方，子宮や乳房といった生殖器系へのエストロゲン様作用は弱く，組織選択的に作用の発現が異なる．比較的早期の閉経後骨粗鬆症では，長期投与も可能なSERMによる治療が考慮される．

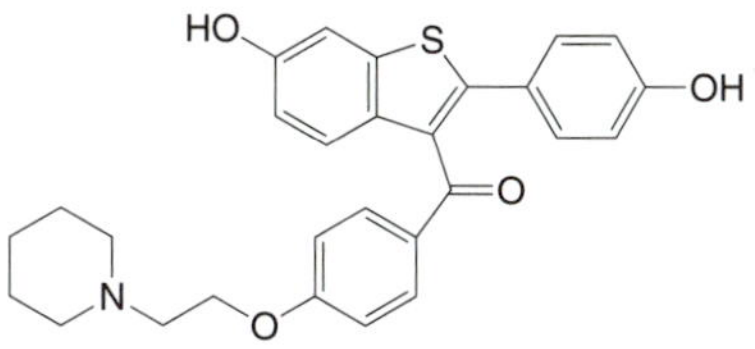

ラロキシフェン 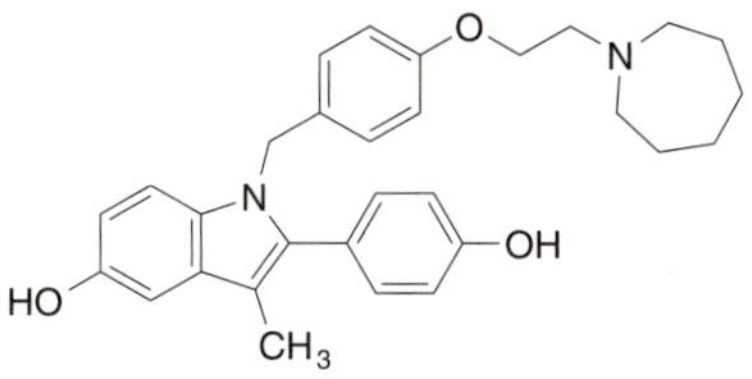　　バゼドキシフェン

17.4　カルシトニン製剤

　カルシトニンは哺乳類では甲状腺から分泌される32-アミノ酸残基のペプチドホルモンで，破骨細胞膜上のカルシトニン受容体に結合して破骨細胞の活性を低下させ，骨吸収を抑制する．その結果，血中カルシウム濃度は低下する．また，骨量減少の抑制とともに，骨量増加効果も現れる．さらにカルシトニンには強い除痛効果もあるため，骨粗鬆症による疼痛に効果的である．

エルカトニン注射薬として週1〜2回の筋注が必要である.

　魚類, 鳥類, 両生類にもカルシトニンは存在し, 動物種によりアミノ酸配列と生物活性の強さが異なる. ウナギやサケのカルシトニンはヒトカルシトニンよりも骨に対する活性が強い. エルカトニン(elcatonin)は, ウナギカルシトニンの1番目と7番目のL-システインによるS—S結合をCH$_2$—CH$_2$結合に変えたもので, 比活性は同じだが, 天然体よりも安定で医薬品として利用されている.

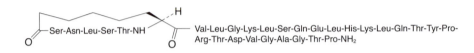

エルカトニン

17.5　活性型ビタミンD$_3$製剤

　活性型ビタミンD$_3$(active vitamin D$_3$, 1α,25-dihydroxyvitamin D$_3$)は腸管からのカルシウム吸収を促進して血中カルシウム濃度を上昇させる働きをもつ. また, 副甲状腺に対する作用により副甲状腺ホルモンの分泌を抑制し骨吸収を抑制する. さらに, 活性型ビタミンD$_3$は体内では破骨細胞に作用し骨吸収を抑制し, また骨芽細胞にも作用し骨形成を促進する.

　ヒトの皮膚で生合成あるいは食事で摂取されたビタミンD$_3$は肝臓と腎臓で順次代謝活性化(ヒドロキシ化)を受け, 活性型ビタミンD$_3$となる(p.326のコラム参照). 活性型ビタミンD$_3$はビタミンD受容体を介して標的臓器に直接作用するホルモンとして捉えられる. 加齢により腎機能が低下するとビタミンD$_3$の活性化障害が起こる. このため, 活性型ビタミンD$_3$によって維持されていた血中カルシウム濃度の恒常性や, 副甲状腺ホルモン分泌を抑制させる効果が低下する. これに加え, 加齢は腸管のカルシウム吸収能を低下させる. これらの結果, 血中カルシウム濃度を維持するために副甲状腺ホルモンの分泌が盛んになり, 骨吸収が進む.

　活性型ビタミンD$_3$製剤としての骨粗鬆症治療薬には現在カルシトリオール, アルファカルシドール, エルデカルシトールの3種がある(図17.2). カルシトリオールは活性型ビタミンD$_3$そのもので, 生体内で骨吸収を抑制し, 骨形成を促進する. 腸管のビタミンD受容体に直接結合し, 腸管からのカルシウム吸収を促進させて血中カルシウム濃度を上昇させる働きが強いため, 高カルシウム血症が避けられない副作用となる.

　アルファカルシドールは活性型ビタミンD$_3$に三つあるヒドロキシ基のうち, 側鎖上25位のヒドロキシ基を欠いたものである. この位置のヒドロキシ基は本来1α位のヒドロキシ化が腎臓で起こる前に, 肝臓で導入される官

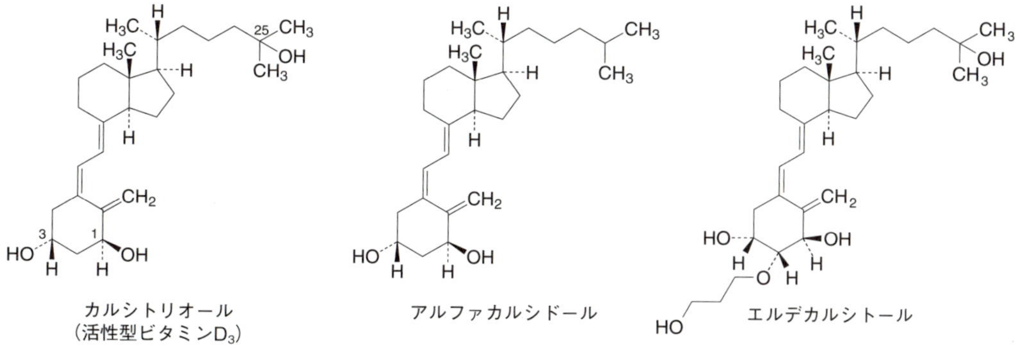

図 17.2　骨粗鬆症治療に用いられるビタミン D_3 薬

（左から）カルシトリオール（活性型ビタミン D_3）、アルファカルシドール、エルデカルシトール

能基である．アルファカルシドールは 1α 位のヒドロキシ基をあらかじめ導入した一種のプロドラッグである．骨への移行性がよく，骨芽細胞内に肝臓と同じ 25-ヒドロキシ化酵素があるので，骨で活性型ビタミン D_3 となる．

　エルデカルシトールは活性型ビタミン D_3 の 2 位 β 方向に 3-ヒドロキシプロポキシ基が導入された構造をもつ．この置換基の導入により血中安定性（ビタミン D 結合タンパク質との複合体安定性），ビタミン D 受容体結合状態での安定性，代謝的安定性（CYP24A1 に対する代謝抵抗性）が向上し，結果として骨密度増加作用と骨折抑制効果に優れた良好な骨粗鬆症治療薬とされる．

　活性型ビタミン D_3 の効用は多岐にわたり，たとえば筋力維持にも効果的である．加齢で筋力および姿勢保持能力が低下し，高齢者は転倒して骨折しやすくなる．活性型ビタミン D_3 で筋力と姿勢保持能力を維持し，「転倒しにくい→骨折減少」という「寝たきり回避」効果が期待できる．

17.6　カルシウム補給剤

　血清カルシウム値が低下したときにカルシウム製剤を使用すると，カルシウム値が上昇する．それによって，副甲状腺ホルモンの分泌が抑えられるため，骨吸収は抑えられる．リン酸水素カルシウムでは，カルシウムのみならずリン酸塩も供給できるため，両者が必要な場合に有効である．カルシウム補給剤単独で骨粗鬆症治療に使われることはないが，若年者の骨粗鬆症予防にはカルシウム補給剤摂取が有効とされる（図 17.3）．

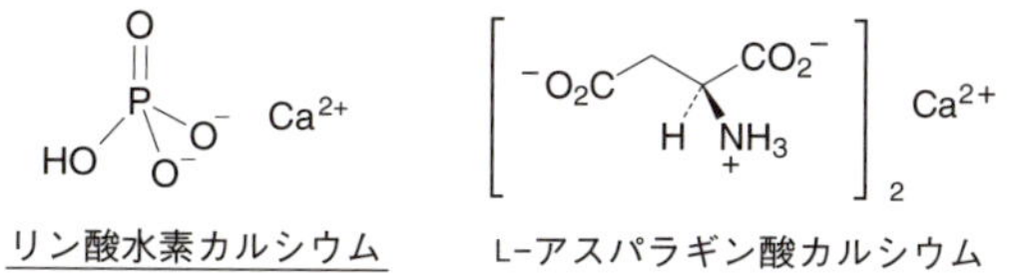

（左）リン酸水素カルシウム　（右）L-アスパラギン酸カルシウム

図 17.3　カルシウム製剤

17.7 ビスホスホネート製剤

ビスホスホネート製剤の基となった生体成分はピロリン酸（pyrophosphoric acid）である（図17.4）．ピロリン酸は生体組織の石灰化を防止する働きがあり，もともとビスホスホネートは石灰化やカルシウム沈着を抑制する薬物として研究された．このピロリン酸のP—O—P結合をP—C—P結合に置き換えて化学的に安定化し（ヒトにはP—C—P結合を切る酵素がないので超安定構造），その中央の炭素に置換基を導入した構造がビスホスホネート製剤の基本構造である．その後，ビスホスホネートが低濃度では破骨細胞の活動を抑え，破骨細胞による骨吸収作用を抑制することがわかったため，骨吸収抑制剤として考えられるようになった．ビスホスホネート製剤は骨基質であるヒドロキシアパタイトに強い親和性をもち，破骨細胞が骨を吸収する際に骨表面に分布するビスホスホネートを取り込むため，破

ピロリン酸
リン酸の無水物．化学的にはリン酸を213℃に加熱して得られる．

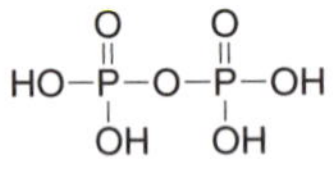

COLUMN　活性型ビタミンD_3の生合成と二つの関連タンパク質DBPとVDR

すべてのステロイドホルモンはコレステロールより生合成されるが，ビタミンD_3はコレステロールの前駆体である7-デヒドロコレステロール（プロビタミンD_3ともよばれる）から独自の生合成ルートに入る（図①）．すなわち，7-デヒドロコレステロールは皮膚で太陽光の紫外線（UV-B）照射を受け，電子環状反応により共役ジェン構造をもつB環が開裂する．この生成物はプレビタミンD_3とよばれる．ついでプレビタミンD_3は体温の熱で[1,7]シグマトロピー転位を起こし，ビタミンD_3となる．この2段階の反応は生体内反応でありながら酵素の関与を受けない純粋な光化学反応と熱異性化反応である．B環が開裂した構造はB-セコステロイド骨格とよばれ，ステロイド骨格そのものと比較するとより細長く，コンフォメーションの自由度が得られる構造である．この経路でビタミンD_3はヒト体内で産生されるが，一部は食事からも摂取している．このビタミンD_3そのものは生体内の生理活性物質ではない．

血漿中にはビタミンD結合タンパク質（vitamin D binding protein；DBP）が存在する．ビタミンD_3は肝臓の酵素CYP27A1あるいはCYP2R1によりすみやかに25位のヒドロキシ化を受け，25-ヒドロキシビタミンD_3に代謝される．25-ヒドロキシビタミンD_3はDBPに結合して血流にのり比較的安定に体内を循環する．腎臓で必要

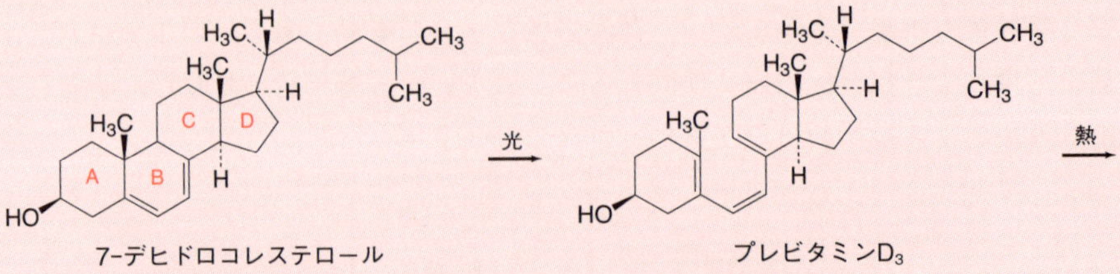

7-デヒドロコレステロール　—光→　プレビタミンD_3　—熱→

図① 活性型ビタミンD_3の生合成経路

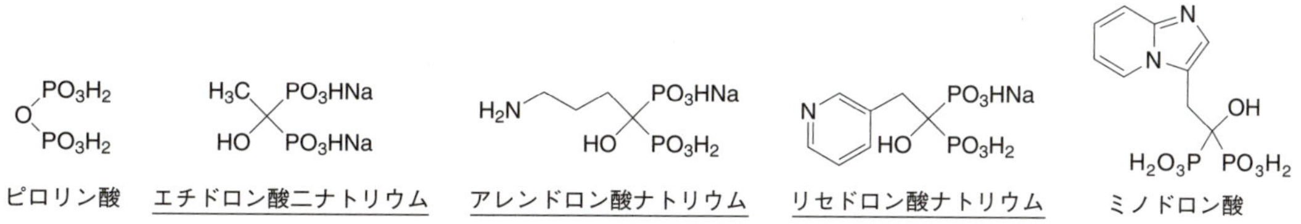

図 17.4 ピロリン酸とビスホスホネート製剤

骨細胞の骨吸収が強く阻害され骨量減少が抑制される．骨折予防のエビデンスが豊富な代表的骨吸収抑制薬である．

　第一世代のビスホスホネートとして，エチドロン酸二ナトリウムがあげられる．生体内で分解されにくい安定な骨吸収阻害剤である．本剤により骨吸収量が低下する一方で，骨形成量は維持され骨量は増加する．以降，より強力でしかし石灰化作用は弱い作用選択的な第二，第三世代のビスホスホネートが誕生した．第二世代のアレンドロン酸ナトリウムは側鎖に窒素原子を

量に応じて CYP27B1 により 1α 位がヒドロキシ化を受け，1α,25-ジヒドロキシビタミン D_3（活性型ビタミン D_3）へと代謝活性化される．活性型ビタミン D_3 には特異的な核内受容体であるビタミン D 受容体 (vitamin D receptor; VDR) が存在し，生理作用の多くはこの VDR を介する遺伝子発現の制御により発現する．ビタミン D_3 に二つのヒドロキシ基を導入する代謝活性化は，ヒドロキシ基を介する VDR アミノ酸残基への水素結合による VDR への結合親和性を上げるために必要である．すなわち，ビタミン D_3 の 1α と 25 位へのヒドロキシ化により，合計三つのヒドロキシ基が VDR 結合性に大きく関与し，ビタミン D_3 そのものより約 50 万倍も VDR 結合親和性が向上する．

　一方，活性型ビタミン D_3 を不活性化する代謝酵素 CYP24A1 の誘導も活性型ビタミン D_3 自身が VDR を介して制御しており，活性型ビタミン D_3 からさらにさまざまな代謝産物が生産される．ヒトの血中には超微量成分として 40 種以上ものビタミン D 代謝産物が存在するとされる．活性型ビタミン D_3 はそれらのうちで最強のホルモン様作用を示す代謝産物であり，体内のカルシウムとリンの恒常性維持をつかさどり，骨代謝，細胞の分化誘導，免疫調節といった重要な生命現象に深くかかわっている．

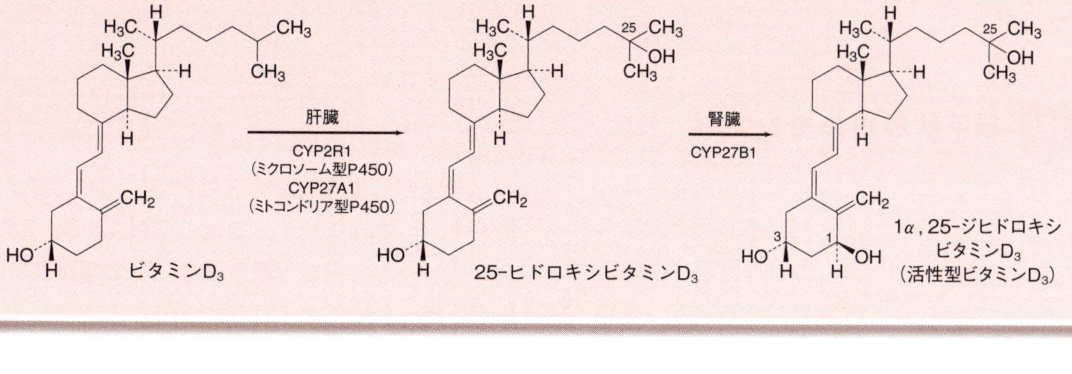

もっている．さらに側鎖に環状構造を導入した第三世代のリセドロン酸ナトリウムやミノドロン酸が開発された．側鎖に窒素原子を含むアレンドロン酸，リセドロン酸，ミノドロン酸は，破骨細胞内でメバロン酸代謝に関与するファルネシルピロリン酸合成酵素を阻害して破骨細胞の骨吸収機能を抑制する．

ビスホスホネート製剤は多価陽イオンと錯体を形成して吸収が妨げられるので，Ca, Mg, Fe, Al 等含有製剤（制酸剤やミネラル入りビタミン剤）や牛乳，乳製品などとの同時服用は避ける．また，ビスホスホネート製剤による顎骨壊死等の副作用が指摘されている．

17.8　イソフラボン製剤

イプリフラボン

イプリフラボンは植物性エストロゲンの一種イソフラボンの誘導体である．骨に直接作用して骨吸収を抑制するとともに，エストロゲンのカルシトニン分泌促進効果を増強して骨吸収を抑制する骨量減少改善剤である．また，骨粗鬆症における疼痛を軽減する効果がある．骨芽細胞の増殖分化を促進する作用もあり，骨吸収と骨形成の両方に作用すると考えられている．

17.9　ビタミンK製剤

オステオカルシン
骨芽細胞で産生される非コラーゲンタンパク質で，ヒドロキシアパタイトと結合して骨組織に取り込まれる．

生体止血機構を活性化するビタミン K は，同時に骨形成促進作用を示す．タンパク質のグルタミン酸残基をカルボキシ化して γ-カルボキシグルタミン酸に変換（Gla 化）する酵素の補酵素として働き，骨基質タンパク質であるオステオカルシン（osteocalcin）の Gla 化にも必須である．オステオカルシンはこの Gla 化を介してヒドロキシアパタイトへの親和性を獲得し，骨組織に取り込まれる．骨粗鬆症における骨量・疼痛の改善に用いられる．

メナテトレノン（ビタミン K₂）

17.10　副甲状腺ホルモン製剤

副甲状腺ホルモン（PTH）による骨吸収の促進についてはすでに述べたが，これは骨吸収のみを一方的に促進するのではなく，その後，骨形成がカップリングして起こるという事実があり，骨の代謝を理解するうえで大事な点である．すなわち，副甲状腺ホルモンは骨形成系の活性化にかかわるシグナル

も発信しており，副甲状腺ホルモンによる間欠的な刺激は，骨吸収よりも骨形成を促進することがわかってきた．すなわち，前駆細胞から骨芽細胞へと分化誘導し，かつ骨芽細胞のアポトーシスを抑制する．テリパラチドはヒトPTHの活性部位であるN末端側34個のアミノ酸PTH(1-34)の遺伝子組換え製剤であり，分子量は4117.72である．1日1回の頻度で20μgを間欠的に皮下注射することにより，強力な骨形成促進作用と骨量増加作用を示し，骨密度の上昇効果，椎体骨折および非椎体骨折の抑制効果が高い．骨折リスクが高い骨粗鬆症患者に適用される．

SVSEIQLMHN LGKHLNSMER VEWLRKKLQD VHNF
テリパラチド（遺伝子組換え）

17.11　抗RANKLモノクローナル抗体製剤

　デノスマブは骨粗鬆症領域ではじめての抗体製剤である．破骨細胞の形成と活性化に必要なNF-κB活性化受容体リガンド（receptor activator for nuclear factor-κB ligand；RANKL）に特異的かつ高い親和性で結合する遺伝子組換えヒト型IgG2モノクローナル抗体である．アミノ酸残基448個の重鎖（γ2鎖）2分子および215個の軽鎖（κ鎖）2分子で構成される糖タンパク質で，分子量は約15万である．RANKLの作用を阻害して破骨細胞の形成を抑制することにより骨吸収を抑制し，骨量を増加させ骨強度を高める効果がある．1回60mgを6か月に1回皮下注射する．閉経後骨粗鬆症において，椎体や大腿骨近位部での有意な骨折抑制効果が認められている．

17.12　抗スクレロスチンモノクローナル抗体製剤

　スクレロスチンは骨細胞から分泌される糖タンパク質で，骨芽細胞に対するWntシグナル伝達を抑制して骨芽細胞による骨形成を抑制するとともに，破骨細胞による骨吸収を刺激する．加齢に伴いスクレロスチンの発現量は増加する．そのスクレロスチン作用を阻害するヒト化抗スクレロスチンモノクローナル抗体ロモソズマブは449個のアミノ酸残基からなるH鎖（γ2鎖）2本および214個からなるL鎖（κ鎖）2本からなる糖タンパク質で，分子量は約149,000である．スクレロスチンに結合しWntシグナル伝達の抑制を阻害することで骨形成を促進し，また骨吸収を抑制することにより骨量が増加して骨強度が高まり，骨折リスクを低下させる．椎体や大腿骨近位部の骨折予防にも有効で，骨折リスクの高い骨粗鬆症患者に適用される．

骨粗鬆症対策で大切なのは，予防の意識を高め，日常生活のなかで骨量を増やす努力をすることといわれている．「カルシウムの摂取」，「適度な運動」，「日光浴」は，予防にも治療の段階でも重要である．骨粗鬆症と転倒を原因とする骨折を極力減らして「寝たきり」を予防することは，健康寿命の延長に大切である．

章末問題

1. 骨のリモデリングとは何か．
2. 加齢とともに増える骨粗鬆症とはどのような疾患か．
3. ラロキシフェンの作用の特徴は何か．
4. ビスホスホネート製剤の作用の特徴は何か．
5. 超高齢社会に入り，骨粗鬆症予防にはどのような点に気をつけるべきか．

索 引

英数字

AADC	162
ACE	128, 188
ADC	51, 300
ADME	10
AG	74
AI	61
——創薬	10, 61
——/ロボティクス	61
ARB	192
AZT	305, 306
B型肝炎ウイルス	310
B細胞	221
CAR-T療法	55
CD4	304
cDNA	27
COMT	162
COVID-19	43, 317
COX	203, 226
——-2	37, 203
Craigの二次元プロット	149
Craigの三次元プロット	145
CRISPR/Cas9システム	49
CYP	232
——3A4	214
C型肝炎ウイルス	311
DAAs	311
DDS	18, 48
DNA	25
——ジャイレース	265
——チップ	27
——マイクロアレイ	27
DPP-4阻害薬	75, 238, 240
ES細胞	54
*ex vivo*法	47
FBDD	64
FOLFIRI療法	302
FOLFOX療法	302
FRET	57
Fsp^3	150
GABA	165
GCP	80, 81
GLP	16, 80
GLP-1受容体作動薬	238
GMP	16, 80
GPSP	24, 80, 81
GQP	80, 82
GVP	80, 81

Gタンパク質	97
——遺伝子	33
——共役型受容体	30, 94
H$_2$受容体拮抗薬	226
Hammettの置換基定数	146
Hansch-Fujita法(式)	59, 144
HBV	310
HCV	311
hERG	234
HIV	304
——プロテアーゼ	140
HMG-CoA還元酵素阻害薬	192
HSV	313
ICH	22, 81
INN	128
*in silico*スクリーニング	61
iPS細胞	54
IUPAC	68
LCM	74
Lipinski則	150
Log D	234
log P値	143
MAO-B	162, 163
MARTA	158
MR	120
mRNA医薬	46
mRNAワクチン	46
NAG	253
NAM	252
NaSSA	161
NMR	62
NSAIDs	203, 225
off-target	46
OTC医薬品	65
P450	135
P-CAB	226, 234
PDB	62
pK_aH	229
PMDA	23, 69, 80
PPAR	119, 194, 248
PPI	226
PROTAC	53, 120
Protein Data Bank	62
PSA	150
PTH	328
QSAR	59, 143
RNA	26
——干渉	45, 103, 300
——サイレンシング	104

SAR	143
SARS-CoV-2	43, 317
SBDD	62
SDA	158
SERM	323
SGLT2阻害薬	238, 244
siRNA	30, 45, 300
SNIPER	53
SNP	26
SNRI	161
sp^3炭素率	150
S-RIM	162
SSRI	161
Taftの立体因子	147
TALEN	49
TCA	159
Th2サイトカイン阻害薬	221
TNF-α	200
Toplissのツリー	149
t-PA	39
T細胞	221
WHO	68
X線結晶解析	62
ZFN	49
α_1受容体遮断薬	187
$\alpha\beta$受容体遮断薬	187
α-グルコシダーゼ阻害薬	238, 246
β受容体遮断薬	129, 186
β-ラクタマーゼ	142, 256, 262
β-ラクタム	252
——環	264
——系抗生物質	113, 141, 252
γ-アミノ酪酸	165
1型糖尿病	237
2型糖尿病	75, 237
5-HT1A受容体作動薬	174
6-アミノペニシラン酸	254
7-ACA	257
7-アミノセファロスポラン酸	257
7-デヒドロコレステロール	325

あ

アカルボース	246, 247
アクチン繊維	92
アゴニスト	60, 119, 125, 220
アザシチジン	293
アザチオプリン	197, 198
アシクロビル	314

索引

アジスロマイシン	266	アルカロイド	3	イマチニブ	35, 292
アジドチミジン	305	アルキル化薬	278	イミダゾール	218
アジマリン	180	アルツハイマー病	168	イミダプリル	138, 139, 190
亜硝酸エステル	182	アルファカルシドール	324, 325	イミノベンジル誘導体	157
アジルサルタン	191, 192	アルプラゾラム	173	イミプラミン	5, 138, 159
L-アスパラギン酸カルシウム	325	アルマール	68	イミペネム	141
アスピリン	4, 204	アレプレノロール	130	イメグリミン	244
N-アセチルグルコサミン	252	アレンドロン酸ナトリウム	327	医薬品	65
アセチルサリチル酸	4	アログリプチン	240～242	――医療機器総合機構	80
アセチルフェネトライド	166	アロステリック酵素	115	――規制調和国際会議	81
N-アセチルムラミン酸	252	アロステリック部位	115	――らしさ	29
アセトアニリド	4	アロチノロール塩酸塩	68	医薬部外品	65
アセトアミノフェン	208	アンギオテンシン	127	イリノテカン	285
アセブトロール	130, 181, 186	――Ⅰ	127	医療用薬	65
アセメタシン	204	――Ⅱ	127, 188	インクレチン	238
アゼラスチン	215	――受容体	191	インジナビル	140
アゾセミド	138, 185	――拮抗薬	190	インスリン	34, 237
アゾール系合成抗真菌薬	270	――変換酵素	127, 188	―― アスパルト	40
アタザナビル	308	――阻害薬	188	―― グラルギン	41
アデノシン A_{2A} 受容体拮抗薬	165	安息香酸ナトリウムカフェイン	179	―― リスプロ	40
アテノロール	181, 186, 187	アンタゴニスト	60, 119, 220	――抵抗性	238
アデホビル ピボキシル	310	アンチセンス	44	――改善薬	238
アトモキセチン	176	――核酸	300	――非分泌系薬	75
アトルバスタチン	193, 194	――鎖	103	インターカレーション	102, 281
アトロピン	3	アンドラッガブルターゲット	52	インターネット販売	66
アナグリプチン	240, 241	アンピシリン	141, 256	インダパミド	185
アナストロゾール	287	アンフェタミン	176	インターフェロン	311
アノマー炭素	108	アンフェナク	204	インターロイキン	198
アバカビル	307	アンプレナビル	308	インテグラーゼ	304
アビラテロン	288	アンレキサノクス	213	――阻害薬	309
アプタマー	30, 300	イオン結合	124	インデノロール	181
アプリンジン	180	イオンチャネル	122	インドメタシン	138, 205
アプレミラスト	199	イキサゾミブ	294	――系抗炎症薬	137
アベマシクリブ	293	イグラチモド	199	インバースアゴニスト	121
アポトーシス	89	イストラデフィリン	165	インフルエンザウイルス	316
アポモルヒネ	164	イソフルラン	175	ウイルスベクター	47
アマリール	68	イソプレナリン	179	ウテメリン	68
アマンタジン	169, 317	イソプロピルアンチピリン	208	エキセナチド	239
アミオダロン	182	一塩基多型	26	エキセメスタン	287
アミトリプチリン	138, 160	一般名	67, 68	エサキセレノン	185
アミノグリコシド系抗生物質	266	一般用医薬品	66	エスシタロプラム	161
アミノ酸	106	遺伝子	25	エスゾピクロン	172
アミノフィリン	179, 212	――製剤	44	エスタゾラム	171, 172
アムホテリシンB	270	――多型	26, 29, 232	エストラジオール	322
アムロジピン	68, 183, 188	――治療	44	エストリオール	322
アメナメビル	315	――薬	44	エストロゲン製剤	322
アモキサピン	160	イトラコナゾール	270	エゼチミブ	195
アモキシシリン	141, 227, 256	イブジラスト	213	エソメプラゾール	74, 231
アモスラロール	187	イブフェナック	137	エダラボン	169
アモバルビタール	170, 171	イブプロキサム	137	エチゾラム	172～174
アモロルフィン	274	イブプロフェン	131, 137, 205	エチドロン酸二ナトリウム	327
アラキドン酸カスケード	202	――系抗炎症薬	137	エチニルエストラジオール	288
アラセプリル	128	イプラグリフロジン	245, 246	エチルモルヒネ	127
アリピプラゾール	158, 176	イプリフラボン	328	エチレフリン	179
アリルアミン系合成抗真菌薬	273	イホスファミド	278	エトスクシミド	131, 166

エトトイン	165	オフロキサシン	131	幹細胞	53
エトドラク	204	オマリズマブ	225	ガンシクロビル	315
エトポシド	285	オメプラゾール	67, 231, 233	完全ヒト型抗体	42
エトラビリン	307	オラパリブ	294	カンデサルタン　シレキセチル	191
エナラプリル	138, 190	オランザピン	158, 176	がん抑制遺伝子	33
エナンチオマー	129	オルプリノン	178	カンレノ酸	186
エバスチン	214	オルメサルタン　メドキソミル	191	気管支拡張 β_2 受容体刺激薬	132
エピジェネティクス	102, 293	オレキシン受容体拮抗薬	170, 173	基質結合部位	112
エピナスチン	201, 215	オロパタジン	201	基質特異性	112
エファビレンツ	307			拮抗薬	13, 119
エベロリムス	293	**か**		H_2 受容体——	226
エムトリシタビン	307			アデノシン A_{2A} 受容体——	165
エメダスチン	215	ガイドライン	22	アンギオテンシンⅡ受容体——	190
エメチン	3	化学的等価体	133, 230	オレキシン受容体——	170, 173
エモルファゾン	206	化学名	67	カリウムチャネル——	181
エリスロポエチン	41	可逆的阻害	113	カルシウム——	182, 188
エリスロマイシン	266	核酸医薬	44	チャネル——	182
エリブリン	286	核酸塩基	98	合成——	262
エルカトニン	324	核内受容体	94, 116	選択的 H_1 受容体——	132
エルゴステロール	269	核内タンパク質遺伝子	33	代謝——	251, 283
エルデカルシトール	324, 325	化合物ライブラリー	55	トロンボキサン A_2 受容体——	215
エルバスビル	312	過去にさかのぼって調査する	84	ヒスタミン H_1 受容体——	214
エルビテグラビル	309	カスポファンギン	272	ヒスタミン H_2 受容体——	227
エルロチニブ	290	活性型ビタミン D_3	119, 324〜326	部分——	121
エンケファリン	125, 209	活性部位	112	ロイコトリエン受容体——	219, 220
エンザルタミド	288	カテコール-O-メチル転移酵素	162	キナーゼカスケード	95
エンシトレルビル	318	カテコールアミン類	178	キナゾリン骨格	188
炎症性サイトカイン	198, 202, 207	カナグリフロジン	246	キニジン	180
エンタカポン	163	カナマイシン	267	キニーネ	3
エンテカビル	310	カバジタキセル	287	キノホルム	76
エンドポイント	82	ガバペンチン	167	キノリン	263
エンパグリフロジン	246	カフェイン	3, 178	キノロンカルボン酸系	263
エンハンサー	33	カプトプリル	127, 128, 138, 139, 189	キメラ抗原受容体	55
エンフルラン	175	カペシタビン	283, 302	——発現 T 細胞療法	55
オキサシリン	257	カベルゴリン	164	逆作動薬	121
オキサセフェム	261	ガランタミン	169	逆転写酵素	304
——系抗生物質	142	カリウムイオン競合型アシッドブロッカー	226, 234	——阻害薬	305, 310
オキサゾラム	173	カリウムチャネル拮抗薬	181	キャンディン系抗真菌薬	272
オキサゾリジノン系合成抗菌薬	268	カリウム保持性利尿薬	185	共結晶	246
オキサトミド	215	カルシウム拮抗薬	182, 188	競合的阻害	114
オキサプロジン	206	カルシウムチャネル拮抗薬	182	狭心症	182
オキサメタシン	137	カルシトニン	321, 323	強心配糖体	177
オキサリプラチン	279	カルシトリオール	324, 325	強心薬	177
オキシコドン	210	カルテオロール	130, 181, 186	擬陽性	10
オザグレル	216, 218	カルバペネム	260	共有結合	124, 241
オシメルチニブ	290	——系抗生物質	142	極性表面積	150
オステオカルシン	328	カルバマゼピン	68, 166, 176	キラルスイッチ	130, 232
オセルタミビル	316	カルビドパ	163	グアイフェネシン	131
オーソライズドジェネリック	74	カルフィルゾミブ	294	グアナベンズ	188
オッズ比	85	カルベジロール	181, 187	グアニジン	244
オピオイド受容体	125, 209	カルボビル	307	グアンファシン	176, 188
オピカポン	163	カルボプラチン	279	クエチアピン	158, 176
オビヌツズマブ	298	がん遺伝子	33, 95	グスペリムス	198
オーファン受容体	30	冠血管拡張薬	182	組換え DNA 技術	38
オーファンドラッグ	77			組換え医薬品	38

クライオ電子顕微鏡	63	ケミカルプロテインノックダウン	52	コンパートメントモデル	143
グラゾプレビル	312	ケミカルメディエーター	212, 236	コンビナトリアルケミストリー	6, 29
クラブラン酸	262	──遊離抑制薬	213	コンビニで販売されているくすり	66
クラリスロマイシン	227, 266	ゲムシタビン	284	コンピュータ	26
グリコシド結合	108	ゲムツズマブ オゾガマイシン	300		
グリコペプチド系抗生物質	267	ケモインフォマティクス	58	**さ**	
グリセオフルビン	269	ケモカイン受容体	310		
グリセロリン酸	219	ケリン	214	催奇形性	77
クリゾチニブ	291	抗 PD-1 抗体	43	細菌感染症	251
グリニド系	247	抗 RANKL モノクローナル抗体製剤		サイクリック AMP	97
グリニド薬	238		329	再審査	72, 82
クリノフィブラート	194	抗アンドロゲン薬	288	再生医療	53
グリピジド	242, 243	抗エイズ薬	140	再評価	82
グリベンクラミド	242, 243	抗炎症薬	137	細胞	90
グリミン系	238, 244	光学異性体	77	──骨格	92
グリメピリド	68, 242, 243	抗がん剤併用	76	──治療	53
グレカプレビル	312	抗菌薬	251	──壁合成阻害薬	251
クロカプラミン	157	口腔内崩壊錠	74	──膜	90, 91
クロキサシリン	141, 256	攻撃因子	225	サキサグリプチン	240～242
クロキサゾラム	131, 173	高血圧症治療薬	184	サキナビル	140
クロスオーバー試験	84	抗コリン作用薬	164	作動薬	13, 119
クロチアゼパム	173	交差耐性	307	ザナミビル	316
クロトリマゾール	270	抗真菌薬	269	サフィナミド	163
クロナゼパム	166	抗スクレロスチンモノクローナル抗体		サリチル酸	4, 204
クロニジン	188	製剤	329	サリドマイド	76, 294
クロバザム	166	合成拮抗薬	262	ザルトプロフェン	204
クロフィブラート	194	酵素	13	サルファ剤	262
クロミプラミン	160	──型受容体	94	サルブタモール	132
クロモグリク酸ナトリウム	213, 214	構造活性相関	143, 217, 218	三環系抗うつ薬	138, 159
クロラムフェニコール	148, 266	構造生物学	62	産業上の利用価値	69
クロルジアゼポキシド	5, 173, 174	後続薬	67	三次構造	107
クロルフェニラミン	201	抗体医薬品	224	ジアゼパム	135, 166, 173, 174
クロルプロパミド	242, 243	抗体-薬物複合体	51, 300	ジェネリック医薬品	65
クロルプロマジン	5, 154	高発がん性家系	34	ジェネリックネーム	68
クロルミダゾール	270	後発品	65	時間分解蛍光法	57
クロロキン	76	抗不安薬	135	ジギトキシン	177
経口医薬品	151	抗不整脈薬	180	シクラシリン	141
蛍光偏光	57	交絡	83	シグリタゾン	249
ケタミン	175	国際医薬品一般名称	128	シクロオキシゲナーゼ	203, 215
血液脳関門	215	国内優先権制度	70	ジクロキサシリン	257
血管内皮増殖因子	96	国民医療費	73	シクロスポリン	197, 198
結合解離エネルギー	134	ゴセレリン	287	ジクロフェナク	205
結合型エストロゲン	323	固相合成	6	シクロホスファミド	278
結合なきところに作用なし	4	骨芽細胞	320	試験計画	83
結晶形	246	骨粗鬆症	320	ジゴキシン	177
血糖依存性インスリン分泌増強薬	75	──治療薬	322	自己免疫疾患	198
血友病患者	79	コデイン	3, 210	自殺基質	114
ケトコナゾール	270	コード鎖	103	シスプラチン	279
ケトチフェン	215	個の医療	26	ジソピラミド	180
ケトプロフェン	204	個別化医療	26	シタグリプチン	240, 241
ゲノム	25	互変異性体	228	シタラビン	284, 315
──創薬	28	コホート研究	84	シチコリン	169
──編集	49	コリンエステラーゼ阻害薬	168	疾患関連遺伝子	29, 31
ゲフィチニブ	121, 290, 299	コルチゾン	3, 206, 269	実施基準	80
ケミカルノックダウン	52	コンパクチン	193	実薬	83

指定医薬品	65	スルトプリド	157	——再取込み／セロトニン受容体モジュレーター	162
ジドブジン	305, 306	スルバクタム	262		
ジノスタチン スチマラマー	282	スルピリド	157	——-ドーパミンアンタゴニスト	158
市販後調査	24	スルピリン	208	——-ノルアドレナリン再取込み阻害薬	161
市販直後調査	81	スルファジアジン	136		
ジヒドロコデイン	211	スルファチアゾール	136	遷移状態アナログ	140
ジヒドロピリジン系	183	スルファドキシン	136	先願主義	70
ジピリダモール	184	スルファピリジン	136	選択性	241
ジフェンヒドラミン	201	スルファベンズ	136	選択的 H_1 受容体拮抗薬	132
ジプロフィリン	179	スルファメトキサゾール	136	選択的エストロゲン受容体モジュレーター	323
ジプロフロキサシン	263	——・トリメトプリム	263		
ジペプチジルペプチダーゼ4	239	スルファモノメトキシン	136	選択的セロトニン再取込み阻害薬	161
ジベンゾアゼピン	166	スルホニル尿素薬	238, 242	選択的阻害薬	245
——骨格	157, 159	スルホンアミド	137	選択毒性	88, 251
死亡率	88	——系抗菌薬	135, 262	先発品	65
シメチジン	227, 229	生活習慣病	34	先発明主義	70
樹状細胞	53	制御因子	32	総括製造販売責任者	82
消化性潰瘍	225	製造販売業者	79	双極性障害	176
硝酸イソソルビド	182	製造販売承認申請	79	増殖因子遺伝子	33
承認	79	——資料	67	増殖因子受容体遺伝子	33
上皮増殖因子	95	静電相互作用エネルギー	60	相対リスク	85
——受容体	95	生物学的製剤	200	相同組換え	39
商品名	67, 68	生物学的等価体	132, 229, 249	創薬エコシステム	11
処方箋	65, 73	生物学的同等性	73	創薬ターゲット	6
ジラゼプ	184	生物学的利用率	17	創薬モダリティ	44, 51
ジルチアゼム	183	精密医療	26	阻害薬	13
新型コロナウイルス	317	世界保健機関	68	ACE ——	128
——感染症	43	セコバルビタール	170, 171	COX-2 選択的——	37
新規性	69	セチプチリン	160	DPP-4 ——	75, 238, 240
真菌	269	セチリジン	132	HMG-CoA 還元酵素——	192
ジンクフィンガー	116	セツキシマブ	295	SGLT2 ——	238, 244
——ヌクレアーゼ	49	セファクロル	142	Th2 サイトカイン——	221
人権の保護	81	セファゾリン	142	α-グルコシダーゼ——	238, 246
人工多能性幹細胞	54	セファドロキシル	142	プロテアーゼ——	305, 308
人工知能	61	セファレキシン	259	プロトンポンプ——	67, 226, 231
深在性真菌感染症	269	セファロスポリン	252, 257	免疫チェックポイント——	43
シンバスタチン	193	セファロチン	259	ヤヌスキナーゼ——	199
進歩性	69	セフェム系抗生物質	142	組織プラスミノーゲンアクチベーター	39
新薬	65, 66	セフォキシチン	259		
膵 β 細胞	237	セフォタキシム	259	疎水性	134
水素結合	124	セフォチアム	142	——置換基定数	144
スクレロスチン	329	セフジトレン ピボキシル	259	ソタロール	182
スコポラミン	164	セフジニル	142	速効型インスリン分泌刺激薬	238
ステム	68, 128	セフチブテン	259	ゾニサミド	167
ストリキニーネ	3	セフピロム	259	ゾピクロン	172
ストレプトマイシン	267	セフロキシム アキセチル	259	ソホスブビル	312
スニチニブ	292	セボフルラン	175	ソラフェニブ	292
スニップ	26	セマグルチド	239	ソリブジン	76
スピペロン	156	セラトロダスト	216～218	ゾルピデム	172
スピロノラクトン	185	セリプロロール	186		
スプラタストトシル酸塩	222	セルトラリン	161	**た**	
スボレキサント	172, 173	セレギリン	163		
スモン	76	セレコキシブ	37, 205, 226	第1類	66
スリンダク	204	セロトニン	154	第3類	66
スルチアム	167	—— 1A 受容体作動薬	174	第Ⅰ相試験	21

第Ⅱ相試験	21	テネリグリプチン	240〜242	トラマドール	210
第Ⅲ相試験	22	テノキシカム	205	トランスクリプトーム	27
第Ⅳ相試験	24	デノスマブ	329	——解析	30
代謝拮抗薬	251, 283	テノホビル	307	トランスジェニック動物	29, 38
ダウノルビシン	281	—— アラフェナミド	307, 310	トランスペプチダーゼ	253
ダカルバジン	279	—— ジソプロキシル	307, 310	トランスポーター	122
タキソテール点滴静注用	68	テモカプリル	190	トリアゾラム	171, 172
タキソール注射液	68	デュピルマブ	225	トリアムシノロン	207
タクリン	168	デュロキセチン	161	トリアムテレン	186
タクロリムス	197, 198	テラゾシン	187	トリクロルホス	172
多元受容体作用抗精神病薬	158	テリパラチド	329	トリクロルメチアジド	185
多剤併用療法	310	テルビナフィン	273	トリパミド	185
タゾバクタム	262	テルフェナジン	214	トリヘキシフェニジル	164
多段階発がん説	33	テルミサルタン	138, 191, 192	トリミプラミン	160
ダパグリフロジン	246	電気陰性度	134	トリメタジオン	166
多発性骨髄腫	77	電子効果	134	トリメチルベンゾキノン	217
ダブルブラインドテスト	83	転写	90	ドルテグラビル	309
タモキシフェン	68, 289	——因子型受容体	94	トルナフタート	273
タランピシリン	256	添付文書	67	トルフェナム酸	204
タリペキソール	164	統合失調症治療薬	134	トルブタミド	242, 243
ダルナビル	308	糖再吸収	244	トレチノイン	294
単一遺伝子疾患	32	当事者	69	トレミフェン	289
炭酸リチウム	176	糖質コルチコイド	206	トレラグリプチン	240, 241
タンドスピロン	174	糖尿病	34, 237	トロピカミド	131
タンパク質分解誘導	120	登録販売者	66	トロンボキサンA$_2$合成酵素阻害薬	215
チアジド系利尿薬	185	ドカルパミン	179	トロンボキサンA$_2$受容体拮抗薬	215
チアゾリジン	254	ドキサゾシン	187	トロンボキサン合成酵素	215
——ジオン	137	トキシコキネティクス	78		
チアゾール	259	ドキシフルリジン	283		
チアプリド	157	ドキソルビシン	281	**な**	
チアミラール	175	ドスレピン	139, 160	ナテグリニド	247, 248
チアラミド	206	ドセタキセル	68, 287	ナトリウム-グルコース共輸送体	244
チオペンタール	171, 175	特許	69	ナトリウムチャネル遮断薬	180
治験薬GMP	80	——期間	72	ナドロール	181, 186
知的財産権	69	——協力条約	70	ナフチフィン	273
チミジンキナーゼ	314	——権	70	ナフチリジン	263
チミペロン	156	——請求の範囲	69	ナフトキノン	217
チモプラゾール	233	突然変異	98	ナプロキセン	205
チャネル型受容体	94	ドネペジル	168	ナリジクス酸	263
チューブリン	92	ドパミン	163, 178	ナロキソン	126, 210
鎮痛薬	135	ドーパミン	154	ニカルジピン	188
ディストマー	129	——受容体アゴニスト	163	ニコモール	195
定量的構造活性相関	59, 134, 143	トピラマート	167	ニコランジル	182
テオフィリン	68, 178, 212	トファシチニブ	199	ニザチジン	227
テガフール	131, 283	ドブタミン	178	二次構造	107
——・ギメラシル・オテラシルカリウム	301	トポイソメラーゼ	265	二重盲検試験	83
		トホグリフロジン	246	ニセルゴリン	169
デガレリクス	288	トラスツズマブ	36, 295	ニトラゼパム	166, 171, 172
デキサメタゾン	207, 208	トラセミド	185	ニトレンジピン	131, 184
デコイオリゴ核酸	44, 300	——エムタンシン	300	ニトログリセリン	182
テジゾリドリン酸エステル	268	ドラッグデザイン	58	ニフェジピン	183, 188
デスラノシド	178	ドラッグライク	10	ニボルマブ	121, 298
デスロラタジン	201	ドラッグリポジショニング	61	日本版オレンジブック	74
テトラゾール	137, 261	トラニラスト	213	ニムスチン	279
テトラヒドロフラン	260	ドラビリン	307	ニューキノロン系	263

項目	ページ
——抗菌薬	131
ニルマトレビル	318
ネビラピン	307
ネモナプリド	157
ネルフィナビル	140
ノイラミニダーゼ阻害薬	316
脳循環改善薬	169
脳代謝改善薬	169
ノックアウト動物	29
ノックアウトマウス	39
ノックダウン動物	29
ノルアドレナリン作用性・特異性セロトニン作用性抗うつ薬	161
ノルトリプチリン	160
ノルバスク	68
ノルバデックス	68
ノルフロキサシン	263
ノンコーディングRNA	103
ノンレスポンダー	30

は

項目	ページ
バイアス	83
バイオアイソスター(バイオイソスター)	132
バイオアベイラビリティー	151
バイオインフォマティクス	27, 58
バイオシミラー	200
バイオ創薬	50
ハイスループットスクリーニング	6, 29, 55
胚性幹細胞	54
ハイブリダイゼーション	99
ハイブリッド形成	99
バカンピシリン	256
パーキンソン病	162
パクリタキセル	68, 286
曝露	78
破骨細胞	320
パーシャルアゴニスト	120, 228
パーシャルアンタゴニスト	121
バゼドキシフェン	323
麦角アルカロイド	163
発明	69
パニツムマブ	295
パニペネム	141
パノビノスタット	293
パパベリン	3
バラシクロビル	314
パラチオン	168
バリシチニブ	199
パリ条約	70
バルガンシクロビル	315
バルサルタン	191
バルビタール	170, 171

項目	ページ
バルビツール酸系	170
——化合物	175
バルビツール酸誘導体	165
バルプロ酸	167, 176
パルボシクリブ	293
ハロキサゾラム	171, 172
バロキサビル　マルボキシル	316
パロキセチン	161
ハロタン	175
ハロペリドール	134, 155
半減期	239
バンコマイシン	268
反応因子	145
非ウイルス性ベクター	48
ピオグリタゾン	248, 249
ピカ新	66
非加熱血液製剤	79
ビカルタミド	288
非競合的阻害	114
ビグアナイド薬	75, 238, 244
ビクテグラビル	309
ピグリタゾン	248
非公知	69
ピコプラゾール	233
非自明性	69, 154
ヒスタミン	
——H$_1$受容体アンタゴニスト	201
——H$_1$受容体拮抗薬	214
——H$_2$受容体拮抗薬	227
ビスホスホネート製剤	326
ビソプロロール	181, 187
ピタバスタチン	194
ビタミンD$_3$	325
ビタミンK	328
ビダラビン	314
ビッグデータ	61
非天然アミノ酸	240
ヒトパピローマウイルス	42
ヒト免疫不全ウイルス	304
ヒドロキサム酸	137
ヒドロクロロチアジド	185
ヒドロモルフォン	211
ビノレルビン	286
ピパンペロン	156
皮膚真菌感染症	269
ピブレンタスビル	312
ビペリデン	164
ビホナゾール	131, 271
ピモベンダン	179
ビラスチン	202
ピリジン環	136
非臨床試験	79
ピルシカイニド	180
ビルダグリプチン	240〜242
ピルメノール	180

項目	ページ
ピロキシカム	205
ビンクリスチン	285
品質保証責任者	82
ピンドロール	130, 181, 186
ビンブラスチン	285
ファビピラビル	317
ファーマコフォア	6, 124
ファムシクロビル	314
ファモチジン	227, 231
ファロペネム	141
ファンデルワールス相互作用	60
ファンデルワールス半径	134
ファンデルワールス力	124
フィゾスチグミン	169
フィブラート系高脂血症治療薬	194
フェキソフェナジン	202, 214
フェニトイン	165, 166
フェノチアジン誘導体	154
フェノバルビタール	166, 170, 171
フェノフィブラート	194
フェルスター(蛍光)共鳴エネルギー移動	57
フェルビナク	137
フェロジピン	189
フェンタニル	210
フェンホルミン	244
フォコメリア	76
不可逆的阻害	113, 234
不競合的阻害	114
副溝結合	102
副甲状腺ホルモン	321, 328
ブクモロール	130
服薬コンプライアンス	75
ブクラデシン	179
不斉	232
ブチロフェノン誘導体	155
ブデソニド	213
ブテナフィン	273
ブナゾシン	187
ブニトロロール	187
ブフェキサマク	137
ブプラノロール	130
部分アゴニスト	158
部分拮抗薬	121
部分作動薬	120, 228
ブホルミン	244
ブメタニド	138, 185
ブラインド化	83
フラグメント創薬	63
プラゼパム	173
プラセボ	80, 83
プラゾシン	187
プラノプロフェン	204
プラバスタチン	194
プラミペキソール	164

項目	ページ
プランルカスト	220, 221
ブリッジング試験	23
ブリママイド	228
プリミドン	165, 166
フルオロウラシル	283, 296
フルオロピリミジン系合成抗真菌薬	274
フルコナゾール	271
フルジアゼパム	135, 173
フルシトシン	274
ブルシン	3
フルタミド	288
フルチカゾンプロピオン酸エステル	213
フルトプラゼパム	171〜173
フルバスタチン	194
フルフェナジンエナント酸エステル	155
フルフェナム酸	204
フルベストラント	289
フルボキサミン	161
フルラゼパム	171, 172
フルルビプロフェン	204
ブレオマイシン	281
フレカイニド	180
プレガバリン	208
ブレクスピプラゾール	158
プレドニゾロン	207
プロウイルス	304
プロカイン	180
——アミド	180
プロキシフィリン	179
プロクロルペラジン	155
プロスタグランジン	203, 226, 236
フロセミド	138, 185
フロチゾラム	172
プロチド	312, 313
プロテアーゼ	304
——阻害薬	305, 308
プロテインデータバンク	62
プロテオミクス	27
プロテオーム	27
プロトコール	83
プロドラッグ	18, 233, 255
プロトンポンプ阻害薬	67, 226, 231
プロパンフェノン	180
プロフェナミン	164
プロプラノロール	129, 180, 186
プロペリシアジン	155
プロポフォール	175
ブロマゼパム	173
ブロムペリドール	134, 156
プロメタジン	164, 201
フロモキセフ	142
ブロモクリプチン	164
プロモーター	32
分化	89
分子屈折	147
分子標的・バリデーション	29
分子標的薬	36
分配係数	143
並行群間比較試験	84
ベクター	45
ベクロメタゾンプロピオン酸エステル	213
ベザフィブラート	194
ベタキソロール	186
ベタメタゾン	207
ペチジン	210
ペナム系抗生物質	142
ベニジピン	189
ペニシリナーゼ	256
ペニシリン	5, 252, 254
——系抗生物質	142
——結合タンパク質	113
ペネム	260
——系抗生物質	142
ベバシズマブ	298
ベバントロール	187
ペプチド	51, 239
——加水分解酵素	141
——結合	140
——創薬	51
ペブリジル	182
ベポタスチン	201
ペマフィブラート	194
ペミロラスト	213
ペムブロリズマブ	298
ヘモグロビンA1c	75
ベラパミル	182
ペラミビル	316
ペランパネル	167
ヘリカーゼ・プライマーゼ複合体	315
ヘリコバクター・ピロリ菌	225
ペルオキシソーム増殖剤活性化受容体	119, 248
ペルゴリド	164
ペルツズマブ	295
ベルパタスビル	312
ペルフェナジン	155
ヘルペスウイルス	313
ペロスピロン	158, 174
ベンジルアミン系合成抗真菌薬	273
ベンジルペニシリン	141
ベンズアミド誘導体	157
ベンセラジド	163
ベンゾジアゼピン系	170
ベンゾジアゼピン受容体	165, 172
ベンゾチアゼピン系	183
ペンタゾシン	210
ペントバルビタール	170, 171, 175
ペンブトロール	130
ベンラファキシン	161
ベンラリズマブ	225
弁理士	69
防御因子	225
芳香族L-アミノ酸脱炭酸酵素	162
抱水クロラール	172
ホクナリンテープ	74
ホグリボース	246, 247
ホスアンプレナビル	308
ホスカルネット	315
ホスファターゼ	95
ホスフェニトイン	166
ホスフルコナゾール	271
ホスホロチオエート	45
ボノプラザン	227, 234
ポラツズマブ　ベドチン	300
ポリエン系抗真菌薬	270
ボリコナゾール	271
ボリノスタット	293
ボルチオキセチン	162
ボルテゾミブ	294
ホルモン	238
翻訳	90
——後修飾	38

ま

項目	ページ
マイクロRNA	26
マイトマイシンC	279
前向きに追跡	85
膜電位依存性カルシウムチャネル	188
膜透過シグナル	239
膜透過性	235
マクロライド系抗生物質	265
マニジピン	189
マプロチリン	160
マラビロク	310
慢性炎症性疾患	212
ミアンセリン	160
ミカファンギン	272
ミグリトール	246, 247
ミコナゾール	270
ミコフェノール酸　モフェチル	198
ミソプロストール	236
ミダゾラム	166, 171, 172
ミチグリニド	247
ミネラルコルチコイド受容体	120
ミノドロン酸	327, 328
ミルタザピン	162
ミルナシプラン	161
ミルリノン	178
ミロガバリン	208
無細胞 in vitro タンパク質発現	38
無作為	83

編者略歴

橘高　敦史（きったか　あつし）

1959 年	静岡県生まれ
1987 年	東京大学大学院薬学系研究科博士課程修了
現　在	帝京大学名誉教授
専　門	薬化学

薬学博士

ベーシック薬学教科書シリーズ ⑥　創薬科学・医薬化学（第2版増補版）
[電子版教科書付]

第 1 版	第 1 刷	2007 年 10 月 20 日
第 2 版	第 1 刷	2022 年 10 月 30 日
第 2 版増補版	第 1 刷	2024 年 9 月 10 日

編　　者　橘高　敦史
発 行 者　曽根　良介
発 行 所　㈱化学同人

〒600-8074　京都市下京区仏光寺通柳馬場西入ル
編 集 部　TEL 075-352-3711　FAX 075-352-0371
企画販売部　TEL 075-352-3373　FAX 075-351-8301
振　替　01010-7-5702
e-mail　webmaster@kagakudojin.co.jp
URL　https://www.kagakudojin.co.jp

検印廃止

JCOPY 〈出版者著作権管理機構委託出版物〉
本書の無断複写は著作権法上での例外を除き禁じられています．複写される場合は，そのつど事前に，出版者著作権管理機構（電話 03-5244-5088，FAX 03-5244-5089，e-mail: info@jcopy.or.jp）の許諾を得てください．

本書のコピー，スキャン，デジタル化などの無断複製は著作権法上での例外を除き禁じられています．本書を代行業者などの第三者に依頼してスキャンやデジタル化することは，たとえ個人や家庭内の利用でも著作権法違反です．

印刷・製本　㈱太洋社

Printed in Japan　©Atsushi Kittaka et al.　2024　無断転載・複製を禁ず　ISBN978-4-7598-2384-4
乱丁・落丁本は送料小社負担にてお取りかえいたします．

ムレインモノマー	267, 268
明細書	69
メキシチレン	180
メキタジン	215
メクロフェノキサート	169
メサドン	210
メダゼパム	173
メタゾシン	209, 210
メタンフェタミン	176
メチアマイド	229
メチシリン	257
——耐性黄色ブドウ球菌	267
メチルエルゴメトリン	68
メチルジゴキシン	178
メチルフェニデート	176
メチルプレドニゾロン	207
メッセンジャー RNA	103
メディシナルケミストリー	4
メテナリン	68
メトクロプラミド	157
メトトレキサート	199, 284
メトプロロール	186
メトホルミン	244
メナテトレノン	328
メバロン酸	193
メピチオスタン	289
メフェナム酸	204
メフルシド	185
メポリズマブ	225
メマンチン	169
メラトニン	172, 173
——受容体作動薬	170
メルカプトプリン	284
メロキシカム	205
免疫チェックポイント阻害薬	43
盲検化	83
網膜症	76
モサプラミン	157
モダニフィル	176
モノアミン酸化酵素	162
モノクローナル抗体	36, 42, 200
モノバクタム	261
モノボディ	43
モフェゾラク	206
モペロン	156
モメタゾンフランカルボン酸エステル	213
モルヌピラビル	318
モルヒネ	3, 125, 210
モルホリン系合成抗真菌薬	274
モンテカルロ法	60
モンテルカストナトリウム	220

や・ら・わ

薬害	76
薬剤疫学調査	84
薬剤経済学	72
薬事規制文書	16
薬物間相互作用	78
薬物送達システム	18, 48
薬物動態	234
薬価	65
ヤヌスキナーゼ阻害薬	199
優先日	70
ユートマー	129, 232
葉酸	262
要指導医薬品	66
溶出試験	74
四次構造	107
四環系抗うつ薬	159
ライフサイクルマネジメント	74
ラインウィーバー・バークプロット解析	114
ラコサミド	167
ラサギリン	163
ラセミ体	130
ラセミックスイッチ	130
ラタモキセフ	142
ラニチジン	227
ラニナミビルオクタン酸エステル	316
ラノコナゾール	270
ラパチニブ	290
ラフチジン	227
ラベタロール	187
ラベプラゾール	67, 231
ラマトロバン	216
ラミブジン	306, 307, 310
ラメルテオン	172, 173
ラモトリギン	167, 176
ラルテグラビル	309
ラロキシフェン	323
ランソプラゾール	67, 74, 227, 231
卵胞ホルモン	322
リキシセナチド	239
リシノプリル	128, 190
リスク	85
リスデキサンフェタミン	176
リスペリドン	158
リセドロン酸ナトリウム	327, 328
リツキシマブ	298
立体因子	134
リドカイン	68, 180
リード化合物	10
リトナビル	308, 318
リナグリプチン	240, 241
利尿薬	185
リネゾリド	269

リバスチグミン	169
リバビリン	311
リボソーム	265
リュープロレリン	287
リラグルチド	239
リラナフタート	273
リルピビリン	307
リン酸水素カルシウム	325
臨床試験	15
隣接基関与	255
リンパ球	221
類似名医薬品	69
ルセオフリグロリジン	246
ルパタジン	201
ループ利尿薬	185
ルラシドン	158, 174, 176
レゴラフェニブ	292
レジパスビル	312
レスポンダー	30
レトロゾール	287
レナリドミド	294
レバミピド	236
レバロルフィン	127, 210
レフルノミド	199
レベチラセタム	167
レボセチリジン	201
レボドパ	162, 163
レボフロキサシン	131, 263
レボメプロマジン	155
レボルファン	209, 211
レムデシビル	317
レレバクタム	262
レンボレキサント	172, 173
ロイコトリエン受容体拮抗薬	219, 220
浪費サイクル	95
ロキサチジン酢酸エステル	227
ロキソプロフェン	205
ロキタマイシン	266
ロサルタン	191
ロシグリタゾン	248
ロスバスタチン	194
ロチゴチン	164
ロピナビル	308
ロピニロール	164
ロフラゼプ酸エチル	173
ロモソズマブ	329
ロラゼパム	173
ロルメタゼパム	172
ワクチン	41

医薬品の一般的名称に使われるおもなステム(語幹)一覧

	ステム (stem)	原 語	定 義	例
1	-abine/-arabine	-アビン/-アラビン	アラビノシド系薬物誘導体	ララビン, フルダラビン
2	-ac	-アク	フェニル酢酸系消炎鎮痛薬	ジクロフェナク, アセクロフェナク
3	-alol	-アロール	-olol 種類のβ受容体遮断薬	アモスラロール, ラベタロール
4	-amivir	-アミビル	ノイラミニダーゼを阻害する抗ウイルス薬	オセルタミビル, ザナミビル
5	-anide	-アニド	ビタミンD系利尿薬	ブメタニド, ピレタニド
6	-apine	-アピン	三環系精神神経用薬	アモキサピン, クロザピン
7	-ase	-アーゼ	酵素薬	ウロキナーゼ, ストレプトキナーゼ
8	-ast	-アスト	抗アレルギー薬主として作用機序が抗ロイコトリエン・抗トロンボキサン薬	トラニラスト, ペミロラスト
9	-astine	-アスチン	抗ヒスタミン薬	エバスチン, アゼラスチン
10	-azepam	-アゼパム	ジアゼパム系精神安定薬	ジアゼパム, ニトラゼパム, ブロマゼパム
11	-azoline	-アゾリン	イミダゾリン系抗コリン薬またはα交感神経作用薬	ナファゾリン, キシロメタゾリン, トラゾリン
12	-azolam	-アゾラム	ジアゼパム類の催眠鎮静睡眠薬または包含類の血管収縮薬	エスタゾラム, キサゾラム
13	-azocine	-アゾシン	6,7-ベンゾモルフィナン系鎮痛薬誘導体/作動薬	ペンタゾシン, エプタゾシン
14	-bactam	-バクタム	β-ラクタマーゼ阻害薬	スルバクタム, クラブラン酸カリウム, タゾバクタム
15	-barb-	-バル-	バルビツール酸系催眠薬	フェノバルビタール, メチルバルビタール
16	-bendazole	-ベンダゾール	ベンダゾール系駆虫薬	アルベンダゾール, メベンダゾール
17	-caine	-カイン	局所麻酔薬	プロカイン, リドカイン, メピバカイン
18	-calci-	-カルシ-	ビタミンD誘導体	エルカルシトニール
19	-cef-	-セフ-	セファロスポリン系抗生物質	セフロキシム, セファゾリン, セファレキシン
20	-cillin	-シリン	6-アミノペニシラン酸抗生物質	アモキシシリン, アンピシリン
21	-citabine	-シタビン	シタラビン系抗がんチミジン系抗悪性腫瘍薬	ゲムシタビン, エノシタビン
22	-conazole	-コナゾール	ミコナゾール・クロトリマゾール系抗真菌薬	ミコナゾール, クロトリマゾール
23	-cort-	-コルト-	プレドニゾロン系のコルチコイド	コルチゾン, ヒドロコルチゾン
24	-coxib	-コキシブ	シクロオキシゲナーゼ阻害薬	セレコキシブ, ロフェコキシブ
25	-cycline	-サイクリン	テトラサイクリン系抗生物質	ドキシサイクリン, テトラサイクリン
26	-dil-/-dyl-	-ジル-	血管拡張薬	ミノキシジル, ニコランジル
27	-dipine	-ジピン	ニフェジピン系カルシウム拮抗薬	ニフェジピン, ニトレンジピン, ベニジピン
28	-dopa-	-ドパ-	抗パーキンソン薬兼としての併用される	ドパ, メチルドパ, レボドパ
29	-dronic acid	-ドロン酸	カルシウム代謝調整薬	アレンドロン酸のドロネイト系骨代謝性剤薬
30	-erg-	-エル-	変角アルカロイド系誘導体	エルゴタミン, エルゴメトリン
31	-estr-	-エスト-	エストロン(卵胞ホルモン)誘導	エストラジオール, エストリオール
32	-fenamic acid	-フェナム酸	フェナム酸系抗炎症薬	メフェナム酸, フルフェナム酸
33	-fentanil	-フェンタニル	フェンタニル系麻酔性鎮痛薬	フェンタニル, レミフェンタニル
34	-fibrate	-フィブラート	クロフィブラート系脂質低下作用薬	クロフィブラート, ベザフィブラート
35	-flurane	-フルラン	ハロゲン化エーテル系一般吸入麻酔薬	エンフルラン, イソフルラン
36	-formin	-ホルミン	フェンホルミン系糖尿病治療薬	メトホルミン, ブホルミン
37	-phylline/-yphylline	-フィリン	N-メチル化キサンチン系気管支拡張薬	チオフィリン, プロキシフィリン
38	-gest-	-ゲスト-	プロゲストゲン(黄体ホルモン)	プロゲステロン, ジドロゲステロン
39	-gli-	-グリ-	スルホニル尿素系非ペプチド糖尿病用薬	グリベンクラミド, グリクラジド, グリメピリド
40	-guan-	-グアン-	グアニジン系降圧薬	グアネチジン, グアナベンス
41	-icam	-イカム	イソオキシカム系抗炎症薬	ピロキシカム, テノキシカム
42	-ifene	-イフェン	クロミフェン系または抗エストロゲン系	クロミフェン, トレミフェン
43	-imus	-イムス	免疫抑制剤	タクロリムス, タクロリムス
44	-izine/-yzine	-イジン	ジフェニルメチルピペラジン系誘導体	セチリジン
45	-leukin	-ロイキン	インターロイキン-2類	アルデスロイキン, テセロイキン
46	-mab	-マブ	モノクローナル抗体	トラスツズマブ, リツキシマブ, ベバシズマブ
47	-metasone/-methasone	-メタゾン	プレドニゾロンあるいはプレドニンソンの糖質コルチコイド誘導体	デキサメタゾン, ベタメタゾン
48	-metacin	-メタシン	インドメタシン系抗炎症薬	インドメタシン, アセメタシン, プログルメタシン
49	-micin	-マイシン	*Micromonospora* が産生する抗生物質	ゲンタマイシン, アミカシン, アストロマイシン